AF494029

TRAITÉ CLINIQUE

DES

MALADIES DE L'UTÉRUS

ET

DE SES ANNEXES.

TOME PREMIER.

PARIS. — IMPRIMERIE DE L. MARTINET, RUE MIGNON, 2.

TRAITÉ CLINIQUE

DES

MALADIES DE L'UTÉRUS

ET

DE SES ANNEXES,

PAR

L.-A. BECQUEREL,
Médecin de l'hôpital de la Pitié,
Professeur agrégé à la Faculté de médecine de Paris, etc.

Avec Atlas de 18 planches, représentant 44 figures.

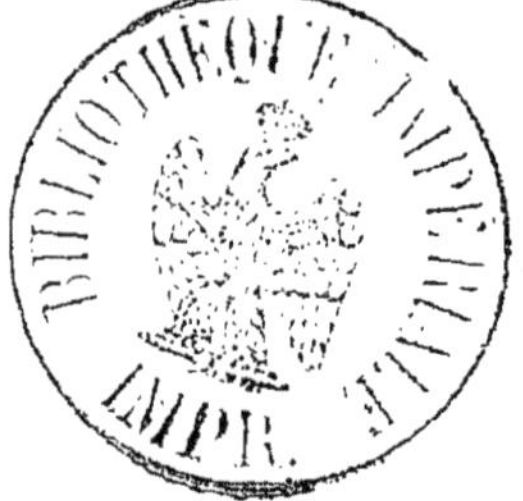

TOME PREMIER.

PARIS
GERMER BAILLIÈRE, LIBRAIRE-ÉDITEUR,
RUE DE L'ÉCOLE-DE-MÉDECINE, 17.

LONDRES, H. BAILLIÈRE, 219, Regent-Street.

NEW-YORK, H. BAILLIÈRE, 290, Broadway.

MADRID, CH. BAILLY-BAILLIÈRE, calle del Principe, 11.

1859.

A MON AMI

LE DOCTEUR RODIER.

C'est vous qui m'avez donné la première idée de m'occuper des affections de l'utérus. C'est avec vous que je commençai quelques-uns des travaux dont les résultats sont consignés dans cet ouvrage.

Aussi suis-je heureux de vous dédier mon travail, tout en regrettant que les événements aient disposé de vous de telle manière, qu'après avoir publié avec moi des travaux scientifiques, vous n'ayez pu me suivre sur le terrain de la médecine clinique.

L.-A. Becquerel.

PRÉFACE.

L'ouvrage que je livre au public ne devait être d'abord que la rédaction simple des leçons sur les *Maladies de l'utérus* que je fais depuis plusieurs années à l'hôpital de la Pitié; mais le désir d'approfondir les travaux si nombreux que la science possède sur cette branche de la médecine m'a entraîné à agrandir mon cadre, et je me suis trouvé conduit un peu malgré moi à la rédaction de ce traité en faveur duquel je sollicite la bienveillance de mes confrères.

Chargé pendant les années 1849, 1850 et 1851 du service de M. Serres, à l'hôpital de la Pitié, j'avais déjà pu recueillir une ample moisson de faits relatifs aux maladies de l'utérus, et faire aux élèves, qui voulaient bien me suivre, une série de leçons sur ces affections. Depuis cette époque, placé comme médecin à l'hôpital de Lourcine, puis à l'hôpital Lariboisière, j'ai vu s'agrandir le champ de mes observations. Nommé en 1855 médecin de l'hôpital de la Pitié, j'ai constamment réservé aux affections utérines une partie des lits de mon service; j'ai admis tous les élèves aux examens que je faisais des malades; enfin j'ai résumé mes idées dans un *Cours de clinique* dont la durée a été d'un semestre.

Telles sont les raisons pour lesquelles je me suis cru autorisé à publier un *Traité clinique des maladies de l'utérus*. Sans doute, il eût été à désirer qu'un de nos maîtres plus versé que moi dans cette étude eût fait connaître le résultat de sa pratique : mais un tel ouvrage, qui devrait nécessairement embrasser tous les points de la pathologie utérine, n'existant pas dans la littérature médicale française, j'ai pris courage, et je viens offrir au public médical le résultat de dix années d'études.

L'ouvrage est divisé en *trois parties* dans lesquelles j'ai distribué de la manière suivante les maladies de l'utérus. C'est une classification à laquelle je n'attache aucune autre importance que celle de renfermer dans un cadre complet toutes les affections utérines.

La *première partie* comprend les quatre chapitres suivants : 1° historique; 2° anatomie et physiologie normales; 3° vices de conformation; 4° pathologie générale.

La *deuxième partie* contient cinq chapitres : 1° congestions sanguines; 2° phlegmasies; 3° hémorrhagies; 4° flux et hydropisies; 5° productions organiques.

La *troisième partie* renferme les maladies qui ne sont pas caractérisées par une lésion primitive du tissu; elle comprend six chapitres : 1° déviations utérines; 2° aménorrhée et dysménorrhée; 3° névralgie utérine; 4° stérilité; 5° influence des états diathésiques; 6° anémie et chlorose.

J'ai ajouté sous forme d'appendice des *documents statistiques* recueillis dans mon service par plusieurs de mes élèves.

Un atlas composé de 18 planches, représentant 44 figures et dues à MM. Bion, Luys, Carswell, etc., est ajouté à l'ouvrage, et destiné à faire connaître un certain nombre de faits nouveaux et des analyses microscopiques.

Je remercie bien sincèrement M. Houel de sa coopération dans plusieurs chapitres et dans la disposition de quelques figures de cet atlas.

Dans ce long travail, j'ai été bien flatté de trouver des amis et des élèves dévoués qui m'ont aidé dans les recherches nombreuses que j'ai été obligé de faire. Je suis donc heureux de pouvoir remercier bien vivement M. le docteur Gallard qui, versé déjà depuis longtemps dans l'étude des maladies de l'utérus, a été pour moi un auxiliaire éclairé, instruit et dévoué, qui dans un certain nombre de chapitres m'a fourni des documents d'un haut intérêt; M. Béraud qui m'a puissamment aidé dans l'histoire anatomique et physiologique de l'utérus; M. Luys à qui je dois les belles planches microscopiques de mon atlas, relatives aux liquides pathologiques et au cancer, ainsi que des recherches statistiques sur cette dernière maladie; M. Ball, mon interne, qui a bien voulu se livrer pour moi à une étude statistique des plus intéressantes sur l'anatomie générale et pathologique de l'utérus. Je ne puis être moins reconnaissant envers mes élèves, MM. Portalier, Chalvet et Violette, de l'aide qu'ils ont bien voulu me donner lorsque j'ai eu besoin de leur dévouement et de leur travail.

Le premier volume de cet ouvrage était complétement imprimé, lorsque parurent successivement la première partie des recherches cliniques de M. Aran (1) et le traité de Scanzoni (2). Je n'ai donc pu en profiter pour tenir compte des travaux de ces deux médecins distingués, qui se rapportent aux matières traitées dans ce volume. L'ouvrage de M. Aran renferme des documents intéressants et des recherches originales que j'eusse été heureux de mettre à profit. Le traité de Scanzoni est une œuvre complète et considérable qui renferme beaucoup de recherches originales dont nous avons pu profiter pour notre second volume. Il est malheureux qu'à côté de grandes qualités, on trouve dans l'ouvrage de cet auteur allemand une omission à peu près complète de la plupart des travaux des médecins français qui ont tant fait pour avancer l'étude des maladies de l'utérus; un exposé sans noms d'auteurs de beaucoup de travaux déjà connus et publiés depuis assez longtemps soit en France, soit en Angleterre; enfin la substitution trop fréquente de théories et d'hypothèses sans fondement aux faits positifs de la science.

Décembre 1858.

A. Becquerel.

(1) Aran, *Leçons cliniques sur les maladies de l'utérus et de ses annexes*, recueillies par M. le docteur A. Gauchet, *première partie*, 1858, in-8.

(2) Scanzoni, *Traité pratique des maladies des organes sexuels de la femme*, traduit de l'allemand par MM. les docteurs H. Dor et A. Socin, 1858, 1 vol. in-8, fig.

TRAITÉ CLINIQUE

DES

MALADIES DE L'UTÉRUS

ET

DE SES ANNEXES.

PREMIÈRE PARTIE.

La première partie comprend quatre chapitres qui sont les suivants :

1° L'historique ;

2° L'anatomie et la physiologie normales ;

3° Les vices de conformation ;

4° La pathologie générale.

CHAPITRE PREMIER.

HISTORIQUE DES MALADIES DE L'UTÉRUS ET DE SES ANNEXES.

Les maladies de l'utérus ont été étudiées dès la plus haute antiquité d'une manière spéciale.

Hippocrate leur accordait une telle importance, qu'il a pu dire : *Morborum omnium qui muliebris vocantur uteri in causa sunt.*

Hippocrate s'est beaucoup occupé des affections de l'utérus dans son livre *Sur les maladies des femmes* et dans ses *Prédictions.* C'est surtout dans ces dernières qu'il insiste sur les affections de cet organe, et en particulier sur la dureté, l'inflammation de la matrice, la perversion, le dérangement et la suppression des règles.

Galien, dans plus d'un passage de ses œuvres, s'est livré à

des descriptions minutieuses et très étendues des maladies de la vulve et de l'utérus.

Arétée de Cappadoce (*De uteri affectibus*, cap. II) est un des premiers qui ait insisté sur l'emploi du toucher pour reconnaître la dureté ou la mollesse du corps de l'utérus. Il décrit avec soin les symptômes locaux et généraux des maladies de matrice, et il entre dans des détails assez étendus sur la quantité et l'aspect des divers écoulements vaginaux utérins.

Celse (*De variis uterum affectibus*) se livre à une étude assez étendue des maladies de l'utérus.

Paul d'Égine, qui vivait dans le VIIe siècle, s'est beaucoup occupé également des maladies des femmes ; il décrit surtout avec soin le spéculum qu'il n'annonce pas cependant avoir découvert, et qui, d'après la manière dont il s'exprime, paraissait connu avant lui.

Rhazès (*De ægritud. matricis*) s'occupe également de ces affections.

Avicenne, contemporain de Rhazès, s'est également occupé des maladies de l'utérus. Il consacre, entre autres, un chapitre spécial aux *hémorrhoïdes de l'utérus*, qu'il propose d'examiner avec le spéculum.

Devons-nous citer encore les indications nombreuses et précieuses que nous trouvons sur les maladies de l'utérus dans Albucasis (1104), Jérôme Mercuriali (1530), Jacob Ruffius (1550), Pierre Franco (1556).

Jean Gonthier, d'Andernach (1574), décrit avec beaucoup de détails les *ulcères* et les *inflammations de l'utérus*. Il parle des *injections* et du *pessaire* qui leur conviennent.

Christophe de Vega (1573) publia un *Traité des maladies de l'utérus* qui parut à Salamanque ; il n'y est pas question du spéculum, que l'on connaissait déjà cependant.

Spach (1597) publia un traité des maladies de l'utérus intitulé *Gynæciorum libr*.

Jean André de la Croix (1580) s'est occupé incidemment des maladies de utérus dans sa *Chirurgie universelle*. C'est surtout au sujet de la description de son spéculum qu'il en est question.

Roderic a Castro (1662) fait paraître des recherches assez complètes sur les maladies de l'utérus.

Devons-nous encore rappeler ici les recherches d'Ambroise Paré et sa description du spéculum; celles de Jean Scultet (1683).

On trouve dans Garengeot (1742), Astruc (1761), des renseignements utiles à consulter sur les maladies de l'utérus.

Parmi les derniers travaux du XVIIIe siècle, citons encore, en Angleterre, les travaux de Denman, Hamilton (1793).

Nous nous sommes borné à choisir, parmi les nombreux travaux qui ont paru sur les maladies de l'utérus ou sur quelques-uns des points qui s'y rattachent, ceux qui nous ont semblé les plus utiles à consulter. On ne doit pas toutefois se dissimuler que, s'il est intéressant de consulter ces nombreux ouvrages, c'est plutôt dans un but de curiosité scientifique que dans tout autre : car les travaux qui ont été faits depuis le commencement de ce siècle ont donné à l'histoire des maladies de l'utérus une direction si différente, un aspect si nouveau, qu'on ne trouve que bien peu de documents à mettre en œuvre (1). A une époque plus rapprochée de nous on trouve des travaux plus développés et plus complets.

Astruc (2), auteur d'un Traité des maladies des femmes, a divisé toutes les maladies en deux groupes principaux : 1° celles qui sont causées par les règles; 2° celles qui dépendent de l'état de la matrice.

Dans le premier, il comprend nécessairement tous les accidents déterminés par l'absence ou l'irrégularité de la menstruation, en y rattachant la chlorose et la série d'accidents hystériques qu'il désigne sous le nom de *fureur utérine*, et qu'un excès de pudeur lui a fait décrire en latin, quant tout le reste de l'ouvrage est en français.

(1) On trouvera des renseignements utiles à consulter, bien qu'incomplets, sur l'*Histoire des maladies de l'utérus*, dans l'excellente thèse de M. Vernhes, sur *le spéculum*, 1848.

(2) Astruc, *Traité des maladies des femmes*. Paris, 1761-65, 6 vol. in-12, fig.

Le second groupe comprend donc en réalité toutes les maladies utérines proprement dites : l'inflammation avec toutes ses variétés, les diverses espèces d'ulcères, le squirrhe et le cancer, l'abaissement ou descente, puis les maladies des ovaires et des trompes, et enfin, chose qui ne s'explique guère, l'hystérie décrite sous le nom de *passion hystérique* ou *suffocation utérine.*

Astruc parle souvent du *speculum uteri* qui paraît avoir été, de son temps, plus généralement usité qu'on ne le croit d'habitude ; ainsi, lorsqu'il veut exprimer le diagnostic des adhérences vicieuses du vagin qui peuvent s'opposer à l'éruption des règles ou à la copulation, il dit : « On n'a qu'à sonder le » vagin en y introduisant le doigt après l'avoir frotté d'huile. » Que, si cela ne suffisait pas, *on pourrait se servir du* speculum » uteri *ou de quelque autre dilatatoire plus simple pour pou-* » *voir, à la faveur de la dilatation du vagin, juger à l'œil de* » *ce que le tact n'aurait pu décider* (t. I, p. 260). »

Il sait aussi que, dans la chlorose, il y a diminution de la quantité de globules du sang (t. II, p. 15). Mais, au lieu de considérer cette maladie comme étant la cause de la disparition des règles qui l'accompagne, il la regarde comme étant le résultat de cette suppression, et son traitement a uniquement pour but de rappeler les règles. Cependant il conseille un régime convenable et approprié, et il donne déjà le fer, mais seulement à titre d'apéritif.

L'article *Métrite* est plutôt un roman qu'une histoire, et l'on peut dire hardiment qu'il a été fait tout entier d'imagination. Il en est de même de celui sur la *gangrène* et de ceux où il est question des *abcès*, de l'*hydropisie* et de la *tympanite* de la matrice.

Il n'en est plus de même lorsqu'il parle de l'*ulcère*, car ce chapitre est écrit avec une grande connaissance du sujet, et l'auteur tend déjà à reconnaître, dans les ulcérations dont l'utérus peut devenir le siége, les différentes variétés de cause et de nature que les progrès ultérieurs de l'anatomie pathologique ont fait généralement admettre de nos jours. Mais il a le tort grave de trop considérer encore l'ulcère comme une maladie spéciale, et de ne pas le rattacher assez franchement aux conditions pathologiques diverses qui peuvent le produire. Aussi y a-t-il là une certaine confusion qu'il lui eût été du reste bien difficile d'éviter, car nous la verrons se perpétuer pendant de longues années encore pour ne cesser qu'à une époque très rapprochée de nous.

Ce qu'Astruc dit du squirrhe de la matrice se rapporte bien plutôt aux tumeurs fibreuses dont il ne parle nulle part ailleurs; quant au cancer, il le considère comme un degré plus avancé du squirrhe, et c'est là ce qu'on doit surtout lui reprocher, car la description est assez exacte.

Ce qui dépare surtout le livre d'Astruc et en rend la lecture fastidieuse pour nous, ce sont les explications théoriques, toutes plus singulières les unes que les autres, qu'il se croit obligé de donner à propos de chaque fait, et qu'il présente sous le titre de causes, sans songer le plus souvent à dire un seul mot des causes réelles des maladies dont il s'occupe.

L'étude réellement scientifique des maladies des femmes ne date pas de plus d'une soixantaine d'années, et il faut arriver au commencement du XIXe siècle pour voir se débrouiller un peu le chaos qui, jusqu'à cette époque, régnait dans la science.

C'est ainsi que Vigarous (1), professeur à l'École de Montpellier, a dû passer pour un novateur lorsqu'il a proposé de ne plus s'en tenir à l'ancienne classification qui rangeait les maladies des femmes sous trois chefs principaux : 1° maladies propres aux filles vierges; 2° maladies propres aux femmes mariées; 3° maladies spéciales aux femmes veuves.

C'était, en effet, une véritable révolution qu'il introduisait dans la science, car il démontrait que toutes ou le plus grand nombre des maladies qui affectent spécialement le sexe féminin sont sous la dépendance de l'appareil génital, et principalement

(1) Vigarous, *Cours élémentaire des maladies des femmes ou Essai sur une nouvelle méthode pour étudier et pour classer les maladies de ce sexe*. 1801, 2 vol. in-8.

de l'utérus; aussi beaucoup d'entre ces maladies peuvent-elles se rencontrer aussi bien chez les filles vierges que chez celles qui ne le sont plus.

Rapportant donc toutes les maladies des femmes à l'utérus ou au système génital, Vigarous les divise en quatre ordres principaux dans lesquels il établit plusieurs subdivisions secondaires.

Dans son premier ordre, il étudie les maladies qui dépendent d'une lésion de la matrice considérée comme organe excréteur ou comme émonctoire naturel.

Cette étude se divise en deux sections consacrées, la première, aux troubles de la menstruation et aux écoulements morbides, la deuxième aux maladies susceptibles de *modifier la substance* même de la matrice, telles que l'inflammation, l'*érésipèle*, le *skirre* (sic), le cancer, les ulcères, les polypes, etc.

Dans le deuxième ordre, il s'occupe des lésions de la matrice considérée comme organe vital, et les troubles nerveux ou *hystériques* occupent la plus large place dans sa description.

Le troisième ordre est consacré aux lésions de la matrice envisagée, abstraction faite de ses usages ou des fonctions, comme viscère du bas-ventre. Il s'agit ici de *déplacements*, mais non de ceux que l'on étudie, depuis quelque temps surtout, sous le nom de *déviations de l'utérus*, car il est question seulement des *chutes*, *prolapsus*, *relâchement* des ligaments et de la *hernie* de l'utérus.

Enfin, dans le quatrième ordre, l'utérus est considéré comme organe de la génération, et cet ordre se divise en quatre sections comprenant : 1° la conception, 2° la grossesse, 3° l'accouchement, 4° la période de la lactation.

On le voit, cette classification laisse bien peu à désirer, et, même actuellement, on pourrait s'en contenter et ranger tout ce qui se rapporte à l'étude des maladies des femmes sous les têtes de chapitres que je viens d'indiquer.

C'est pourquoi il m'a semblé utile de rapporter l'honneur de cette méthode à celui qui l'a le premier introduite dans la science, et dont le nom est trop peu souvent cité dans les ouvrages plus modernes.

Malgré l'oubli dans lequel on le laisse, le livre de Vigarous renferme d'excellentes descriptions. Il faut seulement savoir débarrasser ce qui est réellement descriptif des explications théoriques, qui étaient de mode à l'époque où il écrivait et dont il ne se fait pas faute. La seule chose qui lui ait manqué, c'est la connaissance des procédés d'exploration introduits depuis lui dans la pratique de l'art; et, nous n'en doutons pas, s'il eût eu entre les mains le spéculum tel que nous l'employons aujourd'hui, son ouvrage laisserait fort peu à désirer.

Mais Récamier n'avait pas encore remis en honneur cet instrument, aujourd'hui d'un emploi si vulgaire, et qui a opéré un si grand changement dans la pathologie utérine, que tout ce qui avait été fait avant sa réapparition (on peut même dire sa découverte) a pu être considéré comme nul et non avenu.

On voit, du reste, à chaque page du livre de Vigarous, quels progrès cet instrument a permis de réaliser, et je n'en veux citer qu'un exemple :

En 1801 on discutait sur la question de savoir s'il pouvait exister une imperforation du col utérin susceptible d'amener une rétention des menstrues, comme le ferait l'imperforation de la vulve et du vagin, et l'on pensait que « l'imperforation de l'ori-
» fice de la matrice entraîne *presque toujours* la stérilité. Mais
» comme ce vice n'avait pas pu être constaté d'*une manière*
» *sûre*, l'art de guérir ne s'était pas encore *avisé d'y porter*
» *remède* (p. 82). »

Si, donc, nous devons tenir compte des efforts tentés à une époque antérieure, et surtout si nous avons tenu à rendre justice au professeur de Montpellier en faisant ressortir l'excellence de sa division méthodique du sujet, nous n'en devons pas moins revendiquer pour l'École de Paris le progrès le plus éclatant qui ait eu lieu à cet égard et en faire gloire à Récamier, car c'est de lui bien certainement, c'est de l'invention du *spe-*

culum uteri que date tout ce que nous savons actuellement sur les maladies des femmes.

Le passage de Vigarous, que nous venons de rapporter plus haut, suffit à donner une idée des progrès dus à la vulgarisation de cet instrument. Mais on peut bien plus facilement encore apprécier ces progrès et les suivre pour ainsi dire d'une façon palpable, en rapprochant l'une de l'autre les deux éditions du livre de Nauche (1) publiées, la première, en 1816, avant que l'emploi du spéculum ne fût sorti de la pratique privée de Récamier; la seconde, publiée en 1829 (2), bien longtemps après que cet instrument fût devenu d'un usage habituel entre les mains de tous les praticiens de Paris.

Cet ouvrage, publié ainsi à plusieurs années d'intervalle sous deux titres différents est, du reste, assez médiocre; nous n'y trouvons rien qui puisse intéresser plus directement la science que cette petite particularité sur laquelle nous venons d'insister. Nous avons dû la signaler, car elle ne manque pas d'une certaine importance; mais c'est à cause d'elle seulement que nous avons parlé de ce livre. Il ne renferme, en effet, aucune idée neuve, aucun fait pratique important qui appartienne en propre à l'auteur et justifie sa mention dans un résumé historique destiné à bien préciser la part qui revient à chacun dans l'exposé des faits nouveaux ou des vues originales qui, à diverses époques, ont, à tort ou à raison, pris pendant plus ou moins longtemps droit de cité dans la science.

Les autres auteurs qui ont précédé Récamier méritent à peine de nous arrêter quelques instants.

Capuron (3) et Gardien (4) ont bien consacré quelques pages à l'étude des maladies de l'utérus envisagé à l'état de vacuité;

(1) Nauche, *Des maladies de l'utérus ou de la matrice*. Paris, 1816, 1 vol.

(2) Nauche, *Des maladies propres aux femmes*. Paris, 1829, 2 vol. in-8.

(3) Capuron, *Traité des maladies des femmes, depuis la puberté jusqu'à l'âge critique inclusivement*, 2e édition. Paris, 1817, 1 vol. in-8.

(4) Gardien, *Traité complet d'accouchements et des maladies des filles, des femmes et des enfants*, 3e édit. Paris, 1824, 4 vol. in-8.

mais, même dans ces chapitres, on voit à chaque ligne percer les préoccupations de l'accoucheur, et, en dehors de ce qui se rapporte directement ou indirectement à l'art des accouchements, ils ne nous ont rien enseigné de précis. Nous leur reprocherons même, à l'un et à l'autre, de s'être trop souvent laissés entraîner à développer des hypothèses sur la nature ou les causes des maladies au lieu de les avoir observées ou décrites comme il convient de le faire.

Après eux, qui pourrions-nous citer encore? Serait-ce Patrix (1), qui présente un travail au concours ouvert devant la Société de médecine de Marseille et est honoré d'une mention. Son traité se résume dans cette proposition : « Le cancer » n'est autre chose que la destruction primitive des nerfs et la » destruction secondaire de l'organe où ils se ramifient. » On y rencontre des opinions aussi étranges que les suivantes : « Le » cancer de l'utérus est inséparable de l'oblitération du museau » de tanche. Tandis que dans les affections non cancéreuses, » cette région de l'utérus est toujours à l'état naturel.... Dans » les cas de flueurs blanches, le col de l'utérus est toujours à » l'état normal.... On ne confondra jamais la chaude-pisse avec » les flueurs blanches, en songeant que la première a son siége » dans le canal de l'urèthre et la seconde dans la muqueuse » vaginale. » Mais si, par lui-même, cet ouvrage ne signifie pas grand'chose, il peut nous donner une idée de ce qu'était alors la pathologie utérine, et si nous l'avons choisi comme exemple au milieu de tous ceux publiés alors, c'est qu'il est le premier dans lequel nous ayions trouvé la description et le dessin du spéculum de Récamier.

Quand, dans quelques pages, nous nous occuperons des publications émanées soit directement du célèbre professeur de clinique de l'Hôtel-Dieu, soit de ses élèves, nous verrons que cet habile praticien avait, dès l'année 1801, été amené à ima-

(1) Patrix, *Traité sur le cancer de la matrice et sur les maladies des voies utérines*. Paris, 1820, 1 vol. in-8, fig.

giner son instrument. Il l'employa d'abord exclusivement pour le pansement et la cautérisation des ulcères profonds du museau de tanche et du vagin, et pendant longtemps il ne s'en servit que dans sa clinique privée, le montrant seulement à un petit nombre de personnes. Il en fut ainsi jusque vers l'année 1818 ; mais alors il lui fit subir d'importantes modifications, grâce auxquelles il lui fut possible de s'en servir aussi bien pour l'exploration que pour le pansement des parties profondément situées. C'est alors qu'il le montra à la clinique de l'Hôtel-Dieu. Son utilité fut rapidement comprise, on en parla dans le monde médical, les journaux scientifiques s'en occupèrent ; Patrix, qui écrivait à cette époque, jugea convenable d'en donner la description et le dessin à la fin de son livre, mais sans se rendre parfaitement compte de ses avantages et des circonstances dans lesquelles il faut l'employer, car à la page 115 il dit : « Pour » acquérir une idée aussi exacte de la végétation (développée » sur le col de l'utérus) que si elle était exposée à l'œil nu, il » ne reste d'autre parti à prendre que d'introduire plusieurs » doigts ou toute la main dans le vagin. »

Malgré l'exemple de Récamier, et quoique ses leçons fussent souvent reproduites par les journaux spéciaux il faut, d'après cet exemple, reconnaître que l'usage du *speculum uteri* ne se vulgarisa pas très vite. Quelques années s'écoulèrent encore avant qu'il ne fût définitivement adopté dans la pratique, et il faut aller jusqu'en 1821 pour le voir se répandre un peu.

Mérat et Pâtissier (1), rapportant avec détail l'observation de la première malade sur laquelle il en fut fait usage par Récamier, ne contribuèrent pas peu à assurer la vogue de cet instrument. Plus tard, ses avantages furent reconnus et proclamés par les praticiens les plus distingués, qui s'efforcèrent de le perfectionner en lui faisant subir de nombreuses modifications, dont les plus importantes furent proposées par Dupuytren, Du-

(1) Mérat et Patissier, *Dictionnaire des sciences médicales*, t. XXXI et LII, art. *Matrice* et *Spéculum*.

bois, Mme Boivin, MM. Jobert et Ricord, sans parler de celles non moins utiles dont l'honneur revient à notre très habile fabricant d'instruments de chirurgie, M. Charrière.

Mais ce n'est pas le moment de décrire toutes les différentes espèces ou variétés de spéculums; nous aurons plus tard occasion d'indiquer quel est celui que nous préférons, et nous justifierons alors les motifs de cette préférence. Pour l'instant, il nous suffit d'avoir fixé au juste l'époque à laquelle il a été connu, après avoir précisé, comme nous l'avons fait, quel était l'état de la science avant son apparition. Nous allons donc maintenant, en parcourant les travaux publiés depuis cette époque, pouvoir nous rendre compte des progrès qu'il a fait faire à la pratique, puis, après avoir examiné ce beau côté de la médaille, nous porterons notre attention sur le revers, et nous nous demanderons si, au milieu de tous ces avantages, il ne se trouve pas quelques petits inconvénients.

Nous avons déjà eu occasion de dire que le spéculum fut d'abord utilisé dans la thérapeutique des maladies utérines avant que l'on ne songeât à l'appliquer à leur diagnostic.

Récamier s'en servit d'abord pour porter des pansements sur le col ulcéré, puis pour y pratiquer des cautérisations. On était alors au milieu de la vogue des idées broussaisiennes : l'inflammation était accusée de produire tous les désordres les plus divers qu'il soit possible de constater dans l'organisme. Toutes les maladies organiques, les cancers aussi bien que les tubercules étant considérées comme des suites de l'inflammation, le traitement antiphlogistique seul pouvait les combattre avec succès, et ce traitement devait surtout être employé dès le début afin de prévenir les manifestations ultérieures. Comme celles des autres organes, les maladies de l'utérus furent donc traitées par les antiphlogistiques.

La facilité avec laquelle le spéculum permettait de découvrir le col de l'utérus et de le soumettre aux pansements réguliers ou aux cautérisations devait nécessairement suggérer l'idée d'appliquer directement aux surfaces les agents du traitement antiphlogistique, tels que les scarifications ou les sangsues.

Le premier auteur que nous voyons entrer dans cette voie est Guilbert (1), qui, dès le 9 juin 1821, lisait à l'Académie de médecine un mémoire dans lequel il proposait de traiter les affections de l'utérus par des applications de sangsues faites sur le museau de tanche à l'aide du spéculum récemment inventé par M. Récamier. Il cite en effet des exemples de succès remarquables obtenus par cette méthode, qu'il conseille de combiner, au besoin, avec celle des émissions sanguines générales. Mais cet auteur, préoccupé trop uniquement de la thérapeutique qu'il préconise, ne songe pas assez à décrire les maladies auxquelles elle peut être applicable.

La partie diagnostique de son travail, non plus que ses observations, ne renferme aucune description rigoureuse de l'état présenté par les malades ; on se contente de désigner leur affection sous le nom d'engorgement ou sous celui de phlegmasie chronique. Ce reproche peut, du reste, être adressé au même titre à tous les auteurs de cette époque qui, n'étant pas habitués aux rigueurs de l'observation telle que nous la comprenons aujourd'hui, se contentent d'énoncer leur diagnostic et croient ainsi nous édifier suffisamment sur l'état des malades dont ils nous présentent l'histoire. Ils se trompent souvent, et les progrès ultérieurs de la science font que leurs observations ne peuvent plus être utilisées comme elles le seraient si elles contenaient des descriptions exactes. Ainsi, dans le cas actuel, Guilbert a cru ne s'adresser qu'aux engorgements ou aux phlegmasies chroniques de la matrice, et nous sommes dans un grand embarras pour savoir ce qu'il entend sous ces noms, puisque dès la première observation, qui, par hasard, renferme un peu plus de détails que les suivantes, nous pouvons, non pas reconnaître sûrement, mais soupçonner qu'il s'agit d'une tout autre ma-

(1) Guilbert, *Considérations pratiques sur certaines affections de l'utérus; en particulier, sur la phlegmasie chronique avec engorgement du col de cet organe, et sur les avantages de l'application immédiate des sangsues méthodiquement employées dans cette maladie*. Paris, 1826, in-8, fig.

ladie, un phlegmon péri-utérin par exemple. Ainsi, la femme qui fait le sujet de cette observation ayant été examinée successivement par Gardien et Récamier, « le toucher méthodique pra-» tiqué par le vagin et le rectum montre un engorgement assez » marqué de la lèvre postérieure du museau de tanche, et au-» dessus, en face du rectum, une tumeur faisant à peu près la » saillie que présenterait la moitié d'une noix. La tumeur était » rénitente.... » Elle disparut après deux applications de sangsues (l'une de quatre, l'autre de six) faites sur le col.

Nous comprenons, en effet, la rapide efficacité de ce traitement dans un cas semblable.

Ce moyen aurait, du reste, au dire de l'auteur, été employé antérieurement par Zacutus Lusitanus (1), puis, en 1665, par Gérome Nigrisoli, de Ferrare (2), qui s'en seraient surtout servis dans le but de rappeler les lochies supprimées. Mais ces deux auteurs, privés d'un instrument convenable comme le spéculum pour appliquer leurs sangsues directement sur le col utérin, les attachaient à un fil (*filo appensas*), et, après les avoir introduites dans la vulve, se confiaient assez à l'intinct de ces animaux pour croire qu'ils allaient se fixer plutôt sur le museau de tanche que sur la paroi vaginale.

L'application immédiate des sangsues, rejetée par Lisfranc qui leur préférait les émissions sanguines générales, fut adoptée par plusieurs autres auteurs, et principalement par Duparcque, qui se fit le plus ardent promoteur de cette méthode de traitement. Ce dernier parle à peine de Guilbert, quoiqu'il lui emprunte la plus importante de ses observations, celle dont nous avons cité quelques passages. Il semble même vouloir se considérer comme le premier qui ait eu recours aux applications locales de sangsues, parce que, dès 1816, il en aurait, par mégarde, fait placer quelques-unes sur un col de matrice en état

(1) Zacutus Lusitanus, *Praxis historiarum*, Amst. 1642.

(2) Jérôme Nigrisoli, *Progymnasmata, in quibus novum præsidium medicum, appositio videlicet hirudinum internæ partis uteri, in puerperii et mensium suppressione exponitur, rationibus, auctoritatibus et experimentis confirmatur.*

de prolapsus. Mais nous ne croyons pas que de telles prétentions puissent être fondées, car il considère alors cette application de sangsues sur le col comme un accident contre lequel il dut prendre des précautions bien inutiles sans doute, puisqu'il ne survint rien de fâcheux à sa malade. Cette particularité resta stérile pour lui, puisqu'il ne songea à se la rappeler et à en tirer parti que bien longtemps après et quand d'autres, plus entreprenants, avaient déjà appliqué méthodiquement des sangsues sur le museau de tanche, reproduisant ainsi volontairement et dans un but thérapeutique le fait dont il avait été lui-même spectateur involontaire, car il le regardait comme un fâcheux accident.

Les travaux de cet auteur, sur lesquels nous aurons occasion de revenir plus loin, firent une certaine sensation, et dans le nombre des mémoires et brochures qui parurent peu de temps après, on retrouve ses idées reproduites avec une exactitude plus ou moins servile. Nous n'entreprendrons pas de rappeler les noms de tous ces plagiaires ; car, nous devons bien l'avouer, ce qui rend surtout difficile et embarrassante l'étude historique à laquelle nous nous livrons ici, c'est la foule des charlatans ou des industriels qui, pour se donner un vernis scientifique en se créant une spécialité de l'exploitation des maladies utérines, ont éprouvé le besoin de fatiguer la presse et d'accabler le public médical de leurs élucubrations aussi futiles que prétentieuses.

Il est souvent difficile, au milieu de ce chaos de publications diverses, de bien distinguer celles qui sont réellement originales ; quelquefois le hasard peut nous mettre sous la main une brochure insignifiante dans laquelle se trouveront exposées les idées d'un auteur que l'on se garde bien de citer, et dont les travaux sont peu connus.

Nous devons dire ici que nous avons fait tout notre possible pour éviter de semblables surprises. Nous nous sommes toujours efforcé de remonter aux sources, afin de bien établir les titres de priorité de chaque auteur, et nous avons pris à tâche de ne pas parler de ces opuscules dans lesquels on ne trouve le plus souvent rien de nouveau, pas même un fait bien observé, pour ne nous occuper que des ouvrages réellement sérieux. Nous n'avons pas la prétention de ne pas avoir oublié quelques-uns de ces derniers, mais nous avons la conscience d'avoir fait tous nos efforts pour être aussi complet que possible, et nous espérons que l'on trouvera mentionnés dans cette notice tous ceux dont les travaux sont d'une utilité incontestable pour la science qu'ils ont fait réellement progresser.

Nous avons vu quelles furent les applications les plus immédiates du spéculum; mais cet instrument ne permettait d'explorer que la surface extérieure du museau de tanche, et, dans maintes circonstances, il devenait intéressant d'aller au delà. Il fallait voir si les ulcérations notées à sa surface pénétraient dans son intérieur, ou s'il n'en existait pas profondément, même alors que les parties extérieures apparaissaient saines.

Il nous a été impossible de nous assurer si, là encore, la voie avait été d'abord tracée par Récamier, car nous n'avons pas trouvé de renseignements suffisamment précis sur l'époque à laquelle il employa pour la première fois sa curette. Cet instrument, fort mauvais du reste, qui a déterminé de nombreux accidents, était employé d'après des données erronées et dans un but thérapeutique; il s'agissait de détacher les granulations que l'on supposait se former dans certains cas sur la muqueuse utérine, et de rendre ainsi à cette membrane un mode nouveau de vitalité. Mais nous ne savons rien d'exact sur la nature de la lésion à laquelle s'adressait un tel moyen et qui, dans tous les cas, eût été bien plus avantageusement combattue par de légères cautérisations, comme cela a été démontré depuis.

La curette de Récamier n'était donc pas un instrument de diagnostic, et nous croyons pouvoir dire que c'est Samuel Lair qui, le premier, a eu l'idée de pousser ses investigations au delà du champ du spéculum, et d'explorer au moins la portion cervicale de la cavité utérine.

Dans un mémoire présenté en 1828 à l'Académie des sciences

pour le concours du prix Montyon (1), il conseille de pénétrer dans la cavité du col ou même du corps de l'utérus avec un stylet ou une sonde d'argent pour chercher à constater la présence d'ulcérations ou de divers états morbides de la muqueuse. De plus, il se sert de la même sonde recourbée pour attirer le col de la matrice dans le champ du spéculum lorsqu'il s'y présente obliquement, et ce procédé est certainement préférable à l'emploi du spéculum fort compliqué que Duparcque avait inventé pour obtenir le même résultat. N'insistons pas davantage sur ce mémoire de Lair, qui renferme encore quelques considérations intéressantes sur l'influence que les brides péritonéales, suite d'inflammation, peuvent exercer sur la production des déviations de l'utérus en entraînant le corps de cet organe dans le sens suivant lequel elles lui adhèrent.

L'important pour nous était de bien établir le début des premières tentatives faites pour l'exploration de la cavité de la matrice, tentatives qui, négligées pendant fort longtemps, furent reprises plus tard avec beaucoup plus de succès. Quant au nouveau traitement de l'auteur, il consiste dans l'administration de douches dirigées sur le museau de tanche à l'aide du spéculum, et le rejet tant des cautérisations que de l'amputation du col.

Peu de temps après Lair, M. Mêlier (2), dans un mémoire présenté à l'Académie de médecine en 1833, conseille un traitement qui se rapproche beaucoup trop du précédent pour que nous tardions davantage à en parler. Considérant la présence des mucosités plus ou moins épaisses et glaireuses qui s'échappent du col comme une cause propre à perpétuer l'inflammation et capable de s'opposer à la conception, il fait pratiquer des injections jusque dans l'intérieur de la cavité du col, puis il se contente de bains locaux et d'applications topiques directement faites sur l'organe à l'aide d'un plumasseau qui serait, ou im-

(1) Samuel Lair, *Nouvelle méthode de traitement des ulcères, ulcérations et engorgements de l'utérus*. 1828 et 1832, in-8, fig.

(2) Mêlier, *Considérations pratiques sur le traitement des maladies de la matrice* (*Mémoires de l'Académie de médecine*, 1832, t. II).

prégné de l'eau du bain, ou enduit d'une pommade narcotique ou résolutive. Ces injections intra-utérines, qui furent pendant un certain temps préconisées, tombèrent ensuite en désuétude, et l'exemple de Vidal, de Cassis (1), ne suffit pas pour les répandre depuis dans la pratique.

La plus grande question qui se soit agitée pendant toute cette première période est celle du cancer utérin. On se préoccupa d'abord de son traitement, puis, et comme moyen d'arriver à une bonne thérapeutique, sinon curative, au moins préservative de cette affreuse maladie, on chercha à s'éclairer sur sa genèse, sur son mode de production, sur sa nature intime.

De toutes les théories qui se sont produites à ce sujet, la plus ancienne et la plus rassurante est celle qui considère le cancer ulcéré comme le dernier terme d'une maladie locale, dont les premières manifestations ne seraient autre chose que ces leucorrhées, ces engorgements, ces ulcérations plus ou moins étendues, toutes lésions qui, se rencontrant fréquemment chez les femmes adultes, ont paru aux premiers observateurs devoir se terminer naturellement par le cancer qui ne se trouve, lui, que chez les personnes plus âgées.

D'après cette manière de voir, le cancer serait donc simplement une lésion locale qui, même arrivée déjà à un certain degré, serait encore curable, mais qui, dans tous les cas, pourrait être facilement réprimée dès le début. C'est du moins ce que pensait A. Leroy, professeur d'accouchement à la Faculté de Paris en 1811, quand il disait : « De toutes les femmes qui périssent du plus redoutable des ulcères, il n'en est aucune chez » qui la prévoyance n'eût pu s'y opposer (2). »

Et c'est aussi ce que pensaient sans doute la plupart de ceux qui ont pratiqué l'*extirpation* d'une partie ou de la totalité de la matrice. L'idée d'une semblable opération devait, en effet, se présenter naturellement à l'esprit de tous ceux qui faisaient

(1) Vidal (de Cassis), *Essai sur le traitement méthodique de quelques maladies de l'utérus ; injections intra-vaginales et intra-utérines*. Paris, 1840, in-8.

(2) A Leroy, *De la conservation des femmes. — Ouvrage utile à la population.*

2

attention seulement à la lésion locale ; aussi fut-elle tentée dès les premiers âges de la médecine, et pratiquée en Europe bien avant l'invention du spéculum. Au dire de M. Velpeau (1), après avoir séduit les praticiens de l'Allemagne, elle était, dès 1815, vulgaire en France, où Dupuytren et Récamier y avaient déjà eu plusieurs fois recours quand Lisfranc (2) songea à se l'approprier.

Cette opération, que le spéculum ne créa pas, est pourtant, selon nous, un des plus grands inconvénients qui résultèrent pour la pratique de l'usage habituel de cet instrument. C'est lui qui la rendit plus facile et qui permit de multiplier outre mesure les circonstances dans lesquelles on crut nécessaire d'y recourir. Aussi se pratiqua-t-elle sur une large échelle pendant quelques années, et les procédés destinés à la faciliter se multiplièrent-ils d'une façon remarquable.

A Osiander, qui attirait l'utérus à la vulve à l'aide d'un fil passé dans les lèvres du col et opérait ainsi à ciel ouvert, succèdent Dupuytren et Récamier, qui préfèrent opérer sur place, au fond du vagin, et se contentent de faire exercer une très légère traction sur le col maintenu à l'aide des pinces de Museux. Puis vient Lisfranc qui, comme Osiander, attire l'utérus jusqu'à la vulve et ensuite dissèque ses insertions vaginales pour remonter plus haut sur l'organe afin d'atteindre les limites du mal. Enfin J. Hatin (3) et Colombat (4), qui, au bistouri conduit par la main du chirurgien, substituent, comme instruments tranchants, des appareils mécaniques plus ou moins compliqués à l'aide desquels ils opèrent au fond du vagin.

Cependant, en même temps que nous voyons les uns s'engouer pour cette opération et armer l'arsenal chirurgical d'in-

(1) Velpeau, *Traité de médecine opératoire*, 1839, 2e édit., t. IV, p. 415.

(2) Lisfranc, *Mémoire sur l'amputation du col de l'utérus*. Académie des sciences, séance du 2 juin 1834.

(3) J. Hatin, *Mémoire sur un nouveau procédé pour l'amputation du col de la matrice dans les affections cancéreuses*. Paris, 1827, in-8, fig.

(4) Colombat, *Revue médicale*, 1828. — *L'hystérotomie ou l'amputation du col de la matrice*, 1828, in-8, fig.

struments nouveaux, propres à la rendre moins laborieuse, nous trouvons d'autres auteurs qui veulent la proscrire tout à fait, tandis que les plus sages se bornent à rechercher s'il ne serait pas possible de déterminer d'une façon précise et rigoureuse quels sont les cas dans lesquels il peut être utile d'y avoir recours, quels sont ceux dans lesquels il faut la bannir comme inutile ou même nuisible? Pour cela faire, il n'y avait qu'un moyen : c'était de bien étudier dans ses causes, dans sa marche, son mode de développement, sa symptomatologie, ainsi que dans ses terminaisons les plus habituelles, le cancer de l'utérus, maladie pour la curation de laquelle cette opération a été surtout instituée.

Cette nécessité fut parfaitement comprise par deux compagnies savantes également illustres, la *Société de médecine de Bordeaux* qui, en 1830, posa ainsi la question : « Établir les caractères distinctifs des divers engorgements, des ulcérations du col et du corps de l'utérus ; exposer les meilleures méthodes de traitement qui conviennent à chacun d'eux, et présenter les cas qui nécessitent l'extirpation des parties malades ; » et la *Société de médecine de Lyon*, dont voici le programme : « Du cancer utérin. Faire connaître toutes ses causes, indiquer exactement son diagnostic et l'éclairer autant que possible par des autopsies cadavériques ; décrire le traitement préservatif et curatif de cette maladie (1). » Mais, chose remarquable, cette manière de résoudre la question par voie de concours, loin de l'éclairer, ne fit que l'embrouiller davantage, car les lauréats des deux Sociétés sont justement les représentants de deux opinions tout à fait opposées : l'un considérant le cancer de l'utérus comme une maladie locale, suite de phlegmasies répétées ou d'engorgements chroniques ; l'autre le regardant comme le

(1) La Faculté de médecine de Paris s'émut aussi à ce propos, et dans un concours de l'agrégation en 1833, proposa ce sujet de thèse qui fut traité par M. G. Monod : *La section du col de l'utérus est-elle une opération rationnelle ? et dans le cas d'affirmative, indiquer les circonstances dans lesquelles il faut y avoir recours.*

résultat d'une diathèse d'une maladie générale dont il ne serait qu'une des nombreuses manifestations.

M. Duparcque (1), couronné par la Société de médecine de Bordeaux, avait pris pour épigraphe cette phrase extraite du texte même de son livre : « Le plus grand nombre des cancers de l'utérus pourraient être prévenus si l'on combattait à temps et convenablement les engorgements et les ulcérations simples qui en sont l'origine. » Pour rester fidèle à cet exposé de principe, il considère l'état pathologique désigné sous le nom de *cancer*, comme une lésion toujours primitivement locale, susceptible, il est vrai, de se généraliser par la suite, mais capable aussi de conserver indéfiniment son état d'isolement complet. Il ne serait donc pas rare, suivant l'auteur, de rencontrer le cancer restant pendant toute la vie du sujet limité à un seul organe, tandis que le développement simultané de plusieurs cancers, dans différentes régions, serait une coïncidence tout à fait exceptionnelle. De plus, le cancer succéderait à des inflammations, des engorgements, des ulcérations de diverse nature, et son développement spontané ne s'observerait que dans les cas les plus rares.

Pour lui, l'*engorgement*, l'*induration*, la *métrite*, le *cancer*, le *squirrhe*, tout cela se confond ; dans la description, ces mots deviennent indifféremment synonymes les uns des autres, et grâce à cette confusion, il en vient à dire que le cancer, même confirmé, est susceptible de se guérir par résolution ; à affirmer qu'il est impossible d'établir un diagnostic différentiel entre la métrite chronique et le cancer ; à appeler les métrorrhagies simples du nom d'engorgements métrorrhagiques ; à assurer que la chute de la matrice est une conséquence forcée de la métrite chronique, et que la leucorrhée reconnaît inévitablement pour cause une lésion utérine ou tout au moins une inflammation catarrhale de la muqueuse. Aussi les engorgements et les

(1) Duparcque, *Traité théorique et pratique sur les altérations simples et cancéreuses de la matrice*. Paris, 1re édit., 1831 ; — 2e édit. entièrement refondue et très augmentée, 1839, 1 vol. in-8.

cancers étant les deux seules maladies qu'il admette (ou plutôt deux degrés divers d'une même maladie), n'est-il pas étonnant qu'il ait décrit un grand nombre de variétés de chacune de ces espèces pathologiques, comme, par exemple, neuf formes d'engorgement et six de cancer.

Malgré ces imperfections, ce livre renferme un certain nombre de données utiles à connaître. Ainsi l'auteur décrit avec soin toute la symptomatologie des affections utérines; il insiste sur la valeur du vomissement comme signe des phlegmasies de la matrice; il signale les bosselures du col de cet organe, qui sont faciles à constater dans les cas d'inflammation un peu vive, et les attribue à la présence des cicatrices laissées sur le museau de tanche par une parturition antérieure. Il est le premier à parler d'une sensation de crépitation toute particulière éprouvée par le doigt qui pratique le toucher sur un col cancéreux. Enfin, relativement au traitement, il reste dans une réserve prudente et formule des préceptes dont la modération surprend quand on songe à ses tendances systématiques. Il se contente, en effet, de préconiser les émissions sanguines et principalement les applications de sangsues sur le col, méthode de traitement dont il est, comme nous l'avons déjà dit, le plus dévoué partisan. Néanmoins il ne les conseille pas d'une façon exclusive, et ne ne rejette pas d'une manière absolue les caustiques, auxquels il n'accorde pas une grande confiance, quoiqu'il entrevoie comme possible l'emploi du fer rouge. « On n'a jamais, que je sache, dit-il, appliqué le cautère actuel à l'utérus.... peut-être offrirait-il des avantages dans certains cas (2ᵉ édit., p. 119). »

Quant à l'amputation du col, dont il semblerait devoir être un des plus ardents champions, il ne la défend pas plus qu'il n'est convenable, et il la réserve pour un petit nombre de cas exceptionnels qu'il a soin de déterminer avec une assez scrupuleuse attention pour prouver qu'il ne la regarde pas comme exempte de danger. Il est même probable que sans les accidents fâcheux qui en sont souvent la suite immédiate, il y aurait plus souvent recours pour être conséquent avec sa théorie.

Après les émissions sanguines et la diète qui en est l'adjuvant indispensable (*cura famis*) pour résoudre les engorgements, M. Duparcque emploie un autre ordre d'agents thérapeutiques : ce sont les narcotiques, et parmi eux, de préférence, les stupéfiants.

Les médicaments narcotiques sont mis en œuvre avec un certain avantage par tous les médecins qui ont à traiter des maladies utérines. Nous n'en parlerions pas ici si l'auteur ne donnait de leur efficacité une explication qui a au moins le mérite d'être fort originale, sinon très exacte. Suivant lui, l'effet d'un agent narcotique se faisant sentir sur l'organe avec lequel ce médicament est mis en contact, cet organe tomberait dans un état de paralysie plus ou moins prolongée et plus ou moins complète, suivant l'énergie et la durée de l'application du narcotique. Tout en étant dans cet état de paralysie, il s'atrophierait au même titre que les membres paralysés d'un hémiplégique par exemple. Cette atrophie s'exerçant aux dépens d'un organe rendu trop volumineux par suite d'une induration ou d'un engorgement hypertrophique, le ramènerait à ses dimensions normales, et c'est ainsi que les narcotiques contribueraient efficacement au traitement des affections utérines (!).

Peu de temps après que la Société de médecine de Bordeaux eût décerné un prix à l'ouvrage dont nous venons de parler, la Société de médecine de Lyon proclama à son tour son lauréat ; ce fut Téallier (1) qui, lui aussi, avait résumé toute l'idée de son livre dans cette épigraphe : « Les cancers ne sont point des inflammations ni des suites d'inflammation. » Les conclusions auxquelles il arrive relativement à la nature et au mode de développement du cancer, sont donc toutes différentes de celles formulées par l'auteur précédent. Quoique ce fût se mettre directement en opposition avec les idées qui avaient le plus généralement cours au moment où il écrivait, il n'hésita pas à

(1) Téallier, *Du cancer de la matrice, de ses causes et de son traitement.* Paris, 1836, 1 vol. in-8.

formuler nettement sa manière de voir. « Je suis resté convaincu, dit-il, de la spécialité pathologique du cancer, et j'ai révoqué en doute les nombreuses guérisons de cette maladie obtenues par un traitement local combiné avec le traitement général des inflammations; j'ai pensé que les maladies de la matrice que l'on guérissait ainsi différaient des affections cancéreuses proprement dites. » Cette conviction, basée sur des études consciencieuses, sur un examen approfondi de la question en même temps que sur des faits nombreux et parfaitement observés, se gagne facilement à la lecture de cet ouvrage, qui est encore aujourd'hui l'un des plus complets sur la matière. Les progrès que les recherches microscopiques les plus récentes et les mieux dirigées ont fait faire depuis à l'anatomie pathologique, loin de diminuer la valeur de ce livre, n'ont fait que l'augmenter pour ainsi dire en apportant une nouvelle confirmation des idées qui lui servent de base.

Pour Téallier, le cancer de la matrice pourrait, à la rigueur, être prévenu par un traitement général dirigé contre la diathèse lorsqu'il y a lieu d'en craindre les manifestations; mais, à dater du moment où il révèle son existence par des signes sensibles et appréciables, il est incurable. L'amputation, même en admettant que l'on enlevât tous les tissus morbides, ne serait pas un moyen suffisant, car le cancer pourrait repulluler soit sur place, soit dans un autre organe. Cependant l'amputation est conseillée comme un moyen utile, non plus pour guérir la maladie, mais pour parer à quelques-uns des principaux accidents, et prolonger au moins de quelque temps la durée de la vie. Mais la destruction des tissus par les caustiques est regardée comme non moins utile que leur ablation par l'instrument tranchant.

Les idées si bien défendues par Téallier trouvèrent une certaine faveur auprès de Récamier (1) qui, sans établir une distinction bien nette entre le cancer et l'inflammation, pose du

(1) Récamier, *Recherches sur le traitement du cancer et sur l'histoire générale de cette maladie*. Paris, 1829, 2 vol. in-8, fig.

moins en quelque sorte les principes qui devront aider à tracer cette division. Ainsi, Récamier ne veut déjà plus que le cancer soit considéré comme étant *toujours* la conséquence d'une phlegmasie antécédente, et il fait intervenir au nombre des causes susceptibles de le produire une prédisposition particulière inhérente à l'individu. Dans cet ouvrage, qui traite du cancer en général, celui de la matrice occupe cependant la plus grande place, et son traitement est exposé *in extenso*. Malheureusement, ce traitement est, comme nous l'avons fait pressentir précédemment, beaucoup trop chirurgical. L'auteur ne se borne pas à amputer le col, il conseille et, qui plus est, il pratique l'*extirpation* complète de la matrice, et, pour comble de malheur, il peut citer un cas de guérison, au moins apparente, à la suite d'une pareille mutilation. Je dis *pour comble de malheur*, car en comparant ce résultat avec ceux plus fâcheux encore fournis par la simple résection du col, Récamier en vient à croire qu'il est moins dangereux d'enlever l'utérus en totalité que d'amputer seulement le museau de tanche. Il avait pourtant apporté une modification bien importante à cette dernière opération et qui eût pu agrandir considérablement le cercle de son application. Cette modification consistait à enlever non plus seulement la partie saillante du col, ou même à pénétrer plus profondément du côté du corps en disséquant les attaches du vagin, mais à pratiquer obliquement sa section en forme de cône renversé vers la surface interne de l'utérus, de façon à pouvoir enlever une portion plus considérable de cette surface interne que de l'externe, et respecter ainsi le péritoine tout en remontant bien au-delà des limites les plus inférieures de cette séreuse. Cette manière d'opérer a, depuis, été adoptée par M. Huguier dans la résection qu'il fait subir au col lorsqu'il s'hypertrophie et s'allonge au point de faire saillie à la vulve.

Pour en revenir à l'extirpation complète de l'utérus telle que l'a pratiquée Récamier, nous dirons que, d'après le dessin qu'il donne de l'utérus ainsi enlevé, l'opération est loin d'être justifiée. Cet utérus est à peine hypertrophié; rien ne prouve qu'il fût cancéreux, et bien certainement la femme qui le portait n'était pas menacée d'une mort imminente. Nous le répétons donc, ce qu'il y a de plus fâcheux dans ce fait, c'est le demi-succès dont il a été suivi et qui a pu encourager de pareilles tentatives pour l'avenir. Quant à nous, loin de croire, comme Récamier, que l'extirpation complète de l'utérus soit moins dangereuse que l'amputation du col, nous pensons au contraire que de ces deux opérations, l'une et l'autre fort périlleuses, la dernière est la seule qui puisse être pratiquée, et cela d'une manière tout exceptionnelle ; car la cautérisation au fer rouge, que Récamier n'avait pas à sa disposition (quoiqu'il fît un fréquent usage des caustiques, même les plus énergiques), nous permet de détruire le col tout aussi sûrement et avec bien plus d'utilité pour la malade, que nous ne pourrions le faire avec l'instrument tranchant.

Cette amputation du col elle-même ne devait pas acquérir l'importance que Lisfranc avait cru devoir lui accorder d'abord, car bientôt nous le voyons venir à son tour nous dire que plus il avance dans la pratique, moins il voit se présenter à son observation de cas où il y ait lieu de l'appliquer. Peut-être revint-il de son erreur lorsque la vérité lui fut si brutalement révélée par la publication de son élève Pauly. Nous aimons, en effet, à croire que Lisfranc était de bonne foi dans ses assertions et qu'une chose lui manquait : c'était d'avoir compulsé et colligé lui-même ses observations. Mais a-t-il pu le faire, c'est là ce que nous ignorons, car la publication de Pauly (1) ne nous prouve rien à cet égard, sinon que ces mêmes observations ont été publiées sans l'assentiment de leur auteur. C'est au moins un singulier acte d'ingratitude, et si la science a eu quelque chose à gagner à ce scandale en apprenant au juste ce qu'il faut penser de l'amputation du col de l'utérus, de son efficacité et de ses dangers dans les cas où elle a été mise en pratique par Lis-

(1) Pauly, *Maladies de l'utérus d'après les leçons cliniques de M. Lisfranc, faites à l'hôpital de la Pitié*. Paris, 1836, 1 vol. in-8.

franc, il n'en est pas moins fâcheux de savoir par suite de quel procédé ces renseignements ont été portés à notre connaissance ; aussi il nous répugne de citer cette publication à côté des ouvrages véritablement dignes de la science qui nous ont occupé jusqu'à présent. Nous verrons plus tard d'autres élèves du même maître abandonner ses doctrines et les combattre, mais avec une convenance et une loyauté qui contrastent singulièrement avec la conduite de celui qui, tout en attaquant l'homme sur les points les plus contestables de sa doctrine, le copie dans les autres. Fait-il autre chose, en effet, que reproduire servilement ses idées, ses propres expressions, et ne partage-t-il pas toutes ses erreurs même les plus grossières, notamment celle qui consiste à regarder les inflammations chroniques comme susceptibles de subir une dégénérescence en vertu de laquelle elles seraient remplacées par le squirrhe ou le cancer?

Tous les ouvrages dont nous venons de parler étaient en quelque sorte trop intimement liés les uns aux autres pour qu'il nous fût possible de suivre dans notre exposition un ordre rigoureusement chronologique, d'autant plus que beaucoup d'entre eux, ceux par exemple qui ont été présentés au concours devant les sociétés savantes, portent sur leurs couvertures un millésime postérieur à l'époque à laquelle ils ont été couronnés. Ainsi, en suivant la filiation des idées que nous avions à développer, nous avons dû négliger de parler d'un ouvrage assez important sur lequel il nous faut revenir, car il a eu un grand retentissement à l'époque de son apparition. C'est le livre de Mme veuve Boivin et Dugès (1).

Jusqu'à présent, nous n'avions rencontré, depuis l'invention du spéculum, que des mémoires ou des travaux spéciaux portant sur un point limité de la science ; pour la première fois nous nous trouvons en face d'un traité complet et dogmatique. Voyons donc ce qu'il renferme d'important, et d'abord examinons s'il

(1) Mme veuve Boivin et Dugès, *Traité pratique des maladies de l'utérus et de ses annexes*. Paris, 1833, 2 vol. in-8 et atlas in-fol. de 116 fig.

justifie bien son titre et la réputation dont il jouit encore aujourd'hui.

On est tellement habitué à entendre répéter partout l'éloge du livre de Mme veuve Boivin et Dugès, qu'il devient embarrassant et difficile de dire ce qu'on en pense quand on ne veut pas faire chorus au milieu de ce concert de louanges universelles. Il importe cependant d'être une bonne fois fixé sur la valeur réelle de cet ouvrage tant vanté. Ce n'est, en définitive, autre chose qu'un recueil d'observations le plus souvent incomplètes et presque toujours mal appropriées au texte des chapitres auxquels elles sont annexées. L'atlas est ce qu'il y a de mieux dans le livre, car il est assez complet et reproduit avec une exactitude convenable des types fort curieux qui, malheureusement, ne sont pas toujours désignés sous leur nom véritable. Indépendamment de l'atlas, ce qui a fait la fortune de cet ouvrage c'est justement l'abondance et le peu de précision des observations qu'il renferme. Tous les auteurs qui ont écrit depuis, se sont à l'envi évertués à y chercher des faits propres à favoriser la démonstration de leurs vues théoriques. Chacun d'eux a pu y trouver ce qu'il cherchait, et souvent le même exemple est cité par deux auteurs différents à l'appui de deux idées diamétralement opposées ; car le plus grand nombre de ces observations sont assez incomplètes pour prêter aux interprétations les plus disparates. Quant à l'œuvre elle-même, quoique fort prônée encore aujourd'hui, non-seulement elle n'est plus à la hauteur de la science, mais elle est fort au-dessous de sa réputation même en tenant compte de l'époque à laquelle elle a été écrite. La moindre de ses erreurs est celle qui fait procéder le cancer de la métrite chronique.

Le chapitre sur les *engorgements et les phlegmasies chroniques* est un véritable mélange dans lequel on trouve de tout, du cancer, de la péritonite, des kystes de l'ovaire, des hématocèles et des phlegmons, autant du moins qu'il est possible d'en juger par les détails des observations. Le chapitre de la *leucorrhée* est encore plus confus s'il est possible : tout y est figuré, depuis la vaginite, qui sert de type à la leucorrhée sthénique, jusqu'à la chlorose, qui est le spécimen de la leucorrhée asthénique. On se demande donc comment on a pu élever pendant si longtemps sur le pavois ces auteurs dont l'obscurité de langage est parfois telle qu'ils en deviennent complétement incompréhensibles. Ainsi, quand ils veulent établir une distinction entre l'aménorrhée et la dysménorrhée, ils disent : « Nous appellerons *aménorrhée* l'inaptitude générale et locale à la production du flux menstruel, réservant le nom de *dysménorrhée* pour les cas d'inaptitude suffisante à l'évacuation du sang surabondamment contenu dans les vaisseaux de tout le corps, dans ceux du système utérin en particulier. » Cette double définition n'aurait-elle pas besoin d'être traduite en langue vulgaire ?

L'engorgement est encore ce qui, pour ces auteurs, joue le plus grand rôle dans la pathologie utérine, et ils expliquent par l'existence antérieure de cet engorgement la production des déviations utérines qu'ils étudient d'une façon spéciale.

Ces affections avaient été singulièrement négligées depuis qu'on se servait du spéculum, et quoique la description qu'en donnent Mme Boivin et Dugès laisse beaucoup à désirer et renferme de nombreuses erreurs, il y avait à rappeler sur elles l'attention des médecins, un certain mérite que nous nous empressons de reconnaître.

En vain chercherions-nous autre chose de nouveau et d'intéressant dans les deux volumes. Ce n'est, du reste, pas dans les traités complets qu'il faut s'attendre à rencontrer des faits nouveaux et des idées originales ; car ces traités ne sont d'habitude que des compilations plus ou moins heureuses dans lesquelles sont plus ou moins bien analysés et appréciés les travaux spéciaux publiés sous forme de mémoires dans les recueils périodiques ou dans des monographies. Plusieurs de ces traités virent le jour peu de temps après celui de Mme Boivin et Dugès, et ont été oubliés. Ce sont les ouvrages de M. l'Héritier (1), de Colom-

(1) L'Héritier, *Traité complet des maladies de la femme, étudiées sous les rapports physiologiques, nosographiques et thérapeutiques.* 1838, t. I (seul publié).

bat (1) et d'Imbert, de Lyon (2), et tant d'autres moins importants encore.

Mais si, renonçant à feuilleter ces gros livres, nous remontons directement aux sources auxquelles leurs auteurs ont puisé, nous trouvons, outre les travaux importants que nous avons déjà cités, une série de recherches dans lesquelles il n'est plus aussi souvent question du cancer et de l'engorgement, mais dont le but est d'étudier plus spécialement les autres affections de l'utérus qui peuvent donner naissance à la leucorrhée. Les uns s'occupent plus exclusivement de la leucorrhée; tandis que les autres portent plus spécialement leur attention sur les ulcérations, granulations, rougeurs du col utérin, qui peuvent donner naissance à ce symptôme sans, pour cela, avoir rien de commun avec les affections cancéreuses. Parmi ces auteurs, nous rencontrons J. Hatin (3), que nous avons déjà vu proposer un appareil pour pratiquer l'amputation du col de l'utérus. Cette fois, il se borne à faire connaître un moyen indiqué par Marshal-Hall pour guérir la leucorrhée : c'est l'emploi du seigle ergoté à l'intérieur, et il cite six cas dans lesquels il s'est bien trouvé de son usage.

Peu de temps après lui, M. Ricord (4) ayant constaté que sur cent femmes admises dans son service soixante au moins présentent un écoulement vaginal qui, le plus souvent, existe sans altération des parties génitales externes, insiste sur la nécessité d'employer le spéculum, et quelquefois même d'écarter les lèvres du museau de tanche avec les valves du spéculum brisé

(1) Colombat (de l'Isère), *Traité des maladies des femmes et de l'hygiène spéciale de leur sexe.* 1839-43, 3 vol. in-8.

(2) Imbert, *Traité théorique et pratique des maladies des femmes.* 1839, t. I (seul publié).

(3) J. Hatin, *Mémoire sur la leucorrhée ou fleurs blanches, — catarrhe utéro-vaginal ; blénélytrie simple du professeur Alibert, et sur un nouveau moyen proposé pour guérir cette maladie.* Paris, 1830.

(4) Ricord, *Mémoire sur quelques faits observés à l'hôpital des vénériens* (*Mémoires de l'Académie de médecine*, t. II, 1833).

pour être à même de constater la présence des lésions qui donnent lieu à cet écoulement. Il a remarqué que l'écoulement provenant de l'utérus est glaireux, épais, visqueux, tandis que celui qui est fourni par le vagin est plus ténu et moins disposé à s'agglomérer en masses glaireuses.

Mais le travail le plus important sur ce sujet est celui de M. Marc d'Espine (1) qui, procédant avec la rigoureuse exactitude habituelle aux membres de la Société d'observation, étudie la leucorrhée dans les cas où elle se produit sans être sous la dépendance d'une lésion organique appréciable de l'utérus. Il l'envisage donc, non plus comme un symptôme de maladies diverses, mais comme une affection idiopatique existant isolément et devant occuper une place à part dans le cadre nosologique. Pour cela il était indispensable de ne s'occuper que des cas dans lesquels on la rencontrerait sans les autres lésions du système génital qui l'accompagnent d'habitude. C'est ce qu'a fait l'auteur; et, en appliquant la méthode numérique à l'analyse de ses observations, il a pu se convaincre que la leucorrhée idiopathique se présentait dans des circonstances de force, de tempérament, d'hygiène, toutes différentes de celles que, théoriquement, et *à priori*, on était tenté de regarder comme plus aptes à la produire.

Ces conclusions ont été admises par le plus grand nombre des auteurs qui, depuis, ont bien voulu prendre la peine d'examiner la question attentivement et sans idées préconçues; mais elles ne sont pas du goût de MM. Blatin et Nivet qui, voulant donner une suite au *Traité du catarrhe utérin* publié en l'an x par J.-B. Blatin, professeur à l'École de médecine de Clermont-Ferrand, ont fait paraître en 1842 un ouvrage (2) sur le même sujet. Ces auteurs ne pouvaient pas, en effet, se rencontrer

(1) Marc d'Espine, *Recherches analytiques sur quelques points de l'histoire de la leucorrhée* (*Arch. gén. de méd.*, 1836, 2e sér., t. X, p. 160 et suiv.).

(2) Blatin et Nivet, *Traité des maladies des femmes qui déterminent des fleurs blanches, des leucorrhées ou tout autre écoulement vaginal*. 1842, 1 vol. in-8.

avec M. Marc d'Espine, car ils procèdent d'une façon toute différente de celle mise en usage par ce dernier. Ainsi, tandis qu'il a soin de bien nettement séparer la leucorrhée survenue à l'état idiopatique de celle qui n'est que le symptôme d'un autre état morbide, ils englobent tout dans la même description. Ce n'est pas qu'ils n'admettent en principe la division de la leucorrhée en deux classes : 1° leucorrhées idiopathiques, 2° leucorrhées symptomatiques ; mais quand on entre dans les détails propres à chacune de ces deux classes, on voit que la distinction existe seulement dans le titre et non dans le texte d'où nous extrayons quelques passages caractéristiques. « Nous croyons utile, y est-il dit, de rappeler dans un court résumé les causes les plus fréquentes du catarrhe aigu, du catarrhe chronique, et de la phlegmasie. » Ce sont les trois affections qui, pour ces auteurs, constituent les *écoulements idiopatiques*.

« 1° L'onanisme, les excès de coït, surtout lors des premières approches conjugales, le viol, les rapports sexuels avec une personne affectée d'une urétrite ou d'une balanite, simples blennorrhagiques ou syphilitiques, l'introduction passagère ou permanente de corps étrangers dans le vagin, les injections irritantes, *telles sont les causes ordinaires du catarrhe utérin aigu, et surtout de la vaginite catarrhale.* Mais on voit quelquefois, chez les jeunes enfants, ces maladies se développer spontanément ou par suite de l'*abus de l'onanisme*, du défaut de soins de propreté, ou bien sous l'influence d'une constitution dartreuse ou scrofuleuse ; plus tard, elles apparaissent à la suite des règles, pendant la durée d'une grossesse, après une couche, un avortement ou une métrorrhagie. Les écoulements métastatiques sont rares.

» 2° Le catarrhe chronique se montre sous l'influence de causes semblables, mais agissant avec moins d'énergie. *Souvent il succède à l'état aigu....* L'hérédité, le tempérament nerveux et lymphatique, favorisent également le passage de la maladie de l'état aigu à l'état chronique. Il en est de même d'un régime alimentaire insuffisant et d'un traitement mal dirigé.

» 2° La phlegmorrhée peut affecter des femmes robustes qui sont exposées à des irritations fréquentes et prolongées des organes génitaux ; celles, par exemple, qui abusent du coït. Mais, ordinairement, elle est périodique ou se lie à un état constitutionnel général, à l'affaiblissement de tout l'organisme, au tempérament lymphatico-nerveux ou lymphatique, à la chlorose et à l'anémie qui l'entretiennent ou la développent (1). »

Et cependant ces auteurs se plaignent de ce qu'avant la vulgarisation du spéculum les médecins ont étudié *pêle-mêle* les diverses affections propres aux organes génitaux de la femme, et que de cette confusion soient nés un pronostic et un traitement qui ne sont nullement applicables à chacune de ces maladies en particulier. On se demande, en vérité, où ils ont pu rencontrer cette confusion portée à un plus haut degré qu'elle ne l'est dans leur livre. Il faut, par exemple, aller chercher dans la seconde partie du chapitre des ulcérations la fin de l'histoire des métrites ou des vaginites, dont le commencement se trouve dans la première partie, au chapitre des écoulements idiopathiques ; et les engorgements cancéreux sont séparés par un grand nombre de pages des ulcérations dues à la même cause, tandis qu'ils sont rapprochés de l'histoire des corps fibreux et des engorgements simples.

Bien moins volumineux et sans avoir autant de prétention que l'ouvrage dont il vient d'être question, le mémoire de M. Gosselin (2), publié peu de temps après, a cependant une beaucoup plus grande importance au point de vue scientifique. Les ulcérations ne constituent plus la lésion principale, l'auteur cherche une autre altération qui puisse lui rendre compte des symptômes qui existent soit avant la manifestation de l'ulcère, soit, dans beaucoup de cas, après sa disparition, ou sans que ce dernier se produise jamais. Et, allant au delà de ce qu'il peut apercevoir, il suppose une phlegmasie de lamu-

(1) *Loc. cit.*, p. 130.

(2) Gosselin, *De la valeur symptomatique des ulcérations du col utérin* (*Archives de médecine*, juin 1843).

queuse utérine indépendante des ulcérations du col ou même de l'engorgement du tissu utérin, mais pouvant conduire à ce dernier.

On trouve donc dans cet ouvrage, comme dans plusieurs de ceux dont nous avons parlé en dernier lieu, une grande tendance à poursuivre la localisation des maladies utérines au delà de ce qui se trouve dans le champ du spéculum. La tuméfaction, la rougeur, les ulcérations du col, qui dans le premier moment avaient semblé devoir rendre compte de tous les phénomènes morbides, ne paraissent plus suffisants pour expliquer les nombreux accidents éprouvés par les malades. On songe enfin que le spéculum, en permettant de découvrir seulement une minime partie de l'utérus, ne peut suffire à faire apprécier toutes les lésions susceptibles d'affecter cet organe. On ne se borne donc plus aussi exclusivement aux résultats fournis par la vue, et l'on en revient à accorder une certaine importance à ceux fournis par le toucher. Ce dernier moyen, qui autrefois était le seul dont on pût faire usage, avait été beaucoup trop négligé dès les premiers temps de la vogue du spéculum, qui, à lui seul, ne peut pourtant pas suffire pour l'étude complète des maladies utérines. Les renseignements qu'il procure sont précieux, il est vrai, et il ne faut pas le rejeter complétement, comme semblerait le conseiller M. Gibert (1), qui ne s'occupe pas de l'état local, et place toutes les lésions du col de l'utérus sous l'influence d'une affection générale diathésique, cancéreuse, syphilitique ou autre. Mais, en conservant cet instrument dans la pratique, il faut savoir borner son emploi aux cas pour lesquels il doit être utile, et ne lui demander que ce qu'il peut donner.

Même avec ces restrictions, son utilité n'est-elle pas encore immense? N'est-il pas le complément inévitable de tous les autres procédés d'exploration? Et s'il est indispensable pour le dia-

(1) Gibert, *Remarques pratiques sur les ulcérations du col de la matrice et sur l'abus du spéculum utérin dans le traitement de cette maladie*, dans *Revue médicale*, t. IV, 1837; — et *Mémoire sur l'érosion granulée du col de l'utérus*, ibid.

gnostic, ne l'est-il pas au moins autant pour la thérapeutique, qui, dans le plus grand nombre des cas, ne pourrait se faire sans lui ? Que si l'on accusait cet instrument des erreurs dans lesquelles sont tombés ceux qui, s'en étant servi les premiers, ont regardé certaines lésions utérines tout à fait bénignes et de nature simplement inflammatoire comme le premier degré des affections cancéreuses, nous nous efforcerions de l'exonérer d'un semblable reproche, pour faire tomber tout le blâme, si blâme il y a, sur ceux qui en ont fait usage ; car nous verrons plus tard ce même spéculum, manié par d'autres observateurs, leur permettre de dissiper bien des erreurs qui, sans lui, auraient eu indéfiniment cours dans la science. Il a déjà aidé Téallier à poser une limite infranchissable entre les cancers et les affections inflammatoires de l'utérus; il va maintenant servir à reconnaître les divers degrés, les différentes espèces ou variétés d'inflammations, et mettre à même de les classer suivant la nature de la lésion, son étendue, son siége, soit dans tel ou tel tissu anatomique, soit dans une région limitée de l'organe. Enfin, lorsque le résultat de l'exploration aura été complétement négatif, il sera encore utile en donnant l'idée de recourir aux autres moyens d'investigation, que les travaux ultérieurs vont nous révéler.

En effet, nous allons voir surgir des perfectionnements nouveaux de diagnostic aussi bien que de traitement, dont l'apparition constitue une nouvelle phase dans l'historique de la pathologie utérine. Une nouvelle période va commencer, qui a été déjà préparée par des œuvres éparses au milieu des publications de la période précédente. On reconnaît facilement ces œuvres isolées à ce qu'elles renferment des idées différentes de celles qui ont alors cours ou qui dominent dans la science. Elles trahissent, chez leurs auteurs, des préoccupations d'un autre ordre, ou des aspirations vers des vérités nouvelles et encore inconnues ou seulement entrevues. Plus tard on voit ces vérités se faire jour ; mais avant qu'elles ne s'établissent d'une façon définitive, il y a une certaine lutte ; les idées anciennes trouvent de nouveaux défenseurs, et ceux qui les ont professées d'abord remontent sur la brèche. Il n'y a donc pas, entre les deux périodes, une limite bien nette et bien tranchée, car, pendant quelque temps, on voit paraître simultanément un certain nombre de travaux présentant à la fois les caractères propres aux deux époques vers la limite desquelles ils ont été publiés. Il faut donc établir la division entre ces deux périodes d'une manière arbitraire, et, pour cela, s'arrêter sur un nom considérable, qui suffise à lui seul pour caractériser l'une ou l'autre de ces époques. Celui de Lisfranc se présentait naturellement à nous, et comme dans cette période de transformation à laquelle nous sommes arrivé, nous rencontrons un de ses ouvrages les plus importants, nous le considérerons comme la dernière publication de cette première époque, pendant laquelle on s'est occupé surtout de cancer et d'engorgement. Tout en revendiquant, pour la période suivante, certains travaux antérieurs, qui, comme ceux de M. Hervez de Chégoin, Marc d'Espine, Jobert (de Lamballe), lui appartiennent par leur caractère, ou qui, comme celui de M. Gosselin, sont sur la limite.

Nous allons, en analysant le livre de Lisfranc, faire l'exposé de l'état de la science au moment où nous en sommes arrivé ; car cet exposé devra nous servir de point de repère lorsque nous voudrons plus tard apprécier l'étendue des progrès imprimés à la pratique pendant la période suivante.

C'est dans les deux derniers volumes de sa *Clinique chirurgicale de l'hôpital de la Pitié* (août 1842 et mai 1843) que Lisfranc a consigné l'exposé dogmatique de ses idées personnelles sur les maladies propres au sexe féminin. Bien qu'à l'époque à laquelle il écrit, le spéculum soit déjà depuis longtemps popularisé parmi les médecins, et son usage généralement accepté par le plus grand nombre des malades atteintes d'affections utérines, l'auteur se rappelle trop les luttes que, dans le principe, il a dû soutenir à ce sujet pour ne pas insister d'une façon toute spéciale sur l'utilité de cet instrument. Il est un des premiers qui y aient eu recours, et il cite de nombreux exemples propres à démontrer à quelles erreurs fâcheuses on s'expose en négligeant de faire usage de ce précieux moyen d'exploration même dans les cas où, au premier abord, il ne semblerait pas nécessaire de l'employer, et il pense avec raison que si les maladies des organes génitaux de la femme sont plus nombreuses aujourd'hui, c'est moins parce qu'elles ont augmenté de fréquence que parce qu'on sait mieux les reconnaître. D'après ce que nous avons eu déjà occasion de dire des idées de cet auteur, on prévoit qu'une chose doive le préoccuper par-dessus tout : c'est la crainte de voir les phlegmasies, les irritations les plus légères se transformer en carcinomes incurables. Cette préoccupation domine tout son livre ; on la retrouve dans tous les chapitres ; elle se trahit à chaque page. Pour lui, « le cancer ne se produit jamais d'emblée. » Il faut donc surveiller avec soin les lésions capables de le faire naître. Ces maladies sont les engorgements simples ou inflammatoires qui, d'après l'auteur, seraient coupables de bien des méfaits. L'engorgement détermine des troubles de la menstruation, la dysménorrhée, l'aménorrhée et aussi la métrorrhagie ; il produit également la leucorrhée, et la chlorose ; il force la matrice à s'abaisser, à se précipiter hors du vagin à l'état de prolapsus, ou à se dévier de sa position normale. C'est lui qui la fait se renverser en antéversion ou en rétroversion. Cet engorgement, pendant le cours duquel « l'existence de l'ulcération est la règle, son absence l'exception, » peut compliquer la métrite chronique et, après avoir amené l'hypertrophie simple, se terminer par induration et produire des ulcères « que j'ai vus, ajoute Lisfranc, devenir carcinomateux. » Ainsi, il n'y a pas à s'y méprendre, c'est l'engorgement qui cause tout cela ; c'est donc à lui, et à lui seul, qu'il faudra s'adresser dans le traitement, et, en effet, un seul chapitre est consacré au traitement de toutes les diverses affections que je viens d'énumérer, et qui, si je ne me trompe, constituent bien réellement la totalité des affections susceptibles d'atteindre l'utérus.

Pourtant l'engorgement n'est pas simple et unique, il y en a six espèces : d'abord l'engorgement simple, puis les engorgements avec induration au nombre de cinq : 1° la métrite chronique avec induration, 2° l'induration simple, 3° l'induration tuberculeuse, 4° l'engorgement squirrheux, 5° l'engorgement cancéreux. Mais, d'après ce qui a été dit plus haut, ces espèces peuvent se transformer les unes dans les autres ; ce ne seraient donc plus que des degrés différents d'une même espèce si l'on voulait être logique. Du reste, un seul traitement s'adresse à tout cela : c'est le repos exagéré, le régime débilitant, les émissions sanguines générales, les injections émollientes, les narcotiques par la bouche et le rectum, les cautérisations, s'il y a lieu, avec le nitrate acide liquide de mercure de préférence à tout autre caustique, et, en dernier lieu, l'amputation du col. Toutefois, cette dernière opération ne sourit plus autant à l'auteur qu'anciennement : « Au lieu de faire, comme il y a quelques années, quinze amputations du col de la matrice, à peine, dit-il, en pratiquons-nous maintenant une ou deux. » Cependant il ne reconnaît pas, ou peut-être même il n'ose pas s'avouer à lui-même que le véritable motif de cette diminution soit le résultat d'une plus grande réserve de sa part, née de la crainte des accidents inhérents à cette opération. Il aime mieux croire que les maladies de l'utérus sont maintenant, et d'une manière générale, mieux traitées, prises plus à temps, et qu'ainsi les lésions susceptibles de s'aggraver au point de nécessiter l'opération n'ont plus le temps de se développer ou de prendre un caractère assez sérieux pour forcer d'y avoir recours. Cependant il préfère le bistouri au cautère actuel qui vient d'être mis en honneur par M. Jobert (de Lamballe) pour détruire le col *cancéreux* ou couvert d'ulcérations fongueuses.

Abstraction faite des idées erronées sur lesquelles repose ce qu'on peut, à proprement parler, appeler la doctrine de Lisfranc, le livre de cet auteur renferme des choses bonnes et utiles à connaître : ainsi il a un excellent chapitre sur les *tumeurs situées entre le rectum et le vagin ;* et les personnes qui s'occupent de nos jours des affections péri-utérines pourraient y trouver des renseignements importants aussi bien que dans celui où il est traité des *tumeurs de différente nature formées par une phlegmasie aiguë ou un engorgement du tissu cellulaire.* Les déviations utérines sont exposées avec assez de soin. Lisfranc tient beaucoup à la priorité de l'idée qui consisterait à regarder ces déplacements comme étant sous la dépendance d'un engorgement. D'après son expérience, l'antéversion serait plus commune que la rétroversion, et cela s'expliquerait tout naturellement selon lui par la plus grande fréquence de l'engorgement limité à la paroi antérieure comparativement à celui de la paroi postérieure. Mais comment explique-t-il que l'engorgement puisse produire une antéflexion ou une rétroflexion? Il a cru convenable de garder le silence à cet égard, bien qu'il ait parlé de ces deux formes de déviation.

A propos du traitement de celles de ces flexions qui se produisent peu de temps après l'accouchement, il a agité sans la résoudre une question bien importante, et cela est passé inaperçu de tous les auteurs qui se sont occupés, dans ces derniers temps, du traitement des déviations utérines par le redressement opéré à l'aide des moyens mécaniques. « On demande, dit-il, s'il est dangereux de glisser dans l'organe gestateur une spatule de bois enveloppée d'un linge cératé; elle serait destinée à maintenir le redressement; elle séjournerait le temps nécessaire pour empêcher la récidive. » Il est une autre invention moderne dont Lisfranc nous révèle l'antiquité : c'est le pessaire, ballon en caoutchouc qui fait tant de bruit de nos jours. Il aurait été inventé, dans le principe, par les Arabes : « Albucasis introduisait dans le canal utéro-vulvaire une petite vessie de brebis; elle était remplie d'air, » puis renouvelé des Grecs par Colombat. Nous n'en aurions aujourd'hui que la troisième ou quatrième édition, qui nous a pourtant été offerte comme une nouveauté. « On remplacera (c'est toujours Lisfranc qui parle) quelquefois les pessaires par des espèces de poches en caoutchouc; on y insuffle de l'air. Toutes simples et légères qu'elles sont, elles peuvent réussir assez bien dans certains cas; on les emploie surtout lorsque les autres moyens ne sont pas tolérés. M. Colombat, qui les a proposées, les appelle *priapiformes*, dénomination qu'il a empruntée aux médecins grecs. » Il y a donc, comme on voit, quelque chose à gagner à lire le livre de Lisfranc.

Pendant quelque temps encore, on s'occupe des engorgements et des ulcérations du col, mais les termes commencent à être renversés. Ainsi M. Bennet (1) attribue une importance toute particulière à l'inflammation du col de l'utérus, et surtout à celle de la muqueuse tapissant la cavité de cette portion de l'organe. Ce serait cette inflammation de la muqueuse de la région cervicale et son ulcération qui causeraient l'augmentation de volume du col, puis l'engorgement, et enfin les divers déplacements auxquels l'utérus est sujet, tels que le prolapsus et les déviations. Mais à cela se borneraient ses fâcheux effets, et il n'est plus question du cancer qui pourrait lui succéder ; car tous les pathologistes savent « aujourd'hui, dit l'auteur, qu'il n'y a pas de connexion immédiate entre le cancer et l'inflammation. » Cette métrite interne, bornée au col, serait la forme la plus fréquente de l'inflammation utérine, et aurait été souvent confondue par d'autres observateurs avec la phlegmasie de la muqueuse du corps même de l'utérus, qui est beaucoup moins sujette à s'enflammer. Mais la phlogose ne se limiterait pas seulement à la partie inférieure de l'utérus sans envahir la supérieure ou réciproquement, elle pourrait encore occuper une des parois de l'organe sans affecter les autres parties ; cependant de ces parois, une, la postérieure, serait bien plus fréquemment lésée que les autres (neuf fois sur dix).

Toutes ces inflammations reconnaîtraient une cause prédisposante générale consistant dans une espèce de faiblesse ou de susceptibilité de l'utérus qui, chez certaines femmes, se traduit par l'établissement difficile des menstrues, leur irrégularité

(1) Bennet, *Des ulcérations et des engorgements du col utérin* (Thèse). Paris, 1843. — *Traité pratique de l'inflammation de l'utérus, de son col et de ses annexes*, traduit de l'anglais sur la 2e édit., par M. Aran. Paris, 1850, 1 vol in-8.

dans les premières années, leur diminution ou leur trop d'abondance, enfin la douleur qui les accompagne quelquefois. La conséquence de cet état serait souvent la stérilité. Quant aux symptômes, beaucoup d'entre eux sont connus et ont été attribués soit aux ulcérations seules, soit aux engorgements avec ou sans ulcération; mais de ces symptômes il en est quelques-uns que M. Bennet est le premier à signaler d'une façon toute spéciale : c'est, entre autres, la *dilatation de l'orifice externe du col*, qu'il regarde comme un symptôme presque pathognomonique de la phlogose. Il attache aussi une grande importance à la présence ou à l'absence de l'écoulement mucoso-purulent qui ne se rencontrerait sur l'ouverture du museau de tanche que dans les cas d'inflammation de la muqueuse, soit du col, soit du corps. Il regarde les nausées comme un signe caractéristique de la propagation de la phlegmasie *au corps* même de l'organe, et croit que leur intensité est en rapport avec celle de la maladie. Enfin, ayant observé que des ulcérations existent souvent sur le col de l'utérus chez des filles vierges, il se croit autorisé à en revenir à l'ancienne classification des maladies des femmes : 1° chez les vierges, 2° chez les femmes mariées qui ont eu des enfants, 3° pendant la gestation, 4° dans l'état puerpéral, 5° après la ménopause. Le premier groupe ne lui fournit pourtant rien de spécial qui ne se rencontre dans les suivants, sinon que les symptômes inflammatoires sont un peu plus accusés, et que l'étiologie est un peu différente, puisqu'il n'y a plus moyen de faire intervenir l'influence du coït. Cette dernière circonstance devrait prouver tout au plus que cet acte n'a pas sur la santé des femmes une influence aussi pernicieuse qu'on serait tenté de le croire au premier abord, quand on le voit signalé, sans qu'on sache pourquoi, au nombre des causes de *toutes* les maladies qui peuvent affecter les organes génitaux.

M. Bennet est, relativement aux déviations, dans les mêmes idées que Lisfranc, car il les met sur le compte de l'engorgement, non plus du corps, mais du col de l'utérus; et la seconde édition de son livre, dont la traduction française peut, suivant lui, être considérée comme une troisième édition, est une espèce de protestation contre les idées toutes différentes que, dans quelques instants, nous allons voir défendre en France aussi bien qu'en Angleterre. C'est en effet l'apparition de ces idées relatives à l'influence que les déviations de l'utérus peuvent exercer sur la santé des femmes, qui constitue le fait capital de cette seconde période à laquelle nous sommes arrivés. A propos de ces déviations, il est bon de signaler une ligne irrégulière de langage adoptée par M. Bennet qui pourrait induire en erreur des lecteurs peu attentifs : au lieu de désigner les déviations comme il est assez généralement admis en France de le faire d'après la position du corps de l'utérus, il les désigne d'après la situation du col. Ainsi, quand nous disons *antéversion* du corps de l'utérus, il dit, lui, *rétroversion* du col, et réciproquement. M. Bennet a consacré un chapitre important à l'inflammation des annexes de l'utérus, ligaments larges et ovariés, tant dans l'état de vacuité que dans l'état puerpéral.

La thèse de M. Laurès, écrite peu de temps après celle de M. Bennet (1), semble avoir été conçue d'après les mêmes principes. Elle ne renferme pas tous les développements que nous trouvons plus tard dans les diverses éditions du livre de l'auteur anglais ; mais elle contient les mêmes idées que nous avons trouvé émises dans la thèse que ce dernier, interne aussi de nos hôpitaux, avait soutenue devant la Faculté de Paris. Nous voyons encore l'engorgement du col jouer le plus grand rôle dans la pathologie de l'organe. Cependant les ulcérations diverses dont ce segment de la matrice peut être le siége sont appréciées d'une façon plus saine qu'elles ne l'avaient été jusque-là. L'ulcération simple, qui est produite par l'extension au col d'une phlegmasie de la muqueuse du vagin, y est avec beaucoup de soin, trop de soin peut-être, distinguée de l'ulcération qui devrait son origine à une inflammation dont le point de départ

(1) Laurès, *Quelques considérations sur les ulcérations et les engorgements du col de la matrice, de leur traitement par la cautérisation au fer rouge.* Paris, 1844.

serait dans le col lui-même. Le signe diagnostique principal serait l'absence de l'engorgement dans l'ulcération suite de vaginite, et son existence en quelque sorte forcée dans les ulcérations simples du col, ulcérations simples dont le mode de production n'est pas encore bien connu, mais qui doivent être distinguées des ulcérations syphilitiques, et même des ulcérations cancéreuses, bien que pourtant elles puissent, à la rigueur, se transformer en ces dernières.

Ce qui complète surtout cette thèse, c'est l'exposition du traitement par la cautérisation au fer rouge, appliqué aux ulcérations du col depuis quelques années par M. Jobert (de Lamballe), et la relation des faits importants dans lesquels ce traitement a fait obtenir des succès remarquables. Ce n'est pas que M. Laurès attribue à M. Jobert l'honneur d'avoir le premier eu l'idée de porter le feu sur le col de l'utérus, ce très habile chirurgien savait très bien lui-même n'avoir fait que populariser un moyen conseillé par Celse, Percy et Larrey, et jamais il n'a prétendu, devant ses élèves, en être l'inventeur; mais il est le premier qui ait eut l'idée d'y recourir d'une façon suivie et méthodique, et cela lui a parfaitement réussi.

M. Chomel (1), préoccupé aussi des résultats fournis par l'examen direct du col de l'utérus, a envisagé séparément l'inflammation et les ulcérations qui sont la conséquence de cet état pathologique. Les distinctions qu'il établit entre la métrite puerpérale ou post-puerpérale et celle qui survient en dehors de la parturition sont excessivement importantes, et ont été généralement adoptées depuis, tandis qu'avant lui la métrite simple et la métrite puerpérale se trouvaient en quelque sorte accolées l'une à l'autre dans une même description. Il a eu le très grand soin de distinguer plusieurs espèces d'ulcérations, et d'établir l'existence d'une lésion particulière, qui serait, en quelque sorte, un état intermédiaire entre l'inflammation non

(1) Chomel, *Dictionnaire de médecine ou répertoire général des sciences médicales*, 2e édit., t. XXX. Paris, 1846; art. UTÉRUS.

encore ulcéreuse et certaines ulcérations : je veux parler des *granulations du col utérin.* Il est le premier à avoir décrit convenablement cet état pathologique, et il l'a fait avec un talent remarquable. Peut-être a-t-il attaché à son existence une importance plus considérable qu'il ne le mérite réellement, mais on ne doit pas se dissimuler que cet état n'ait une très grande valeur dans la pathologie utérine, et nous devons reconnaître que, dès le début, M. Chomel l'a décrit de façon à ne laisser que peu à dire sur ce sujet à ses successeurs. S'il ne s'est pas prononcé avec une certitude absolue sur la nature et sur le siége anatomique de ces lésions, il les a du moins entrevus de telle sorte que les travaux ultérieurs et plus complets de M. Huguier n'ont fait qu'apporter la sanction des faits, et donner une démonstration rigoureuse aux hypothèses de M. Chomel.

Marjolin, qui, dans ce même article, a fait le paragraphe consacré au *cancer de l'utérus*, en est encore à croire que cette dernière lésion peut être sollicitée par une inflammation antérieure. Cependant, au lieu d'accorder à cette circonstance une valeur absolue, il arrive à ne plus la considérer que comme une cause occasionnelle, susceptible de déterminer l'apparition de la maladie chez un sujet déjà prédisposé.

Dès lors l'étude des ulcérations de l'utérus, tout en conservant son importance aux yeux de tous les pathologistes, n'absorbe plus exclusivement l'attention. On a compris que les mots *ulcération*, *engorgement*, *cancer* ne suffisent pas pour rendre compte de tous les troubles morbides éprouvés par beaucoup de femmes, qui se plaignent de ressentir de la souffrance du côté des organes génitaux internes. Les névralgies, les douleurs nerveuses, mises d'abord en avant pour expliquer ces cas insolites, ne sont pas capables de rendre compte de toutes les sensations diverses, de tous les phénomènes plus ou moins étranges éprouvés par ces malades, et la stérilité surtout, qui accompagne si souvent de semblables états morbides, doit reconnaître pour cause l'existence d'une lésion plus matérielle, plus saisissable, et surtout plus persistante que ne l'est une semblable névralgie. On s'occupe activement de rechercher la véritable lésion, et quelques-uns croient y être parvenus, en découvrant des déviations, des déplacements ou des flexions de l'utérus, dans les cas où les ulcérations ne pouvaient leur rendre compte de l'état pathologique observé par eux. Frappés de cette particularité, ils ont attribué à ces lésions de forme ou de situation, une importance capitale que nous allons signaler dans un instant, en nous occupant de leurs travaux ; mais, avant d'arriver à eux, il est indispensable de terminer tout ce qui regarde les ulcérations; et bien qu'ils aient été écrits à une époque postérieure à celle à laquelle nous sommes arrivé, nous aurons à signaler plusieurs bons ouvrages sur ce sujet. Tels sont les mémoires de M. Filhos, ancien interne de la prison de Saint-Lazare (1), les thèses de MM. Chappotin de Saint-Laurent (2), Regnaud (3), Dubreuil (4), Dubaquié (5), et les travaux de MM. Costilhes et Boys de Loury, sur les ulcérations de nature syphilitique.

Nous ne faisons que signaler tous ces travaux pour nous arrêter au plus important, qui terminera pour nous cette période, c'est la thèse soutenue en 1848, pour le concours de la chaire de clinique chirurgicale, par M. Robert (6). Cet auteur, tout en résumant parfaitement l'état de la science sur les maladies du col utérin, a apporté à l'élucidation de certains points des

(1) Filhos, *Cautérisation du col de l'utérus avec le caustique solidifié et la potasse caustique*, 1847, in-8. — *Considérations pratiques sur les affecions du col de l'utérus*, in *Revue médicale*, 1847.

(2) Chappotin, *Des érosions et des ulcérations simples du col de l'utérus*. Paris, 1847.

(3) Regnaud, *Considérations sur les ulcérations simples du col de l'utérus*. Paris, 1847.

(4) Dubreuil, *De l'emploi du nitrate d'argent et du caustique Filhos, dans le traitement des ulcérations de nature non cancéreuse du col de la matrice*. Paris, 1852.

(5) Dubaquié, *Des écoulements par les organes génitaux de la femme*. Paris, 1853.

(6) Robert, *Des affections granuleuses, ulcéreuses et carcinomateuses du col de l'utérus*. Paris, 1848, 1 vol. in-4 et in-8, fig.

faits importants, puisés dans sa pratique de chirurgien de l'hôpital de Lourcine. Il établit, dans les phlegmasies du col de l'utérus, la gradation suivante : 1° hypérémie, rougeur et gonflement; 2° travail d'ulcération. Au premier degré se rattacheront les *granulations*, qui ne seraient pour lui, comme pour M. Huguier, que le résultat de l'inflammation des follicules du col. Ce serait donc une folliculite ou une métrite folliculeuse, et les ulcérations subséquentes auraient souvent leur point de départ dans les follicules enflammés. Quant aux *ulcérations*, il les divise en deux groupes : le premier, constitué par les ulcérations simples, de nature purement inflammatoire, qu'il suffit de traiter localement, par les sangsues s'il y a lieu au début, puis les bains, les injections, les topiques; le deuxième comprenant les inflammations spécifiques, pour lesquelles un traitement général est nécessaire, et qui peuvent être de nature dartreuse, scorbutique, diphthéritique ou syphilitique.

A propos des affections *carcinomateuses*, l'auteur adoptant, en grande partie du moins, les idées que venait de répandre M. Lebert sur le cancroïde et le cancer, s'efforce de tracer une ligne de démarcation entre le cancroïde, affection locale et pouvant être considérée comme curable, et le cancer, affection générale diathésique, éminemment rebelle à tout traitement. Malheureusement, nous avons appris depuis combien peu ces distinctions sont fondées; nous ne savons plus distinguer sûrement aujourd'hui le cancroïde du cancer, et nous sommes exposés à voir nos malades succomber par infection générale, aussi bien à la suite de l'un que sous l'influence de l'autre.

Nous avons dit que depuis longtemps les esprits chercheurs, non satisfaits des renseignements que leur fournissait l'état extérieur du museau de tanche, et ne trouvant pas dans les altérations de cette portion de l'organe une raison d'être suffisante pour se rendre compte de tous les troubles fonctionnels qu'ils remarquaient chez beaucoup de femmes, avaient eu l'idée de porter plus loin le champ de leurs investigations. Il nous reste maintenant à indiquer en quoi et comment ils ont pu contribuer aux progrès de la science en suivant cette voie, et à préciser la part qui leur revient dans l'œuvre laborieuse à laquelle ils ont travaillé avec tous les efforts d'un talent souvent remarquable et d'une conviction quelquefois un peu trop ardente, selon nous. Ces recherches sont celles qui caractérisent la troisième période de l'historique des maladies utérines en France.

Déjà, à une époque antérieure, on s'était occupé des déviations utérines, et, sous cette dénomination, nous entendons parler d'une façon générale, tant des déplacements complets de l'organe, désignés plus spécialement sous le nom de *versions*, que de ses déplacements partiels, auxquels on a donné le nom de *flexions*. Mais ces affections avaient surtout frappé les auteurs anciens par leur gravité extrême, lorsqu'elles se présentaient dans l'état de plénitude de l'utérus, et ils ne s'en préoccupaient que fort médiocrement en dehors de la gestation.

Amussat (1) lui-même avait suivi ces errements, en ne s'occupant, dans le principe, que des déviations affectant un utérus gravide. Plus tard, il a donné plus d'attention à celles de ces lésions qui surviennent en dehors de la grossesse.

Lorsqu'on commença à se servir du spéculum, on pensa, comme nous avons déjà eu occasion de le dire, que cet instrument allait pouvoir fournir, à lui tout seul, les renseignements désirables sur les divers états pathologiques de l'organe gestateur, et on négligea beaucoup la pratique du toucher. Cependant, quoique reléguées sur un second plan, les déviations ne furent pas pour cela rejetées complétement en dehors du tableau de la pathologie féminine; elles y occupèrent toujours une certaine place. C'est ainsi que, dès 1828, nous voyons Lair s'occuper des difficultés qu'elles fournissent pour l'examen du museau de tanche au spéculum, et proposer le redressement

(1) Amussat, *Mémoire sur la rétroversion de la matrice dans l'état de grossesse* (*Journ. de chirurgie*, 1843, p. 13).

momentané à l'aide d'une sonde introduite dans la cavité du col. Déjà, avant lui, M. Bazin (1) avait signalé leur importance, et M. Ameline (2) avait créé les noms de *rétroflexion* et d'*antéflexion*. Mais ce qui a surtout attiré l'attention des praticiens sur ces altérations encore peu ou mal connues, c'est le mémoire de M. Hervez de Chégoin (3). Cet auteur propose en effet de s'attaquer directement à la déviation, de la réduire, et de la maintenir réduite à l'aide d'un pessaire particulier, dont la saillie repoussera l'organe dévié dans sa direction normale. A l'aide de ce moyen, on pourra, suivant lui, parvenir à faire disparaître tous les accidents qu'il attribue uniquement à la déviation, en la regardant comme la lésion primitive, celle qui tient tous les autres phénomènes sous sa dépendance immédiate.

Depuis, presque tous les auteurs mentionnèrent les déviations, mais sans leur attacher une aussi grande importance ; Baudelocque en parle, madame Boivin et Dugès en citent quelques observations, empruntées le plus souvent à des auteurs étrangers, Lisfranc les considère comme étant sous l'influence de l'engorgement, et tout est dit. Les versions sont les seules de ces déviations desquelles on paraisse s'occuper, les flexions sont à peine citées pour mémoire. Ameline, après les avoir baptisées, a cru avoir assez fait pour elles, et ne s'en est plus occupé. Le traitement de M. Hervez de Chégoin, on le conçoit aisément, est beaucoup plus applicable aux versions qu'aux flexions, contre lesquelles on ne comprend pas qu'il puisse agir.

M. Lacroix, ayant dans un coucours à faire une thèse *Sur l'antéversion et la rétroversion de l'utérus* (4), se

(1) Bazin, *Thèse sur la rétroversion de l'utérus*. Paris, 1827.

(2) Ameline, *Essai sur l'antéversion de l'utérus*. Paris, 1827.

(3) Hervez de Chégoin, *Quelques déplacements de la matrice et des pessaires les plus convenables pour y remédier* (*Mém. de l'Acad. de méd.*, t. II, p. 319). Paris, 1833.

(4) Lacroix, *De l'antéversion et de la rétroversion de l'utérus* (Thèse de concours de l'agrégation en chirurgie). Paris, 1844, 1 vol. in-8.

croit en quelque sorte autorisé, par les termes mêmes de la question, à ne donner que très peu de développement à ce qui concerne l'antéflexion et la rétroflexion ; mais il a le tort de pousser plus loin qu'il ne conviendrait cette conclusion, en regardant ces derniers états pathologiques comme beaucoup moins importants, et surtout moins fréquents que les premiers. Son travail (comme il arrive du reste malheureusement trop souvent dans les thèses de concours, faites à la hâte et en quelques jours) n'est pas mûri par l'expérience pratique. On sent très bien, en le lisant, que l'auteur ne trace pas ses descriptions d'après nature. Presque toutes ses observations, et elles sont nombreuses, sont empruntées à divers ouvrages. D'après les relevés qu'elles lui fournissent, il juge la rétroversion plus fréquente que l'antéversion ; et pour justifier ce résultat, il invoque, comme causes anatomiques susceptibles de faciliter le déplacement en arrière, des circonstances qui peuvent tout aussi bien agir pour favoriser le renversement en avant. Il oublie que l'utérus étant, le plus habituellement, incliné en avant, il lui doit être beaucoup plus facile, par conséquent, de tomber tout à fait dans ce sens que dans le sens opposé, et que, par conséquent, l'antéversion devra être beaucoup plus fréquente que la rétroversion, comme cela a du reste été noté par tous les auteurs qui ont écrit depuis lui. Ce qui le confirme surtout dans son erreur, c'est qu'il n'a pas songé à cette particularité, pourtant assez importante, savoir que, pour un observateur dont l'attention ne sera pas suffisamment éveillée, un léger degré d'antéversion pourra passer très facilement inaperçu à cause de cette obliquité antérieure de la matrice qui existe à l'état normal. Enfin il complique sa statistique des rétroversions de beaucoup de faits complétement étrangers à cette déviation, et qui aujourd'hui, mieux connus, s'expliquent par la présence de tumeurs inflammatoires ou sanguines situées au voisinage de l'utérus, comme cela a lieu, par exemple, pour ses observations treizième et quatorzième. On sait, en effet, que ces tumeurs péri-utérines sont beaucoup plus habituellement situées à la partie postérieure de la matrice, ce qui leur avait même valu, dans le principe, la dénomination de tumeurs rétro-utérines.

Il faut donc, à propos des déviations, passer très rapidement par-dessus tous les ouvrages de la période précédente, ouvrages importants au point de vue des autres altérations de l'utérus dont nous nous sommes occupé plus haut, mais qui ne nous fournissent aucun document relativement aux déviations de cet organe. Nous arrivons ainsi jusqu'à M. Velpeau. Ce professeur paraît être le chef d'une école nouvelle, qui va reléguer l'engorgement sur le second plan, ou même le nier complétement, et mettre le plus grand nombre des désordres éprouvés par les femmes atteintes d'affections de l'utérus sur le compte d'une déviation de cet organe, plus particulièrement d'une flexion. Nous ne voudrions certainement pas faire dire à cette école plus qu'elle n'a voulu dire elle-même, et pour qu'on sache bien quelles sont au juste ses prétentions, nous emprunterons à son chef, à M. Velpeau lui-même, sa profession de foi ou son programme. Bien que le savant professeur de clinique chirurgicale de la Charité ait déjà agité cette question (1), et qu'il l'ait reprise depuis dans diverses discussions académiques (1849 et 1854), comme nous aurons occasion de le dire plus tard, c'est surtout à son enseignement dogmatique que nous voulons demander les renseignements dont nous avons actuellement besoin. Ces renseignements, nous les retrouverons surtout dans les *Leçons cliniques* (2), dont nous reproduisons ici les passages les plus caractéristiques : « Parmi les maladies qui attaquent l'utérus dans son ensemble, *celles que nous allons décrire en commençant méritent à peine le nom de maladies*. Ce sont des affections qui jouent cependant un grand rôle dans la vie de la femme, nous voulons parler des *déviations de la matrice*... La seconde classe des déviations, ou les inflexions, ont été à

(1) Velpeau, *Traité complet des accouchements*, 1835, 2 vol. in-8, fig.

(2) Velpeau, *Leçons cliniques sur les maladies de l'utérus*, faites en 1845, à l'hôpital de la Charité, et publiées par M. Pajot, dans la *Gazette des hôpitaux*, p. 314.

4

peine mentionnées. Il y a vingt ans déjà, pourtant, que je cherche à appeler l'attention des médecins sur ce sujet. J'y reviendrai avec détail, car je le considère comme d'une haute importance. En effet, ce genre de déviation est d'une *fréquence extrême;* plus j'avance dans la pratique, plus il m'est donné d'en observer. Si bon nombre de praticiens les ignorent, c'est que beaucoup d'entre elles passent inaperçues, d'autant plus que ce sont souvent des *dérangements sans gravité*, et dont les conséquences sont ordinairement subordonnées à la constitution, à la condition, et surtout au caractère des femmes qui en sont atteintes. Je n'ignore pas que quelques personnes prétendent que j'en vois même quand il n'y en a pas. *J'affirme cependant que la plupart des femmes traitées pour d'autres affections de matrice n'ont que des inflexions utérines, et je dis que, dix-huit fois sur vingt, les malades souffrant de la matrice ou de quelque partie de cette région, celles, par exemple, auxquelles on trouve des engorgements, sont affectées de déviations de l'utérus.* Pour beaucoup de praticiens, quand il s'agit de maladies de matrice, les engorgements arrivent aussitôt, comme l'affection observée le plus communément. Je suis bien éloigné de partager une pareille opinion : *je considère les engorgements comme rares, comme très rares;* il n'en existe que dans une proportion tellement minime, tellement éloignée du nombre des engorgements que l'on croit traiter, que je craindrais de voir se récrier les praticiens les plus sages si je disais mon chiffre (1). »

On voit donc que cet auteur ne prétend pas, comme on le lui a reproché, rayer complétement l'engorgement de l'utérus; seulement il lui fait sa part, et cette part est très petite en tant que lésion primitive, si petite même, qu'il ne faudrait pas de grands efforts pour la voir se réduire à néant. Mais, est-ce à dire pour cela que dans l'esprit de M. Velpeau les engorge-

(1) Velpeau, *Maladies de l'utérus* (Discussions académiques). Paris, 1854, 1 vol. in-8, p. 112 (voy. 12 et suiv.).

ments n'existeraient jamais? Non, sans doute. Il ne les admet pas comme *lésion primitive;* mais ils existent fort souvent, selon lui; à titre de *lésion consécutive*, comme complication de la déviation utérine.

Ceux qui ont fait dire à M. Velpeau autre chose que ce que nous avançons ici ont, ce nous semble, mal interprété la pensée de ce savant professeur, ou ne l'ont pas comprise du tout. Quant à nous, nous croyons que c'est surtout lorsqu'on ne partage pas toutes les opinions d'un auteur qu'il importe de bien les connaître pour ne pas avoir ensuite à combattre contre des moulins à vent, ou pour ne pas se donner le vain plaisir de triompher trop facilement des opinions ridicules que l'on prête à un homme lorsqu'il ne les a jamais professées. M. Velpeau est un trop habile clinicien, son esprit est trop juste, il a un sens trop droit et trop rigoureux pour nier un fait physique palpable, manifeste, évident comme la présence des engorgements dans certains cas de maladies de l'utérus ; il ne pouvait différer avec les autres observateurs également habiles et consciencieux qui avaient noté le même fait, que sur son interprétation. Et, selon nous, le débat ne doit pas aller au delà de ces limites. Il ne s'agit pas de demander : l'engorgement de l'utérus existe-t-il? car cela ne peut faire de doute pour personne, mais il s'agit tout simplement de savoir si cet engorgement est primitif ou secondaire, protopathique ou deutéropathique ; s'il est la cause ou la conséquence d'une autre lésion également constante, plus constante même que lui, au dire de certains auteurs, et en l'absence de laquelle il n'aurait jamais été noté, tandis que cette lésion, au contraire, s'observerait quelquefois sans lui.

Ainsi posée, la question est certainement bien moins facile à résoudre qu'elle ne le serait si on la posait dans des termes différents; mais nous ne sommes pas de ceux qui aiment à faire disparaître les difficultés qui entourent un sujet, pour pouvoir ensuite le traiter à leur aise et dans un sens favorable à leur manière de voir. Nous n'avons aucun parti pris, nous cherchons purement et simplement la vérité, comme le font les hommes honorables dont nous nous sommes plu à citer les travaux dans cette notice, et, quelque part que nous trouvions cette vérité, nous nous empressons d'aller la prendre pour nous l'approprier, fût-elle cachée au milieu des rangs de nos contradicteurs.

Les difficultés inhérentes au diagnostic dans les cas douteux ou intermédiaires venaient surtout singulièrement compliquer le problème et s'opposer à sa solution. Comment s'assurer si, dans certains cas, on avait affaire à une déviation légère plutôt qu'à un engorgement également léger et limité à une des faces de l'organe ; l'anatomie pathologique ne pouvait être invoquée, car il est rare que l'on ait, dans des cas semblables, occasion de s'éclairer des lumières qu'elle fournit. Les renseignements donnés par le spéculum et le toucher devenaient, dans bien des circonstances, fort insuffisants, et il importait d'augmenter leur précision, de la rendre en quelque sorte mathématique, s'il était possible, pour arriver à savoir au juste à quoi s'en tenir sur cette question. M. Velpeau avait bien proposé un moyen qui lui a été souvent utile, mais qui est insuffisant dans un grand nombre de cas : c'est la combinaison de la palpation hypogastrique avec le toucher vaginal. Il fallait faire plus, il fallait explorer directement la cavité de l'organe gestateur pour se rendre compte de ses dimensions, du volume de l'organe considéré dans son ensemble, de l'épaisseur de ses parois et de sa direction. Mais on était retenu par la crainte des accidents d'irritation, d'inflammation, de perforation que pourrait déterminer un corps rigide mis en contact avec une muqueuse aussi mince, aussi ténue, aussi délicate que celle du corps de l'utérus, et l'on s'arrêtait épouvanté.

On se rappelle les timides tentatives de Lair sur ce sujet, la question que posait Lisfranc à propos de l'opportunité qu'il pourrait y avoir à glisser dans la cavité utérine une spatule enveloppée d'un linge, et quelques essais d'Amussat faits en 1826, pour le redressement des déviations utérines, mais presque aussitôt abandonnés. On s'était donc borné à explorer l'intérieur de la cavité du col à l'aide de modifications plus ou moins ingénieuses apportées au spéculum, ou d'un spéculum *ad hoc*, comme l'a fait M. Jobert (de Lamballe) en 1853 (1) ; mais on s'arrêtait là, et l'on n'osait pénétrer dans la cavité du corps. Maintenant que les craintes inspirées par ces tentatives sont évanouies, et que l'expérience est venue démontrer leur innocuité, on se dispute l'honneur d'avoir eu le premier l'idée d'une semblable audace, et d'avoir surtout poussé le courage jusqu'à un commencement d'exécution.

La dispute est loin d'être bornée à quelques personnalités : il y a là, comme dans beaucoup d'autres inventions, une question de nationalité que chacun aimerait résoudre à son avantage; aussi, ne sera-t-on pas surpris de nous voir en attribuer l'honneur à la France plutôt qu'à la Grande-Bretagne ou à l'Allemagne. Nous devons dire que, presque simultanément, M. Huguier, à Paris, M. Simpson, à Édimbourg, et M. Kiwisch, à Prague, sans avoir eu aucune communication, soit directe, soit indirecte entre eux, inventaient l'*hystéromètre*, ou *sonde utérine*. Nous nous expliquerons plus loin sur ce que nous pensons de cet instrument; mais nous devons dire, dès à présent, que si l'on a exagéré, selon nous, son utilité au point de vue thérapeutique, elle est incontestable au point de vue du diagnostic. Seulement, son emploi est d'une difficulté telle qu'il exige toute l'habileté d'un praticien adroit et très expérimenté; aussi, redoutons-nous de le voir trop se populariser parmi les jeunes praticiens peu habiles ou inexpérimentés. Mais là n'est pas la question : étant donnés des hommes habiles comme ceux qui l'emploient journellement dans les grands hôpitaux de l'Europe, cet instrument est fort utile pour le diagnostic, et par suite il doit aider, il a même déjà considérablement aidé à assurer les progrès de la science.

Comme nous le disions tout à l'heure, c'est à la France, dans la personne de M. Huguier, que nous attribuons l'honneur de cette découverte. Nous avons indiqué plus haut quelles tenta-

(1) *Gazette des hôpitaux.*

tives infructueuses avaient été déjà faites anciennement et sans résultat dans le même sens.

Kiwisch (1) dit que, le premier, il a eu l'idée du cathétérisme utérin, et qu'il l'a pratiqué en 1845. Tandis que Simpson (2) annonce déjà, en 1843, qu'il y a eu recours. Mais ce mémoire était peu connu en France avant les travaux de Valleix. Eût-il même été connu, il n'aurait pu nullement donner à M. Huguier l'idée de son hystéromètre, qu'il avait fait construire dès le 23 septembre 1843, et nous citons cette date d'après des documents authentiques qu'il a mis lui-même sous nos yeux. Ces documents sont le dessin et l'observation de la malade sur laquelle le cathétérisme a été pratiqué pour la première fois, non pas de propos délibéré, mais fortuitement, non pas avec un instrument *ad hoc*, mais avec le premier morceau de métal suffisamment mince et convenablement recourbé qu'il s'est trouvé avoir sous la main. Voici dans quelles circonstances :

Étant chirurgien de l'hôpital de Lourcine, et s'occupant avec une attention toute particulière des affections des organes génitaux de la femme, M. Huguier était en train d'examiner une malade atteinte d'une tumeur fibreuse saillante dans l'utérus, de façon à donner à l'abdomen un développement analogue à celui d'une grossesse de six mois, et qui, proéminant sur une des lèvres du col, rendait béante l'ouverture du museau de tanche. Il lui vint à l'idée de rechercher si cette tumeur faisait une saillie considérable dans la cavité utérine, et si elle la déformait au point de rétrécir cette cavité et de la rendre anfractueuse ou irrégulière ; il prit donc une longue pince à polypes à mors très minces et légèrement recourbés, et il l'introduisit dans la cavité du col. Cette pince pénétra très facilement, sans occasionner la moindre douleur, d'abord à quelques centimètres ; puis l'opérateur, après un instant d'hésitation, voyant qu'aucun accident ne se manifestait, et qu'il ne rencontrait pas le moindre

(1) Kiwisch, *Traité des maladies utérines*, publié à Prague en 1851.

(2) Simpson, *Contribution to the pathology and treatment of diseases of uterus. — Monthly Journal.*

obstacle, continua sa manœuvre jusqu'à ce qu'il éprouvât de la résistance. La pince avait pénétré jusqu'à plus de 12 centimètres de profondeur. M. Huguier comprit de suite l'importance que pourrait acquérir un semblable procédé d'exploration si l'on parvenait à le perfectionner et à régler son emploi d'une façon méthodique. Aussi, dès le jour même, fit-il exécuter la sonde à laquelle il donna le nom d'*hystéromètre*, et, depuis, s'en servit-il d'une façon régulière autant dans son service d'hôpital que dans sa clientèle, ne négligeant aucune occasion de le faire connaître et d'en répandre l'usage parmi ses confrères.

Il est donc bien difficile d'établir une priorité réelle entre le chirurgien français et l'accoucheur d'Édimbourg, et l'on doit d'autant plus facilement reconnaître qu'ils ont eu simultanément la même idée, que leurs sondes, tout en ayant le même objet, ne se ressemblent nullement; les différences sont beaucoup trop grandes pour qu'il soit possible d'admettre un seul instant que l'une ait pu servir de modèle à l'autre. Quant à Kiwisch, il a deux ans de retard, et c'est beaucoup trop. Il doit donc borner ses prétentions à un simple perfectionnement, à l'invention de la sonde à deux branches dont nous parlerons en faisant l'historique des auteurs allemands; car ici nous ne devons nous occuper que des auteurs français, et l'on nous pardonnera la petite digression que nous nous sommes permise sur les terrains allemand et anglais à cause de la question de priorité que nous tenions à vider avant d'aller plus loin.

Les idées de M. Velpeau, telles que nous les avons exposées plus haut, firent des prosélytes jusque dans les rangs des élèves les plus intimes de Lisfranc. Ce fut M. Baud (1) qui, dans un mémoire lu en 1847 à l'Académie de médecine, porta le plus rude coup à la doctrine de son maître, le célèbre chirurgien de la Pitié. Ce travail fut le point de départ de la mémorable discussion qui eut lieu en 1849 à l'Académie sur le rapport de

(1) Baud, *Déviations et engorgements de l'utérus; moyen nouveau pour les guérir*. Paris, 1850.

M. Hervez de Chégoin (1). Mais avant de nous occuper des différents discours prononcés à cette occasion, analysons rapidement le travail de M. Baud, et hâtons-nous de dire que cet auteur, élève de Lisfranc comme Pauly, a su d'une façon bien remarquable faire contraster ses actes avec ceux de ce dernier, et en cela il a mérité une approbation unanime. Abandonnant à son tour les errements de son maître, il l'a fait avec une réserve et une dignité pleines de convenance, tout en sachant du moins respecter la mémoire et les convictions de celui qu'il avait affectionné.

Dès les premières lignes il explique comment les premiers doutes surgirent dans son esprit, même pendant le cours de ses études, et comment surtout ces doutes prirent de la consistance à dater du moment où, livré à sa propre pratique, il ne trouva plus dans les faits la confirmation des enseignements théoriques qu'il avait reçus. La première difficulté qui l'arrêta fut de distinguer la lésion utérine curable de celle qui devait se transformer en cancer incurable. Car on se rappelle que cette hypothèse de la dégénérescence cancéreuse est un des points capitaux de la doctrine de Lisfranc. C'est donc à ce sujet que M. Baud commence à s'éloigner de son professeur; il n'ose pas, de prime abord, trancher tout à fait la question dans un sens exclusivement négatif; mais il déclare partager les doutes qu'a soulevés l'idée du passage de l'induration simple à la transformation cancéreuse. Cependant il est beaucoup plus explicite à propos de l'ulcération, car il conteste sans hésitation la possibilité de cette transformation, et, se fondant sur de nombreux exemples aussi bien que sur l'analogie, il déclare que : « l'ulcération utérine qui n'est pas originairement carcinomateuse n'est pas destinée à le devenir; » ajoutant en outre que « l'aptitude au cancer ne doit pas être cherchée dans l'état local, mais bien dans l'état général. » Aussi, dans les cas d'ulcération fongueuse, admet-il que l'ablation du col peut être pratiquée sans

(1) Hervez de Chégoin, *Bulletins de l'Académie nationale de médecine*, t. XV, Paris, 1849-50.

crainte de récidive ; mais là encore il s'éloigne de Lisfranc pour préférer, et avec raison, à l'amputation du col telle qu'il la pratiquait, la cautérisation à l'aide du fer rouge telle qu'elle vient d'être conseillée par M. Jobert.

Mais là n'est pas le point le plus important du travail de M. Baud, c'est à propos de l'engorgement qu'il s'efforce de renverser toutes les doctrines magistrales. Il trouve que l'utérus, en dehors de la gestation, est un organe trop peu important dans l'économie pour pouvoir réagir aussi puissamment qu'on l'a cru sur les autres systèmes. Il jouit d'une vitalité beaucoup trop obscure pour que ses lésions puissent retentir sur tout l'organisme. Loin donc de dominer la scène et de soumettre tous les autres organes à son influence, il est bien plutôt apte à se laisser modifier par des lésions de viscères plus ou moins éloignés, et surtout par un état particulier de débilité de l'organisme qui existe si communément chez beaucoup de femmes. Cet état, qui serait, suivant M. Baud, la lésion primitive, ne tarderait pas à donner naissance à une déviation, laquelle deviendrait à son tour la cause occasionnelle de l'engorgement. Ainsi cet engorgement, déchu du rang de lésion principale, ne serait plus qu'un simple accident, un épiphénomène de troisième ou quatrième ordre, duquel il y aurait à peine lieu de s'occuper.

De semblables idées ont dû trouver une grande opposition, et c'était justice ; car on ne peut dénier à l'état pathologique de l'utérus une certaine action susceptible de retentir sur l'économie, et il est impossible de s'astreindre à regarder dans tous les cas la lésion utérine comme étant sous la dépendance de l'état général. Bien au contraire, et pour peu que l'on examine les faits avec attention et sans idées préconçues, il est facile de se convaincre que cet état de débilité de l'organisme, cette affection générale, regardée par M. Baud comme primitive, n'apparaît d'habitude que postérieurement à la manifestation des accidents qui, survenant du côté des organes génitaux internes, semblent ordinairement ouvrir la scène.

M. Baud a, du reste, été implicitement forcé de reconnaître cette vérité et d'attribuer aux déviations une grande importance, même au point de vue de la thérapeutique, puisqu'en traitant l'état général il ne peut remédier à tous les accidents. Nous ne voulons d'autres preuves à cet égard que celles fournies par cet auteur lui-même. En effet, la fin de son mémoire est consacrée à la description d'un appareil destiné à relever l'utérus antéversé et à le maintenir dans sa position normale. Proposer un semblable procédé mécanique, n'est-ce pas avouer que la réduction de l'utérus a une importance capitale, et que sans elle le traitement général n'aura pas de succès.

Dans son rapport, M. Hervez de Chégoin (séance de l'Académie de médecine, 9 octobre 1849) trouve M. Baud trop exclusif; il est loin d'admettre le peu d'influence que cet auteur attribue aux lésions locales, et il proteste surtout contre l'emploi de l'instrument que M. Baud avait proposé sans l'avoir jamais expérimenté. M. Hervez a eu occasion de l'employer, et il n'a pas eu à s'en louer; aussi préfère-t-il de beaucoup les pessaires dont il est l'inventeur, et sur lesquels il a jadis attiré l'attention de l'Académie. Il reproche surtout à l'auteur de ne pas avoir fait la part de la névralgie utérine.

De même que M. Hervez avait profité de l'occasion pour faire l'éloge de ses pessaires, M. Gibert ne pouvait la laisser échapper sans lancer une nouvelle diatribe contre le spéculum, et c'est ce qu'il a fait. Mais tout cela était bien vieux, bien rebattu, et la discussion n'aurait certainement pas eu de suite si M. Velpeau n'était venu se jeter au travers en niant formellement l'existence de l'engorgement chronique, et revendiquant pour l'état local (déviations, ulcérations, granulations, etc.) la part d'influence que M. Gibert veut, avec M. Baud, attribuer à l'état général.

Les idées de M. Velpeau ne furent d'abord pas comprises, et on leur attacha un sens plus absolu, plus exclusif que celui qu'il leur avait attribué lui-même et que nous nous sommes efforcé de reproduire dans une des pages précédentes. Aussi fut-ce un véritable *tolle* général contre lui, et chacun de ceux de ses collègues qui avaient eu occasion de voir des engorgements, de bien en constater l'existence soit sur le vivant, soit sur le cadavre, s'empressèrent de prendre la parole et de protester contre ses assertions. Aussi y eut-il pendant les premières séances une véritable escarmouche dans laquelle on vit successivement MM. Malgaigne, Moreau, Jobert, Robert, Rochoux, Amussat, Roux, Huguier, ce dernier muni de pièces d'anatomie pathologique, engager le feu avec une vivacité indiquant combien l'affaire pouvait devenir sérieuse.

L'honorable professeur de clinique chirurgicale de la Charité fut donc forcé de remonter à la tribune pour y exprimer ses doctrines d'une façon plus complète, plus méthodique et avec des développements plus nombreux qu'il n'avait pu le faire lors de sa première attaque. Dès lors la discussion s'agrandit, prit une allure plus sérieuse et plus scientifique ; les improvisations furent remplacées par des discours écrits ou tout au moins préparés et longuement médités à l'avance. L'escarmouche qui avait engagé l'action avait donc été le prélude d'une véritable bataille rangée. La lutte fut vive et prolongée, car la discussion dura plus de quatre mois (du 9 octobre 1849 au 23 février de l'année suivante), et l'on vit des orateurs, M. Velpeau et M. Huguier, par exemple, occuper jusqu'à trois fois la tribune.

Dans la plus importante de ses allocutions, celle que nous pourrions appeler son discours-ministre, M. Velpeau (séance du 6 novembre 1849) proteste contre la qualification de *défi* donnée par tous les orateurs à la simple demande qu'il a formulée. Il dit n'avoir jamais eu occasion de voir ce qu'on appelle l'engorgement de l'utérus, et demande qu'on le lui montre. Il ne comprend pas du reste ce que l'on entend par ce mot engorgement ; est-ce de l'hypertrophie ? est-ce de l'inflammation ? est-ce de l'œdème ou de la simple congestion ? Dans tous les cas, ce n'est pas un état morbide primitif existant seul ou précédant d'autres lésions. L'utérus ne se montre plus lourd, plus volumineux, plus gorgé de sang ou de fluide qu'à l'état normal que s'il est déjà le siége d'une altération morbide ; et M. Velpeau persiste à croire que les déviations sont du nombre de celles de ces altérations morbides qui peuvent déterminer la production d'un semblable état ou même en imposer relativement à son existence. Il a, du reste, été pendant longtemps chirurgien de la Pitié à côté de Lisfranc ; il a vu ses malades et ne leur a pas trouvé ce que son collègue désignait sous le nom d'*engorgement*, mais bien des états pathologiques multiples et divers. De plus, il cite l'observation d'une femme qui, après avoir été traitée pendant douze ou quinze ans pour un engorgement, vint à mourir et chez laquelle, en faisant l'autopsie, lui (M. Velpeau), ne trouva pas autre chose qu'une magnifique rétroflexion. L'honorable académicien croit cependant que l'augmentation de volume de l'utérus est une circonstance pathologique dont il faut tenir compte, et que l'on doit diviser toutes les maladies de cet organe en deux catégories principales, celles qui se présentent avec ou sans augmentation du volume de la matrice. Quant aux résultats de la discussion, sur l'opportunité de laquelle M. Malgaigne avait élevé des doutes, il pense que : « Ce qui résulte de plus clair, c'est qu'on ne sait pas bien ce que c'est que l'engorgement utérin ou ce que l'on entend désigner par ce mot, et que la science aussi bien que la pratique pourraient s'en passer (1). » Il était pourtant utile, selon lui, de s'en occuper, car il a la certitude « que, par son retentissement au dehors, la discussion actuelle dissipera plus d'engorgements que les iodures et tous les fondants imaginables (2). »

M. Huguier, qui fut le plus rude adversaire de M. Velpeau, essaya d'établir qu'en dehors de toute autre altération du tissu de l'utérus il existe une certaine modification avec augmentation de volume de cet organe, qui n'est ni l'hypertrophie, ni l'inflammation, et que pour désigner cet état il faut, de toute force, employer la dénomination d'engorgement. Cet engorgement existe le plus souvent à l'état de complication ; mais dans une

(1) *Bulletin de l'Académie de médecine*, t. XV, p. 160.
(2) *Id.*, p. 173.

statistique relevée sur 2500 cas environ, M. Huguier l'a rencontré plusieurs fois à l'état isolé, et l'on ne peut lui objecter qu'il a pu commettre une erreur de diagnostic, car il a par devers lui un instrument, l'hystéromètre (qu'il montre et décrit devant l'Académie), grâce auquel son diagnostic acquiert une certitude, une précision inconnue jusque-là. Mais tout en admettant l'engorgement, il reconnaît aussi l'influence des déviations utérines sur la santé des femmes.

Plus long que tous les autres, le discours de M. Paul Dubois a rempli deux séances (20 novembre 1849 et 22 janvier 1850). Le savant professeur a remis tout en question ; il admet que les lésions locales existent souvent, mais rarement à l'état isolé. Plusieurs se combinent, s'associent chez les diverses malades. Et se fondant sur cette réunion de plusieurs états morbides, il se sert de préférence de la dénomination « d'affections utérines chroniques » qui, pour lui, comprennent l'engorgement comme les déviations, comme les ulcérations ou les granulations, etc. Mais toutes ces lésions anatomiques, dont il admet l'existence, n'ont pas à ses yeux une signification pathologique bien importante ; ce sont de simples épiphénomènes qu'il faut reléguer sur le second plan. On s'attendait, d'après ce début, à voir l'orateur conclure dans le même sens que M. Baud, et placer une lésion générale de tout l'organisme au-dessus de la lésion locale aussi bien par ordre d'importance que par ordre de date. Mais il n'en a pas été ainsi : M. Dubois n'a pas voulu dire, dès le premier jour, tout ce qu'il pensait. Ses conclusions furent renvoyées par lui à une autre séance. Dans son deuxième discours qui est la suite du premier, M. Dubois établit qu'il faut reconnaître comme élément primitif : « Une phlegmasie utérine, et, dans presque tous les cas, une phlegmasie catarrhale (1). » Encore cette phlegmasie catarrhale n'est-elle, le plus souvent, qu'une simple leucorrhée. On lui a répondu, avec une certaine apparence de raison, que c'était là un symptôme bien vague, bien

(1) *Bulletin de l'Académie de médecine*, t. XV, p. 383.

commun pour pouvoir subordonner à son existence toutes les lésions que depuis l'invention du spéculum on s'était habitué à regarder comme étant au contraire susceptibles de le produire.

Récamier entreprit aussi de réhabiliter les engorgements, et pour cela il s'efforça de les faire connaître et de les décrire au point de vue anatomique. Il en admit deux classes : 1º les engorgements résolubles, 2º ceux qui ne le sont pas, et voulut ne s'occuper que des premiers. Il les compara, pour leur structure, au tissu érectile des hémorrhoïdes de la marge de l'anus et de l'extrémité inférieure du rectum ; mais cette manière de voir ne fut pas généralement acceptée.

En somme, M. Velpeau put constater à la fin de la discussion que s'il n'avait pas rallié tous les opposants, il avait fait faire à la science un grand pas dans le sens des doctrines qu'il défendait.

Cette discussion avait eu un grand retentissement dans tout le monde savant, chacun cherchait à se faire une idée bien nette des engorgements et des déviations de l'utérus. M. Simpson venait de publier sur ce dernier sujet deux mémoires qui étaient encore peu connus en France, mais qui ne tardèrent pas à s'y répandre. Il fit mieux que constater l'influence fâcheuse des déviations de l'utérus ; il entreprenait de les guérir à l'aide d'un procédé mécanique dont la première idée peut être revendiquée par M. Velpeau. Le nom de *redresseur intra-utérin*, imposé à cet instrument que nous aurons occasion de décrire plus tard, indique suffisamment quel était son mode d'action.

Valleix, dont l'attention était alors tournée vers ce sujet, fut frappé de la simplicité de cet appareil. Il avait aussi constaté l'influence pernicieuse des déviations utérines (versions ou flexions) sur la santé des femmes, et il fut séduit par l'idée de les guérir à l'aide d'un traitement local fort simple. Ce traitement lui parut réussir dans les essais qu'il tenta, et il s'empressa de le répandre le plus possible en en rapportant, comme de juste, l'honneur au médecin anglais qui l'avait découvert.

Les résultats de ses premières expériences sur ce sujet furent publiés en 1851 (1), et les succès qu'il annonçait parurent assez satisfaisants et assez inespérés pour séduire nombre de personnes.

M. Gaussail, de Toulouse (2), assista à quelques-unes de ces expériences et s'empressa de les rendre publiques. M. Piachaud (3), un des élèves de M. Velpeau, publia peu de temps après une bonne thèse dans laquelle il approuve pleinement ces tentatives et les croit propres à produire de très heureux résultats.

A mesure qu'il avançait dans cette étude difficile, Valleix devait acquérir chaque jour une plus grande expérience et apporter sa part de perfectionnement à l'œuvre qu'il avait entreprise. Il ne se borna donc pas à suivre servilement les indications tracées par M. Simpson. Il n'avait pas tardé à reconnaître de nombreux inconvénients aux instruments de cet auteur, à rencontrer des difficultés dans leur application. Il les modifia donc pour arriver graduellement à des procédés plus simples qu'il songea enfin à faire connaître quand il eut, par devers lui, un chiffre de faits suffisant pour corroborer chacune de ses opinions et emporter la certitude.

Le cours de clinique médicale qu'il professa en 1852 à la Pitié fut l'occasion qu'il choisit pour populariser le traitement auquel il avait eu recours. Ses leçons se répandirent assez vite au dehors, car elles furent recueillies et publiées avec beaucoup de soin, sous ses yeux, par son interne, M. Gallard (4), qui, ayant

(1) Valleix, *Modifications apportées au pessaire intra-utérin et considérations sur la cure radicale des diverses déviations utérines, et note sur le redresseur intra-utérin et sur son emploi dans le traitement radical des déplacements de la matrice.* — *Bulletin général de Thérapeutique*, t. XL et XLI.

(2) Gaussail, *Des déviations de l'utérus et de leur cure radicale par le redresseur intra-utérin modifié; conférences de M. le docteur Valleix.* Toulouse, 1851.

(3) Piachaud, *Des déviations de l'utérus à l'état de vacuité.* — Thèses de Paris, 1852.

(4) Gallard, *Des déviations utérines.* — *Leçons cliniques faites à l'hôpital de*

suivi toutes ses expériences, s'était imbu de ses idées. Chaque déviation y est décrite avec détail, les symptômes propres à chaque variété sont longuement exposés dans des chapitres particuliers qui, tous, contiennent des observations à l'appui des faits qui y sont énoncés. Un dernier chapitre de généralités renferme des vues d'ensemble sur les déviations, la façon dont elles se produisent, les symptômes généraux qu'elles déterminent, la corrélation qui existe entre elles et les autres lésions locales de l'utérus, leur influence sur la conception ou la grossesse; enfin leur traitement et la possibilité de les guérir sans déterminer d'accidents, en employant des moyens mécaniques de redressement.

Les dangers qui pouvaient résulter du séjour d'une tige rigide dans la cavité de l'utérus frappèrent beaucoup de personnes et les firent hésiter à recourir à de semblables moyens de traitement, d'autant plus que l'on parlait déjà de nombreux accidents de métrite, de péritonite, voire même de perforation de l'utérus. Valleix (1) s'efforça de détruire toutes ces hésitations (*Union médicale*, 1853) en démontrant que ces accidents étaient plus souvent le fait de l'opérateur ou du médecin chargé de surveiller le traitement que de ce traitement lui-même. Il diminuait du reste les chances d'accidents en ne laissant plus la tige à demeure que pour les déviations en avant (antéversion et antéflexion) et se bornant pour les déviations en arrière (rétroversion et rétroflexion) à ce qu'il appelait le redressement externe, c'est-à-dire à redresser l'utérus avec l'hystéromètre, puis à le maintenir à l'aide d'un pessaire à air placé dans le vagin. Cette modification au traitement de Valleix a été publiée pour la première fois avec quelques détails dans la thèse de M. Cusco (2), qui a très bien exposé l'état de la science à ce sujet au moment

la Pitié par M. Valleix, recueillies et rédigées par T. Gallard. Paris, 1852, in-8. — (Extrait de l'*Union médicale*).

(1) Valleix, *Note sur le traitement des déviations utérines par le redresseur intra-utérin. — Réponse à quelques objections élevées contre ce traitement.*

(2) Cusco, *De l'antéflexion et de la rétroflexion de l'utérus.* Paris, 1853.

où il écrivait. Enfin, Valleix (1) en publiant une nouvelle édition de son *Guide du médecin praticien*, reproduit lui-même et avec de nombreuses additions les passages les plus importants de ses leçons sur les déviations utérines.

Mais contrairement à ce que pensait cet auteur, les accidents les plus fâcheux se succédèrent avec rapidité entre les mains de médecins ou de chirurgiens fort habiles, et il y eut des cas de mort observés par suite de l'emploi du redresseur chez les femmes qu'il avait lui-même soignées.

Deux de ces cas furent soumis à l'appréciation de l'Académie de médecine : le premier par M. Broca (2), l'autre par M. Cruveilhier (séance du 7 février 1854). Ces deux faits, desquels M. Gibert s'empressa de rapprocher un cas de mort survenu à la suite d'une cautérisation avec le fer rouge, furent le point de départ d'une discussion non moins mémorable que celle de 1849. Valleix (séances des 14 février, et 11 et 18 avril 1854) s'empressa de venir exposer devant l'Académie les résultats souvent heureux de sa pratique et d'invoquer à l'appui de ces résultats des succès nombreux obtenus par d'autres confrères, qui, à l'exemple de M. Gaussail (séances des 4 avril, 6 et 28 juin 1854), transmirent leurs documents à l'Académie.

Ces faits ne trouvèrent pas grâce devant M. Depaul, qui, dans son rapport (séances des 16 et 23 mai 1854), fit en sorte de recueillir tous les cas malheureux dans lesquels la méthode du traitement des déviations par le redresseur intra-utérin avait déterminé des accidents, et de contester la réalité de tous les résultats favorables signalés, en attribuant ces succès, quand ils sont incontestables, aux autres moyens concurremment employés et en niant l'influence fâcheuse des déviations utérines sur la santé des femmes. On doit dire qu'il fut seul d'une opinion aussi exclusive, et que les deux autres membres de la commission académique, MM. Huguier (séances des 13 et 20 juin 1854)

(1) Valleix, *Guide du médecin praticien*. Paris, 1853, 3e édit., t. IV.

(2) Broca, *Bulletin*, t. XIX, 1853-54. — *Séance du 31 janvier 1854*.

et Robert (séance du 25 juillet 1854) vinrent protester con re la sévérité de ce rapport que M. Malgaigne put à bon droit appeler un *plaidoyer passionné* (1).

On vit donc de nombreux orateurs, sans partager complétement les idées de Valleix et sans surtout avoir la même confiance que lui dans l'efficacité de son traitement, reconnaître que les déviations, même à l'état de simplicité parfaite, entraînent de nombreux désordres dans la santé des femmes et qu'il est indispensable de chercher à y remédier par un traitement local approprié. C'est sur le choix de ce traitement que l'on a différé, mais chacun, M. Dubois en tête (séances des 20 et 28 juin 1854), a dû reconnaître que si Valleix s'était exagéré l'efficacité du redresseur intra-utérin, M. Depaul s'était exagéré au moins autant ses dangers.

Du reste chacun s'empressa de payer un juste tribut d'éloges au caractère d'honorabilité parfaite, à la valeur scientifique réelle, à l'étendue des connaissances pratiques de Valleix, et de reconnaître que le traitement dans lequel il avait confiance ne pouvait être jugé complétement et en parfaite connaissance de cause que par lui, car on le savait disposé à tenir compte de ses revers avec le même empressement qu'il mettait à publier ses succès. Aussi chacun applaudit-il aux éloquentes et généreuses paroles par lesquelles M. Velpeau, après avoir constaté le progrès que ses opinions avaient faites depuis 1849, apprécia la nature des travaux de ce médecin distingué, dont nous avons eu depuis à déplorer la perte prématurée : « En somme, dit-il, ce que l'on pourra retirer de cette médication, personne ne pourra le dire mieux que M. Valleix. Ce praticien a toute la science, toutes les qualités nécessaires pour apporter dans cette question tous les éléments d'un bon jugement. Ce n'est pas pour lui une spécialité lucrative; personne n'a plus d'expérience que lui à ce sujet; personne n'a pu mieux en saisir, en étudier le bon et le mauvais. Qu'on le laisse donc faire, et connaissant sa loyauté, sa probité scientifique, je suis parfaitement sûr qu'il

(1) *Bulletin de l'Académie de médecine*, t. XIX, p. 761.

fera connaître la vérité sans réserve sous ce rapport. » (*Bullet.*, p. 885.) Malheureusement la mort ne lui a pas laissé le temps de prononcer ainsi en dernier ressort, et aujourd'hui le traitement qu'il avait adopté est presque complétement abandonné, sinon en France, au moins dans les hôpitaux de Paris.

Les déviations ne sont pas les seules maladies de l'utérus que l'hystéromètre ait permis d'étudier avec plus de soin de nos jours. On s'est occupé aussi, et avec une activité nouvelle suivie d'un succès incontestable, de certaines maladies qui ont leur siége dans les annexes de l'utérus ou dans le tissu avoisinant et que l'on a désignées sous le nom générique de *tumeurs péri-utérines*. Ces tumeurs comprennent deux groupes, les *phlegmons* ou tumeurs inflammatoires et les collections sanguines ou *hématocèles*.

Les phlegmons qui surviennent à la suite de couches avaient été étudiés déjà par Puzos, puis par Dance. Enfin, dans ces derniers temps, M. Nonat (1) s'en était occupé en signalant la possibilité de leur apparition en dehors de l'état puerpéral, comme Bennet l'avait déjà fait dans son livre, qui fut traduit en français la même année par M. Aran (2). Mais M. Nonat n'eut pas soin de distinguer aussi bien que l'avait fait l'auteur anglais la différence de marche et d'expression symptomatique générale qui existe entre le phlegmon péri-utérin ordinaire et celui qui succède à l'accouchement. On constate dans ses leçons une confusion regrettable à ce sujet et qui se retrouve dans les thèses de ses élèves, MM. Satis, Boyer et Martin. Nous voyons cette confusion disparaître sous les efforts de Valleix, qui n'avait pas borné son activité à l'étude des déviations utérines et qui s'occupait également de toutes les maladies de l'organe gestateur ou de ses annexes. Dans un mémoire (3), il donne de cette

(1) Nonat, *Leçons cliniques de l'hôpital Cochin*. — *Gazette des hôpitaux*, 1850.

(2) J.-H. Bennet, *Traité pratique de l'inflammation de l'utérus, de son col et de ses annexes*, traduit de l'anglais sur la 2e édit., par F.-A. Aran. Paris, 1850, 1 vol. in-8.

(3) Valleix, *De l'inflammation du tissu cellulaire péri-utérin, et en particulier*

maladie une description exacte et complète, que confirmèrent, sans y rien ajouter, MM. Gosselin (1) et Gallard (2). Depuis on a essayé de révoquer en doute l'existence de cette altération pathologique, et MM. Bernutz et Goupil (3), se fondant sur deux autopsies, ont prétendu que les signes attribués à la maladie décrite sous ce nom dépendaient toujours d'une péritonite circonscrite du petit bassin. Mais on n'a pas généralement voulu admettre comme rigoureuse une conclusion aussi absolue, quand elle découlait d'un aussi petit nombre de faits, et jusqu'à plus ample informé on a persisté à laisser les phlegmons péri-utérins occuper leur place dans le cadre nosologique.

Quant aux hématocèles, elles ont une origine au moins aussi ancienne, puisque les tumeurs sanguines du bassin étaient connues de Chaussier (4) et de Deneux (5), aussi bien que de Récamier (6) et de M. Bourdon (7). Mais le premier auteur qui les ait étudiées avec quelque soin et d'une façon scientifique, est M. Viguès (8). D'abord on n'était éclairé ni sur le siége de ces tumeurs ni sur leur mode de formation, encore bien moins sur leur traitement, car on les traitait toutes par la ponction. Une discussion soulevée à leur sujet au sein de la Société de chirurgie (9), permit à M. Nélaton d'annoncer une modification im-

du phlegmon rétro-utérin (*Union médicale*, 1853, t. VII). — *Guide du médecin praticien*, t. IV, 3ᵉ édition.

(1) Gosselin, *Du phegmon péri-utérin*, leçons cliniques de l'hôpital Cochin, publiées par T. Gallard (*Union médicale*, 1855).

(2) Gallard, *Du phlegmon péri-utérin, ou de l'inflammation du tissu cellulaire qui environne la matrice, et de son traitement*. Paris, 1855.

(3) Bernutz et Goupil, *Recherches cliniques sur les phlegmons péri-utérins* (*Archives de médecine*, 1857).

(4) Chaussier, *Mémoires de médecine légale*. Paris, 1824, 1 vol. in-8, fig.

(5) Deneux, *Mémoires sur les trombus du vagin et de la vulve*. Paris, 1830, in-8.

(6) Récamier, *Tumeur sanguine enkystée* (*Lancette française*, 1831).

(7) Bourdon, *Tumeurs fluctuantes du bassin* (*Revue médicale*, 1841).

(8) Viguès, *Tumeurs sanguines de l'excavation pelvienne chez la femme*. Paris, 1850.

(9) *Bulletins de la Société de chirurgie*, t. II, 1851.

portante dans sa pratique et de vanter les avantages de l'expectation, qui furent depuis mis en lumière avec une certaine persistance par M. Gallard (1). Quant à la nature et surtout au mode de formation de l'exhalation sanguine, il fut surtout élucidé par M. Laugier (2) qui attribua le plus souvent cette hémorrhagie à la congestion physiologique dont l'ovaire est le siége au moment de la ponte spontanée qui résulte de l'évolution d'une vésicule ovarique à chaque époque menstruelle. Mais M. Gallard (3) est allé plus loin encore dans cette voie, car, ayant dans plusieurs cas rencontré des débris de fœtus au milieu des caillots sanguins qui constituaient bien certainement des hématocèles péri-utérines, il en est venu à assimiler dans tous les cas ces dernières à de véritables grossesses extra-utérines renfermant tantôt un ovule fécondé, tantôt un ovule non fécondé, mais détaché de l'ovaire au moment de la ponte spontanée qui, dans la théorie de M. Négrier, est le point de départ de chaque évacuation du flux menstruel.

Nous n'avons pas dans cet historique parlé des divers travaux sur des branches accessoires de la pathologie utérine, comme les polypes, les kystes de l'ovaire, les maladies de la vulve et du vagin, parce qu'ils ne se rattachaient pas directement aux idées générales qui prédominent à chaque époque et dont nous avons voulu nous efforcer de faire comprendre le développement. Nous aurons, du reste, occasion de parler de ces travaux dans les chapitres spéciaux relatifs aux maladies dont ils traitent. Aussi pourrions-nous considérer notre tâche comme terminée, s'il ne nous restait à dire un mot d'un livre publié tout dernièrement, en 1857, par M. Willemin (4). Nous trouvons

(1) *Union médicale*, 10 novembre 1855. — *Gazette hebdomadaire* et *Bulletins de la Société anatomique*, 1857.

(2) Laugier, *Origine de l'hématocèle recto-utérine* (*Comptes rendus de l'Académie des sciences*, 25 février 1855).

(3) Gallard, *Origine et siége anatomique des hématocèles péri-utérines* (*Bulletins de la Société anatomique*, septembre et octobre 1855).

(4) Willemin, *De l'emploi des eaux de Vichy dans les affections chroniques de l'utérus*, 1857, 1 vol. in-8.

dans cet ouvrage un dernier effort de réhabilitation de l'engorgement avec une tentative de diagnostic différentiel entre l'engorgement et la métrite chronique. Malheureusement l'auteur est de l'école de Mme Boivin et Dugès, et à ce titre il ne nous donne que des observations aussi incomplètes et aussi peu concluantes que celles de ces deux auteurs. De plus, il est médecin inspecteur des eaux de Vichy, et nous craignons bien que malgré lui il ne se soit laissé entraîner à attribuer aux eaux de ces sources thermales une efficacité qui n'est pas toujours parfaitement justifiée. Nous comprenons leur utilité surtout dans les phlegmons péri-utérins anciens et non suppurés ; et nous nous demandons si ces cas ne sont justement pas ceux qui ont été le moins soigneusement étudiés par l'auteur. Quant à vouloir considérer les granulations, ulcérations du col, déplacements et déviations de l'utérus comme de simples épiphénomènes liés d'une façon immédiate à l'engorgement ou à la phlegmasie de la matrice et devant forcément disparaître si l'on se borne à traiter cette dernière lésion ; on a dû voir par tout ce qui précède que nous nous y refusons complétement.

Pendant les deux dernières années qui viennent de s'écouler, il a paru plusieurs travaux qui n'ont pas été sans exercer au moins un peu d'influence sur l'étude des maladies de l'utérus, et dont nous devons dire quelques mots avant de terminer cet historique des travaux publiés en France.

M. Aran a fait à plusieurs reprises, à l'hôpital Saint-Antoine, des *Conférences cliniques* dont il a été rendu compte dans la *Gazette des hôpitaux*. Il s'est occupé successivement de la métrite aiguë et chronique, des phlegmasies du tissu cellulaire péri-utérin, des inflammations du col utérin chez les filles vierges, et enfin des déviations utérines. L'état actuel de la science est exposé avec méthode dans ces publications ; l'auteur cherche à prendre un moyen terme entre les opinions extrêmes. Il traite avec un soin tout particulier la thérapeutique de ces affections. Nous aurons du reste occasion de revenir sur les idées de notre savant collègue.

M. Bernutz, médecin de l'hôpital de la Pitié, dans un travail présenté à la Société médicale des hôpitaux, a étudié avec le plus grand soin les maladies syphilitiques du col de l'utérus. Son travail complet est encore malheureusement inédit. Nous en ferons connaître cependant quelques-uns des principaux faits qui se rattachent plus ou moins directement à l'histoire des inflammations du col utérin.

Nous avons consacré le semestre 1856-1857 à une série de *Leçons cliniques sur les maladies de l'utérus*, leçons que nous avons faites à l'hôpital de la Pitié, et dont cet ouvrage n'est en quelque sorte que le développement. Le compte rendu de quelques-unes de ces leçons a été donné dans la *Gazette des hôpitaux*. On a publié spécialement la série complète de nos leçons sur les déviations utérines.

Enfin en 1857, M. Mascarel, médecin de l'hôpital de Châtellerault, a fait paraître dans la *Gazette médicale de Paris* une série d'articles ayant pour but de résoudre ces deux questions : 1° Étant donnée une ulcération du col de l'utérus, en déterminer la nature ; 2° celle-ci étant connue, quel doit être le traitement ?

M. Mascarel, tout en voulant se borner à la solution de ces deux questions, n'en a pas moins tenté une histoire complète des ulcérations du col de l'utérus. En voyant la peine que s'est donnée l'auteur et le soin avec lequel cette série d'articles a été faite, il est à regretter que cette publication ne soit pas plus au courant de la science moderne.

L'auteur en effet donne comme nouveaux des faits ou plutôt des théories depuis longtemps tombées dans un oubli justement mérité ou bien qui sont la monnaie courante de la science ; enfin il est à regretter que M. Mascarel ait cru devoir étudier les ulcérations comme une maladie à part, isolée, et indépendamment de toutes les lésions morbides dont elles ne sont la plupart du temps qu'une conséquence et qu'une évolution.

Ce n'est pas seulement en France que la pathologie utérine a fait des progrès tels qu'elle a complétement changé de face.

L'Angleterre et l'Allemagne peuvent aussi en revendiquer une large part.

On doit cependant avouer que tandis que dans notre pays on discutait et on écrivait sur les maladies de l'utérus, les Anglais ne considéraient qu'avec dédain les médecins qui s'occupaient soit des accouchements, soit des affections de l'utérus. Il y avait donc un obstacle réel à ce que les médecins anglais pussent se mettre au courant des travaux faits sur le continent et les vérifier par l'examen au spéculum. On doit donc une grande reconnaissance à un jeune médecin anglais, M. J.-N. Bennet, qui, imbu des doctrines de l'école de Paris, et s'étant occupé spécialement dans notre pays des maladies de l'utérus, a fait pénétrer en Angleterre les notions qu'il avait pour la plupart puisées dans nos hôpitaux. M. Bennet, par la publication d'un excellent *Traité de l'inflammation de l'utérus* dont il a été parlé plus haut, a commencé à vulgariser en Angleterre l'étude des maladies de l'utérus. C'est là surtout la part qui revient au médecin anglais, car on ne peut se dissimuler qu'il n'ait un peu trop oublié la source où il avait puisé la plupart de ses idées.

M. Follin a publié dans les *Archives de médecine* (février, 1857, p. 213 et suivantes), un excellent article sur l'état de la pathologie utérine en Angleterre. Nous sommes heureux de lui emprunter quelques détails.

Sir James Clarke (1) publia avant Bennet un des premiers travaux qui attirèrent l'attention des médecins anglais sur les maladies des femmes. Clarke démontra la nécessité de l'examen digital, et il décrivit avec soin les caractères physiques des diverses espèces d'écoulements qu'il enlevait ainsi sur le col utérin lors de son exploration. Il chercha ensuite à déduire de la nature de ces écoulements le diagnostic des états morbides qui avaient pu les produire.

On comprend que tout en constituant un léger progrès, ce mode d'exploration et d'examen ne soit très incomplet, tout à fait insuffisant et conduise souvent à des erreurs de diagnostic.

(1) Sir James Clarke, *On Diseases of females.*

L'ouvrage de Bennet qui parut ensuite et dont nous avons analysé la traduction faite par M. Aran, fit jouer à l'inflammation le rôle presque exclusif dans la pathologie utérine et il lui attribua toutes les lésions, toutes les modifications de forme, de volume et de consistance que pouvait subir l'utérus. On ne peut s'empêcher de reconnaître que l'ouvrage de M. Bennet, par la méthode qu'il y a déployée, le talent d'exposition qu'il y a montré et la simplification que sa doctrine apportait dans l'étude des maladies utérines, n'ait contribué à la vogue que l'ouvrage obtint en Angleterre, vogue qui eut son retentissement en France. Mais l'exagération même du rôle qu'il attribuait à l'inflammation devait soulever des opposants. C'est ce qui ne manqua pas d'arriver.

M. Robert Lee, un de ses adversaires les plus distingués, a publié, dans le tome XXXIII des *Medico-chirurgical transactions*, le résumé d'observations faites par lui avec soin pendant vingt-trois ans. Dans ce travail, l'auteur se montre adversaire décidé et partial du spéculum.

Dans une première série d'observations, le docteur Robert Lee place les tumeurs fibreuses, fibro-cystiques, glanduleuses, ainsi que les productions malignes, et il établit que le spéculum ne peut éclairer ni leur diagnostic ni leur traitement : non-seulement il serait inutile, mais dangereux. On voit qu'il s'agit ici d'une opposition systématique et qui n'est plus de mise dans l'état actuel de la science. Contester l'utilité du spéculum pour éclairer le diagnostic de ces diverses affections utérines, ou favoriser l'application des caustiques ou leur ablation, est une conclusion qui ne saurait être admise.

M. Robert Lee est aussi hostile à l'emploi du spéculum lorsqu'il s'agit d'examiner les autres affections de l'utérus capables de produire des écoulements leucorrhéiques de diverses natures. Il déclare d'abord qu'il n'examine jamais avec cet instrument des femmes non mariées, et qu'il n'examine pas toujours les femmes mariées stériles ou ayant eu des enfants, la bienséance et la morale s'y opposant souvent. Dans cette seconde série de cas, Robert Lee ne peut s'empêcher de reconnaître chez les femmes placées dans ces conditions et ayant des leucorrhées rebelles, une rougeur du col utérin avec ou sans gonflement; les lèvres du col gonflées, noueuses, fissurées, la muqueuse souvent couverte d'ulcérations ou de granulations, toutes lésions qu'il ne veut pas rattacher à l'inflammation.

Robert Lee n'a pas recours aux caustiques. Il emploie d'abord les injections calmantes auxquelles il fait succéder les injections astringentes.

M. West a pris pour texte de son travail (1) l'importance de l'ulcération du col utérin, à laquelle il a essayé d'enlever la valeur qu'on lui attribuait.

On trouve dans ce travail une statistique assez curieuse, relativement aux lésions utérines. Il a examiné l'utérus de 63 femmes qui ont succombé à l'hôpital Saint-Barthélemy à des affections utérines étrangères à cet organe. Sur ces 63 femmes, 42 étaient mariées, 19 étaient supposées vierges. L'utérus était sain 35 fois et malade 27. Dans ces 27 derniers, il existait 17 fois des ulcérations; dans 5 cas, une induration des parois de l'utérus sans ulcération; enfin dans 5 cas, une lésion de la muqueuse utérine seule.

L'existence de ces lésions dans des cas où on ne semble pas les avoir soupçonnées pendant la vie, fait conclure à M. West qu'elles n'ont pas d'importance. A son raisonnement on peut objecter que ces femmes n'ont peut-être pas été bien examinées pendant la vie.

Voici du reste une autre statistique rapportée par M. Follin dans son excellent article, et que je crois devoir retranscrire ici par opposition à la précédente. D'après M. R. Lee, le docteur Boyd a examiné 708 utérus à l'infirmerie de Mary-Lebone sans voir un seul cas d'ulcération inflammatoire. Mais il trouva 21 cas de cancer, 31 cas de tumeur osseuse et fibreuse, 13 cas d'hydropisie de l'ovaire, 24 cas puerpéraux et 3 cas d'augmen-

(1) West, *An inquiry into the pathological al importance of ulceration of the or uteri, being the croonia lecture for the year* 1854.

tation de volume. Selon R. Lee encore, MM. Prescott Hewett et Pollokct ont examiné 900 utérus à l'hôpital Saint-Georges; et dans aucun cas ils n'ont trouvé d'ulcération du col ou de l'orifice du museau de tanche.

M. West s'est livré à l'examen de 268 femmes présentant des symptômes utérins bien caractérisés. Sur 125 cas, il trouva une ulcération légère ou forte, et dans 143 il n'y avait pas d'ulcération. Sur ces 143 derniers, il y en avait 25 où l'utérus avait une apparence saine, et 110 où il présentait une altération quelconque, déviation, engorgements, indurations du col et du corps, congestion du col.

Les résultats statistiques obtenus par les deux médecins anglais dont nous venons de citer les chiffres, n'ont pas une grande valeur. Il est en effet curieux de voir, d'un côté, M. West conclure de ce qu'il a trouvé fréquemment des ulcérations après la mort, que ces ulcérations n'ont aucune valeur; et, d'un autre, M. R. Lee nier toute valeur à cette lésion parce qu'il la trouve très rarement. Sans attacher une grande importance à ces travaux, nous avons cru utile seulement de rapporter ces chiffres, qu'il est au moins curieux de rapprocher les uns des autres. Ce n'est pas ainsi du reste qu'il faut procéder pour établir un point doctrinal. C'est plutôt par le rapprochement des troubles fonctionnels observés, des signes physiques constatés au spéculum, enfin des lésions étudiées après la mort.

M. Tyler Smith (1) a publié d'intéressantes recherches sur la *leucorrhée.*

Pour cet auteur, l'écoulement leucorrhéique n'est pas seulement le symptôme de la plupart des affections utérines, elle est aussi dans un grand nombre de cas la maladie elle-même.

Nous empruntons à M. Follin l'exposé des faits par lesquels Tyler Smith est arrivé à ce résultat.

M. Tyler Smith établit d'abord de grandes différences dans l'organisation des muqueuses du vagin et du col utérin. La première se rapproche de la peau; elle est couverte d'une couche

(1) Tyler Smith, *The pathology and treatement of leucorrhœa* (1855).

épaisse d'épithélium pavimenteux, et ne renferme, dans une grande étendue de sa surface, que peu ou point de follicules muqueux. La membrane du col utérin est une véritable muqueuse; elle est en grande partie recouverte d'épithélium cylindrique et elle abonde en follicules muqueux d'une disposition spéciale. La sécrétion de ces deux parties ne diffère pas moins remarquablement. Celle du vagin est limitée en quantité; elle possède une forte réaction acide, consiste entièrement en plasma et en épithélium, et son but principal est la lubréfaction de la surface sur laquelle elle est formée; tandis que la sécrétion du col est véritablement muqueuse, alcaline, avec peu ou sans épithélium. Le mucus vaginal, au moment de la sécrétion, ressemble beaucoup à celui du col utérin, mais il est moins visqueux et moins tenace; c'est seulement après être resté quelque temps sur la surface, qu'il devient opaque et se coagule par la coagulation partielle de son albumine à l'aide de l'acide libre de la sécrétion vaginale. C'est l'action de ce même acide qui rend le mucus du col blanc ou opaque, après qu'il a été quelque temps dans le vagin.

Il y a, suivant Tyler Smith, deux espèces de leucorrhée. La leucorrhée *muqueuse*, formée par la portion folliculaire du col utérin; la leucorrhée *vaginale*, sécrétée par le vagin et la portion vaginale du col. Ces écoulements sont non un signe d'inflammation, mais un indice de faiblesse ou de relâchement.

Les lésions utérines rapportées à l'inflammation, telles que l'ulcération et l'engorgement, sont le résultat d'une activité morbide des glandes du col. Les liquides sécrétés en excès, agissent, par leurs propriétés alcalines, sur la surface vaginale du col qui baigne au milieu d'eux. De là résultent deux lésions: 1° l'abrasion épithéliale du col, où, par suite de la perte d'épiderme, les papilles sont mises à nu, ce qui constitue les érosions; 2° l'ulcération superficielle du col, qui provient de la destruction générale ou partielle de l'épithélium et des villosités.

Ces deux espèces de lésions naissent sous l'influence de causes constitutionnelles ou locales. Parmi les premières, il range la pléthore, la débilité, la lactation prolongée, les scrofules, les dartres, etc., etc.; parmi les secondes, la constipation, les ascarides, les hémorrhoïdes, la gestation, les avortements, l'accouchement.

M. Tyler Smith conseille un traitement dans lequel il tient largement compte des conditions générales qui président, suivant lui, au développement de ces états morbides. Il conseille les toniques et les ferrugineux, il y associe les injections astringentes à des modificateurs de la surface malade, tels qu'une faible solution de nitrate d'argent et le sulfate de cuivre. Il repousse complétement les caustiques qu'il accuse de produire des accidents qu'on eût pu éviter. M. Tyler emploie beaucoup le spéculum chez les femmes mariées. Il n'en fait usage chez les filles vierges qu'après avoir épuisé les autres moyens de traitement.

Le travail de M. Tyler Smith pèche sous beaucoup de rapports, et c'est une profonde erreur que de méconnaître le caractère inflammatoire d'un grand nombre de lésions morbides et des écoulements qui en sont la conséquence. Ce travail contient cependant beaucoup de détails anatomo-pathologiques qu'il n'est pas sans intérêt de consulter.

Les travaux de Simpson, en Angleterre, ont marqué le commencement de l'étude des déviations utérines. Le premier travail qu'il ait publié est son mémoire sur la sonde utérine (1843). Le second, inséré dans le *Dublin Quarterly journal* (1848), est relatif à la rétroversion de l'utérus hors grossesse. Il y établit la fréquence des déviations de cet organe et les accidents qui sont le résultat de ces lésions. Il décrit sous un titre unique la rétroversion et la rétroflexion de l'utérus, et propose son pessaire à tige fixe pour remplacer la sonde utérine qu'il trouve insuffisante pour opérer le redressement de cette déviation. L'antéversion et les autres déviations utérines y sont à peine mentionnées. J'aurai occasion de revenir sur les idées de Simpson dans le chapitre consacré aux déviations. Je ne fais que les mentionner ici, pour être complet dans l'historique.

Nous rappellerons enfin les travaux suivants publiés dans les journaux anglais :

Barnes, *Des maladies de l'utérus et de leur traitement* (*Lancet*, juin 1856).

Cumming, *Maladies de la muqueuse utérine* (*Lancet*, 1855).

Leghtfoot, *Des affections nerveuses résultant des maladies des organes génitaux* (*Lancet*, 1857).

Les différentes contrées de l'Allemagne ont vu naître des traités généraux des maladies des femmes ou des maladies de l'utérus. Nous aurons occasion de les citer en traitant chaque sujet en particulier. Je me bornerai ici à donner l'indication des principaux ouvrages qui ont été publiés sur cette partie de la science considérée d'une manière générale.

Pour ne parler que des ouvrages modernes, je citerai d'abord le *Manuel des maladies des femmes*, d'Élias Siebold, publié à Francfort en 1821, puis en 1826.

En 1836, les *Maladies sexuelles des femmes*, par Mende, à Gœttingue.

Dewees publie ses *Recherches* en 1837 (traduit par Moser), V. Busch fait paraître en 1839, à Leipzig, la *Vie sexuelle des femmes.*

Nous pouvons encore citer Meisner, dont l'ouvrage, intitulé *Les maladies des femmes*, parut à Leipsig en 1842.

Kiwisih de Rotterau publie ses *Recherches cliniques sur la pathologie et la thérapeutique spéciale des maladies des femmes* (Prague, 1853 à 1855). Son ouvrage fut continué par Scanzoni, qui du reste publia lui-même à Vienne, en 1857, un traité des maladies des femmes.

En 1855 parut, dans le *Traité de pathologie* de Virchow, la partie relative aux maladies des femmes, qui fut confiée aux soins du professeur Veil de Rostalh.

Nous citerons encore Lumpe, *Des erreurs de diagnostic dans les maladies des femmes* (J. d'Autriche, 1856), et Oppolzer, *Recherches sur les maladies utérines* (*Gazette hebdomadaire de Vienne*, 1857).

Quelques travaux sur les maladies de l'utérus ont également paru aux États-Unis.

Meigs, *Des femmes, leurs maladies et leur traitement*, ouvrage publié à Philadelphie en 1854, et qui parut également à Londres en 1856.

Bedfond Gunning, *Leçons cliniques sur les maladies des femmes*, New-York, 1856.

Clekley, *Cas de maladies utérines*, Charleston, 1856.

CHAPITRE II.

ANATOMIE ET PHYSIOLOGIE DE L'APPAREIL GÉNITAL INTERNE DE LA FEMME (1).

Les organes internes de la génération sont constitués par un parenchyme glandulaire et par un canal excréteur.

Le parenchyme glandulaire, l'*ovaire*, est la partie fondamentale de l'appareil : c'est lui qui caractérise le sexe féminin ; il est invariable.

Le canal excréteur, l'*oviducte*, au contraire, est très variable ; il se modifie considérablement dans sa forme, ses rapports, suivant les espèces animales.

Chez la femme et chez tous les mammifères, cet oviducte présente sur son trajet un renflement à parois musculaires, et c'est ce renflement qui est l'*utérus*.

Nous avons donc à étudier :

1° L'ovaire ;

2° La trompe de Fallope ;

3° L'utérus.

(1) Le chapitre relatif à l'anatomie et à la physiologie des organes génitaux de la femme, a été composé sous la direction anatomique et d'après les conseils d'un observateur distingué, M. le docteur B.-J. Béraud. Je dois lui en rapporter ici la plus grande part.

ARTICLE I. — De l'ovaire.

(*Ovaria, testes muliebres, vesicaria.*)

Définition. — L'ovaire est un parenchyme non glandulai qui a pour usage de produire les œufs.

L'ovaire est l'analogue du testicule.

Situation. — Organes pairs, situés dans la cavité pelvienne, de chaque côté de l'utérus, en arrière du ligament large, les ovaires sont mobiles, flottants, mais néanmoins intimement liés, par un ligament, à l'utérus, dont ils suivent tous les mouvements.

En raison de cette mobilité, les ovaires peuvent se trouver dans les hernies, ou bien se placer en arrière du corps de l'utérus.

Direction. — Les ovaires ont une direction horizontale et transversale, comme le ligament large, mais cette direction est variable suivant une foule de circonstances.

Volume. — Chez l'adulte, en dehors de la grossesse, le volume d'un ovaire peut être comparé à celui d'une amande un peu grosse. Son diamètre transversal est de 35 millimètres en moyenne; son diamètre vertical de 20 millimètres; son épaisseur est de 10 millimètres.

Chez la femme qui vient d'accoucher ou qui est grosse, les ovaires offrent un volume plus considérable, ainsi que M. Béraud a pu s'en assurer récemment. Voici les mesures qu'il a obtenues :

Diamètre transverse	47 millimètres.
Diamètre vertical.............	33 millimètres.
Diamètre antéro-postérieur.	20 millimètres.

Les ovaires vont en diminuant de volume à mesure qu'on s'éloigne de la ménopause, et, chez quelques vieilles femmes, il arrive maintes fois que l'on a de la peine à découvrir des vestiges de cet organe.

Chez le fœtus, l'ovaire offre relativement un volume très

considérable. Après la naissance, les ovaires ne s'accroissant pas dans la même proportion que les autres organes, paraissent diminuer un peu de volume. Mais, vers la puberté, ils prennent un accroissement qui les rapproche de plus en plus de l'état dans lequel nous les voyons chez l'adulte.

D'après Weber, les ovaires seraient, toutes choses égales d'ailleurs, un peu moins gros chez les vierges que chez les femmes qui ne le sont plus, et par contre Krause prétend que ces organes diminuent un peu en raison du nombre des enfants.

Les observations de M. Béraud lui ont démontré que l'ovaire droit est plus volumineux que l'ovaire gauche.

Poids.—Le poids d'un ovaire chez une femme adulte n'ayant pas eu d'enfants, est de 8 à 10 grammes.

Couleur. — Elle est d'un blanc grisâtre, mais bleuâtre dans certains points.

Consistance. — Assez grande, quelquefois un peu molle, comme après les couches, mais très dure chez quelques vieilles femmes, où l'ovaire est vraiment transformé en tissu fibreux.

Surface. — Lisse, unie, parfaitement égale dans tout le parcours du péritoine chez les jeunes filles, mais bientôt inégale, fendillée, à mesure qu'on se rapproche de la vieillesse.

Forme. — Les ovaires ont la forme d'un ovoïde légèrement aplati sur deux faces. Si nous avons comparé le volume des ovaires à celui d'une amande, leur forme peut aussi être comparée à ce fruit avec tout autant de raison.

Cette forme nous permet de considérer dans les ovaires : deux faces, deux bords, deux extrémités.

Les deux faces sont : l'une antéro-supérieure, l'autre postéro-inférieure. Elles sont l'une et l'autre légèrement convexes et revêtues par le péritoine.

Les deux bords sont divisés en inférieur et supérieur. L'inférieur est rectiligne ou quelquefois légèrement concave vers son tiers interne; c'est par ce bord que les vaisseaux et les nerfs pénètrent ou sortent de l'ovaire, c'est là que se trouve le hile de l'organe.

Le supérieur légèrement convexe, lisse, libre, ayant une direction oblique en avant et en dedans, se termine brusquement en dehors, et d'une manière insensible en dedans.

Les deux extrémités sont : l'une externe, l'autre interne.

L'externe est obtuse et se dirige vers le pavillon de la trompe de Fallope ; elle est unie avec ce conduit par un ligament qu'on appelle *tube ovarien.*

L'extrémité interne est plus ou moins aiguë, quelquefois un peu arrondie, comme chez les vierges, et elle regarde le corps de l'utérus, auquel elle est unie par un deuxième ligament très fort, nommé *ligament de l'ovaire.*

Rapports. — Situé dans l'aileron postérieur du ligament large, l'ovaire est en arrière de la trompe, sur un plan un peu inférieur ; il est recouvert en haut, en avant, en arrière, par la masse intestinale.

En dehors, il est en rapport avec la fosse iliaque ; ce rapport devient plus immédiat à l'époque de la gestation, d'où la facilité avec laquelle les inflammations de l'ovaire se propagent alors à la fosse iliaque. Du reste, inutile de faire remarquer que ces rapports seront modifiés suivant la situation de ces organes.

Structure. — L'ovaire présente à considérer dans sa texture :

1° Le péritoine ;

2° La capsule fibreuse, ou tunique albuginée ;

3° Le stroma ;

4° Les vésicules de Graaf ;

5° Les artères ;

6° Les veines ;

7° Les vaisseaux lymphatiques ;

8° Les nerfs.

Le *péritoine* forme à l'ovaire un revêtement à peu près complet qui porte le nom de *tunique séreuse de l'ovaire.* Cette tunique adhère intimement à l'ovaire et tapisse ses deux faces, ses deux extrémités et son bord supérieur. Le bord inférieur seul n'est point recouvert par elle. C'est grâce à cette disposition que les vaisseaux et les nerfs peuvent arriver dans le parenchyme de l'ovaire.

Cette tunique séreuse a pour usage de faciliter les mouvements de l'ovaire; elle est aussi le siége de déchirures toutes les fois que les vésicules de Graaf se rompent.

La *capsule fibreuse de l'ovaire*, qu'on appelle encore la *tunique propre* ou la *tunique albuginée*, est résistante, blanchâtre, comme la tunique albuginée du testicule. Elle entoure l'ovaire de toutes parts, de sorte qu'elle représente une véritable coque; seulement elle est percée inférieurement pour le passage des vaisseaux et des nerfs qu'elle accompagne.

Par sa face profonde, elle adhère intimement au stroma, et elle envoie des prolongements qui constituent une multitude de cloisons dans l'intervalle desquelles se logent les vésicules de Graaf.

Cette membrane, d'un blanc brillant, a une épaisseur très inégale dans ses diverses régions. En général, son épaisseur est d'un demi-millimètre. Examinée au microscope, elle se montre avec tous les caractères du tissu fibreux.

Le *stroma* (Baer) est un tissu mou, cellulaire et fibroplastique (Ch. Robin), rougeâtre et parsemé de nombreux vaisseaux sanguins. Depuis la plus tendre enfance jusqu'à un âge avancé, mais principalement pendant tout le temps que la femme est apte à concevoir, il renferme un grand nombre de vésicules de Graaf.

Vésicules de Graaf. — Ces vésicules, connues déjà de Fallope et de Vésale, sont des petits sacs membraneux, arrondis, faciles à voir à travers la tunique séreuse et la tunique fibreuse. Parsemées dans toute l'épaisseur de l'ovaire, elles ont un volume inégal, mais on remarque que celles de la périphérie sont plus grosses et plus saillantes à la surface de l'ovaire.

Quand elles ont acquis leur entier développement, elles ont un diamètre de 6 à 7 millimètres environ. Les plus petites ont à peine un demi-millimètre.

Leur nombre est extrêmement variable : on peut en compter

le plus souvent, chez une femme adulte, de quinze à trente dans le même ovaire.

La structure de ces vésicules est très curieuse. Elle a été décrite avec une grande précision par M. Ch. Robin.

On trouve à l'extérieur une enveloppe qui est formée de plusieurs couches d'un tissu cellulaire très riche en vaisseaux sanguins.

Ces vésicules offrent, en outre, une tunique interne très vasculaire, formée d'une trame lâche de fibres lamineuses, d'éléments fibro-plastiques et de matière amorphe, granuleuse. Cette tunique interne est tapissée d'épithélium cylindrique dont quelquefois un petit nombre de cellules portent quelques cils vibratiles.

Dans les premiers temps de leur apparition, les vésicules sont entièrement remplies par cet épithélium et par l'*ovule* qui est au centre.

Plus tard, un liquide s'interpose à ces éléments et distend la vésicule, de telle sorte qu'une couche épithéliale, dite autrefois *membrane granuleuse*, tapisse la membrane interne, et qu'une autre reste adhérente à la surface de l'ovule (*couche proligère* ou *granuleuse*), et des traînées ou filaments (*retinacula*) formés d'épithélium s'étendent, au travers du liquide, de l'épithélium qui entoure l'ovule à celui qui tapisse le feuillet interne de la vésicule de Graaf.

Plus tard encore, l'ovule vient s'appliquer contre cette paroi interne de la vésicule.

Enfin, dans l'intérieur de la vésicule de Graaf, se trouve l'*ovule*.

De l'ovule. — On donne ce nom au produit de l'ovaire dont dérive directement l'embryon après la fécondation. Voici la description que M. Ch. Robin donne de cet organe :

Les ovules ont d'un à deux dixièmes de millimètre chez tous les mammifères; les différences qu'ils offrent à cet égard ne sont pas proportionnées à celles qui existent entre la taille des animaux.

Vus au microscope, ils offrent une sphère obscure qui est le *vitellus*, entourée d'un assez large anneau clair.

Cet anneau, appelé *zone transparente*, est la membrane vitelline, membrane assez épaisse, hyaline, transparente, élastique, homogène, amorphe, qui renferme le vitellus.

Le *vitellus* est tantôt un liquide mêlé de grains arrondis, tantôt, comme chez la femme, une masse cohérente, granulée, transparente et visqueuse.

Ce vitellus contient une cellule claire, la *vésicule germinative*. Cette petite vésicule se rapproche de la périphérie du vitellus à mesure que l'œuf mûrit. Elle présente elle-même sur un point de sa paroi un *noyau* consistant en une tache obscure et arrondie, improprement appelée *tache germinative*.

Les *artères* de l'ovaire viennent de deux sources : de l'artère utéro-ovarienne et de l'artère utérine.

L'artère utéro-ovarienne, née au-dessous de la rénale, descend le long du psoas pour arriver dans l'épaisseur du ligament large, se rend vers le bord adhérent de l'ovaire, et se distribue par ce bord dans le parenchyme de cet organe en se divisant en un grand nombre de branches plus ou moins ténues et flexueuses. Bientôt ces artères arrivent à la périphérie des vésicules de Graaf, pénètrent dans leur intérieur par deux petits ramuscules qui forment un réseau capillaire à la face profonde de la membrane interne.

Avant de pénétrer dans le hile de l'ovaire, l'artère utéro-ovarienne fournit une grosse branche qui s'anastomose avec l'artère utérine à plein canal. De sorte que si l'artère ovarienne est petite, l'artère utérine, alors plus grosse, peut la remplacer. C'est ainsi, d'ailleurs, que la circulation utérine et la circulation ovarienne sont solidaires.

L'artère ovarienne manque quelquefois à droite ou à gauche, mais alors celle qui existe offre un volume extrêmement considérable. Cette anomalie se rencontre sur une des pièces déposées au musée Orfila par M. le docteur Béraud.

Les *veines ovariques* suivent le même trajet que les artères ;

seulement, les veines droites vont se rendre directement dans la veine cave, au-dessous des veines rénales, tandis que les gauches se rendent dans la veine rénale correspondante.

Dans le ligament large, les veines ovariques forment un plexus autour de l'artère ; ce plexus, qui est très serré, chez les femmes ayant eu beaucoup d'enfants, a reçu le nom de *plexus pampiniforme.*

Quelques veines ovariennes accompagnent les artères utérines et vont se rendre dans les sinus utérins.

Toutes ces veines sont dépourvues de valvules ; aussi le sang y stagne-t-il facilement.

Les *vaisseaux lymphatiques* suivent le même trajet que les veines et les artères ; ils sont très nombreux, et vont se jeter les uns dans le plexus lombaire, les autres dans le plexus utérin, en suivant la branche anastomotique qui va vers le corps de l'utérus.

Les *nerfs de l'ovaire* méritent de nous arrêter un instant non-seulement à cause de leur importance, mais encore à cause des discussions auxquelles ils ont donné lieu.

Dans des recherches qui datent de 1850, et qui sont consignées dans un mémoire inédit, M. Béraud a trouvé que les nerfs de l'ovaire naissaient et se distribuaient de la manière suivante :

Le plexus ovarique naît en grande partie du plexus rénal, et en outre, pour une petite part, du plexus aortique.

Le plexus rénal envoie par son bord inférieur des branches nombreuses et entrelacées se dirigeant obliquement de haut en bas et de dedans en dehors, et se rendant à l'origine de l'artère ovarienne qu'elles enlacent. Là, ces branches rencontrent les nerfs du plexus aortique. C'est de ce point que partent enfin diverses branches qui, par leur réunion et leurs anastomoses, forment le plexus ovarique.

Celui-ci suit l'artère dans tout son parcours et se ramifie dans l'intérieur de l'ovaire en suivant plus ou moins exactement les terminaisons de l'artère utéro-ovarienne.

Quelques-uns des filets qui accompagnent cette artère suivent la branche anastomosée avec l'artère utérine, et vont se perdre avec elle dans le corps de l'utérus.

Développement. — Les ovaires se développent à la partie interne du corps de Wolf; ils commencent à se montrer vers la fin du premier mois de la vie embryonnaire. Plus tard, quand vers le cinquantième jour le corps de Wolf a disparu, ils ont un volume assez considérable et sont situés de chaque côté de la colonne vertébrale. Ce n'est que vers le dernier mois de la vie intra-utérine que ces organes viennent se loger dans la cavité pelvienne. Dans les premiers temps, il est difficile de les distinguer du testicule, et leur mode de descente dans leur place définitive n'a pas été étudié avec la même précision que pour l'organe mâle.

ARTICLE II. — Trompes de Fallope.

(*Seminalis meatus*, *vasa spermatica* [Galien], *tubæ uteri* [Fallope], *oviductus* [R. de Graaf], trompes utérines, tubes de Fallope.)

Définition. — Les *trompes utérines* sont deux conduits étendus du fond de l'utérus et flottants dans l'excavation pelvienne, destinés à mettre en communication les ovaires avec la cavité utérine.

Situation. — Situées dans le petit bassin, au niveau du détroit supérieur, les trompes utérines, au nombre de deux, sont, l'une à droite, l'autre à gauche, de chaque côté du fond de l'utérus. Elles n'occupent pas toujours une position relative parfaitement symétrique. L'une peut être plus haute ou plus en arrière, l'autre plus basse ou plus en avant.

Direction. — Nées de la partie la plus élevée des angles de l'utérus, un peu en arrière et en dessus du ligament rond et en avant du ligament ovarien, les trompes de Fallope se dirigent transversalement en dehors et en haut. Elles décrivent, dès leur origine, une courbe à concavité postérieure. Il résulte de cette direction que l'extrémité externe de la trompe regarde l'ovaire, c'est-à-dire se dirige en dedans et en arrière.

Longueur. — Chez une femme adulte, on trouve en général de 10 à 16 centimètres depuis le corps de l'utérus jusqu'à l'extrémité externe de la trompe. Chez les femmes jeunes, et surtout chez celles qui n'ont pas eu d'enfants, cette longueur est moins grande.

Depuis la naissance jusqu'à la puberté, les trompes ne s'allongent pas, mais elles sont relativement plus longues, parce qu'alors elles décrivent des flexuosités assez nombreuses.

La trompe du côté gauche est toujours plus courte que celle du côté droit, et cette différence peut aller jusqu'à 3 ou 4 centimètres.

Volume. — Si l'on insuffle la trompe en introduisant un tube dans son ouverture abdominale, on voit que la trompe va en augmentant de volume depuis son origine jusqu'à sa terminaison.

Diamètre. — A son origine, 4 à 5 millimètres ;

Vers le milieu, 5 à 6 millimètres ;

A son extrémité externe, 7 à 9 millimètres.

Moyens de fixité. — Les trompes sont maintenues dans leur position par un repli du péritoine qui a reçu le nom d'*aileron moyen* du ligament large. Le bord externe de ce repli n'est autre que le ligament *tubo-ovarien* dont nous avons déjà parlé.

Rapports. — Les trompes répondent, en avant, aux faces latérales de la vessie, en arrière et en haut aux circonvolutions intestinales; pendant la grossesse, elles se trouvent rapprochées du corps de l'utérus et tendent à devenir verticales. Les trompes, étant mobiles à leur extrémité externe et unies à l'ovaire, elles changent de rapports et de direction comme ce dernier organe qu'elles accompagnent dans leurs déplacements.

Conformation extérieure. — La forme des trompes est fort curieuse : elle a été comparée avec justesse à une trompette. Aussi lui considérerons-nous : 1° un *corps*, 2° un *pavillon*.

Corps de la trompe. — C'est la partie comprise entre son origine et son extrémité évasée en forme d'entonnoir.

Ce corps ne commence pas en dehors de l'utérus, mais il traverse les parois de cet organe et ne se confond point avec elles, ainsi que l'établissent les dissections de M. Ch. Robin.

Le corps de la trompe décrit des flexuosités assez nombreuses mais variables quant au nombre et quant à leur étendue.

Quelquefois elles sont très nombreuses et très serrées, de sorte qu'elles augmentent d'un tiers la longueur totale de la trompe. D'autres fois, l'oviducte ne décrit que quelques courbures peu appréciables.

D'une manière générale, ces flexuosités sont d'autant plus évidentes qu'on examine des trompes chez des sujets plus jeunes.

Pendant la vie intra-utérine, vers le septième mois, la trompe est flexueuse dès son origine, ce qui ne se remarque plus chez les adultes.

Ces inflexions ne disparaissent jamais durant la grossesse.

Pavillon de la trompe. — Ce pavillon est l'extrémité de la trompe qui termine cet organe en dehors. Tantôt cette extrémité est formée de franges, de plis et de sillons nombreux comme chez la femme qui a eu peu d'enfants, tantôt elle n'offre en quelque sorte qu'un bord simplement découpé.

Ainsi que G. Richard le fait remarquer avec raison, le pavillon de la trompe nous montre des variations si nombreuses dans son aspect, sa forme et ses dimensions, qu'il est indispensable, pour en avoir une idée un peu juste, de choisir un type intermédiaire entre cette richesse de détails qu'on rencontre principalement sur le pavillon des femmes jeunes, et cette simplicité qu'on trouve sur des femmes avancées en âge et multipares.

La forme du pavillon n'est pas régulièrement circulaire ; elle n'offre cette régularité que dans les cas rares où le pavillon n'envoie pas de franges jusqu'à l'ovaire. Cette exception devient une règle chez le fœtus et les petites filles.

Le pavillon regarde en arrière et en dedans vers l'ovaire. Chez une petite fille non réglée, G. Richard a vu qu'il est directement tourné en haut; et que, malgré la longueur réelle de la trompe, le pavillon ne saurait atteindre l'ovaire, ce qui dépend de la brièveté du repli péritonéal.

Sa circonférence est plus ou moins découpée, depuis celle qui n'est que simplement crénelée, jusqu'à celle dont les incisures sont si profondes qu'elles arrivent jusqu'au sommet du pavillon.

La face externe du pavillon offre une disposition anatomique fort remarquable et unique dans l'économie : c'est la continuité d'une muqueuse avec une séreuse. G. Richard a constaté de la manière la plus certaine qu'arrivée sur la face interne du pavillon, la séreuse s'y termine brusquement par un bord légèrement sinueux, souvent même renversé en dehors, distant de 2, 3 ou 4 millimètres du bord des franges, que cette ligne, limite du péritoine, décrit un cercle autour du pavillon ; mais que sur les franges, quand elles existent, elle se prolonge sur leur face externe et va, en les accompagnant, gagner le bord externe de l'ovaire.

Des franges. — Ces franges sont des découpures qui occupent le bord libre du pavillon et flottent dans la cavité péritonéale.

Leur forme est lancéolée, quelquefois ovalaire ou même filiforme ; quelquefois elles sont percées à leur centre. G. Richard en a vu de très étroites et de très longues se jetant, à la manière d'un pont, d'un côté du pavillon au côté diamétralement opposé. Ces longues franges, adhérentes par leurs deux bouts à la circonférence du pavillon, sont recouvertes par le péritoine en dehors et en dedans par la muqueuse. La longueur des franges varie depuis quelques millimètres jusqu'à 1, 2 et 3 centimètres (G. Richard). Leur bord est tantôt dentelé, tantôt arrondi.

On trouve quelquefois dans l'épaisseur des franges des petits kystes, des petits calculs extrêmement durs.

Des franges tubo-ovariennes. — Sur le trajet du ligament tubo-ovarien, on voit assez souvent des franges qui ont été appelées *tubo-ovariennes*. Parties du pavillon, elles peuvent s'étendre plus ou moins loin sur le ligament qui les supporte; elles arrivent tantôt jusqu'à l'ovaire, tantôt seulement jusque vers le milieu du ligament tubo-ovarien.

D'après G. Richard, qui en a donné une description fort complète, elles sont formées, en général, par deux feuillets, l'un séreux ou externe, l'autre muqueux ou interne. Leur bord libre peut offrir toutes les variétés des véritables franges.

Conformation intéreure. — La trompe est creusée à son centre d'un canal qui commence au fond du pavillon et vient aboutir à l'angle externe de la cavité utérine. Nous examinerons 1° l'orifice utérin, 2° le canal, 3° l'orifice abdominal.

Orifice interne ou utérin. — Cet orifice ne présente pas de valvules; il se trouve situé, chez les nullipares, au sommet de l'infundibulum que présentent, dans la cavité de la matrice, les angles de l'utérus; mais, chez les multipares, l'utérus s'étant arrondi et ses angles ayant disparu, les orifices tubaires se voient à la partie supérieure et latérale de la cavité ovalaire de l'utérus.

Le commencement de la trompe se reconnaît facilement par les caractères de la muqueuse qui est pâle et parcourue de plis courts et roides dirigés dans le sens de sa longueur.

Cet orifice est très petit, difficile à apercevoir parce qu'il est recouvert par du mucus; il permet l'introduction d'un stylet de trousse. Chose remarquable, cet orifice est plus large chez les nullipares que chez les femmes qui ont eu beaucoup d'enfants.

Canal de la trompe. — La partie du canal étendue de la cavité utérine jusqu'à la périphérie des parois de l'utérus est à peu près rectiligne, ou plutôt présente une légère concavité inférieure. Cette première portion, qui porte le nom de *région utérine de la trompe*, est pour ainsi dire sculptée au milieu des épaisses parois de l'utérus et sa longueur égale à l'épaisseur de ces parois est de 1 centimètre environ. C'est la partie du canal la moins large, surtout à son extrémité externe, dont le diamètre dépasse bien rarement 1m,5 (G. Richard).

A partir de ce point, le canal de la trompe se dilate insensiblement jusqu'à sa terminaison, où il se rétrécit légèrement.

Ses dimensions sont très variables suivant les sujets, et l'on peut en prendre une idée en insufflant sa cavité.

Orifice abdominal ou externe. — Cet orifice est situé au fond du pavillon ; il est parfaitement circulaire ; son diamètre, chez l'adulte, est de 5 à 8 millimètres. Chez les fœtus, il est très étroit. Chez les femmes enceintes, il ne paraît pas se dilater beaucoup. Cet orifice est difficile à rencontrer quand il existe de nombreuses plicatures de la muqueuse.

Aspect de la surface interne du canal. — Si l'on fend la trompe, on est étonné de voir tant d'élévations et de plis à la surface de la muqueuse. Ces plis sont permanents et ne disparaissent pas par la distension. Chacun d'eux est formé par deux lames de la muqueuse réfléchies et réunies ensemble par du tissu cellulaire. Leur direction est parallèle à l'axe de la trompe. Dans la région utérine, ils représentent deux ou trois petites crêtes saillantes et roides interceptant de petits sillons capillaires. A mesure qu'ils s'avancent en dehors, ces plis deviennent plus élevés et plus nombreux, et, à deux ou trois travers de doigt de la matrice, apparaissent les grands plis flottants qui se prolongent jusqu'au pavillon.

Ces plis flottants sont au nombre de quatre à six, atteignent en hauteur 5 ou 6 millimètres, souvent même davantage, et sont eux-mêmes recouverts d'une infinité de petites crêtes souvent imbriquées les unes sur les autres et interceptant entre elles de petits sillons capillaires. Au niveau de l'ouverture abdominale, les grands plis s'abaissent et les petits seuls persistent ; mais, cependant, un des grands plis franchit habituellement cet orifice.

La surface muqueuse du pavillon présente absolument la même disposition ; les plis n'y sont pas généralement aussi élevés que dans le tiers externe du canal tubaire, et il faut noter aussi que dans cet organe ils convergent tous vers l'ouverture abdominale de la trompe.

Anomalies dans le nombre de pavillons. — G. Richard, si

tôt enlevé à la science et à ses nombreux amis, a eu l'honneur d'attacher son nom à cette importante découverte. Il a rencontré cinq ou six fois plusieurs pavillons sur la même trompe.

Voici, d'une manière générale, en quoi consiste cette anomalie : à une distance qui varie de quelques millimètres à deux ou trois centimètres en arrière du pavillon normal, on distingue sur le trajet de la trompe un ou plusieurs pavillons accessoires formés, comme celui qui termine l'oviducte, par la membrane muqueuse découpée sous forme de franges.

Quand on fait flotter sous l'eau les franges de ces pavillons, on les voit percés d'une ouverture qui conduit dans le canal tubaire; et si l'on introduit un stylet dans cet orifice, on le fait sortir soit par l'*ostium abdominale*, soit par l'*ostium uterinum*, suivant le sens dans lequel on le dirige.

Structure. — Les parois de la trompe sont d'autant plus minces qu'on se rapproche plus du pavillon. Ainsi, près de l'utérus, leur épaisseur est telle que la trompe représente un cordon dur, résistant, tandis que vers le pavillon ces parois ayant seulement 3 ou 4 millimètres, laissent voir les plis de la muqueuse par leur transparence.

La structure de ces parois nous offre à considérer :

1° La tunique séreuse;
2° Le tissu cellulaire ;
3° La tunique propre;
4° La tunique muqueuse;
5° Les artères;
6° Les veines;
7° Les lymphatiqes;
8° Les nerfs.

La *tunique externe*, ou *séreuse*, ou *péritonéale*, provient des ligaments larges de l'utérus. Ce repli renferme la trompe sans la suivre dans tous ses contours, ce qui fait que les sinuosités de celle-ci sont indépendantes du péritoine. La tunique séreuse est séparée de la trompe par une assez grande quantité de tissu cellulaire lâche qui lui permet de glisser entre les doigts si l'on presse. Sur les franges du pavillon et sur la partie externe du corps de la trompe, la séreuse est assez étroitement unie à la membrane sous-jacente.

Tissu cellulaire sous-séreux. — Entre le péritoine et la membrane propre de la trompe existe un tissu cellulaire lâche, filamenteux, d'un gris rosé, très marqué dans la grossesse et dû aux nombreux vaisseaux qui le parcourent. Ce tissu s'infiltre de sérosité pendant la grossesse. G. Richard et M. Ch. Robin ont vu que ce tissu ne renferme que des fibrilles de tissu cellulaire et des éléments fibro-plastiques en grande quantité.

Paroi propre. — Couche intermédiaire à la muqueuse et à la séreuse, la paroi propre ne se continue pas avec la couche musculaire de l'utérus. Près de l'utérus, son épaisseur est assez grande, mais elle devient excessivement mince en dehors. Il résulte des recherches faites par M. Ch. Robin et G. Richard, que la paroi propre n'est pas de nature musculaire, comme on l'a cru jusqu'ici, mais qu'elle offre la texture suivante :

Son tissu est gris blanchâtre, assez ferme ; il est d'une texture bien plus serrée que celle du tissu cellulaire ambiant, et quoique celui-ci soit un peu plus dense immédiatement autour de la trompe que dans les parties qui s'en éloignent davantage, il est bien facile de les distinguer à l'œil nu et de les séparer avec le scalpel. Si quelquefois la paroi propre est congestionnée autant que le tissu cellulaire et semble avoir la même coloration rosée que celui-ci, un court séjour dans l'eau établit bien vite la différence de coloration des deux tissus.

Le tissu cellulaire se gonfle et devient transparent ; la paroi propre devient blanche, conserve sa densité, sa texture serrée, et n'augmente pas de volume.

Malgré cette différence bien nette, le microscope fait voir que cette paroi propre est formée uniquement de tissu cellulaire et des éléments fibro-plastiques, que ces éléments sont entrecroisés en tous sens, en long comme en large ; toutefois le nombre des faisceaux longitudinaux semble l'emporter sur celui des fibres transversales.

Tunique muqueuse. — Cette muqueuse est peu épaisse; elle se continue en dehors avec le péritoine, en dedans avec la muqueuse utérine ; mais elle se distingue facilement de ces deux membranes par des caractères que nous avons déjà signalés.

Elle est revêtue, à sa surface libre, par une couche d'épithélium vibratile, semblable à celui de la muqueuse utérine, et se continuant en dehors, d'une manière insensible, avec l'épithélium pavimenteux du péritoine. M. Ch. Robin a vu de l'*épithélium nucléaire* à la place de l'épithélium vibratile. Cela se rencontre dans les congestions, les inflammations de la muqueuse. Les mouvements des cils vibratiles sont dirigés du côté de l'utérus.

Cette membrane sécrète un mucus jaunâtre, épais, moins visqueux que celui du col utérin ; ce mucus devient plus abondant et plus sanguinolent pendant la menstruation. Est-il sécrété par des glandes particulières à la muqueuse ou par la muqueuse elle-même ? Nous ne trouvons aucun renseignement sur ce point dans nos autres classiques.

Les *artères* viennent : les unes directement de l'utéro-ovarienne, les autres de l'anastomose de cette dernière avec l'artère utérine.

Elles forment autour du pavillon et des franges un réseau extrêmement riche, serré, se continuant vers l'utérus en diminuant un peu de richesse. L'artére utéro-ovarienne envoie des rameaux nombreux qui s'anastomosent en avant vers le bord inférieur de la trompe et se rendent dans cet organe.

Les veines très nombreuses s'anastomosent en dehors avec le plexus veineux de l'ovaire, et en dedans avec les plexus utérins. Il n'est pas rare de trouver ces veines et celles de l'ovaire dans un état variqueux, et c'est à la rupture de ces vaisseaux dilatés qu'on a attribué à tort, selon nous, la production de l'hématocèle rétro-utérine.

Les *nerfs* accompagnent les artères et viennent du plexus ovarique et du plexus utérin ; le pavillon est sous la dépendance du plexus ovarique, tandis que le reste de la trompe reçoit ses filets nerveux du plexus utérin.

Développement. — Les trompes de Fallope se développent sur le côté externe du corps de Wolf, mais indépendamment de lui ; elles ont la même origine que le canal déférent chez l'homme.

Vers le quarantième jour, ce canal commence à se montrer en dehors du conduit excréteur du corps de Wolf. Il se termine à sa partie supérieure par une ouverture béante, et est retenu par un filament à l'ovaire qui se trouve en dedans du corps de Wolf. Cette ouverture n'est autre que l'ouverture abdominale de la trompe, et le lien sera le ligament tubo-ovarien.

Inférieurement, les trompes, alors indépendantes, viennent se rendre dans une large cavité, le *cloaque ;* mais peu à peu elles se rapprochent, se réunissent, s'abouchent par destruction des parois qui sont en contact, et donnent lieu à une cavité unique qui sera l'utérus.

ARTICLE III. — Utérus (Matrice).

Définition. — L'utérus est un organe à parois épaisses intermédiaire au vagin et à la trompe, dans la cavité duquel l'ovule fécondé se nourrit, se développe, devient fœtus pour être expulsé au dehors au bout de neuf mois.

Situation. — L'utérus est dans l'excavation pelvienne en arrière de la vessie et au-devant du rectum.

Moyens de fixité. — L'utérus est maintenu dans cette position par le ligament large, par le ligament rond et par les ligaments utéro-rectaux. Mais, il faut le dire, tous ces moyens de fixité lui permettent néanmoins quelques mouvements de latéralité, d'élévation, d'abaissement, que le chirurgien utilise dans quelques opérations. C'est cette mobilité qui permet encore l'ascension de la matrice pendant la gestation.

Nombre. — Dans l'espèce humaine, l'utérus est simple, unique ; mais, dans diverses espèces animales, il est double.

On peut rencontrer chez la femme une anomalie consistant dans un cloisonnement de la cavité utérine ; dans ce cas, la matrice est plus ou moins bifide.

La bifidité peut exister dans le corps, dans le fond, dans le col, ou bien à la fois dans plusieurs de ces parties et même le vagin. Cette division de la cavité utérine explique certains faits de superfétation.

Volume. — Ce volume est variable suivant les âges, l'état de grossesse ou de vacuité.

Chez les petites filles, l'utérus est très petit relativement aux autres organes de la génération. A l'époque de la puberté, il acquiert rapidement son volume ordinaire, dont les dimensions sont les suivantes :

Longueur...	70 à 80	millimètres.
Largeur....	40 à 55	—
Épaisseur...	23 à 27	—

Dans la vieillesse, l'utérus s'atrophie d'une manière quelquefois si considérable, qu'il revient à l'état dans lequel on le voit avant la puberté.

Pendant la grossesse, l'utérus prend un développement énorme. Quelques tumeurs ou des maladies peuvent lui faire acquérir des dimensions semblables.

Poids. — Ce poids est à peu près en rapport avec le volume. On trouve :

Chez la vierge.....................	30 à 40	grammes
Chez la femme qui a eu des enfants...	100 à 125	—
Chez une femme enceinte...........	1000 à 1500	—

Consistance. — L'utérus offre une dureté remarquable, surtout chez les vierges et les nullipares ; mais, après la grossesse, les parois se ramollissent un peu. Chez les vieilles femmes, l'utérus reprend sa consistance première. Quelquefois les maladies amènent un ramollissement très grand les parois utérines, et le chirurgien ne doit point ignorer cette particularité s'il ne veut pas s'exposer à perforer cette cavité en introduisant des instruments. N'a-t-on pas vu, dans ces dernières années, où le cathétérisme utérin a eu des partisans trop ardents, des sondes arriver dans la région ombilicale après avoir perforé de part en part les parois de l'utérus.

Direction. — Depuis la discussion qui eut lieu en 1849 au sein de l'Académie de médecine, on a beaucoup étudié la direction de l'utérus. Des observations nombreuses nous permettent d'avoir sur ce sujet une opinion bien arrêtée. Nous décrirons :

1° La direction absolue de l'utérus ;

2° La direction relative de l'utérus.

Quelle est la direction absolue de l'utérus ? Cet organe est-il incliné normalement d'un côté ou d'un autre ? Est-il droit ou courbe ? Ces questions auraient paru oiseuses il y a dix ans, lorsque l'on croyait que l'axe de l'utérus était rectiligne. Mais, après la mémorable discussion académique dont nous avons parlé, nous avons vu se produire des opinions si opposées qu'il faut bien ici en apprécier la valeur.

Nous le disons hautement, chez la femme vierge comme chez la femme qui a eu des enfants, dans la plus grande majorité des cas l'axe de l'utérus représente une ligne droite.

Exceptionnellement, on rencontre chez les petites filles une courbure antérieure de cet axe, et ceux qui ont soutenu que l'antéflexion utérine était une disposition normale ont commis une grave erreur.

Quelle est la direction relative de l'utérus ? Nous examinerons ici deux points :

A. Direction par rapport à l'axe du bassin.

B. Direction par rapport à la ligne médiane du corps.

A. *Direction par rapport à l'axe du détroit supérieur.* — L'axe de l'utérus se confond avec celui du détroit supérieur du bassin : c'est-à-dire qu'il se dirige de haut en bas et d'avant en arrière. Mais il faut reconnaître que cette direction est susceptible de beaucoup de changements. Ainsi, tantôt l'axe de l'utérus se porte en avant de celui du bassin, c'est l'*antéversion;* tantôt il se porte en arrière, c'est la *rétroversion.*

B. *Direction par rapport à la ligne médiane du corps.* — Organe impair, l'utérus est placé sur la ligne médiane du corps, et chez les jeunes filles, si l'on fait passer un plan antéro-postérieur par la ligne médiane du corps, la ligne médiane de l'utérus sera dans le même plan.

Mais comme cet organe offre une certaine mobilité, il est rare de trouver cette disposition. Tantôt l'axe de l'utérus s'incline à gauche de cette ligne médiane du corps, et l'on a cet état désigné sous le nom de *latéro-version.* La latéro-version droite est plus fréquente que la latéro-version gauche.

Du reste, il faut l'avouer, l'utérus est susceptible d'être dans toutes les positions ; pressé de tous côtés, en haut, en avant, à gauche, il se place où il peut, et quand il n'est pas en état de gestation, il s'accomode volontiers de la place que veulent bien lui laisser les organes voisins. Cela explique pourquoi on rencontre la matrice dans des positions extrêmement variées, surtout chez les femmes qui ont eu plusieurs enfants. Aussi nous serions peu disposé à croire que les douleurs éprouvées par certaines femmes doivent être rapportées à des déviations utérines.

Forme. — La forme de l'utérus varie suivant les âges et suivant l'état de grossesse ou de maladie.

Avant et après la naissance, l'utérus a la forme d'un cylindre légèrement aplati d'avant en arrière, un peu renflé à son extrémité supérieure.

Chez la fille pubère, l'utérus a la forme d'une poire un peu allongée et aplatie suivant son diamètre antéro-postérieur.

Chez la femme qui a eu des enfants, la forme de poire persiste bien, mais l'on remarque qu'elle est plus arrondie en haut, plus rétrécie vers sa partie moyenne, de sorte qu'alors la forme d'une petite gourde de pèlerin se présente naturellement à l'esprit.

Chez la femme qui est en état de gestation, l'utérus

change de forme à chaque mois : ce sont ces changements que l'accoucheur cherche à apprécier rigoureusement pour en tirer de nombreuses inductions. Nous ne devons pas ici entrer dans tous ces détails ; contentons-nous de savoir que, de plus en plus, l'utérus revêt la forme d'un ballon, d'un globe, d'où le nom assez usité dans la pratique de *globe utérin*.

Divisions. — L'utérus est divisé en trois régions : 1° le fond, 2° le corps, 3° le col.

Le *fond de l'utérus* est cette partie de l'organe qui s'étend depuis son extrémité supérieure jusqu'à l'insertion des trompes.

Le *corps de l'utérus* est cette portion qui est comprise entre l'insertion des trompes et la partie la plus rétrécie de l'organe.

Le *col de l'utérus* est toute la partie de l'organe située en dessous du corps.

De ces trois segments, le fond est le plus épais, le plus large, le plus court ; le col est le plus faible, le plus cylindrique, représentant à peu près les deux cinquièmes de la matrice ; le corps est conique, aplati d'avant en arrière, et représente la portion la plus considérable de l'utérus.

La forme générale que nous venons d'assigner à l'utérus nous permet de lui considérer deux faces, deux bords, deux extrémités et trois angles.

Les deux faces sont : l'une antérieure, l'autre postérieure ; les deux bords sont latéraux, l'un à droite, l'autre à gauche ; des deux extrémités, l'une est supérieure, l'autre est inférieure.

1° *Face antérieure.* — Convexe, lisse, présente une portion libre ou péritonéale et une portion qui est embrassée par le vagin ou vaginale. Sur cette face antérieure, on voit un rétrécissement qui est le point de séparation entre le col et le corps de l'utérus.

2° La *face postérieure*, comme la précédente, est lisse, convexe, recouverte par le péritoine en haut et embrassée par le vagin en bas ; elle offre aussi une partie plus rétrécie entre le corps et le col ; mais ici le rétrécissement est moins prononcé qu'en avant.

3° Les *bords latéraux*, l'un à droite, l'autre à gauche, sont convexes d'avant en arrière dans toutes les conditions physiologiques où l'utérus se trouve; mais si l'on examine ces bords de haut en bas, on constate que chez les vierges ils sont droits, tandis que, chez les femmes ayant eu des enfants, ils offrent une convexité en dehors, plus ou moins marquée, suivant qu'on s'éloigne plus ou moins de l'époque de la grossesse.

4° L'*extrémité supérieure*, connue sous le nom de *fond de l'utérus* est fortement convexe d'avant en arrière et transversalement. Elle est revêtue entièrement par le péritoine, et c'est cette partie qui se développe en premier lieu dans la gestation.

5° L'*extrémité inférieure* fait saillie dans le vagin et possède à son centre une ouverture qui est l'orifice utérin.

6° Des trois angles, deux sont supérieurs ou latéraux qu'on a appelés aussi *tubaires*, parce qu'ils sont situés prés de l'insertion des trompes utérines, l'autre est inférieur, il forme le *col de l'utérus.*

Du col de l'utérus. — Le col de l'utérus est cette partie de l'organe qui est comprise entre le corps et l'ouverture qui se voit dans le vagin. Il est légèrement cylindrique au lieu d'être arrondi comme le reste de l'utérus; quelquefois il est renflé à sa partie moyenne, à l'instar d'un petit baril. Sa longueur est de 23 à 27 millimètres. Son volume est plus considérable que celui du corps et du fond quand on examine des petites filles à la naissance.

Le vagin vient s'insérer sur le tiers inférieur du col de l'utérus, de sorte qu'il y a une portion proéminente dans le vagin. La saillie ainsi formée par le col a de 9 à 11 millimètres en avant, et 14 à 16 millimètres en arrière. Il n'est pas rare de voir le vagin s'insérer en avant du col, immédiatement sur le bord, tandis qu'en arrière cette insertion remonte très haut, jusqu'à 2, 3 et même 4 centimètres.

Cette portion de col, dite *portion vaginale*, présente à son extrémité inférieure une ouverture qui est l'orifice inférieur de l'utérus, et que l'on désigne souvent, à cause de sa conformation, sous le nom de *museau de tanche*.

Chez les femmes nullipares, et surtout chez les vierges, cet orifice est arrondi, à peine entr'ouvert, circonscrit par des bords, durs, lisses, réguliers.

Mais, chez les femmes qui ont eu des enfants, cet orifice est irrégulier, déchiqueté quelquefois, mais, le plus souvent, fendu en travers, de sorte qu'on y décrit deux lèvres : l'une antérieure, l'autre postérieure.

Les deux lèvres diffèrent l'une de l'autre quant à la longueur.

La lèvre antérieure a environ 7 millimètres de plus que la postérieure. Elle descend donc plus bas que la postérieure, non-seulement à cause de cette prédominance de longueur; mais encore en raison de l'obliquité de l'axe de l'utérus par rapport à l'axe du vagin.

Cependant, si l'on examine l'utérus encore uni au vagin, cette lèvre antérieure est plus courte que la postérieure, parce que la paroi postérieure du vagin s'insère sur le col à une plus grande hauteur que la paroi antérieure.

C'est ainsi qu'il faut s'expliquer pourquoi les uns disent que la lèvre antérieure est plus longue, tandis que les autres avancent que c'est la postérieure.

Nous ne devons pas oublier de dire qu'il est des cas rares il est vrai, où la portion du col est tellement petite qu'elle semble même ne pas exister, et alors le vagin se termine par un cul-de-sac vers un point duquel on rencontre l'orifice utérin.

Nous n'avons examiné jusqu'ici que la conformation extérieure de l'utérus, voyons maintenant sa conformation intérieure.

Cavité utérine. — Si l'on fend l'utérus suivant son axe longitudinal, on remarque que cet organe est creusé d'une cavité, mais très petite, relativement au volume de l'organe.

Dans l'utérus qui n'est pas gravide, cette cavité est plutôt virtuelle que réelle, car les parois antérieure et postérieure se touchent, c'est une cavité comme celle de l'œsophage ; elle permet le passage d'un solide ou d'un liquide ; mais ses parois sont contiguës, lisses, enduites d'un mucus.

Si l'on examine plus attentivement la configuration de cette cavité, on ne tarde pas à s'apercevoir qu'elle présente une grande similitude avec la forme extérieure de l'organe. Ainsi, en haut, se trouve une cavité qui correspond au corps et au fond de l'utérus ; en bas, il y a une autre cavité communiquant avec la précédente par un point rétréci : c'est la cavité du col.

A. *Cavité du corps de l'utérus.* — Elle est aplatie suivant son diamètre antéro-postérieur ; elle est la cavité principale de l'utérus, et elle est destinée à loger le produit de la conception.

Elle a une forme triangulaire, de sorte que nous lui considérons trois bords et trois angles.

Les *bords* n'offrent rien d'intéressant à signaler. Ils sont formés par l'union des parois antérieure et postérieure qui se rencontrent en haut et sur les côtés. Tous ces bords sont légèrement convexes du côté de la cavité utérine ; ils tendent à y proéminer, de sorte que la plus petite tumeur qui se formera dans l'épaisseur de ces parois fera déjà saillie vers cette même cavité. C'est encore à cause de cette disposition que les parois de l'utérus peuvent se renverser.

Le bord supérieur, fortement convexe en bas, est plus particulièrement disposé à ce renversement tant à cause de cette disposition qu'à cause de sa position horizontale.

Les *angles* de la cavité utérine présentent chacun un orifice, c'est l'*orifice des trompes*, l'un à droite, l'autre à gauche.

Nous avons déjà parlé de ces orifices, contentons-nous ici de signaler à leur niveau, de chaque côté, un prolongement de la cavité utérine en forme d'*infundibulum* qui a la plus grande analogie avec l'infundibulum de l'artère pulmonaire dans le ventricule droit. Quand on ouvre un utérus renfermant un produit de conception dont le développement a commencé depuis peu de jours, on remarque que l'infundibulum utérin est le point où se loge le produit de la conception.

Ces deux prolongements latéraux de la cavité utérine ne sont-ils pas le vestige de la bifidité du corps de l'utérus?

L'*angle inférieur* présente un orifice qui établit une large communication entre la cavité du corps de l'utérus et la cavité du col.

Cette ouverture est appelée quelquefois *orifice interne de l'utérus*, *orifice utérin*.

Toute la portion de la cavité du corps qui est située au-dessus de l'orifice des trompes a reçu encore le nom de *fond de l'utérus*. Cette partie n'existe pas chez les vierges, mais, chez les femmes multipares, elle augmente de plus en plus avec le nombre des grossesses, et alors elle peut devenir très spacieuse.

B. *Cavité du col*. — La cavité du col est cette partie de la cavité utérine qui commence à l'orifice inférieur de la cavité du corps et finit à l'orifice vaginal.

Cette cavité forme un canal un peu renflé à sa partie moyenne, un peu aplati d'avant en arrière. Sa longueur est de 27 à 34 millimètres.

Sur la paroi antérieure, comme sur la paroi postérieure de cette petite cavité, on rencontre des rugosités qui constituent ce qu'on appelle l'*arbre de vie* ou *lyre*. Voici quelle est la disposition de ces rugosités.

Sur la ligne médiane, en avant comme en arrière, se trouve une saillie verticale se continuant en haut avec la colonne médiane de la cavité du corps.

Sur tout son trajet dans le col, on voit partir sous des angles plus ou moins aigus regardant en haut un certain nombre de petites colonnes qui font une saillie plus ou moins grande et dont l'ensemble figure une feuille de fougère. Ces petites saillies latérales interceptent des espaces très étroits et quelquefois profonds, surtout vers la ligne médiane.

Les colonnes médianes de l'arbre de vie ne sont pas exactement en face l'une de l'autre. Ainsi, l'arbre de vie postérieur est à gauche et l'arbre de vie antérieur est à droite.

Toutes ces saillies disparaissent le plus souvent après un ou deux accouchements.

Épaisseur des parois. — En dehors de la grossesse, les parois utérines offrent une épaisseur qui varie suivant les régions. Elles ont :

Au niveau du corps.........	12	millimètres.
Au niveau des trompes......	4	—
Au niveau du col...........	9	—

Pendant la grossesse, ces parois s'amincissent, mais cet amincissement n'est pas proportionné à l'énorme distension que subit l'utérus.

Structure. — Les tissus qui entrent dans l'utérus, en procédant de dehors en dedans, sont :

1° Du tissu séreux ;

2° Du tissu musculaire ;

3° Du tissu muqueux et glanduleux ;

4° Des artères ;

5° Des veines ;

6° Des lymphatiques ;

7° Des nerfs.

8° Du tissu cellulaire.

Le *tissu séreux* forme à l'utérus une enveloppe presque complète qui a reçu le nom de *tunique séreuse.*

Cette tunique est une dépendance du péritoine. Après avoir tapissé la face postérieure de la vessie, cette tunique séreuse se réfléchit sur l'utérus, se rend sur sa face antérieure et forme ainsi l'excavation vésico-utérine. Entre le péritoine et la partie moyenne de la face antérieure du col, il y a un espace de deux centimètres que le péritoine ne tapisse pas, et qui tient à la vessie par du tissu cellulaire lâche.

Après avoir recouvert le fond de l'utérus, le péritoine s'infléchit sur la face postérieure de cet organe, descend jusque vers l'insertion du vagin, et tapisse ce dernier organe dans une étendue d'un demi-centimètre seulement, d'après les recherches de M. Le Gendre. Par sa réflexion sur le rectum, le péritoine forme là un autre cul-de-sac, c'est l'*excavation utéro-rectale* dans laquelle se forment les hématocèles rétro-utérines.

Sur les parties latérales, le péritoine ne revêt pas l'utérus, mais il se réfléchit sur les vaisseaux et sur les organes qui arrivent à ce bord ou en sortent, et produit ainsi une cloison qui n'est autre que le ligament large.

Par sa réflexion sur le rectum, le péritoine forme de chaque côté du col, en arrière, de petits replis (*ligaments de Douglas*) qui sont très développés chez les jeunes filles et au moment de la naissance. M. Poinsot, qui les a beaucoup étudiés, a remarqué que le ligament droit est plus large, mais plus court que le gauche, et il attribue à cette disposition l'inflexion de l'utérus à droite, soit dans certaines déviations, soit pendant la grossesse.

Le *tissu musculaire* forme, au-dessous de la membrane précédente, une couche épaisse. Ce tissu appartient à la fibre musculaire de la vie organique.

Cette couche s'hypertrophie pendant la grossesse ; mais après l'accouchement elle diminue peu à peu. M. Ch. Robin a vu que, pendant la période de gestation, les fibres augmentaient de volume, et qu'après l'accouchement ces mêmes fibres diminuaient peu à peu par le mécanisme suivant : les fibres-cellules se remplissent plus ou moins de petites granulations graisseuses qui sont résorbées ensuite. Selon Herchl, les fibres-cellules se résorberaient elles-mêmes pour être toutes remplacées par des fibres de formation nouvelle.

L'aspect de cette couche musculaire varie beaucoup suivant qu'on l'examine en dehors de la gestation ou pendant cet état.

En dehors de la grossesse, elle offre une dureté remarquable, une coloration grisâtre un peu rosée ; elle donne à l'utérus sa forme, de sorte qu'au premier aspect on a de la peine à reconnaître les caractères du tissu musculaire.

Pendant la gestation, et quelque temps après l'accouchement, ces caractères sont notablement modifiés : la couleur rougeâtre, la souplesse, l'aspect fibrillaire du tissu musculaire de la vie organique se montrent d'une manière évidente. Aussi, c'est sur des utérus à cet état qu'on a fait l'étude de la disposition des fibres musculaires.

Sans entrer ici dans des détails qui nous conduiraient trop loin, nous dirons succinctement quelle est la disposition générale de ces fibres musculaires.

Immédiatement au-dessous du péritoine, on trouve une couche de fibres musculaires qui adhère intimement à la face interne de cette séreuse. Cette couche est mince, dense, élastique ; mais on ne trouve pas une direction déterminée : il y a une irrégularité très apparente.

Si l'on enlève avec précaution cette première couche, ce que l'on fait quelquefois sans le vouloir en disséquant le péritoine utérin, on rencontre une seconde couche qui se présente sous un aspect plus régulier.

Les fibres musculaires de cette couche se dirigent transversalement ; elles se réunissent en plusieurs groupes ou faisceaux qui s'imbriquent, se portant en dehors pour aller s'épanouir dans les ligaments larges en suivant les trompes, le ligament de l'ovaire, le ligament rond, ou en se perdant au milieu du tissu cellulaire du ligament large.

Sur la ligne médiane, en avant comme en arrière, on voit des fibres qui passent de gauche à droite et réciproquement. Au niveau du col, il existe un plan de fibres circulaires disposées sous la forme de sphincter, autour duquel se rendent les fibres longitudinales et obliques qui occupent le corps et le col de l'utérus.

Quelques fibres longitudinales qui arrivent vers le col prennent insertion sur la face externe de la muqueuse, au fond des sillons de l'arbre de vie, et contribuent ainsi à rendre les plis permanents.

Un autre plan de fibres longitudinales passe en anse autour des fibres circulaires du col ; nous invoquerons plus tard cette disposition pour expliquer la dilatation du col de l'utérus.

En haut, vers le fond de l'utérus, on voit un groupe de fibres musculaires disposées circulairement sous forme de disques. C'est cette partie que Ruysch a désignée sous le nom de *detrusor placentæ*, parce qu'il lui donnait pour usage de détacher le placenta après l'expulsion du fœtus.

Muqueuse utérine. — Cette membrane ne peut plus être révoquée en doute ; elle a été, dans ces dernières années, le sujet de travaux importants de la part de MM. Ch. Robin, A. Richard et Coste.

Cette membrane tapisse la cavité utérine se continuant en bas avec la muqueuse vaginale, en haut avec la muqueuse des trompes. Comme sa couleur est grisâtre, comme elle est très dense en dehors de la grossesse, on l'avait confondue avec la couche musculaire, et l'on avait dès lors nié son existence.

Elle a une épaisseur qui est plus considérable que dans les autres muqueuses. Au col, cette épaisseur est de 1 millimètre environ ; au corps, elle est de 2 à 6 millimètres.

Par sa face externe, elle est très adhérente au tissu musculaire sous-jacent ; mais cependant, vers la fin de la grossesse, elle s'en détache facilement lorsqu'elle est devenue *caduque.*

Par sa face libre, elle est lisse, sans villosités, et parcourue, au niveau du col, par des plis et des sillons qui forment l'arbre de vie.

Sa tructure est fort remarquable, elle a été bien décrite par M. Ch. Robin.

L'épithélium qui la recouvre est cylindrique, à cils vibratiles, à direction irrégulière, mais avec dominance de la direction vers l'orifice vaginal.

Elle est formée surtout de follicules flexueux terminés en cul-de-sac simple ou bilobé à la face adhérente de la muqueuse, et s'ouvrant, au contraire, par un orifice un peu élargi en godet à la surface de la muqueuse.

De l'épithélium nucléaire tapisse la cavité de ces follicules.

Le tissu interposé aux follicules est composé de rares faisceaux de tissu cellulaire, d'éléments fibro-plastiques, surtout de noyaux et de corps fusiformes, et de beaucoup de matière amorphe granuleuse.

Cette structure n'est plus la même vers l'orifice des trompes : ici la muqueuse manque de follicules et devient de plus et plus mince.

Au niveau du col, les follicules sont plus larges, plus courts, lobés davantage, et la trame est surtout du tissu cellulaire.

Les muqueuses du col et du corps renferment aussi quelques fibro-cellules.

Quelquefois les follicules ne s'ouvrant pas facilement se développent sous forme de kystes que l'on appelle *œufs de Naboth.*

Toutes ces glandes sécrètent un mucus très visqueux, surtout vers le col, et c'est ce mucus épaissi qui forme, vers les premiers temps de la grossesse, le *bouchon gélatineux.*

Les *artères de l'utérus* viennent de l'hypogastrique et de l'ovarienne.

Les artères utérines fournies par l'hypogastrique pénètrent dans l'utérus, sur ses côtés, vers la partie moyenne de son col. Elles se divisent bientôt en deux ordres de branches, les unes antérieures, les autres postérieures. Les unes se dirigent en haut, les autres en bas. Ces dernières fournissent au col et s'anastomosent avec les vaginales ; les autres vont au fond de l'utérus. Vers l'insertion de la trompe, on voit un rameau très volumineux de l'artère utérine suivre le bord inférieur de cet organe et s'anastomoser avec l'artère ovarique.

Toutes les ramifications de l'artère utérine pénètrent obliquement les parois et se contournent en vrilles qui, loin de diminuer, augmentent pendant la grossesse.

Les artères ovariques, après avoir fourni les branches de l'ovaire, arrivent au corps même de l'utérus au moyen de l'anastomose dont nous venons de parler, et se distribuent ainsi principalement au fond de l'utérus.

Les *veines utérines*, très nombreuses, très larges, suivent le trajet des artères, mais elles offrent, dans l'épaisseur de l'utérus, des dilatations très considérables, mais beaucoup agrandies pendant la gestation, et qu'on désigne sous le nom de *sinus utérins*.

Les *lymphatiques* sont très nombreux, ils suivent le trajet des veines et se jettent dans les ganglions hypogastriques et lombaires.

Les *nerfs utérins* ont été le sujet de beaucoup de contestations. Nous allons rapporter notre opinion en nous basant sur de nombreuses recherches faites par M. Béraud à l'occasion d'un concours pour le prosectorat à la Faculté de médecine en 1851. On trouvera dans le Musée Orfila les pièces qui servent à notre description.

Quelle est l'origine des nerfs de l'utérus? Ont-ils une source unique? Viennent-ils du grand sympathique ou des nerfs rachidiens seulement? Viennent-ils à la fois de ces deux sources? Voilà autant de questions auxquelles nous allons tâcher de répondre.

Les nerfs de l'utérus viennent de trois sources : 1° du plexus ovarique, 2° du plexus hypogastrique, 3° du plexus sacré.

Déjà nous avons décrit le plexus ovarique qui accompagne l'artère utéro-ovarienne. Nous n'y reviendrons pas ; nous dirons seulement que quelques filets de ce plexus suivent la branche artérielle qui vient s'anastomoser avec le rameau de l'utérine, et qu'alors les filets du plexus ovarien se rendent à la partie de l'utérus qui est dans le voisinage de la trompe.

Le plexus hypogastrique fournit les principaux nerfs de l'utérus.

Ce plexus est formé par la bifurcation du plexus lombo-aortique. Chaque branche plonge de chaque côté dans le petit bassin et reçoit un rameau du plexus mésentérique inférieur au niveau de l'artère hémorrhoïdale supérieure.

Ce plexus hypogastrique reçoit encore une branche qui vient du cordon latéral du grand sympathique, lequel est situé dans le petit bassin sur les parties latérales de la face antérieure du sacrum. Ces branches, au nombre de trois ou quatre, naissent de chaque ganglion nerveux situé sur le trajet de ce cordon latéral.

Tous ces rameaux convergent vers les bords latéraux du col de l'utérus pour former le plexus hypogastrique d'où vont partir les branches utérines.

Le plexus sacré, constitué par les paires sacrées des nerfs rachidiens, fournit aussi quelques rameaux. Sur les pièces que M. Béraud a déposées à la Faculté de médecine, on peut voir que le troisième et le quatrième nerfs sacrés fournissent chacun un rameau, quelquefois très volumineux, qui vient se jeter à la partie antérieure du plexus hypogastrique. Ces nerfs contractent avec le plexus hypogastrique des anastomoses variables; mais quelquefois ils vont directement à l'utérus.

Tel est le mode de formation du plexus hypogastrique qui va donner naissance lui-même aux nerfs utérins. Ceux-ci, à leur origine, forment de chaque côté deux plexus, l'un *antérieur*, l'autre *postérieur*.

Le *plexus utérin postérieur* est ainsi produit : de la partie supérieure du cordon du plexus hypogastrique se détachent des ramifications nerveuses entrelacées se dirigeant vers les bords du col et du corps de l'utérus, et se distribuant à la face postérieure du col en suivant deux plans, l'un superficiel, l'autre profond.

Le plan superficiel passe sous le péritoine et se perd dans les fibres musculaires superficielles de l'utérus.

Le plan profond se distribue, sous forme de rameaux transversaux, au col utérin et au corps jusqu'au fond de l'utérus.

Le *plexus utérin antérieur* formé par les branches du plexus hypogastrique et les branches antérieures du plexus sacré se ramifie dans la face antérieure du corps, du col et du fond en se terminant par des filets superficiels et des filets profonds.

Nous venons de donner un aperçu général de l'origine et de la distribution des nerfs de l'utérus ; examinons maintenant les diverses régions de cet organe sous le rapport de leurs nerfs.

A. *Des nerfs du col de l'utérus.* — Les nerfs du col se divisent en antérieurs et en postérieurs.

Les *antérieurs* naissent d'un ganglion situé à la face antérieure de l'uretère, ganglion qui est une dépendance du plexus hypogastrique.

Quelquefois ces branches du plexus sacré ne passent pas par ce ganglion; elles vont alors directement se distribuer au col.

Les nerfs qui partent de ce ganglion sont en général au nombre de trois ou quatre; ils vont se ramifier sur la face antérieure du col en se dirigeant perpendiculairement à l'axe de cet organe. Le rameau le plus inférieur envoie des branches qui descendent sur la lèvre même du col.

Tous ces nerfs du col offrent de nombreuses anastomoses avec ceux du vagin et de la vessie.

Les *nerfs postérieurs du col* sont très nombreux; M. Béraud les a vus très apparents chez une petite fille de deux ans. Ils passent derrière le col en se dirigeant obliquement de bas en haut et en présentant des rameaux superficiels et profonds; ils s'anastomosent avec les nerfs du cul-de-sac vaginal. Ils viennent directement du plexus hypogastrique.

B. *Nerfs du corps de l'utérus.* — Ils partent d'un plexus gangliforme situé à la réunion du corps et du col utérins; ils se divisent en antérieurs et postérieurs. Ils n'accompagnent pas les artères dans leur distribution. Leur direction est transversale; ils s'anastomosent fréquemment entre eux; ils diminuent brusquement de volume, et quelques-uns pénètrent perpendiculairement dans les parois utérines pour se rendre à la muqueuse.

C. Les *nerfs du fond de l'utérus* viennent du plexus hypogastrique et du plexus utérin qui accompagne l'artère utérine d'une part, et du plexus ovarique d'autre part.

Le *tissu cellulaire* qui entre dans la structure de l'utérus est rare. Interposé aux diverses couches de l'organe, il accompagne les vaisseaux et les nerfs; il augmente pendant la grossesse.

Développement. — L'utérus apparaît très tardivement : il ne se montre que vers le deuxième mois. Avant, on ne voit encore que les deux conduits de la trompe qui, se réunissant peu à peu, forment bientôt un seul canal ; c'est à leur point de jonction que se développe l'utérus.

Chez le nouveau-né, l'utérus occupe la cavité abdominale. A quinze ans, il est logé dans la cavité pelvienne. Sa forme est d'abord aplatie ; plus tard, elle devient de plus en plus convexe. Le fond est peu développé d'abord ; le col est relativement très long, très volumineux ; chez la petite fille il subit plus tard des modifications nombreuses suivant les accouchements. Les parois utérines sont peu consistantes, molles chez la petite fille ; aussi il est assez fréquent de voir le corps infléchi sur le col. Chez le nouveau-né, l'arbre de vie est très développé ; il disparaît peu à peu, et surtout après les accouchements.

A cinquante ans, le tissu de l'utérus devient dur et tend à l'atrophie.

ARTICLE IV. — Physiologie de l'ovaire (1).

L'ovaire est un organe destiné à donner naissance à l'ovule, d'où naîtra l'embryon si cet ovule se trouve soumis à l'influence d'un liquide particulier appelé le *sperme.*

L'ovaire est donc la partie la plus importante de l'appareil de la génération, il est l'analogue du testicule chez l'homme.

Organe producteur d'un nouvel être, l'ovaire se trouve placé dans un milieu éminemment favorable. Au centre de la cavité pelvienne, il est dans des conditions de chaleur qui favorisent beaucoup la production d'une génération nouvelle.

Ses nombreux vaisseaux lui apportent sans cesse les matériaux nécessaires au travail producteur auquel il préside.

Les nerfs qui vont se rendre à cet organe viennent tous du grand sympathique. Aussi voyons-nous que cet organe est peu

(1) Béraud et Robin, *Éléments de physiologie de l'homme et des principaux vertébrés*, 2e édition, 1856-1857, 2 vol. gr. in-18.

sensible, et que la femme n'éprouve que d'une manière vague, confuse, les sensations internes qui en partent. Cependant, si le grand sympathique est vivement excité par une cause physiologique ou morbide, la femme peut se rendre compte des impressions qui ont lieu sur l'ovaire.

Voilà quelles sont les propriétés physiologiques de l'ovaire; voyons maintenant ses usages.

L'ovaire sert à produire un œuf dont nous avons donné la structure. Nous devons examiner ici ce qui a lieu dans l'ovaire avant, pendant, après la formation et la chute de cet œuf.

Époque d'apparition des œufs. — Tous les physiologistes reconnaissent aujourd'hui que les œufs se trouvent dans l'ovaire d'une petite fille qui vient de naître. Carus en a vu dans les ovaires des fœtus. Il en résulte qu'une femme enceinte porte avec elle trois générations.

Nombre des œufs dans l'ovaire. — Il importe de se faire une idée de ce nombre pour comprendre quel est le degré de fécondité de la femme. Or, l'ovaire de la femme est largement pourvu, aussi bien pourvu que l'ovaire des autres mammifères. Il serait difficile de les compter. Mais il faut reconnaître qu'un grand nombre d'entre eux ne seront pas fécondés, qu'ils seront même résorbés.

Quant aux œufs qui parcourront toutes les phases de leur évolution, ils rompront la vésicule de Graaf et le feuillet péritonéal de l'ovaire pour arriver dans la trompe.

Leur volume étant très petit, microscopique, ils seraient tout à fait dans l'impuissance de rompre leur enveloppe; mais, par suite de l'accumulation d'un liquide dans la vésicule de Graaf, la rupture des parois de celle-ci devient possible.

Chute de l'œuf; mécanisme de cette chute. — Chez les oiseaux, l'ovaire ayant la forme d'une grappe, il en résulte que chaque œuf est enveloppé par la membrane fibreuse qui se déchire facilement, et l'œuf tombe dans l'oviducte.

Chez la femme, il n'en est plus de même : la vésicule de

Graaf n'embrasse pas l'œuf d'une manière aussi étroite. Aussi un autre mécanisme a lieu pour la chute de l'œuf.

L'œuf est fixé au moyen de la couche granuleuse et du disque proligère.

La vésicule est le siége d'un travail qui a pour résultat de la distendre, de la faire proéminer et de la déchirer pour en chasser l'œuf qui est placé vers la partie la plus superficielle de la vésicule.

Voici comment l'œuf est expulsé : Dans toute leur partie qui est recouverte du péritoine, les vésicules de Graaf deviennent de plus en plus minces, transparentes ; leurs vaisseaux, qui arrivent par leur partie profonde, sont comprimés de plus en plus par l'effet de la dilatation ; ils s'atrophient et s'oblitèrent.

Parvenues ainsi au terme de leur développement, les vésicules semblent être stationnaires jusqu'au moment où une surexcitation provoquée, soit par la maturité de l'œuf, soit par le rapprochement des sexes, vient en déterminer la rupture.

Sous l'influence de cette nouvelle stimulation, le liquide qui les remplit est produit en plus grande quantité et distend la cavité outre mesure ; aussi ses parois se déchirent dans le point culminant et, en se rétractant, expriment avec violence le liquide qu'elles contenaient.

Le liquide ainsi chassé entraîne avec lui le disque proligère et l'œuf qu'il contient, pendant que le pavillon de la trompe vient saisir l'œuf et le liquide pour les conduire dans son canal.

La rupture se fait d'une manière lente, progressive ; la capsule fibreuse se rompt d'abord, et le péritoine ne cède qu'en second lieu.

De l'ovaire après la chute de l'œuf; des corps jaunes. — Après que le contenu de la vésicule de Graaf a été chassé, le feuillet interne muqueux, épais, non rétractile, devient le siége d'une congestion intense accompagnée de tuméfaction. Le feuillet externe, au contraire, fibreux, élastique, ne participe pas à cette turgescence et commence à se rétracter.

La rétraction de ce feuillet externe pendant la tuméfaction

du feuillet interne, qui est lié avec lui dans certains points par des brides, détermine dans le feuillet interne la formation de plis qui, croissant de plus en plus, arrivent bientôt au contact et donnent à l'intérieur de la vésicule ovarique l'aspect des circonvolutions cérébrales. Or, le corps jaune résulte en partie de ce travail.

Mais ce n'est point tout. Il se fait au centre de cette cavité un petit épanchement sanguin, résultat de la déchirure des vaisseaux, et c'est à ce sujet que MM. Robin et Verdeil attribuent la cause de la coloration spéciale du *corps jaune*. D'après ces physiologistes, ce caillot se décolore assez vite. Il arrive quelquefois que, vingt ou trente heures après sa coagulation, la fibrine est devenue grisâtre, demi-transparente, ordinairement un peu teintée en rouge par la matière colorante devenue ocracée. Cette teinte s'observe plutôt dans les corps jaunes de la grossesse.

Ces physiologistes ont montré aussi que la cause de cette coloration jaune était due à des globules ou granulations graisseuses éparses dans les cellules particulières de la membrane interne de la vésicule de Graaf.

Il y a deux espèces de corps jaunes.

Quand l'œuf est fécondé, le corps est plus volumineux, une matière amorphe plastique s'interpose entre les plis de la membrane interne ; il atteint son apogée vers le troisième mois de la grossesse ; à partir du quatrième mois, il s'atrophie et a perdu les deux tiers de son volume lors de l'accouchement. Deux mois après, il n'est plus qu'un petit noyau dur qui persiste plus ou moins longtemps.

Lorsque l'ovule n'a pas été fécondé, le corps jaune devient moins gros et décroît rapidement : trente ou quarante jours suffisent pour qu'il soit réduit à un petit tubercule cicatriciel.

Ce tubercule cicatriciel est constitué 1° par des fibres de tissu cellulaire, 2° par des éléments fibro-plastiques, 3° par de la matière amorphe, 4° par de l'hématoïdine.

Le tissu des corps jaunes est formé par des cellules spéciales (*cellules de l'ovariule*, Ch. Robin) très grandes, avec un noyau nucléolé, granuleuses, renfermant des gouttelettes graisseuses.

Causes de la chute de l'œuf. — Il ne faudrait pas croire que l'œuf se développe sous l'influence du mâle. L'œuf se développe spontanément aussi bien chez les animaux que chez la femme.

Chez les animaux, on voit qu'à l'époque du rut l'œuf se détache spontanément. Mais de ce qu'il en est ainsi, il ne faudrait pas croire que l'influence du mâle est nulle. La présence constante du mâle hâte la maturation de l'œuf et favorise le retour du rut. L'accouplement a le pouvoir de hâter la maturation de l'œuf et souvent d'empêcher son avortement.

Époque de la chute de l'œuf; rut. — Bien que les vésicules de Graaf existent chez le fœtus, elles ne se développent qu'à l'époque de la puberté. En même temps, les trompes, la matrice, les organes copulateurs s'injectent, sécrètent certains liquides et subissent certains changements qui les rendent propres au rôle qu'ils vont bientôt remplir. Cet état ne persiste pas longtemps, surtout si l'accouplement vient en limiter la durée, car il cède presque toujours au coït.

Lorsque cet état cesse, la femelle perd son ardeur, fuit le mâle ou lui résiste obstinément jusqu'à ce que, au bout d'un temps plus ou moins long, les mêmes symptômes se manifestent de nouveau pour revenir désormais avec des intervalles de temps égaux dans chaque espèce et à des époques dont la périodicité régulière coïncide avec les saisons.

Pour désigner cet état dans lequel sont les femelles, on dit qu'elles sont en *rut* ou en *chaleur*.

Les signes du rut varient avec les espèces. Il en est de même de la périodicité.

Chez les femmes, le moment du rut coïncide avec l'apparition et le retour des règles.

ARTICLE V. — De la menstruation (1).

On a donné le nom de *menstrues* (règles, mois, etc.) à une excrétion de sang qui sort par la vulve, survient naturellement et presque sans exception chez toute femme bien constituée, dès qu'elle a atteint l'âge de la puberté, se reproduit périodiquement tous les mois et se continue jusqu'aux approches de la vieillesse.

Le premier fait caractéristique de l'invasion des règles est la manifestation d'une *odeur spéciale* que contracte le mucus excrété par les organes sexuels. Cette odeur est physiologiquement comparable aux émanations qui naissent des parties génitales des femelles à l'époque du rut, et qui, impressionnant le mâle d'une manière remarquable, lui permettent de suivre la femelle à la piste.

Un deuxième phénomène, c'est le *changement de couleur* du mucus utéro-vaginal. Ce mucus, d'abord blanc, devient alors brunâtre; quelques globules sanguins, mêlés aux nombreux globules de mucus et aux fragments d'épithélium qui nagent dans ce liquide, sont la cause d'une pareille coloration.

Cette première période dure un ou deux jours : tantôt elle précède l'écoulement sanguin d'une manière immédiate, tantôt les symptômes qui la caractérisent disparaissent et le mucus devient normal; puis, après un jour, du sang presque pur s'échappe par la vulve. C'est là seconde période qui commence.

On voit, en effet, se manifester un écoulement sanguin rutilant. Ce liquide se compose de sang, qui ne diffère pas du sang artériel, mêlé à du mucus vaginal.

La quantité du liquide excrété devenant de moins en moins abondante, la couleur passe du rouge au brun, la proportion des globules sanguins diminue et celle du mucus augmente;

(1) A. Brierre de Boismont, *De la menstruation considérée dans ses rapports physiologiques et pathologiques*, 1842, 1 vol. in-8. — Raciborski, *Du rôle de la menstruation dans la pathologie et la thérapeutique*, 1856, 1 vol. in-8.

enfin ce mucus devient lui-même plus épais et offre, pendant cette période de cessation, des caractères analogues, mais inverses à ceux qu'il avait d'abord présentés. C'est surtout à la fin de cette période que les vésicules de de Graaf peuvent s'ouvrir spontanément.

Quand l'écoulement menstruel a cessé, la surface interne de l'utérus et surtout celle du vagin se dépouillent de plaques épithéliales nombreuses, d'abord presque intactes, bientôt réduites en fragments plus ou moins ténus. Ces débris d'épithélium constituent alors la plus grande partie des éléments solides contenus dans les excrétions de la vulve ; le reste est composé d'un nombre variable de globules muqueux. A ce moment, c'est-à-dire vers le dixième jour environ après la cessation des règles, on verrait tomber constamment, d'après M. Pouchet, un flocon albumineux, élastique, d'une teinte opaline, produit par la surface utérine, et qui serait une véritable membrane caduque, se formant normalement dans la matrice après chaque période menstruelle, se détachant pendant chaque intervalle des règles, lorsqu'il n'y a pas eu conception. Un fait constaté par M. Follin confirme cette manière de voir.

Le phénomène local de l'écoulement des règles, surtout aux premières époques, présente quelquefois une certaine gravité. Des douleurs plus ou moins vives, auxquelles s'ajoute un sentiment de pesanteur, se font sentir aux lombes, dans le bassin et dans les jambes. On observe en même temps une tuméfaction notable des mamelles ; d'où l'on doit conclure que l'activité se trouve exaltée dans le système génital tout entier. Pendant la durée de l'évacuation, l'intensité des mouvements du pouls diminue, les yeux se creusent et s'entourent d'un cercle livide ; la femme éprouve un affaiblissement.

La *durée* de chaque écoulement menstruel est variable : tantôt elle est réduite à trois ou quatre jours, tantôt elle se prolonge pendant une semaine et même plus.

La *quantité* de sang rendue chaque fois varie aussi d'une femme à l'autre, et suivant diverses circonstances ; elle peut être de 200 grammes (Burdach), de 300, 350, 500 et même au delà. En général, les femmes pauvres et mal nourries en ont moins que les femmes riches et vivant dans l'abondance, les femmes chastes que les femmes lascives. D'après Haller et Burdach, le flux menstruel se reproduit même plus souvent chez ces dernières, dont quelques-unes le présentent tous les quinze jours. Selon Parent-Duchâtelet, il est quelquefois immodéré chez les filles publiques.

Burdach et M. Brierre de Boismont ont constaté qu'il est plus considérable dans les pays chauds que dans les pays froids.

La *nature* du liquide excrété n'est ni vénéneuse ni fétide. Hippocrate et Aristote avaient déjà constaté ce fait. La fétidité du sang des règles ne peut être due qu'à la malpropreté, à la chaleur, ou à un long séjour dans les organes.

Quelle est l'*origine* du sang qui s'écoule par la vulve ? Haller l'a placée dans les artères de la matrice. En effet, en examinant des femmes mortes au moment où commençait l'hémorrhagie, on a vu la muqueuse utérine engorgée, tatouée, pour ainsi dire, par un nombre infini de petits points rouges, et parsemés çà et là de petites ecchymoses. D'après M. Coste, le sang s'échappe des vaisseaux superficiels de la muqueuse utérine par de petites gerçures microscopiques.

La menstruation se reproduit chez la femme tous les mois *périodiquement*. D'après M. Brierre de Boismont, trente jours s'écoulent entre le moment de l'apparition des règles et celui de leur retour. D'après Schwigs, ce serait seulement vingt-sept à vingt-huit jours. Il arrive assez souvent que les règles anticipent de plusieurs jours sur l'époque suivante, plus rarement elles retardent.

L'époque de la première éruption des règles varie suivant beaucoup de circonstances. Ainsi, les règles commencent à couler quand les mamelles se gonflent et que les poils se montrent aux parties génitales. Cet âge de la puberté est compris, dans nos climats, entre la treizième et la quinzième année ; mais il y a sur ce point des variétés assez nombreuses. Ainsi, on a vu sortir du sang de la vulve de petites filles à l'instant de leur naissance, à trois mois, à deux ans, à sept ans, à neuf ans.

On cite des filles qui sont devenues mères à neuf, dix, onze et douze ans. Dans les pays chauds, les filles sont plus tôt nubiles que dans les pays froids.

Les âges moyens de la menstruation dans les divers pays sont : seize ans à Varsovie, quatorze ans à Paris, treize ans à Marseille.

La cessation de la menstruation ne peut pas être rigoureusement déterminée.

En général, vers quarante-cinq ans, le flux menstruel a disparu ou commence à disparaître, et les femmes deviennent stériles à partir de ce moment. Vers cinquante ans, les règles, quand elles existent, ne sont plus périodiques et à cinquante-cinq ans elles n'existent jamais : c'est donc de quarante-cinq à cinquante-cinq ans qu'elles cessent.

Il y a des exceptions à cette loi ; ainsi on a vu des femmes devenir enceintes à soixante-dix ans.

L'âge de la cessation des règles ne peut donc être évalué par une moyenne fixe. D'après M. Négrier, les règles cessent d'autant plus tard qu'elles ont commencé plus tôt. L'inverse avait été admis jusqu'à présent.

Le climat ne paraît pas avoir d'influence bien évidente sur la cessation de la menstruation. Pendant la gestation, les règles sont suspendues, surtout durant les derniers mois. Cette loi n'a que de rares exceptions. L'allaitement n'entraîne pas nécessairement la suspension de l'écoulement menstruel.

ARTICLE VI. — Physiologie de la trompe de Fallope.

L'œuf ne pouvait trouver dans l'ovaire les matériaux nécessaires à son développement ultérieur ; il fallait qu'il arrivât dans l'utérus, et c'est la trompe de Fallope qui est chargée d'opérer ce transport.

Nous allons décrire d'abord le mode de préhension de l'œuf par la trompe, puis nous parlerons de la marche à travers ce canal et enfin des modifications qu'il y subit.

La manière dont l'œuf est saisi par la trompe de Fallope est fort curieuse. En effet, il n'y a pas de continuité entre l'ovaire et son conduit excréteur; il fallait dès lors qu'au moyen de quelque artifice l'œuf pénétrât dans le conduit qu'il va parcourir.

Faisons remarquer que la disposition du pavillon sous forme d'entonnoir est éminemment propre à recevoir l'œuf; ses franges, ses prolongements, le ligament tubo-ovarien, tout favorisait la préhension de l'œuf. Mais, d'un autre côté, reconnaissons que ces dispositions toutes favorables à cet acte n'étaient point assez parfaites pour en assurer l'exécution. Il devenait donc nécessaire que le conduit vînt se mettre en rapport avec l'organe producteur de l'œuf, que la continuité fût en ce moment complétement rétablie. C'est, en effet, ce qui a lieu. Voici par quel mécanisme : Le pavillon de la trompe entre en érection sous l'influence de l'excitation générale dans laquelle se trouvent les autres organes de la génération, et par le seul effet de cette érection on le voit se porter sur l'ovaire.

Les anatomistes qui font des injections pénétrantes dans les organes génitaux internes, peuvent remarquer qu'au moment où les liquides arrivent dans les capillaires, la trompe s'érige et s'infléchit en même temps vers l'ovaire. M. Béraud a souvent fait cette expérience directe, et elle était bien plus décisive quand il avait la précaution de placer la trompe dans de l'eau tiède, afin de lui laisser toute la liberté de ses mouvements.

Ainsi, au moyen de leurs fibres circulaires, le pavillon et le corps frangé s'appliquent sur l'ovaire ; l'ouverture de la trompe se dilate, et l'œuf, plus ou moins saillant, est embrassé par le pavillon qui exerce sur lui une sorte de succion. L'œuf est alors englouti et porté dans le canal de la trompe comme par une véritable déglutition.

Marche de l'œuf à travers la trompe. — Arrivé dans le pavillon, l'œuf parcourt les sillons qui tous convergent vers l'orifice abdominal de la trompe. Des cils vibratiles l'aident à suivre cette marche. Sur son trajet la muqueuse laisse exhaler à sa surface un liquide se mêlant avec celui qui vient de s'échapper de la vésicule de Graaf.

Dans le canal de la trompe, l'œuf marche vers l'utérus par le mouvement des cils vibratiles et peut-être par la contraction des parois. Mais si ces causes de la marche de l'œuf existent réellement chez les oiseaux, où l'œuf offre un volume assez considérable, il n'en est pas de même chez les mammifères et chez la femme, où l'œuf est microscopique ; de sorte qu'ici nous pensons que les cils vibratiles suffisent pour faire marcher l'œuf vers l'utérus.

Des changements survenus dans l'œuf pendant son trajet à travers la trompe. — Ces changements diffèrent chez les oiseaux et chez les mammifères. Nous devons nous restreindre à l'examen de ce qui se passe ches ces derniers.

L'ovule avait entraîné une partie de la membrane granuleuse au sortir de la vésicule de Graaf, il n'est donc pas au contact immédiat de la muqueuse du pavillon et de la trompe.

Au bout de cinq à six heures, les cellules qui l'environnent sont résorbées ; dès lors, la membrane vitelline est en rapport direct avec la muqueuse. A partir de ce moment, l'ovule se revêt d'une couche d'albumine qui augmente à mesure que l'œuf se rapproche de l'utérus. Dans le dernier quart de la trompe, l'albumine n'est plus exhalée ; bien plus, celle qui avait revêtu l'œuf disparaît peu à peu ; et l'œuf arrive tout nu dans la cavité utérine.

Le temps que met l'œuf pour parcourir la trompe est un peu variable suivant les espèces. Il faut quatre jours chez les lapins, cinq à six chez les chiennes et les brebis. Chez les femmes, ce trajet paraît s'accomplir en cinq jours ; mais c'est là une évaluation approximative, car chez la femme on n'a jamais vu l'œuf dans la trompe.

C'est ainsi que l'œuf arrive dans l'utérus, qu'il soit ou non fécondé. Dans le premier cas, il se développera ; dans le second, ses éléments se dissolvent, se décomposent, se mêlent aux autres liquides et tout disparaît sans laisser de traces.

ARTICLE VII. — Physiologie de l'utérus.

L'utérus présente au physiologiste, à l'anatomiste, au médecin, au chirurgien et à l'accoucheur, un sujet d'étude des plus intéressants.

Examiner les modifications que cet organe subit suivant les âges, étudier ses changements à l'époque de la puberté, observer comment cet organe se comporte pendant la période menstruelle, contempler le développement énorme qu'il prend à l'époque de la grossesse, suivre la série des phénomènes qui se passent avant, pendant et après cet état, n'est-ce pas assister aux péripéties émouvantes d'une nouvelle création, c'est-à-dire au plus beau des spectacles qu'il soit donné à l'homme de pouvoir admirer.

Nous allons examiner en premier lieu qu'elles sont les propriétés de l'utérus, puis nous en examinerons les usages.

Des propriétés de l'utérus. — L'utérus est un organe composé de plusieurs tissus ; il doit donc posséder toutes les propriétés de ces tissus. Or ces tissus sont surtout le tissu musculaire et le tissu muqueux. A l'un d'eux, l'utérus doit sa contractilité ; à l'autre, sa sensibilité : aux vaisseaux, la nutrition. Nous laisserons de côté les propriétés physiques, telles que consistance, élasticité, dureté, épaisseur, toutes propriétés que nous avons suffisamment indiquées en exposant la description anatomique de cet organe.

1° *Propriété de nutrition.* — Devant être le siége de fréquents changements, devant fournir les nombreux matériaux d'un nouvel être, l'utérus est largement pourvu de la propriété de nutrition. Voyez, en effet, la quantité considérable de vaisseaux qu'il reçoit. Les artères utérines et utéro-ovariennes n'offrent-elles pas en outre un volume relativement considérable.

Les anastomoses nombreuses que ces artères présentent, non-seulement entre elles, mais encore avec les artères du voisinage, assurent un abord facile au sang. Aussi qu'une artère vienne à s'oblitérer d'une manière permanente ou accidentelle, le sang ne cessera pas de pénétrer dans toutes les parties de l'utérus. M. Béraud a disséqué une femme morte à la suite de ses couches : elle avait l'artère utéro-ovarienne complétement fermée dans tout son parcours ; la grossesse n'en avait pas moins parcouru toutes ses phases ; la nutrition de l'utérus et de l'embryon n'en avait pas souffert. L'artère utéro-ovarienne du côté droit avait un peu augmenté de volume et cela seul avait suffi pour rétablir le cours normal du sang dans cet organe.

La loi de renversement de volume des artères trouve ici une large application.

Si l'on suit le mode d'évolution de l'utérus pendant la grossesse, on voit que sa propriété de nutrition et de développement est exactement en rapport avec le développement des artères. Ainsi, dans les premiers temps de la grossesse, l'artère ovarienne devient plus grosse ; c'est alors que le fond de l'utérus commence à se développer ; les phénomènes de nutrition ont lieu dans la partie supérieure de l'utérus. Peu à peu ces mêmes phénomènes se passent plus bas, et l'on voit grandir la partie inférieure et moyenne de l'organe ; c'est le tour de l'artère utérine.

Non-seulement les artères servent à la nutrition de l'utérus par leur volume et par leur nombre, mais on doit reconnaître aussi que leur forme, leur disposition toute spéciale concourent au même but.

Ne voyons-nous pas toutes ces artères prendre la forme de vrilles quand elles pénètrent dans les parois utérines ? Une semblable disposition n'a-t-elle pas évidemment pour effet de ralentir la marche du sang et de permettre ainsi les phénomènes d'exosmose nécessaires à la nutrition ? On avait cru pendant longtemps que cette disposition anatomique n'avait qu'un but purement physique, celui de ne pas gêner l'accroissement de l'organe pendant la grossesse. Mais une semblable opinion n'est-elle pas renversée par le seul fait que cette forme en vrille, loin de diminuer par suite de la distension, augmente considérablement pendant la grossesse. Et, notons bien que cette augmentation nous indique leur but réel, puisqu'elle coïncide avec une activité plus grande dans les phénomènes de nutrition.

Enfin, nous ne devons pas oublier de faire remarquer la connexion étroite qui existe entre les vaisseaux de l'appareil génital; tous sont largement anastomosés les uns aux autres, de sorte que du moment où le développement se fait dans une partie, il ne tardera pas à se manifester dans la voisine; d'où la solidarité, le concours assuré de tous ces organes vers un même but, la génération.

Les veines offrent aussi une disposition très remarquable au point de vue de la nutrition du fœtus. Non-seulement elles sont fort larges et fort nombreuses pour ramener le sang qui arrive par les artères; mais encore elles présentent sur leur trajet et dans l'épaisseur des parois utérines des dilatations nombreuses qui sont appelées *sinus uterins*.

Ces sinus sont destinés à recevoir les villosités placentaires qui plongent au milieu d'eux, prennent à la mère les matériaux liquides ou gazeux nécessaires au nouvel être.

La disposition de ces sinus est très favorable pour l'échange des matériaux entre le sang de la mère et celui de l'embryon. En effet, le sang séjourne longtemps dans ces espèces de lacs et le phénomène de l'endosmose devient plus certain.

On se demande involontairement comment il se fait que le fœtus puise dans du sang veineux, sang impropre ailleurs à la vie, les matériaux qui vont lui servir à sa nutrition. La réponse à cette question nous paraît bien simple. Le sang qui arrive à l'utérus en grande quantité offre une double destination. Une partie plus ou moins abondante sert à la nutrition de l'utérus; mais en passant à travers les capillaires, tout le sang n'est pas modifié; il en résulte qu'une partie considérable passe dans les veines sans qu'il ait rien perdu de ses propriétés qu'il avait dans les artères; il a donc encore son gaz oxygène et c'est ainsi qu'il arrive dans les sinus. C'est de ce superflu que profite le fœtus.

On peut encore se poser la question suivante : Pourquoi les villosités placentaires ne sont-elles pas en rapport direct avec les artères, puisqu'en somme c'est le sang artériel qui doit donner au fœtus les matériaux de sa nutrition?

Si les artères avaient été mises en rapport avec le placenta, il en serait résulté de nombreux inconvénients. Leur ténuité ne suffisant pas aux phénomènes d'absorption, elles auraient dû subir une dilatation en forme de sinus, et voyez dès lors les inconvénients d'une semblable disposition. Si ces sinus artériels avaient été à parois égales à celles des artères, ils n'auraient pas permis l'absorption placentaire. S'ils avaient été à parois minces, d'une ténuité extrême, la circulation n'aurait pu se faire, c'était autant d'anévrysmes que la nature plaçait dans l'utérus, et, par conséquent, des hémorrhagies incoercibles seraient survenues à chaque moment.

Ajoutons que dans les artères la circulation est trop rapide pour que l'échange des gaz et des liquides eût pu se faire d'une manière très efficace pour l'embryon.

Signalons enfin un dernier inconvénient : si le fœtus eût tiré ses matériaux du système artériel, il aurait été soumis aux mêmes influences que tous les autres organes de la mère. Les émotions, les maladies de celle-ci, auraient eu des retentissements immédiats, prompts et assurés ; le fœtus serait mort en même temps que meurent les muscles, le cœur, le cerveau; le plus petit dérangement dans la circulation, par suite d'une compression des artères, aurait compromis la vie du fœtus; mais, grâce aux sinus utérins disposés sur le trajet des veines, le fœtus échappe à toutes ces influences, ou du moins il s'y trouve soustrait pour un certain temps; il vit dans une atmosphère moins changeante, il a déjà acquis une certaine indépendance dans son existence; aussi il vit encore alors que sa mère n'est déjà plus qu'un cadavre. Voilà, si je ne me trompe, la justification de l'opération césarienne.

2° *Sensibilité de l'utérus.* — La sensibilité de l'utérus mérite toute l'attention des praticiens ; mais, il faut le reconnaître, nous n'avons pas sur cette propriété des notions bien précises. Nous voudrions que l'on eût fait pour l'utérus une sorte de topographie de la sensibilité, comme on l'a fait pour la langue. Cependant, comme depuis quelques années on a introduit souvent des corps étrangers dans la cavité utérine, on a pu explorer sa sensibilité.

Comme l'utérus reçoit ses nerfs du grand sympathique, à peu près d'une manière exclusive, l'analogie nous porte à penser que cette sensibilité doit être peu considérable, sinon nulle, et que si l'on a pu provoquer de la douleur, ce n'était qu'en vertu d'un état pathologique.

Mais examinons cette sensibilité dans le col et dans le corps de l'utérus.

Dans le col, il n'existe pas de sensibilité; l'expérience de chaque jour le prouve suffisamment. Touchez, irritez, cautérisez, coupez le col de l'utérus, et la femme ne manifestera aucune douleur. Ce fait est si généralement accepté, si incontestable que M. Jobert (de Lamballe) a voulu l'expliquer par l'absence de nerfs de ce col. Nous acceptons volontiers le fait, mais nous rejetons aussi hardiment l'explication. En effet, l'intestin est-il sensible? Le chirurgien ne peut-il pas le toucher, le couper, le cautériser, sans que le patient accuse la plus petite douleur? Dira-t-on pour cela qu'il ne renferme aucun filet nerveux? Ce serait avancer une erreur monstrueuse. L'intestin n'est pas sensible parce qu'il reçoit ses filets nerveux du grand sympathique. Il en est de même pour le col de l'utérus.

Si maintenant on porte un instrument dans la cavité utérine, et si cette cavité est à l'état physiologique, on ne provoquera aucune douleur, aucune sensation; il n'y a pas de sensibilité. Que l'investigation porte sur la cavité du col, qu'elle porte sur la cavité du corps, à droite, à gauche, en avant ou en arrière, même résultat négatif.

Mais est-ce à dire que nous nions pour cela que ces investigations ne soient pas douloureuses? Non. Nous admettons que le col, que le corps de l'utérus, peuvent, par leur irritation, amener des sensations douloureuses au même titre que l'intestin, et le nom de *coliques utérines* nous montre bien la réalité du fait.

Cette sensibilité à la douleur peut se manifester de deux manières : ou bien directement sur le lieu impressionné, ou bien dans le voisinage.

Souvent on rencontre des femmes chez lesquelles le toucher du col provoque de la douleur. Le physiologiste ne doit point être embarrassé pour l'explication de ces faits; ils n'échappent pas aux lois de la physiologie. De même que si l'intestin est enflammé, irrité, malade, on voit sa sensibilité s'exagérer, monter d'un degré, d'organique devenir animale; de même, le col de l'utérus, ordinairement insensible, peut le devenir sous l'influence d'un état pathologique. Ce que nous disons du col, nous pouvons le dire pour toutes les régions de la cavité utérine. Aussi, toutes les fois que le chirurgien provoquera de la douleur par le toucher ou par des investigations d'une autre nature, il aura le droit de conclure à l'existence d'un état morbide dont le siége lui sera indiqué par la douleur. Voilà donc la douleur, la sensibilité locale.

Mais il arrive souvent que la douleur ne se fait pas sentir sur l'organe même, la sensibilité est reflexe. Il semble que, dépourvu de sensibilité, cet organe l'emprunte aux organes environnants. Ainsi, que de fois le pathologiste ne constate-t-il pas que les affections de l'utérus s'accompagnent de douleurs dans l'aine, dans les lombes, dans la partie postérieure du bassin vers le sacrum. C'est là un phénomène qui doit être rapporté à l'action reflexe, et que M. Beau a parfaitement mis en relief par ses importantes recherches sur les névralgies utérines.

3° *Contractilité de l'utérus.* — Personne ne peut nier aujourd'hui la contractilité de l'utérus; on n'a qu'à examiner ce qui se passe au moment de l'accouchement pour en avoir une preuve évidente. Mais si le fait est bien prouvé pour cette époque, en est-il de même en dehors de la grossesse? Les fibres contractiles ne disparaissent-elles point après la gestation?

Nous reconnaissons volontiers que, dans cette dernière circonstance, les fibres contractiles diminuent de nombre, de volume, mais elles ne disparaissent pas complétement, et l'anatomie ne nous a-t-elle pas montré que la membrane propre de l'utérus était constituée par des fibres musculaires. Il est donc bien prouvé que la contractilité de l'utérus existe aussi bien pendant la gestation, qu'avant et après.

Quelle est la nature de cette contractilité? Est-elle semblable à celle que possèdent les muscles de la vie animale ou bien à celle des muscles de la vie organique? La contractilité de l'utérus appartient à la contractilité organique. En effet, les fibres musculaires de l'utérus sont lisses et offrent tous les caractères des fibres de l'intestin. Aussi, comme ces dernières, sont-elles soustraites à l'influence de la volonté.

Les agents qui provoquent cette contractilité sont le froid, la chaleur, l'excitation nerveuse, l'électricité, tous les irritants physiques et chimiques, tels que la titillation, le seigle ergoté. L'électricité nous paraît, à cause de son influence sur la contractilité de l'utérus, pouvoir rendre quelques services à la thérapeutique des maladies de cet organe.

Les agents qui anéantissent ou affaiblissent cette contractilité, sont les stupéfiants, les narcotiques, les passions tristes et surtout la belladone.

Mais la belladone agit-elle directement sur les fibres musculaires de l'utérus, ou bien son action se bornerait-elle aux parois des nombreux vaisseaux contenus dans cet organe? Quelques faits récemment observés tendraient à faire adopter cette dernière opinion.

En effet, il est prouvé qu'en mettant de la belladone sur le mésentère ou la patte d'une grenouille, les vaisseaux se resserraient. Or, voici le mécanisme de cette contraction. La belladone excite le grand sympathique ou les filets qui accompagnent les vaisseaux. Cette excitation a pour effet de faire contracter les vaisseaux, qui, recevant ainsi moins de sang, permettent à l'organe d'occuper moins de place et par conséquent le tissu devient moins turgide. La dilatation de l'utérus sous l'influence de la belladone se ferait d'après le même mécanisme, qui ne serait en somme qu'une véritable soustraction de sang.

Voyons maintenant quels sont les phénomènes qui ont lieu dans l'utérus quand cette contractilité est mise en jeu; en un mot, examinons la contraction de cet organe.

Par ses fibres longitudinales et obliques, l'utérus est très favorablement disposé pour chasser ce qui est contenu dans sa cavité. Mais des fibres circulaires, un véritable sphincter, sont placées à l'orifice vaginal, ces fibres s'opposent donc à l'action des fibres longitudinales. Comment se fait la lutte entre ces deux forces opposées? Quel est le résultat de cet angonisme? Par quel mécanisme la victoire reste-t-elle aux fibres longitudinales?

Quand l'utérus est gravide, qu'il est au début de la gestation, les fibres circulaires, le sphincter utérin est dans toute sa puissance. Cet anneau pourra bien laisser sortir quelque chose à ce moment, mais ce ne sera que par son défaut de contraction; il n'y aura pas dilatation. Les fibres longitudinales ne pourraient pas lutter avec avantage, parce qu'elles viennent alors embrasser les fibres circulaires suivant une direction perpendiculaire. Si alors elles se contractent, elles porteront bien le sphincter en haut, ou vers leur point d'insertion, mais il n'y aura aucun effet de dilatation.

Supposons maintenant que nous sommes arrivé au terme de la grossesse; l'utérus représente un ballon, les fibres longitudinales se sont considérablement développées, les fibres circulaires, au contraire, ont diminué ou plutôt sont restées stationnaires.

Faisons contracter les fibres longitudinales. Celles-ci chasseront le fœtus vers l'orifice utérin, mais le sphincter s'oppose à l'issue de celui-ci. Cette résistance sera bientôt vaincue.

Par leur réflexion autour du corps volumineux qu'elles chassent, les fibres longitudinales s'insèrent autour des fibres circulaires suivant une direction tout autre que dans le premier cas. Leur incidence est parallèle au rayon des fibres circulaires, tandis qu'elle était perpendiculaire. L'ouverture vaginale de l'utérus est alors dans les mêmes conditions que l'ouverture pupillaire ; la contraction des fibres longitudinales par le moindre effort agrandira très facilement les fibres circulaires.

Plus le corps sera gros, plus la partie réfléchie sera grande, plus les fibres longitudinales deviendront rayonnées, et plus la force de dilatation augmentera.

Telles sont les propriétés de l'utérus ; un mot sur ses usages.

L'utérus a des usages relatifs à la menstruation, à la gestation.

Pendant la menstruation, la muqueuse utérine laisse exhaler à sa surface une rosée sanguinolente qui constitue le sang des règles. Nous n'avons qu'à renvoyer le lecteur à ce que nous avons dit déjà sur ce sujet quand nous avons traité de la menstruation.

Relativement à la gestation, l'utérus remplit le rôle le plus important. Il protége, il nourrit, il expulse plus tard le produit de la conception.

Nous ne croyons pas devoir traiter ici de toutes les modifications que la muqueuse subit pendant et après la grossesse, comment se fait la délivrance ; nous sortirions des limites que nous nous sommes imposées.

CHAPITRE III.

VICES DE CONFORMATION DE L'UTÉRUS ET DE SES ANNEXES.

Les vices de conformation que l'on décrit souvent sous le nom de *maladies congénitales* des organes génitaux de la femme peuvent être distribués en quatre sections bien distinctes suivant qu'ils ont pour siége : le vagin, l'utérus, les trompes et les ovaires.

ARTICLE I. — Vices de conformation du vagin.

Si l'on compare entre elles les nombreuses observations disséminées dans la science, on peut établir deux divisions parmi ces anomalies. Dans la première, on comprend tout ce qui est relatif à l'absence complète ou partielle du vagin ; dans la seconde on peut placer successivement les vices de forme et de structure susceptibles de modifier l'aspect et les fonctions multiples de ce conduit muqueux.

§ 1. Absence complète du vagin.

On trouve dans les auteurs un assez grand nombre d'exemples d'absence complète du vagin ; tantôt on décrit ce conduit comme manquant dans toute son étendue, sans qu'il y ait aucun vestige de son existence ; lorsqu'il en est ainsi, le fond de la vessie se trouve adossé au rectum de la même manière que chez l'homme ; dans d'autres cas, c'est une substance cellulo-fibreuse sous forme de cordons durs, qui s'étend, dans une longueur variable, à la place qu'il occupe habituellement (1).

L'absence du vagin peut coïncider avec d'autres vices de conformation de l'appareil génital, ou bien correspondre à un développement régulier des autres parties sexuelles.

Dans beaucoup d'autopsies faites avec le plus grand soin, il a été impossible de constater la présence non-seulement du vagin, mais encore de l'utérus et des trompes. Afin de ne pas multiplier les citations de vieux livres si riches en observations de cette nature, je rappellerai avec quelques détails un fait plus récent publié par M. le docteur Rossignol (2). Il s'agit d'une choriste de l'Opéra, qui cumulait aussi depuis longtemps les fonctions de fille galante. Chez cette personne tout semblait confirmer l'absence complète du vagin, de l'utérus et des ovaires : aussi elle déclara n'avoir jamais eu de désirs vénériens, ni éprouver

(1) Cruveilhier, *Traité d'anatomie pathologique*, 1849-1856, 3 vol. in-8.

(2) *Gazette des hôpitaux*, 25 mars 1854.

aucun des phénomènes qui caractérisent l'ovulation. Elle avait les traits et les allures d'une enfant, bien qu'elle eût dépassé de beaucoup l'âge nubile. L'investigation par le toucher rectal, la palpation, etc., ne démontrèrent pas de traces de ces organes.

J'ai observé, il y a quelques années, un fait du même genre. Une dame de mes clientes m'adressa sa femme de chambre, mariée depuis trois mois, et dont le mari s'était plaint à elle de quelque chose de singulier qu'il trouvait chez sa femme. Je l'examinai : les grandes lèvres existaient, mais il n'y avait aucune trace de vagin ; le toucher rectal me fit reconnaître l'absence de l'utérus. La jeune femme, âgée de dix-neuf ans, n'avait jamais été réglée, les seins étaient peu développés ; la santé ne présentait pas de modifications sensibles.

Une disposition contraire n'est pas très rare ; alors l'utérus est apte à accomplir la fonction menstruelle, mais le sang des règles, ne pouvant être rejeté au dehors, provoque des symptômes qui amèneraient bien vite une terminaison fâcheuse (Morgagni) si l'art ou une ouverture dans le rectum (Amussat) ne venaient à propos donner issue au liquide accumulé.

L'absence du vagin n'est pas toujours aussi radicale, et il existe de nombreuses variétés d'imperforation partielle. Dans certains cas, l'orifice vulvaire se présente avec tous les caractères de l'état normal, mais il ne tarde pas à se terminer dans un cul-de-sac plus ou moins éloigné de la vulve (Boyer, Rossignol). Dans une autre observation de M. le docteur Rossignol, le vagin s'arrêtait à trois centimètres au-dessus de l'orifice inférieur. C'était chez une femme mariée depuis quatre ans ; elle avait eu à une autre époque des hémorrhagies nasales qui revenaient tous les mois, mais elle n'avait jamais ressenti les phénomènes qui précèdent ou accompagnent la menstruation. Le fond de ce cul-de-sac présentait l'épaisseur et la résistance des autres parois vaginales. Chez d'autres personnes encore, la vulve seule existe (Morgagni), de telle sorte que le vagin manque, moins son orifice inférieur. On a vu aussi une conformation tout à fait inverse : ainsi le vagin faisait défaut à sa partie inférieure et reparaissait à son extrémité supérieure (Dehaën) ou dans sa partie moyenne seulement. On comprend que ces circonstances soient éminemment favorables au succès d'une opération, lorsqu'il s'agit, par exemple, d'aller à la rencontre de l'utérus pour conjurer les accidents formidables d'une rétention menstruelle.

. . . .

§ 2. Le vagin existe, mais avec des anomalies.

Les faits connus qui se rattachent à ce deuxième paragraphe sont extrêmement nombreux, mais ils rentrent tous dans quelques groupes principaux dont les variétés ne diffèrent entre elles que par des nuances de peu de valeur au point de vue pratique. Nous allons nous occuper d'abord des orifices, pour revenir ensuite sur les anomalies qui affectent le conduit tout entier.

L'une des plus fréquentes variétés du premier groupe est la terminaison borgne de l'extrémité inférieure du vagin. Elle est généralement nommée imperforation de la membrane hymen, que l'on trouve résistante, dure, comme cartilagineuse. Cette anomalie est souvent ignorée de la malade, comme tant d'autres, jusqu'à l'âge de la puberté. Alors, si l'écoulement périodique vient à s'établir, la jeune fille éprouve les symptômes ordinaires de l'apparition des règles, céphalalgie, coliques utérines, etc., mais le sang ne s'échappe point au dehors. Les choses se passent ainsi pendant deux ou trois époques menstruelles, puis d'autres accidents se déclarent : le ventre et les mamelles se gonflent, la région génitale devient le siége de douleurs profondes : on pourrait facilement croire à une grossesse. Si l'on vient à examiner les organes génitaux, on voit en écartant les grandes lèvres une cloison membraneuse, bombée en avant, offrant à la pression une résistance particulière. Si l'on pratique le toucher rectal, on constate l'état de réplétion du vagin, la fluctuation même et l'on parvient à s'assurer que le liquide menstruel est accumulé au-dessus de la cloison. Qu'arrive-t-il en pareil cas ?

Lorsque la membrane n'est pas trop résistante, elle finit par se rompre d'elle-même, et il s'écoule une quantité variable d'un sang noir et visqueux. L'utérus et le vagin se dégorgent, les accidents antérieurs cessent rapidement, mais il n'est pas rare de les voir reparaître après la soudure des lambeaux qui peuvent se réappliquer si l'on n'a pas soin de poser des mèches ou de pratiquer une dilatation permanente. Si l'ouverture ne s'est pas faite spontanément, il faut recourir à l'incision et maintenir la plaie béante comme dans le cas précédent.

D'autres fois, la membrane est perforée sur un ou plusieurs points de sa surface, et cette perforation, qui peut suffire au passage des règles, gêne toujours plus ou moins l'acte conjugal. Il n'est cependant pas rare de voir des femmes devenir mères tout en conservant leur fausse et invincible virginité, qui ne cède qu'aux efforts de l'accouchement. On s'est même vu forcé de recourir à une légère opération et d'inciser l'hymen pour rendre possible l'expulsion du fœtus (Christophe Carter).

J.-L. Petit eut occasion d'observer sur la partie inférieure d'un vagin une sorte de membrane hymen disposée en panier de pigeon, de manière à retenir à chaque époque une partie du sang des règles. Ce chirurgien conseilla à la personne qui le consultait de se faire débarrasser de cette poche superflue; malheureusement il ne fut pas écouté. Le même auteur rapporte que plus tard cette femme, étant devenue enceinte, mourut à la suite de fort mauvaises couches causées par la longue résistance que cette valvule opposa au passage de l'enfant, sans que la sage-femme pût se rendre compte de cette étrange cause de dystocie.

A l'occlusion par opercule de l'extrémité inférieure du vagin se lie quelquefois une atrophie des organes génitaux externes avec fistule vagino-rectale, d'où résulte la présence seulement de deux ouvertures pelviennes, l'une affectée à l'urèthre, l'autre commune à la défécation et à l'appareil sexuel interne. Tout le monde connaît l'observation dont parle Louis au sujet d'une thèse soutenue sous sa présidence, et célèbre surtout par la discussion religieuse dont elle fut le motif. Chez la personne en question, le sang des règles sortait par l'anus. La fécondation et l'accouchement se firent par la même voie avec dilacération du sphincter (*lacerato ani sphinctore*).

On possède aussi bon nombre d'exemples d'états anatomiques tout à fait inverses, c'est-à-dire de fistules recto-vaginales avec imperforation de l'anus (vagin cloaque). L'orifice de communication établi sur la paroi postérieure du vagin est souvent bordé par un bourrelet musculaire qui joue jusqu'à un certain point le rôle de sphincter. La constipation est fréquente chez les personnes atteintes d'un tel vice de conformation, ce qui fait que l'on a dû administrer des lavements par le trajet de la fistule congénitale.

Je signalerai, en terminant ce qui est relatif à l'extrémité inférieure du vagin, les faits très rares d'ouverture de ce conduit dans la vessie, l'urèthre et tout près du bord antérieur de l'anus par une fente transversale. On trouve dans Morgagni et le *Traité de l'art des accouchements* de M. Velpeau, deux exemples d'ouverture du vagin au-dessus du pubis, ce qui n'empêcha pas la fécondation d'avoir lieu.

L'extrémité supérieure du vagin mérite aussi de fixer notre attention à cause des cloisons transversales complètes ou incomplètes qui s'y rencontrent. Elles sont situées tantôt à quelque distance du col, tantôt sur le col même. C'est toujours la muqueuse vaginale qui intercepte la communication avec l'utérus en passant, comme un diaphragme, devant son orifice. Le plus souvent cette occlusion est incomplète, ce qui ne l'empêche pas de retenir dans la matrice assez de liquide pour agir comme corps étranger, l'irriter et provoquer la formation d'un catarrhe que l'on ne peut traiter efficacement qu'après l'excision de la membrane.

La partie moyenne du conduit vaginal peut être obstruée sur tous les points de sa hauteur par des cloisons diaphragmatiques se portant d'une paroi à l'autre; mais la variété qui doit surtout nous arrêter, c'est la duplicité du vagin correspondant en général à la duplicité de la cavité utérine. Elle est constituée par la présence d'une cloison longitudinale, étendue lorsqu'elle est complète du col à la vulve, parallèlement à l'axe du conduit vaginal, qui se trouve ainsi divisé en deux cylindroïdes collatéraux et indépendants l'un de l'autre, ayant chacun leur museau de tanche et leur membrane hymen. L'un des plus beaux exemples que l'on puisse citer de ce vice de conformation est consigné dans l'article de M. le docteur Rossignol. Ce praticien raconte qu'il avait devant lui deux vagins bien séparés sur toute leur étendue; pouvant recevoir l'un après l'autre et simultanément un spéculum de moyenne dimension. Au fond des deux instruments se présentait un museau de tanche bien conformé, qu'il fut facile de cautériser au crayon, sans que le caustique empiétât d'un côté sur l'autre. Après ce premier soin, M. Rossignol introduisit un stylet dans la matrice par l'orifice de chacun des cols, et il lui fut impossible d'en faire heurter les extrémités dans la cavité utérine. C'est dire qu'au vagin dédoublé correspondait, comme cela a souvent lieu du reste, une matrice bilobulaire. La malade en question, encore nullipare, utilisait sans distinction les deux vagins dont la nature l'avait dotée, et ne se doutait guère de l'état exceptionnel de sa conformation, état parfaitement compatible avec une bonne santé.

La cloison longitudinale du vagin coïncide le plus souvent, avons-nous dit, avec la disposition bicavitaire de la matrice. Des exceptions à cette règle générale, quoique peu communes, sont bien établies par des faits positifs, et M. le professeur Moreau a fait représenter, dans la planche 36 de son *Atlas des accouchements* (1), une pièce où l'on voit un vagin, double dans une partie de son étendue, faire suite à un utérus entièrement simple.

Le vagin, comme tout autre organe, peut subir un véritable arrêt de développement. Sa cavité reste lisse, non ridée, étroite, jusqu'à n'admettre que difficilement le calibre d'une plume à

(1) Moreau, *Traité pratique des accouchements*, 1841, 2 vol. in-8 et Atlas de 60 planches in-fol.

écrire. Avec de telles dimensions, une femme n'est pas absolument stérile; et l'expérience a démontré que dans ces cas le terme de la grossesse est moins à redouter que l'on serait porté à le croire. Dans les observations publiées, la délivrance a été préparée de deux manières différentes. Tantôt, en effet, le vagin rudimentaire s'agrandit comme à l'état normal, et cet agrandissement se ferait insensiblement dans le cours de la gestation. Dans certains cas la dilatation de ce conduit s'opère tout d'un coup au début des douleurs expultrices; enfin, dans d'autres cas, on a été obligé de recourir à une opération. On cite dans plusieurs ouvrages, comme devant être décrit parmi les vices de conformation, le développement prématuré du vagin. Rien ne prouve qu'une telle anomalie existe réellement.

L'hermaphrodisme faux ne doit pas être complétement isolé des maladies congéniales du vagin; il correspond pour la plupart à une exagération du volume du clitoris; caractère essentiel de cette étrange constitution mixte et qui a pu rendre le sexe assez douteux pour que des femmes se soient mariées comme homme (Vogel) et que de ces derniers aient endossé l'habit de religieuse.

Nous avons indiqué les principales influences que les vices de conformation du vagin exercent sur la double fonction de cet organe; il nous reste, pour avoir terminé cette première section, à donner une idée sommaire des moyens dont l'art dispose pour redresser autant que possible ces erreurs de la force organisatrice.

Toutes les tentatives chirurgicales ont ici pour but de faire communiquer l'utérus avec l'extérieur ou d'oblitérer des communications anormales.

On s'est souvent demandé si le chirurgien ne doit intervenir que pour remédier à des accidents, et s'il n'est permis de rien entreprendre pour régulariser une mauvaise conformation, combattre la stérilité, par exemple. L'accord est unanime sur l'opportunité d'agir quand la vie de la malade est gravement compromise : dans toute autre circonstance la détermination est subordonnée à la nature de l'anomalie. On conçoit que lorsqu'il s'agit seulement de l'imperforation d'une membrane ou de simples rétrécissements, on puisse sans témérité pratiquer des incisions et faire usage de moyens dilatants. Mais lorsque le vagin manque dans toute son étendue, et qu'il faut en créer un de toute pièce au travers des tissus qui en occupent la place, la règle de conduite de l'opérateur ne saurait être tracée d'avance. Dans un cas difficile, Amussat parvint, à l'aide d'une dissection prudente, tant avec les doigts qu'avec le bistouri, à ouvrir un vagin dont la malade eut sujet d'être satisfaite. On rapporte encore quelques succès de ce genre, à côté desquels, il faut le dire, se placent bon nombre de déceptions.

Lorsqu'une opération complète ne saurait être tentée, on conseille la ponction de l'utérus par le rectum, afin de calmer les accidents de rétention menstruelle, si ces accidents se produisent.

Les moyens dirigés contre les communications avec les organes voisins appartiennent aux diverses méthodes proposées pour le traitement des fistules en général, telles que la cautérisation, les sutures, le séton, etc., et nous ne devons pas nous en occuper ici.

Là se terminent ces indications sommaires; les détails sont du domaine de la médecine opératoire et sortent du cadre de cet ouvrage.

ARTICLE II. — Vices de conformation de l'utérus.

On doit établir ici la même division que celle que nous avons adoptée pour le vagin : dans une première section on placera les cas dans lesquels l'utérus manque d'une manière complète ou partielle; dans la seconde, on placera tous ceux qui constituent les anomalies de forme, de volume et de position.

§ 1. Absence complète ou incomplète de l'utérus.

L'absence complète de l'utérus est de beaucoup moins fréquente que certains auteurs l'ont pensé. Lorsqu'il n'a pas été possible de constater l'existence de cet organe, il s'agissait souvent d'un utérus rudimentaire ou atrophié; il était représenté par un ou deux cordons cylindriques, solides ou creux, qui étaient néanmoins formés par de la substance utérine, et placés derrière la vessie dans les replis du péritoine. Il paraît cependant exister des observations où la force organisatrice et les matériaux nécessaires pour constituer la matrice ont totalement fait défaut (Columbus, Richerand, Baudelocque).

Dans quelques cas, l'utérus seul manquait, les trompes et les ovaires, quoique peu développés, étaient fixés aux ligaments larges.

Bien que tout caractère anatomique indiquant la présence de l'utérus échappe à une rigoureuse exploration sur le vivant, on n'a pas le droit d'affirmer qu'il manque d'une manière absolue. Rien ne prouve, en effet, qu'il n'existât pas primitivement et que l'autopsie ne révélerait point encore des vestiges de son existence antérieure. Les cas de cette nature constituent l'absence incomplète, l'arrêt de formation de l'utérus qu'il ne faut pas confondre avec l'arrêt de développement proprement dit sur lequel nous reviendrons.

M. Cruveilhier parle d'un cas où la matrice était réduite à une sorte de membrane qui représentait grossièrement sa forme ordinaire. Les trompes, les ovaires et le vagin étaient incomplètes aussi, et chez un autre sujet le corps seul avait presque entièrement disparu, tandis que le col offrait son volume normal. Cette singularité apparente ne doit point surprendre l'anatomiste qui connaît l'indépendance de nutrition de ces deux parties du même organe. On a même prétendu que le col pouvait alors, par une espèce de balancement organique, présenter une véritable hypertrophie congéniale et remplir l'extrémité supérieure du conduit vaginal, de manière à gêner l'intromission. Mme Boivin voyait dans ce vice de conformation une cause de stérilité, qu'elle conseillait, à l'exemple de Lisfranc, de combattre par l'amputation de la partie exubérante.

Une conformation inverse a quelquefois été rencontrée : l'utérus était assez régulièrement développé, mais il n'avait pas de col.

Les auteurs ont décrit, sous le nom d'utérus *unicorne*, une anomalie peu fréquente, mais bien constatée : elle consiste dans l'existence d'une moitié de la matrice seulement, avec une seule trompe et un seul ovaire. Chaussier (1) rapporte l'observation d'une femme morte après son dixième accouchement, l'utérus était réduit à sa moitié droite, à la trompe et à l'ovaire du même côté.

Ce dernier fait prouve jusqu'à quel point l'absence d'une partie de l'utérus peut coïncider avec la régularité fonctionnelle du même organe.

Il est évident que la stérilité est la conséquence forcée de l'absence complète et de l'atrophie extrême ; cependant lorsque les organes génitaux externes ne sont pas tout à fait hors de service, la copulation est encore possible.

§ 2. L'utérus existe en entier, mais il se présente avec des anomalies de forme, de volume et de position.

En première ligne par ordre de fréquence, nous devons citer l'utérus double que l'auteur de l'article du *Dictionnaire de médecine*, en 30 volumes, à l'exemple de M. Barth, rapporte à trois espèces principales, selon que l'utérus est divisé seulement à l'extérieur, ou que la division est interne, ou enfin qu'elle porte à la fois sur toute l'épaisseur.

La division externe consiste en une échancrure plus ou moins profonde placée sur le milieu du bord supérieur. M. Giraldès a fréquemment trouvé cette échancrure sur des matrices de fœtus, ce qui lui fait penser que cet état n'est que transitoire et ne persiste chez l'adulte qu'à titre d'arrêt de développement. M. Houel (2) donne pour exemple de cette première variété la pièce inscrite au n° 335 de son catalogue, classe des maladies de l'appareil génito-urinaire (Musée Dupuytren).

La division de la cavité utérine en deux cavités secondaires,

(1) *Bulletins de la Faculté de médecine*, 1818.

(2) Houel, *Manuel d'anatomie pathologique*, 1857, 1 vol. in-18, p. 136.

constituant l'état normal chez la plupart des rongeurs, a été souvent observée chez la femme. La membrane qui cloisonne l'intérieur présente ici de nombreuses variétés. Il n'est pas rare de la voir se prolonger jusqu'à la vulve, et deux vagins correspondent alors à deux cavités utérines. Nous avons cité un beau cas de ce genre d'anomalie en parlant de la bifidité du conduit vaginal. Les pièces déposées par MM. Cassan (1) et Lallement au Musée Dupuytren, nos 338, 339, 340, sont tout à fait semblables. Dance en rapporte un d'analogue dans les *Archives de médecine* (1829), et il ajoute que la matrice et les ovaires étaient en même temps petits et ratatinés. D'autres fois la cloison s'arrête soit à l'extrémité supérieure du vagin, soit à l'extrémité supérieure du col, et les deux cavités utérines se trouvent ainsi communiquer avec le vagin par un canal unique.

L'une et l'autre de ces deux variétés permettent de concevoir la seule théorie généralement admise de la superfétation, théorie appuyée par des faits déjà nombreux. On voit en effet comment avec de telles dispositions anatomiques de la cavité de l'utérus, l'imprégnation peut avoir lieu, simultanément ou à des époques différentes, dans chacune des poches, et comment l'expulsion de deux fœtus différents d'âge peut être provoquée (Boivin et Dugès).

Le cloisonnement interne, plus rare que la variété suivante (2), peut n'occuper que le fond de l'organe et lui donner une disposition analogue à ce que l'on rencontre chez les solipèdes.

Lorsque l'utérus est divisé dans toute son épaisseur, deux choses peuvent se présenter : ou la division ne porte que sur le corps et constitue la variété *bicorne;* ou bien elle occupe aussi le col pour former la variété *biforée.* Sur un utérus *bicorne,* donné au Musée (n° 337) par M. Rollin, la cavité droite renfer-

(1) *Thèses de* 1826, n° 43, avec planche.

(2) Isidore Geoffroy Saint-Hilaire, *Traité de tératologie, ou Histoire générale et particulière des anomalies de l'organisation chez l'homme et les animaux*, 1832-1836, 3 vol. in-8 et Atlas de 20 planches.

mait un produit de conception ; la gauche s'était hypertrophiée et agrandie. Un autre exemple du même vice de conformation est représenté à la planche 36 de l'Atlas de M. Moreau. Dans l'une et l'autre forme de cette variété les deux moitiés sont réunies extérieurement sur la ligne médiane par du tissu cellulaire : elles appartiennent à deux degrés différents de l'état fœtal. Avant le quatrième mois de la vie intra-utérine, la matrice est séparée en deux conduits distincts continus avec les trompes ; puis la soudure des deux cylindres s'opère insensiblement et les deux cavités n'en forment plus qu'une. Si par une cause quelconque ce travail de fusion est interrompu, l'une des trois espèces de dédoublement qui précèdent va se produire suivant le degré plus ou moins avancé de la conception (*Théorie des analogues*, Geoffroy Saint-Hilaire).

La bifidité du vagin n'ayant été observée à aucune époque embryonnaire, ni normalement dans aucune espèce animale, ne trouve sa raison d'être, d'après quelques auteurs, dans aucune théorie connue. Cependant la continuité parfaite de sa cloison avec celle de la cavité utérine donne de fortes présomptions sur l'identité d'origine de ces deux vices de conformation.

Burdach cite un exemple de matrice à trois cavités : ce fait isolé n'ayant présenté jusqu'ici aucune considération spéciale, il nous suffit de l'indiquer.

Une autre anomalie qu'il n'est pas rare d'observer, c'est l'imperforation d'une partie quelconque de l'utérus, l'atrésie utérine des anatomo-pathologistes. Elle siége tantôt à l'orifice vaginal du col, tantôt elle occupe le col dans toute sa longueur ou une partie seulement de son étendue, tantôt la cavité utérine tout entière.

L'occlusion de l'orifice inférieur du col est généralement produite, d'après Boyer, par la continuité de la membrane interne du conduit vaginal. Ce chirurgien rapporte une observation de Littre où cette imperforation a été trouvée incomplète chez une femme de cinquante ans qui n'avait jamais eu de grossesse. Elle perdait peu de sang à l'époque menstruelle et sentait dans le bas-ventre un gonflement douloureux qui fut longtemps accompagné d'hémoptysie et d'épistaxis supplémentaires. A l'autopsie on trouva cette membrane perforée sur deux points, au niveau de l'orifice du col qui était plus long que d'habitude. La cavité du corps avait plus d'ampleur et les parois étaient amincies, sous l'influence sans doute de la stagnation du sang des règles.

L'imperforation d'une partie ou de toute la cavité du col est constituée non par une membrane, mais par tous les éléments qui rentrent dans sa structure. Ces anomalies restent souvent ignorées jusqu'à l'âge où les règles s'établissent. Les accidents qui se manifestent alors augmentent généralement d'intensité à chaque époque menstruelle. Boyer conseille en pareil cas de perforer le col de la matrice pour donner issue au produit morbide, et il cite à ce sujet l'exemple de Bénévoli qui, cherchant à introduire une sonde dans la vessie, dirigea par mégarde l'instrument sur le col et le fit pénétrer dans l'utérus. Il sortit aussitôt environ trente-deux livres d'une liqueur brune que l'on prit d'abord pour de l'urine sanguinolente; car l'on pensait avoir affaire à une rétention d'urine; mais la présence de fausses membranes corrompues ne tarda pas à faire connaître la nature complexe de l'affection. On vida successivement la matrice et la vessie; deux mois après la guérison était complète.

S'il s'agit d'une imperforation réelle du col au lieu d'une occlusion membraneuse, il faudra, comme l'a fait avec succès M. Caffé (*Journal hebdomadaire*), pratiquer un véritable débridement et faire une opération en règle d'après la méthode de Vidal (de Cassis).

L'absence congénitale de la cavité du corps peut coïncider avec une conformation régulière du col. Dans une observation de cette nature, rapportée par M. Cruveilhier, la malade, âgée de trente ans, n'avait jamais été réglée. Inutile de rappeler que de telles anomalies impliquent forcément la stérilité.

L'arrêt de développement a été très anciennement reconnu. Ambroise Paré l'a décrit sous le nom d'*angustie* ou de *petitesse* de la matrice. Quelquefois ce vice de conformation porte uniformément sur l'organe tout entier qui ne peut remplir ou ne remplit qu'imparfaitement ses fonctions physiologiques. Dans d'autres cas les parties sont plus atrophiées ou bien les cavités sont rétrécies en divers points. Le col, par exemple, peut rester petit et n'apparaître au fond du vagin que sous la forme d'un léger mamelon, ne communiquant avec la cavité du corps que par un canal plus ou moins étroit, sur un ou plusieurs points de sa longueur. Ce vice de conformation, qu'il ne faut pas confondre avec un rétrécissement accidentel, est une des causes les plus communes de dysménorrhée et de stérilité. La dilatation progressive rétablit généralement l'intégrité de la double fonction de cet organe.

Baudelocque, ayant observé une invagination de l'utérus chez une jeune fille de quinze ans, crut avoir affaire à une lésion congénitale.

Indépendamment de ces anomalies de forme, les auteurs citent des anomalies de position. L'obliquité congénitale est bien établie par des faits : elle paraît tenir au développement irrégulier des deux moitiés de la matrice. L'utérus unicorne, par exemple, est toujours plus ou moins incliné ; on l'aurait même vu porté en dehors de la ligne médiane.

On a constaté aussi des antéflexions et plus rarement des rétroflexions non acquises, et dans lesquelles l'ouverture du col s'appliquait sur les parois du vagin de manière à gêner tout à la fois l'issue des règles et la pénétration du sperme.

ARTICLE III. — Vices de conformation des trompes.

Nous venons de voir, à propos des anomalies de l'utérus, que l'absence ou l'atrophie de cet organe coïncide souvent avec le même vice de conformation des trompes et des ovaires.

L'utérus unicorne n'est généralement en rapport qu'avec une seule trompe canaliculée, celle du côté opposée présente l'aspect d'un véritable cordon solide. L'oblitération de l'une ou des deux trompes peut néanmoins correspondre à un utérus bien conformé (Forster) ; elle peut occuper un point quelconque de ces conduits filiformes, se répéter plusieurs fois ou s'étendre à toute leur longueur.

Ces divers états anatomiques, auxquels il faut ajouter les adhérences vicieuses du pavillon, constituent des causes peu connues d'une incurable stérilité, attendu que nos moyens d'investigation et d'action ne peuvent aller jusque-là.

Baudelocque (1) a publié l'observation et le dessin d'une pièce où l'on voit une sorte de bifurcation de l'origine de la trompe du côté droit, qui vient s'ouvrir dans la cavité du col en traversant la substance utérine, comme cela se rencontre fréquemment chez certains quadrupèdes, et cet observateur ajoute que, si l'ovule fécondé s'était développé dans ce diverticulum, il en serait résulté un utérus biloculaire accidentel.

ARTICLE IV. — Vices de conformation des ovaires.

Si les ovaires peuvent souvent être considérés comme n'existant pas dans les cas d'absence complète de l'utérus, ils ne doivent que très rarement faire défaut des deux côtés à la fois lorsque les autres parties des organes sexuels sont bien conformées. Mais si leur absence complète est rare, il est commun au contraire de rencontrer l'atrophie de l'un de ces organes ou l'arrêt de développement des deux, ce qui rapproche leur conformation de celle de l'ovaire du fœtus. Lorsqu'ils sont impropres à l'ovulation des deux côtés, la femme ne jouit d'aucun des avantages qui rendent son sexe agréable. Elle se trouve dans des conditions sociales analogues à celles d'un homme qui n'a point de testicules : absence de menstruation et de puissance procréatrice, éloignement naturel pour tout ce qui rappelle l'exercice des fonctions génitales, arrêt général de toutes les parties du corps,

(1) *Archives générales de médecine*, t. IX, p. 410, 1re série.

de celles surtout dont le développement normal fait le charme du sexe auquel une créature ainsi déshéritée semble n'appartenir qu'à moitié.

Existe-t-il des exemples de communication non accidentelle des ovaires avec les autres annexes de l'utérus? Madame Boivin *seule*, n'a vu qu'une *seule* fois deux canaux, semblables à une veine, se porter de chaque ovaire à l'extrémité supérieure et antérieure du vagin, ou ils s'ouvraient par un grand nombre d'orifice très déliés. Il y a loin de ce fait isolé aux assertions de Dervus, auteur américain, et de Gartner (de Copenhague) qui ont admis des communications hypothétiques du vagin avec les ovaires pour mieux expliquer certains faits de grossesse et de superfétation (Cassan, *loc. cit.*).

Les ovaires sont quelquefois entraînés dans les hernies congéniales à travers les orifices de la paroi inférieure de l'abdomen; ou bien, ils subissent des déplacements internes qui les mettent hors de portée des trompes. Ce défaut de rapport peut être la conséquence du défaut ou de l'excès de longueur du cordon ou ligament de l'ovaire. On les a trouvés sur toutes les positions intermédiaires, depuis l'orifice supérieur du canal inguinal jusqu'à la place qu'ils occupent normalement. Dans d'autres cas, l'un des ovaires avait franchi la ligne médiane vers le côté opposé et formait avec les *trompes un entr'écaillement difficile à démêler* (1).

Le fait de l'existence simultanée d'un ovaire d'un côté et d'un testicule de l'autre, constitue ce que l'on a décrit sous le nom d'*hermaphrodisme vrai* ou *latéral* (Vogel). Pour concevoir la possibilité de ce mélange des deux sexes, il faut remonter au développement primitif des deux organes fondamentaux de la génération. Avant le quatrième mois de la vie embryonnaire, les deux corps destinés à devenir ovaires ou testicules ne présentent aucune différence anatomique. A cette époque, on voit deux conduits rudimentaires se diriger de bas en haut vers ces deux

(1) Velpeau, *Accouchement*, 1835, t. I, p. 101.

masses situées de chaque côté de la colonne vertébrale. Lorsque le conduit se soude à ce rudiment de glande, elle se tranforme en testicule ; s'il ne fait que s'en rapprocher, c'est un ovaire qui se développe (1). Or, supposons que ces deux modes de développement se produisent chez un même fœtus, il en résultera le germe d'hermaphrodisme que nous venons de signaler.

Au même ordre de vice de conformation se rattachent les cas où les parties génitales externes sont féminines et les internes masculines ; l'inverse s'observe rarement.

CHAPITRE IV.

PATHOLOGIE GÉNÉRALE DE L'UTÉRUS ET DE SES ANNEXES.

Les maladies de l'utérus, envisagées sous le point de vue de leur anatomie pathologique, de leurs causes, de leurs symptômes et de leur traitement, présentent un certain nombre de caractères généraux qu'il est indispensable de bien connaître avant d'entrer dans leur étude particulière. Ces caractères généraux bien déterminés serviront à montrer les rapports qui unissent les affections utérines les unes aux autres, la transition de certaines lésions de tissus à d'autres de nature différente en apparence, et enfin les complications réciproques qu'elles peuvent présenter. On comprend, d'après cela, qu'il est indispensable d'envisager sous un point de vue général toutes les affections de l'organe dont nous avons cherché à tracer l'histoire.

Ce chapitre sera divisé en cinq sections qui sont les suivantes : 1° Anatomie pathologique ; 2° étiologie ; 3° symptomatologie ; 4° marche, durée, terminaison ; 5° traitement.

(1) Rouget, *Cours d'anatomie générale* (*École pratique*).

SECTION Ire.

ANATOMIE PATHOLOGIQUE DES MALADIES DE L'UTÉRUS ET DE SES ANNEXES.

Sous ce titre, nous comprendrons : 1° les changements dans la direction et la position de l'utérus ; 2° la congestion sanguine ; 3° les lésions phlegmasiques ; 4° certaines lésions spéciales et spécifiques ; 5° les lésions organiques.

ARTICLE I. — Changements dans la direction et la position de l'utérus.

Tout en tenant compte de la mobilité de l'utérus et de la variabilité de son axe, il est cependant certaines aberrations qui se produisent dans la direction de cet organe et qui doivent être considérées comme un état anormal. Ce sont ces aberrations qui constituent les déviations. Ces déviations sont de plusieurs espèces. On admet généralement les suivantes :

1° *Antéversion.* — Il importe beaucoup, en pathologie interne, d'avoir un langage fixe et bien déterminé pour dénommer les diverses altérations et spécialement les changements de direction. Or on ne s'est pas toujours entendu et l'on ne s'entend pas encore bien à cet égard. Parmi les médecins, les uns, comme M. Bennet, ne considèrent dans les déviations que les changements de position du col utérin, et ils les dénomment en conséquence ; les autres les rapportent toutes à la position nouvelle du corps de l'utérus : il serait donc difficile de s'entendre à ce sujet, si les dénominations conventionnelles n'étaient pas rigoureusement précisées à l'avance d'une façon définitive. A l'exemple de Valleix et de presque tous les auteurs français, nous pensons qu'il faut considérer et dénommer les déviations en ayant égard à la position du corps de l'utérus, et n'envisager la situation du col que comme une conséquence de celle du corps. Ceci étant bien établi, nous dirons que l'antéversion est la déviation de l'utérus dans laquelle le corps de l'organe est incliné en avant, sa face antérieure appuyée sur la vessie, et le fond correspondant à la partie postérieure de la symphyse pubienne. Le col présente un changement inverse de direction dans sa position ; il est porté en arrière dans l'excavation pelvienne et appuyé sur le rectum. Cette déviation peut se présenter à divers degrés, dont le plus léger constitue ce que l'on est habitué à considérer comme l'état normal ; car l'utérus, dans sa situation normale, est toujours un peu incliné en avant, surtout quand la vessie est vide.

2° *Rétroversion.* — Dans la rétroversion, le corps de l'utérus est incliné et même tout à fait renversé en arrière. Il est situé dans l'excavation pelvienne, sa face postérieure appuyée sur le rectum. Le col est dirigé en avant et en haut ; il est en rapport avec la vessie et immédiatement avec la partie postérieure de la symphyse pubienne.

Latéroversion. — On désigne sous ce nom les cas dans lesquels l'utérus est incliné soit à droite, soit à gauche. Ces inclinaisons légères sont quelquefois tout à fait normales, ainsi que nous l'avons dit. Il faut qu'elles soient portées à un certain degré pour constituer un état pathologique.

L'étude de ces inclinaisons et des changements de direction de l'utérus a donné naissance à des discussions sur lesquelles nous aurons occasion de revenir. Il est cependant un point que nous devons tout d'abord élucider. Ce point est le suivant :

L'utérus dévié d'une manière assez notable pour constituer une antéversion ou une rétroversion pathologiques, est-il, sous tous les autres rapports, dans son état normal, a-t-il conservé son volume, son poids, sa texture habituels ? La plupart des médecins qui se sont occupés de cette question sont obligés de convenir que non ; il existe en effet dans la très grande majorité des cas, si ce n'est dans tous, une augmentation de volume et de poids de l'utérus, augmentation tantôt partielle et à divers degrés, tantôt générale ; cette augmentation peut être considérée tantôt comme la conséquence d'une congestion ou d'une phlegmasie du tissu utérin lui-même, tantôt comme le résultat du développement de produits morbides divers (cancer, tissu fibreux) dans le tissu même de l'utérus ou à sa surface interne.

En mettant de côté ces derniers cas (cancers, tumeurs fibreuses) dont on comprend très bien le rôle dans la production des diverses espèces de déviations, on s'est demandé si l'engorgement inflammatoire et ses lésions concomitantes étaient la cause unique du déplacement, ou bien si ces lésions n'étaient que le résultat, la conséquence de la déviation elle-même. C'est entre ces deux opinions que les médecins sont partagés. Les développements dans lesquels j'entrerai en traitant de l'histoire de ces affections, m'autorisent à formuler dès à présent ce que je regarde comme l'expression de la vérité. A mon avis, les diverses espèces d'engorgements inflammatoires de l'utérus ou du col utérin sont, dans un grand nombre de cas, la cause et le point de départ des déviations qui se produisent plus tard, tandis que dans d'autres, beaucoup moins nombreux il est vrai, les déviations, parfaitement innocentes tant que le tissu utérin est sain, ne deviennent douloureuses ou plutôt ne sont appréciées par les malades que lorsque le tissu de l'utérus ou du col devient le siége d'une lésion quelconque.

3° *Abaissement de l'utérus.* — L'utérus peut s'abaisser et l'orifice du col se rapprocher d'une manière plus ou moins notable de la vulve. Lorsqu'il en est ainsi, il entraîne avec lui la membrane muqueuse du vagin qui y est insérée. Cet abaissement peut avoir lieu à des degrés très variables, et il est quelquefois poussé à un tel degré que le museau de tanche sort de la vulve. Dans un certain nombre des cas d'abaissement, l'utérus et le col sont le siége soit d'une hypertrophie phlegmasique de leur propre tissu, soit de produits de nouvelle formation développés dans leur trame interne ou bien à leur surface externe (tumeurs fibreuses, cancers). Nous devons faire ici observer que M. Huguier a démontré que ce que l'on prend bien souvent pour l'abaissement de l'utérus n'est qu'un allongement hypertrophique du col qui vient faire saillie, et il invoque pour preuve : 1° la plus grande longueur de l'utérus mesurée avec l'hysteromètre introduit dans sa cavité ; 2° l'impossibilité dans laquelle on est de le réduire et la nécessité de le traiter, si on veut la faire disparaître, par l'amputation de la partie exubérante.

Renversement. — Le renversement se complique presque toujours d'abaissement de l'utérus. Dans cette affection, le fond de l'utérus se renverse comme un doigt de gant, se retourne et vient faire saillie à travers l'orifice du museau de tanche qu'il dilate.

4° *Flexions*. — M. le docteur Ameline a donné le nom de *flexions* à cet état de l'utérus dans lequel le corps et le col sont infléchis, incurvés l'un sur l'autre, de manière à former un angle rentrant d'un côté et saillant de l'autre. Les flexions sont de plusieurs espèces. L'antéroflexion ou antéflexion est l'état dans lequel l'utérus et le col sont infléchis l'un sur l'autre de manière à former un angle ouvert en avant.

La rétroflexion, au contraire, est l'état dans lequel l'utérus et le col sont infléchis en arrière de manière que l'angle qu'ils forment entre eux soit ouvert en arrière.

D'après M. Simpson, l'antéflexion et la rétroflexion ne sont que la conséquence d'une antéversion ou d'une rétroversion primitives. C'est une opinion qu'il est difficile d'admettre. Il existe maintenant assez d'observations de pareils cas pour qu'on puisse affirmer que la rétroflexion et l'antéflexion sont deux lésions à caractères parfaitement distincts et qui peuvent se montrer isolées de toute autre déviation.

Les flexions antérieures et postérieures coïncident très fréquemment avec des lésions phlegmasiques aiguës ou chroniques du corps et du col, lésions qui ont probablement contribué à déterminer leur production. On admet encore assez généralement que lorsqu'il se produit une flexion utérine, il existe une diminution de consistance de la partie des parois utérines qui a cédé à la flexion. On décrit quelquefois des latéroflexions ; si elles existent, elles doivent être très rares, car la disposition des parois utérines semble être un obstacle à leur production. L'antéflexion et la rétroflexion peuvent se combiner soit avec l'antéversion, soit avec la rétroversion. De là les variétés suivantes : antéversion avec antéflexion ; antéversion avec rétroflexion ; rétroversion avec antéflexion ; rétroversion avec rétroflexion. On aura des variétés bien plus nombreuses si l'on fait rentrer dans le cadre les latéroflexions gauche et droite et les latéroversions également gauche et droite. Mais il est inutile de s'y arrêter, attendu que ce sont des combinaisons pour le moins fort rares et tout à fait exceptionnelles.

Nous pourrions, à l'exemple de plusieurs auteurs, décrire ici les modifications survenues dans les caractères physiques de l'utérus et en particulier dans le volume, la forme, le poids, la consistance de cet organe. Mais ces changements ne sont, la plupart du temps, que le résultat d'altérations diverses du tissu utérin. Aussi ne nous y arrêterons-nous pas ici, et nous bornerons-nous à les signaler chemin faisant, lorsque ces modifications physiques de l'organe présenteront quelque importance.

ARTICLE II. — Congestion sanguine.

Elle est caractérisée par le développement d'un grand nombre de vaisseaux distendus par du sang, distension due au ralentissement du cours de ce liquide et à son accumulation dans ces mêmes vaisseaux. Cette congestion peut siéger isolément dans le col ou dans le corps, et cette indépendance s'explique parfaitement par l'indépendance d'origine des vaisseaux artériels et veineux ; dans d'autres cas, la congestion existe à la fois dans le col et dans le corps. Il est une variété que l'on observe quelquefois d'une manière isolée, c'est la congestion sanguine de la paroi postérieure du corps ; on la rencontre particulièrement dans les cas de rétroversion considérable et persistante.

Lorsque le tissu du corps ou du col est le siége d'une congestion sanguine, le tissu est plus compacte, plus dense et cependant plus friable. Il présente une dureté apparente qui est due à ce que le sang ne pouvant distendre librement et d'une manière complète les tissus qui sont le siége de la congestion, et ne pouvant cependant les abandonner, la partie congestionnée semble plus résistante et donne une sensation analogue à celle que produirait une vessie fortement distendue par un liquide quelconque.

ARTICLE III. — Lésions phlegmasiques du tissu du corps et du col utérin.

§ 1. Inflammation aiguë (engorgement aigu).

L'inflammation aiguë peut occuper des siéges fort différents les uns des autres. Tantôt la phlegmasie est générale, d'autres fois elle est partielle et bornée soit au corps, soit au col de l'utérus, ou bien même elle est plus circonscrite encore. Cette inflammation peut se présenter à trois degrés, bien distincts les uns des autres, et dont il est important de bien préciser les caractères anatomiques.

Premier degré. — Le premier degré de l'inflammation diffère peu de la congestion sanguine. Il y a, comme dans cette dernière, hypérémie capillaire et dilatation des vaisseaux, mais de plus stase sanguine complète. La conséquence de ces lésions est la tuméfaction, la rougeur, la résistance du tissu malade au doigt qui le presse, enfin l'augmentation de sa friabilité.

Deuxième degré. — L'inflammation reste rarement au premier degré. Elle passe presque toujours au deuxième, et il est commun d'observer ce dernier dans le tissu utérin. A ce deuxième degré, le tissu malade, en même temps qu'il est encore hypérémié d'une manière notable, est le siége d'une exsudation interstitielle, de nature séreuse ou séro-sanguinolente, analogue à celle qui se forme dans toute phlegmasie aiguë. En même temps des vaisseaux de nouvelle formation sont créés. La conséquence de ces trois lésions, hypérémie, formation de vaisseaux nouveaux et exsudation, est toute simple. Il y a tuméfaction, turgescence de la partie malade, dureté apparente du tissu enflammé, en même temps qu'augmentation de la friabilité.

Troisième degré. — Suppuration. — Le tissu de l'utérus peut être le siége de la suppuration; énoncer ce fait, c'est dire qu'il est le siége des trois lésions suivantes : développement de globules de pus, exsudation séreuse et destruction moléculaire du tissu propre de l'organe. La suppuration, qui, du reste, est loin d'être commune, occupe en général le corps de l'utérus, soit dans sa totalité, soit partiellement. C'est là qu'on la trouve surtout, beaucoup plus souvent que dans le col. On peut presque dire que ce dernier siége est un fait tout à fait exceptionnel. La suppuration du tissu utérin se montre à peu près exclusivement dans la métrite puerpérale. Hors ce cas, elle est très rare. Dans l'espèce de métrite que je viens de nommer, elle coïncide la plupart du temps soit avec une péritonite aiguë, soit avec une inflammation des ligaments larges et du tissu cellulaire péri-utérin, soit enfin avec une phlébite ou une lymphangite utérines. La suppuration du tissu utérin se montre en général sous la forme d'infiltration; elle y détermine les modifications suivantes : augmentation de volume, friabilité caractéristique, ramollissement presque toujours très notable. Il est fort rare que le pus se rassemble en petits foyers ; le fait est cependant possible. Il est toutefois assez probable que l'on a pris pour des abcès utérins les deux altérations suivantes, dues à une phlébite ou à une lymphangite utérine, qui, dans l'état puerpéral, coïncident si souvent avec la métrite suppurée. Dans la phlébite, il n'est pas rare d'observer à la section du tissu utérin, soit des veines, soit des sinus veineux remplis et distendus par du pus. Or, ce sont ces dilatations veineuses contenant du liquide purulent qui ont pu en imposer pour des abcès. Dans la lymphangite utérine, maladie moins commune que la précédente, on peut observer également, quoique d'une manière moins tranchée, la suppuration des vaisseaux lymphatiques et leur distension par le pus.

En tous cas, ces lésions diverses sont fort rares dans le tissu du col utérin, et la métrite simple aiguë dépasse si rarement le deuxième degré, que nous ne savons pas s'il serait possible d'en citer un cas bien authentique avec suppuration, en dehors de l'état puerpéral.

§ 2. Inflammation chronique (engorgement chronique).

Il est un premier fait qu'il est tout d'abord important de signaler, c'est que, sous la dénomination d'engorgement chronique, on a décrit trois altérations bien différentes l'une de l'autre, et qui cependant peuvent se succéder. Ces trois altérations sont : 1° la congestion sanguine ; 2° la congestion ou engorgement hypertrophique ; 3° l'inflammation chronique proprement dite. Un mot sur ces trois altérations.

1° La *congestion sanguine chronique* du corps et du col de l'utérus, car elles peuvent exister indépendamment l'une de l'autre, est caractérisée par les modifications suivantes du tissu qui en est le siége : gonflement, rougeur violacée, distension des vaisseaux capillaires par le sang ; écoulement sanguin à la section ; conservation de la texture normale du tissu congestionné. L'accumulation du sang est le seul phénomène morbide. La congestion sanguine chronique est souvent le premier degré de l'inflammation chronique, et l'on passe de l'une à l'autre par des transitions insensibles.

2° La *congestion* ou l'*engorgement hypertrophique* constitue une lésion toute spéciale sur la nature et surtout sur l'étiologie de laquelle tous les auteurs ne sont pas d'accord. Quelle que soit son origine, les caractères de cette lésion sont les suivants : développement anormal du tissu musculaire utérin de la partie malade (corps ou col en totalité ou partiellement) : ce développement présente les plus grandes analogies avec celui qui a lieu pendant la grossesse ; développement simultané et également anormal des vaisseaux capillaires et formation de vaisseaux nouveaux : ce développement est quelquefois assez considérable pour faire présenter à la partie malade une certaine apparence variqueuse.

La pathogénie anatomique de cette lésion est encore fort obscure. Est-elle une lésion spéciale et *sui generis?* Est-elle la conséquence d'une simple congestion chronique ancienne ou d'une série de congestions aiguës répétées ? Est-elle enfin un des modes de terminaison de l'inflammation chronique? Tout cela est possible, et ces trois circonstances sont peut-être vraies toutes les trois, c'est-à-dire qu'on a sous le même nom trois lésions peut-être différentes, peut-être analogues ou même semblables, et qui ne différeraient que par leur mode pathogénique de développement.

3° *Inflammation chronique proprement dite.* — L'inflammation chronique diffère notablement des deux altérations précédentes. Elle est caractérisée, indépendamment de la création de vaisseaux de nouvelle formation, par une exsudation spéciale et par une modification profonde de la structure normale de la partie affectée. L'exsudation interstitielle, qui se produit dans l'inflammation chronique du tissu utérin, se présente sous deux formes différentes qui constituent deux variétés bien nettes dans cette altération. La première est l'exsudation séro-sanguinolente ; la deuxième, l'exsudation fibrineuse.

a. L'*exsudation séro-sanguinolente* s'opère en même temps que de nouveaux vaisseaux capillaires sont créés et que les mailles du tissu normal sont séparées, isolées et disjointes ; il en résulte la variété d'inflammation chronique à laquelle on a donné le nom d'*inflammation avec ramollissement.*

Le corps de l'utérus ou son col peuvent en être le siége. Dans quelques cas, la lésion dont il s'agit n'occupe qu'une partie assez limitée. C'est ainsi qu'on l'observe dans le col utérin seul, d'autres fois dans la portion qui constitue le museau de tanche ; enfin, dans quelques cas, elle occupe une de ses lèvres seulement. Les caractères de cette lésion sont les suivants : tuméfaction, gonflement de la partie malade, développement assez inégal ; sensation de mollesse de la partie tuméfiée ; friabilité beaucoup plus grande, quelquefois même ramollissement complet ; structure du tissu utérin en partie détruite. C'est à cette variété d'inflammation chronique avec ramollissement qu'on donne généralement le nom d'*engorgement* ou d'*état fongueux.* L'état fongueux coïncide, la plupart du temps, avec les altérations les plus diverses de la membrane muqueuse en rapport avec le tissu malade, telles sont : le ramollissement, le décollement de cette membrane, les granulations, les ulcérations. Ces dernières, comme nous le verrons dans un instant, prennent des caractères différents par cela seul que le tissu sur lequel elles sont développées est à l'état de ramollissement inflammatoire.

b. L'*exsudation fibrineuse* se montre beaucoup plus fréquemment que l'exsudation séreuse, qui cependant l'accompagne toujours dans le principe. C'est, en effet, une exsudation séro-fibrineuse qui se fait d'abord dans le tissu qui est le siége de l'inflammation chronique. Plus tard, la partie séreuse est résorbée, et la fibrine reste seule à l'état demi-solide et sous forme d'infiltration. C'est à cette forme d'inflammation chronique qu'on a donné le nom d'*inflammation avec induration.* Cette forme est plus fréquente que l'état fongueux, c'est même celle que l'on observe le plus communément.

L'inflammation chronique avec induration peut occuper toutes les parties du corps et du col de l'utérus. Tantôt bornée au corps, d'autres fois au col, elle peut affecter des parties très limitées et très circonscrites de ces deux régions. Ainsi, dans le corps utérin, c'est tantôt la paroi antérieure, d'autres fois, et beaucoup plus souvent, la partie postérieure. Dans le col, ce peut être l'organe tout entier, ou bien la partie saillante dans le vagin, ou bien encore seulement une des deux lèvres et surtout la postérieure.

Les caractères de cette inflammation avec induration sont les suivants : augmentation de volume de la partie malade, dureté beaucoup plus grande ; forme le plus souvent conservée, quelquefois cependant un peu inégale ; à la section, tissu d'un blanc grisâtre ou jaunâtre ; résistance à la pression ; peu de vaisseaux capillaires développés. Ce sont ces indurations inflammatoires que l'on a confondu quelquefois avec l'état squirrheux du col. Il est des cas où il serait certainement utile de recourir à l'examen microscopique pour établir le diagnostic anatomique positif de la partie indurée.

L'inflammation chronique du corps et du col de l'utérus a encore une influence notable sur les positions de l'utérus. Quand l'utérus présente une inflammation chronique avec engorgement à peu près général, il s'abaisse en masse, et cet abaissement est parfois assez considérable. L'engorgement avec induration du col produit souvent le même effet. Quelquefois cependant il produit une antéversion. L'engorgement de la paroi postérieure du corps utérin ou de celle du col favorise ou même entraîne la production de la rétroversion. L'engorgement de la paroi antérieure ou du fond du corps de l'utérus peut amener l'antéversion : ce sont des effets mécaniques qui se conçoivent et se comprennent parfaitement. L'engorgement avec induration coïncide très souvent avec des granulations ou des ulcérations de la membrane muqueuse qui recouvre les parties malades.

§ 3. Lésions phlegmasiques de la membrane muqueuse de la cavité du corps et du col utérin, et de celle de la surface externe de ce dernier.

Lorsqu'on étudie les altérations de la membrane muqueuse de ces différentes parties, il est deux faits importants et que l'on doit tout d'abord signaler. Ces deux faits sont les suivants :

1° Il existe une indépendance à peu près absolue dans la plupart des cas, entre les états morbides de la muqueuse de la cavité du corps de l'utérus, d'une part, et d'une autre part, les affections de la membrane qui tapisse la cavité cervicale et la surface extérieure du col utérin. L'orifice interne de la cavité utérine semble être la cause de cette indépendance ; c'est un obstacle que franchissent rarement les altérations morbides si fréquentes de la muqueuse de la cavité cervicale ; elles semblent respecter cette espèce de barrière. La membrane muqueuse de la cavité du corps de l'utérus est aussi rarement malade que celle de la cavité du col l'est fréquemment.

2° On peut dire qu'il y a une connexion intime et, s'il était permis d'employer cette expression, une solidarité remarquable entre la muqueuse de la cavité du col et celle qui recouvre sa surface. Rarement l'une est malade sans que l'autre le soit également ; les altérations se propagent aussi bien et aussi facilement de l'extérieur du col à son intérieur que de l'intérieur à l'extérieur, et le développement a quelquefois lieu simultanément sur les deux parties. On peut considérer comme à peu près constant que lorsqu'une de ces deux membranes est malade, l'autre l'est également.

Les lésions de la muqueuse utérine considérée dans son ensemble peuvent être rapportées à quatre chefs, qui sont :

1° Lésions de sécrétion ;

2° Lésions de coloration, d'épaisseur et de consistance ;

3° Granulations ;

4° Ulcérations.

1° *Lésions de sécrétion.* — Lorsque la membrane muqueuse est enflammée, elle produit des liquides morbides qui seront étudiés plus loin. Il y a toutefois un fait qu'il est bon de signaler ici, c'est que cette membrane, saine en apparence, peut encore en produire en proportion plus ou moins abondante, et ces nouveaux liquides méritent tout aussi bien que les précédents la dénomination de *pathologiques*. Ils seront également décrits ; la nécessité d'établir une limite précise entre les liquides produits par l'inflammation et ceux qui reconnaissent une autre cause, ainsi que la difficulté d'établir cette séparation, sont les raisons qui m'obligent de ne pas séparer l'étude des liquides, des parties enflammées, de celle des produits de la muqueuse saine.

2° *Lésions de coloration, d'épaisseur et de consistance de la membrane muqueuse.* — Ces lésions ont été peu étudiées sur la membrane muqueuse de la cavité du corps ; d'abord elles y sont rares, puis la mort des femmes chez lesquelles on pourrait les étudier a toujours lieu par une toute autre cause que l'affection utérine, et l'on ne songe pas toujours à examiner la matrice.

La muqueuse de la cavité du col a été un peu plus étudiée ; les caractères anatomiques de son inflammation laissent, malgré cela, beaucoup à désirer. Ce ne sont donc que les modifications de la membrane muqueuse de la surface extérieure du col que l'on a analysées avec soin.

Les lésions de la membrane muqueuse de ces différentes parties sont très fréquemment accompagnées de granulations ou d'ulcérations, il est plus rare de les trouver seules ; cependant c'est une circonstance qui se rencontre assez souvent. Voici du reste quelles sont ces lésions :

A. *Inflammation aiguë.* — Rougeur de la membrane muqueuse, épaississement léger de cette membrane, ramollissement plus ou moins notable avec augmentation de friabilité.

B. *Inflammation chronique.* — Rougeur plus foncée, épaississement plus ou moins notable de la membrane muqueuse, toujours plus considérable que dans l'état aigu et quelquefois accompagné d'induration ; dans d'autres cas ramollissement, plus rarement enfin ramollissement avec décollement.

Nous devons ajouter que la plupart des auteurs qui ont décrit ces altérations les ont plutôt admises sur la muqueuse cervicale par l'analogie des lésions observées dans l'inflammation des autres membranes muqueuses, et surtout sur celle du col utérin, qu'en s'appuyant sur l'observation directe.

3° *Granulations.* — Les granulations signalées d'abord par Dugès et madame Boivin ont été quelquefois confondues avec les ulcérations sous les noms d'*ulcères granuleux*, *ulcération granulée.* MM. Chomel, Velpeau et Huguier en ont donné de bonnes descriptions ; M. Robert, dans sa thèse de concours (1848), a bien résumé ce qu'on savait à cet égard.

Le siége des granulations varie beaucoup. Sur la muqueuse de la cavité du corps de l'utérus, elles sont fort rares et même elles ont été niées par quelques auteurs. Sur la muqueuse de la cavité du col, à l'orifice même et à la surface externe, elles sont au contraire fréquentes. Elles peuvent affecter ces trois parties isolément, souvent on les voit se manifester d'abord à l'orifice utérin et s'irradier de là d'une part sur la muqueuse de la cavité du col, d'une autre sur celle de sa surface extérieure. Examinées au début, elles se montrent sous forme d'un pointillé constitué par de très petites taches rouges isolées et dépassant à peine le niveau de la surface muqueuse. Plus tard, ce sont de petites saillies arrondies, du volume d'un grain de chènevis ou d'une tête d'épingle, agglomérées et confluentes, d'où quelquefois l'aspect d'une véritable framboise. Les granulations tout à fait isolées sont assez rares; elles se réunissent en général sous forme de plaques arrondies ou elliptiques, quelquefois irrégulières et arrondies sur les bords. En dehors du groupe principal, il y a presque toujours quelques petits groupes isolés.

La couleur des granulations est d'un rouge prononcé qui tranche avec la couleur rosée des parties voisines. Elles sont en général couvertes d'une certaine quantité de mucus, tantôt blanc et semi-transparent, plus souvent jaune et opaque.

M. Robert a nettement établi dans sa thèse que les granulations de la vaginite granuleuse, décrites par M. Deville, sont tout à fait distinctes de celles que nous décrivons, et que, tandis que les premières occupent tout au plus le bord extérieur du col, les autres, au contraire, n'occupent que l'orifice du museau de tanche et ses environs.

La plupart des auteurs que nous avons nommés assimilent tout à fait ces granulations à celles que l'on voit se développer sur le pharynx. Elles sont constituées par l'hypertrophie des glandes muqueuses. Cette hypertrophie est de nature inflammatoire. La tuméfaction est produite par le gonflement, la rougeur et l'hypersécrétion dont ces follicules sont le siége.

Pour M. Huguier les granulations, de même que les ulcérations que nous allons étudier, reconnaissent une même origine, l'inflammation des follicules de la membrane muqueuse du col. Il la décrit sous le nom de *folliculite granuleuse* et *folliculite ulcéreuse;* suivant lui, la première précède toujours la seconde.

4° *Ulcérations.* — Les ulcérations ont été étudiés par tous les auteurs qui se sont occupés des maladies de l'utérus. On trouvera surtout des renseignements utiles dans la thèse de

M. Robert, les mémoires de MM. Boys de Loury et Costilhes, le traité de J.-H. Bennet. M. Bernutz, dans un travail inédit, a fait connaître des résultats très intéressants relatifs aux ulcérations syphilitiques.

On a longtemps regardé les ulcérations comme constituant une maladie toute spéciale, et l'on a beaucoup négligé l'état organique local auquel elles étaient liées la plupart du temps. M. Bennet a beaucoup fait, dans son *Traité de l'inflammation de l'utérus* pour démontrer que les ulcérations de la surface de la cavité du col utérin n'étaient qu'un des modes d'expression de cette dernière affection. C'est son opinion que nous partageons de tout point et que nous espérons achever de démontrer après lui.

Le *siége* primitif des ulcérations est, en général, à la partie extérieure du col et au pourtour de son orifice. C'est de là que, comme les granulations, elles s'irradient pour s'étendre peut-être à la membrane muqueuse de la cavité cervicale, car leur existence n'y a pas été positivement démontrée, et très certainement à celle de la surface extérieure du col.

Les ulcérations peuvent n'affecter qu'une des lèvres, et c'est alors plutôt la lèvre postérieure. Samuel Lair, Récamier, Marjolin sont les médecins qui admettent surtout l'existence de ces ulcérations sur la muqueuse de la cavité cervicale.

Les ulcérations varient en *profondeur* : tantôt ce sont de simples excoriations toutes superficielles ; d'autres fois elles semblent plus profondes, parce que les bords sont plus gonflés et plus saillants. L'ulcération n'atteint, en général, que la membrane muqueuse ; car, après leur cicatrisation, il ne reste jamais de dépression ni de cicatrice.

Les ulcérations sont, en général, couvertes d'une couche plus ou moins abondante de mucus ; elles saignent facilement. Le fond est tantôt lisse et comme tomenteux, d'autres fois le fond présente tantôt de petites saillies plus ou moins acuminées, tantôt des saillies plus considérables et plus arrondies, grosses comme des têtes d'épingle et présentant assez bien l'apparence de petits bourgeons charnus. Les ulcérations présentent quelquefois dans leur fond ou sur leurs bords de petites saillies d'un rouge plus ou moins foncé, constituées par des follicules muqueux enflammés, et dont on peut faire suinter un liquide en les comprimant.

Il est d'autres ulcérations qui sont larges, saillantes, d'un rouge foncé et d'apparence véritablement fongueuse.

Dans d'autres cas, les ulcérations sont grisâtres et reposent sur un tissu induré.

Il est une variété d'ulcérations à laquelle on peut donner le nom d'ulcérations *diphthéritiques*. Elles sont loin d'être communes; mais elles présentent des caractères bien nets et bien tranchés. On ne peut en constater l'existence que dans la première période, alors que la fausse membrane blanchâtre ou blanc grisâtre est encore adhérente aux bords et au fond de l'ulcération. On ne peut l'en détacher sans lacérer un peu sa surface et ses bords, et sans la faire saigner. Il est probable que la fausse membrane précède l'ulcération, et que cette dernière est le résutat de sa destruction.

Les ulcérations diffèrent beaucoup sous le rapport du nombre et de l'étendue; tantôt uniques, tantôt multiples, il n'y a rien de fixe sous ce rapport. Une ulcération unique mais très large peut être le résultat du développement en largeur d'une ulcération primitivement simple, ou de la réunion de plusieurs ulcérations isolées qui se sont étendues en largeur et ont fini par se confondre. Il est d'observation que les ulcérations simples sont, en général, d'autant plus superficielles qu'elles ont une surface plus large, et qu'elles sont d'autant plus profondes qu'elles sont plus petites. Ce fait souffre cependant beaucoup d'exceptions.

Le *tissu* utérin sur lequel reposent les ulcérations ne présente pas toujours les mêmes conditions. Quelquefois il est sain, et la perte de substance est le seul signe de l'inflammation de la membrane muqueuse. Ce cas est certainement le plus rare. La plupart du temps ce tissu est malade, et il présente une des altérations suivantes : congestion sanguine, engorgement hypertrophique, inflammation chronique avec induration, inflammation chronique avec ramollissement.

On peut distinguer plusieurs périodes dans l'*évolution* des ulcérations. La première période, ou période de formation, comprend leur origine, leur point de départ. Cette origine est multiple : tantôt elle succède au ramollissement inflammatoire de la muqueuse, dans d'autres cas à la destruction des granulations, quelquefois enfin à la chute d'une plaque diphthéritique. La deuxième période, ou période d'accroissement, comprend leur développement ; c'est celle pendant laquelle on les voit peu à peu s'étendre en largeur et en profondeur, et prendre tous les caractères qui les constituent. La troisième période, celle d'état stationnaire, dure quelquefois très longtemps. La quatrième période est celle de réparation ; elle comprend tout le temps pendant lequel des bourgeons charnus se forment, et diminuent peu à peu l'étendue et la surface de l'ulcération. Le terme de cette quatrième période est la cicatrisation, qui conduit à la guérison complète : la cicatrisation ne présente point de caractères saillants tant que l'ulcération n'a occupé que la membrane muqueuse ; il faut qu'elle ait été au delà, et qu'une partie du tissu même du col ait été détruite pour qu'une perte de substance succède à la cicatrisation.

M. Robert a réduit à quatre les principales formes que peuvent présenter les ulcérations du col de l'utérus. Ces quatre formes peuvent se résumer ainsi : 1° ulcères superficiels ou excoriations ; 2° ulcères granuleux ou bourgeonnés ; 3° ulcères fongueux ; 4° ulcères calleux. Nous en ajouterons une cinquième, les ulcères diphthéritiques ou pseudo-membraneux.

On a décrit des ulcérations spécifiques du col de l'utérus ; il s'agit d'examiner si elles ont des caractères particuliers. Les variétés suivantes ont été admises par un certain nombre d'auteurs :

a. Les ulcérations *dartreuses*. Si elles existent, elles ne possèdent pas d'autres caractères particuliers que de coïncider avec des éruptions cutanées.

b. Les ulcérations *scorbutiques* sont dans le même cas, leur existence est bien contestable.

c. Les ulcérations *scrofuleuses*, ou *tuberculeuses*, ont pour caractère de succéder à la fonte d'une ou plusieurs masses tuberculeuses développées dans l'épaisseur du tissu du col. Elles sont extrêmement rares, mais leur existence est mieux démontrée que celle des deux espèces précédentes.

d. Les ulcérations *diphthéritiques* présentent pour caractères d'être recouvertes d'une pellicule blanchâtre ou blanc grisâtre plus ou moins adhérente : elles sont assez rares. MM. Robert, Boys de Loury et Costilhes en ont cité des exemples ; j'en ai parlé plus haut.

e. Les ulcérations *syphilitiques* du col de l'utérus sont assez peu connues ; tous les auteurs sont cependant d'accord pour regarder l'ulcération syphilitique primitive, le chancre véritable, comme rare sur le col de l'utérus. Cependant les derniers travaux si importants de M. le docteur Bernutz sur les *affections syphilitiques du col de l'utérus* ont démontré que cette altération était plus fréquente qu'on ne le pensait. Ces ulcérations sont uniques ou multiples ; ces dernières peuvent se réunir. Elles sont irrégulières ; leurs bords sont taillés à pic, légèrement gonflés et entourés d'un liseré rouge vif qui circonscrit une surface d'un gris blanchâtre.

Les ulcérations syphilitiques existent, beaucoup moins souvent qu'on ne le pense, au-dessus d'un tissu induré. Elles perdent facilement, et en l'absence même de tout traitement, leurs caractères primitifs. On doit surtout à M. Gosselin d'avoir signalé cette particularité. Les ulcères présentent alors, tantôt les caractères d'une ulcération simple, tantôt ceux d'une ulcération fongueuse et saignante.

M. Gibert tend à penser que les ulcérations du col de l'utérus, que l'on observe chez des femmes affectées de syphilides ou d'autres accidents constitutionnels, sont de nature syphilitique.

M. de Castelnau enfin croit qu'il peut exister sur le col utérin comme sur le gland des exulcérations syphilitiques superficielles, qui différeraient des chancres huntériens en ce qu'elles ne sont pas inoculables et qu'elles ne donnent pas lieu non plus aux mêmes accidents consécutifs.

Quant à moi, une longue observation faite à l'hôpital de Lourcine me porte à admettre l'influence syphilitique. Je crois, en effet, que chez des sujets syphilitiques des ulcérations du col, en apparence simples et d'aspects divers, peuvent très bien être produites sous l'influence de cette cause spéciale. L'inoculation est le seul moyen de décider cette question de nature.

M. Bernutz, dans un travail encore inédit, est arrivé à des conclusions remarquables dont nous devons dire un mot ici.

L'utérus peut être le siége de manifestations syphilitiques fort diverses, qu'on peut diviser d'une manière plus ou moins légitime en trois espèces :

1° Les accidents primitifs, qui comprennent les diverses espèces de chancres et la balanite chancreuse ils sont tous inoculables.

2° Les accidents secondaires, qui comprennent les altérations suivantes et se montrent sur la membrane muqueuse du col, sont les plaques muqueuses, les végétations, les érosions, les diverses espèces de syphilides. Ils ne sont pas inoculables, quoiqu'ils puissent être contagieux.

3° Les accidents tertiaires comprennent les tubercules et les tumeurs gommeuses.

Nous ne dirons quelques mots ici que des accidents primitifs.

La balanite chancreuse est cet état dans lequel un ou plusieurs chancres se trouvent comme noyés et étouffés dans une inflammation d'une nature toute particulière qui, bien qu'accessoire, donne à l'ulcération la physionomie propre qu'elle présente (1).

Les chancres présentent les espèces suivantes :

(1) Voyez dans notre atlas les figures représentant les *affections syphilitiques du col de l'utérus*, et dont nous devons la communication à notre ami et collègue M. le docteur Bernutz.

1° *Chancres huntériens.* — Ce sont les vrais chancres qui offrent les caractères classiques du chancre, l'induration, etc.; ils peuvent siéger à la surface du col ou sur la muqueuse même de la cavité cervicale.

2° *Chancres diphthéritiques.* — Ils sont de beaucoup les plus fréquents et se rencontrent dix-sept fois sur vingt-quatre; ils sont intéressants à étudier à cause des transformations multiples qu'ils peuvent présenter, ce qui peut conduire à de nombreuses erreurs de diagnostic. On y distingue plusieurs périodes : — *a.* Période initiale : il existe une large plaque d'un blanc opalin formée par la réunion d'un grand nombre de petites vésicules qui crèvent et laissent apercevoir la fausse membrane. — *b.* Période de progrès, qui consiste dans l'épaississement, dans la perte de transparence de cette fausse membrane qui devient en même temps saillante. — *c.* Période d'état : la fausse membrane se développe, prend une teinte jaunâtre et surplombe les bords rouges qui sont eux-mêmes plus saillants que la partie saine. — *d.* Période d'élimination : la fausse membrane, comme mamelonnée, se divise et tombe en fragments, laissant à nu une ulcération bourgeonnée pendant laquelle on peut encore obtenir l'inoculation. — *e.* Période de réparation : l'ulcération irrégulière, à contours nettement définis d'un rouge sombre, est hérissée de villosités ou de petits mamelons fongueux saignants et douloureux au toucher, puis ils diminuent et la cicatrisation s'effectue peu à peu. Les chancres diphthéritiques sont rarement indurés, et cependant ils peuvent s'inoculer, s'accompagner de bubons, et être suivis de tous les accidents consécutifs.

M. Bernutz a étudié avec soin le diagnostic de ces chancres diphthéritiques à leurs diverses périodes, nous ne pouvons le suivre ici dans cette étude.

3° *Chancres ulcéreux.* — Ce sont les plus rares; M. Bernutz en a observé un sur vingt-quatre. Ils se montrent spécialement autour de l'orifice utérin qu'ils évident, qu'ils érodent, et, quand la guérison s'en est opérée, ils laissent cet orifice en infundibulum. Cette espèce se rapproche beaucoup des chancres phagédéniques. Comme les précédents, ils sont inoculables.

§ 4. Changements dans le diamètre et la capacité de la cavité et des orifices utérins.

Ces changements sont le résultat constant de l'inflammation de la membrane muqueuse de la surface du col et de celle de sa cavité : ils consistent dans la dilatation des orifices et l'agrandissement de la cavité du col et du corps ; ils ont été bien étudiés par M. Bennet.

Toutes les fois qu'il existe une inflammation du pourtour de l'orifice du col, et, en même temps, de la cavité cervicale, l'orifice utérin est dilaté. Cette dilatation peut se faire de différentes manières ; tantôt la dilatation existant, les lèvres de cet orifice sont cependant appliquées l'une contre l'autre, et il faut ou l'introduction d'un corps étranger ou l'écartement des deux parties à l'aide d'un spéculum bivalve pour bien constater la dilatation dont il s'agit.

Dans d'autres cas la dilatation s'effectue spontanément, et la simple inspection au spéculum ordinaire montre le col dilaté et entr'ouvert ; quelquefois même la projection d'une lumière un peu vive permet d'apercevoir la surface de la partie ombreuse de la muqueuse cervicale.

La cavité du col utérin semble également se dilater sous l'influence de l'inflammation de la muqueuse qui la tapisse. Ce fait est cependant loin d'être aussi bien démontré que le précédent.

L'orifice interne de l'utérus, c'est-à-dire le rétrécissement qui sépare la cavité du corps de celle du col, ne se développe que consécutivement à l'inflammation de la muqueuse du corps utérin lui-même ; celle de la cavité cervicale semble le respecter et n'exercer aucune influence sur lui.

Un dernier fait à signaler relativement aux orifices de ces cavités, c'est que l'un et l'autre sont à peu près toujours remplis par les sécrétions morbides que fournit la surface muqueuse.

§ 5. Sécrétions morbides de la membrane muqueuse de l'utérus.

Les sécrétions fournies par les diverses parties de la membrane muqueuse qui tapisse le corps, l'intérieur et la surface du col utérin, sont loin d'être toujours de même nature. J'ai fait connaître, il y a quelques années, à la *Société médicale des hôpitaux* des résultats assez curieux touchant la nature de ces sécrétions ; je me bornerai à donner ici un résumé rapide de ces faits.

On peut admettre quatre variétés de sécrétions morbides. Ces quatre variétés sont les suivantes :

1° Mucus transparent ;

2° Mucus opalin ;

3° Muco-pus ;

4° Mucus purulent.

1° *Mucus transparent.* — Ce mucus est clair, transparent, parfaitement limpide, filant, et d'une grande viscosité.

Examiné au microscope on n'y aperçoit rien, ou bien quelques cellules rares et disséminées d'épithélium.

L'analyse y démontre de l'eau, de la mucine en quantité notable, et quelques sels.

Ce mucus est-il analogue au mucus normal qui lubrifie la membrane muqueuse utérine, ou mieux est-il ce mucus lui-même simplement augmenté de quantité ? On ne saurait répondre à cette question ; ce que l'on sait seulement c'est que, lorsqu'il existe en quantité anormale, il devient un produit pathologique.

Le mucus visqueux et transparent se produit fréquemment sous l'influence d'une inflammation chronique des tissus du corps ou du col utérin ; inflammation non accompagnée d'une lésion analogue de la muqueuse qui les tapisse. On peut alors considérer ce mucus comme produit par les follicules muqueux encore à l'état normal, il est vrai, mais irrités et conduits à une sécrétion plus abondante par le voisinage de l'inflammation chronique du tissu utérin. Si la membrane muqueuse était malade, on aurait un mucus altéré d'une tout autre nuance, et le mucus transparent serait mélangé de l'un des liquides nouveaux.

2° *Mucus opalin légèrement lactescent.* — Ce mucus est clair, peu visqueux, peu opaque, filant modérément; il ressemble à du lait étendu d'une très notable quantité d'eau. L'examen microscopique y fait paraître les éléments suivants : 1° de nombreuses cellules d'épithélium; 2° des globules graisseux nombreux. L'analyse chimique y démontre de l'eau, des sels, et de la mucine (en quantité assez faible), absolument comme dans le cas précédent; il y a de plus une petite quantité de graisse.

Ce liquide constitue le caractère anatomique de la *leucorrhée* simple ou, comme on l'appelle, des *flueurs blanches*. C'est un flux proprement dit, une simple exagération de la sécrétion de la membrane muqueuse du corps, du col, ou du vagin lui-même; il n'implique en aucune manière l'existence d'une phlegmasie quelconque de la membrane muqueuse. Il annonce seulement une *desquamation* épithéliale beaucoup plus abondante.

3° *Muco-pus.* — Le muco-pus de la muqueuse utérine est très analogue au produit semblable que l'on trouve sur les autres membranes muqueuses. C'est un liquide épais, visqueux, filant, variant assez de couleur, en général opaque, et pouvant être tantôt blanc, tantôt jaunâtre, quelquefois verdâtre.

A l'examen microscopique on trouve : 1° de nombreux globules de pus; 2° quelques granules protéiques; 3° un certain nombre de cellules épithéliales; 4° un très petit nombre de globules de graisse.

Le muco-pus contient de l'eau, de la mucine en quantité un peu considérable, quelques sels, et un peu de graisse.

Ce muco-pus, agité avec de l'eau avec force et filtré, laisse passer un liquide dans lequel on ne trouve la plupart du temps qu'une très faible quantité d'albumine et quelquefois pas du tout. C'est une circonstance importante, et qui a une certaine valeur séméiologique.

Le muco-pus est, en effet, le produit d'une inflammation

chronique de la muqueuse utérine du corps ou du col; inflammation accompagnée ou non de la production de granulations.

J'insisterai sur la faible quantité ou même l'absence d'albumine dans le muco-pus, parce que cette absence indique qu'il n'y a pas de pus proprement dit, et, par conséquent, pas d'ulcérations.

4° *Mucus purulent.* — Le mucus purulent est tout simplement du muco-pus mélangé étendu, et on pourrait peut-être dire dilué dans une certaine quantité de pus. Le muco-pus est sécrété par la muqueuse enflammée ou granuleuse, et le pus est fourni par la muqueuse du corps ou du col ulcérée, ou simplement excoriée. Voici quelle est sa valeur; aussi est-il important de reconnaître la nature de ce liquide.

Le mucus purulent est plus liquide, moins consistant que le muco-pus; sa couleur est toujours jaunâtre ou jaune verdâtre; sa quantité est toujours un peu plus considérable que s'il n'existait pas d'ulcération.

Au microscope, le mucus purulent présente les mêmes éléments histologiques que le muco-pus; c'est-à-dire, globules de pus, cellules épithéliales, granules, et quelques globules graisseux.

L'analyse chimique y démontre de la mucine en quantité moindre que dans le muco-pus, de la graisse en quantité beaucoup plus notable, de l'eau, des sels; mais surtout de l'albumine, également en quantité notable et en beaucoup plus forte proportion que dans le muco-pus. On reconnaît ce dernier élément en traitant le mucus purulent par l'eau; agitant un peu longtemps et filtrant. L'eau filtrée contient une certaine quantité d'albumine que la chaleur et l'acide démontrent.

La présence de l'albumine en quantité notable est, ainsi que je viens de le dire, la preuve qu'il existe une ulcération ou une excoriation de la membrane muqueuse de la surface du col, ou de sa cavité.

§ 6. Résumé de l'anatomie pathologique de la congestion et de l'inflammation de l'utérus.

Les lésions anatomiques diverses, que nous venons d'étudier d'une manière isolée, se groupent cependant presque toujours plusieurs ensemble, de manière à constituer des maladies proprement dites. Nous allons essayer de montrer de quelle manière ces lésions peuvent se combiner ensemble. Nous résumerons ainsi, en quelques mots, la longue étude anatomo-pathologique que nous venons de faire de la congestion et de l'inflammation de l'utérus.

1° *Congestion utérine.* — Simple accumulation de sang, et stase à un certain degré de ce liquide dans le tissu de l'utérus. Elle amène la tuméfaction, la rénitence et la rougeur du tissu qui en est le siége. Elle est souvent le premier degré : 1° de l'engorgement hypertrophique; 2° de l'inflammation aiguë; 3° de l'inflammation chronique.

2° *Métrite aiguë.* — Elle occupe le tissu du corps ou celui du col, ensemble ou isolément. Elle se produit sous deux formes, qui sont : 1° une métrite aiguë avec exsudation séro-fibrineuse dans les mailles du tissu enflammé ; 2° une métrite aiguë avec exsudation purulente et destruction partielle ou absolue du tissu malade.

Ce pus se montre à l'état d'infiltration ou de petites collections purulentes. Ces collections sont quelquefois confondues ou mélangées avec les lésions caractéristiques de la phlébite ou de la lymphangite utérine.

3° *Métrite chronique.* — La métrite chronique se montre sous deux formes : 1° inflammation chronique avec induration. Cette induration est due à une exsudation fibrineuse interstitielle, qui étouffe et atrophie une partie du tissu utérin; 2° inflammation chronique avec ramollissement. Ce ramollissement est dû à l'infiltration du tissu malade par un liquide séro-fibrineux déposé lentement et produisant également la destruction d'une partie du tissu utérin. C'est cette deuxième variété à laquelle on donne le nom d'*état fongueux.*

On peut considérer comme une troisième variété l'engorgement hypertrophique, constitué par la double hypertrophie du tissu musculaire et des vaisseaux capillaires de la partie malade de l'utérus.

4° *Métrite catarrhale.* — Elle peut être aiguë ou chronique. Ses caractères sont : 1° l'injection avec épaississement et ramollissement ou induration de la membrane muqueuse ; 2° le développement de granulations, qui ne sont autres que des follicules muqueux enflammés et hypertrophiés ; 3° des excoriations ou des ulcérations qui peuvent présenter des caractères très divers ; 4° la dilatation de l'orifice du museau de tanche, et, dans le cas d'inflammation de la membrane muqueuse de la cavité du corps, la dilatation de l'orifice interne de l'utérus.

§ 7. Lésions phlgmasiques des organes ou des tissus en rapport immédiat avec l'utérus.

On rencontre assez fréquemment des lésions phlegmasiques dans les cas si nombreux d'inflammations du corps ou du col de l'utérus. Ces lésions ne se montrent guère toutefois que dans les cas de métrite aiguë, ou dans les métrites chroniques ayant succédé à un état aigu. Dans les inflammations du corps et du col utérin, qui surviennent ainsi d'emblée d'une manière aiguë, il est beaucoup plus commun encore de trouver ces altérations phlegmasiques.

Voici quelles sont ces lésions que nous nous bornerons à énumérer ici, leur description devant être donnée plus loin avec des détails suffisants :

1° Inflammations du tissu cellulaire péri-utérin, caractérisées, soit par un engagement inflammatoire simple, soit par une infiltration purulente de ce même tissu, soit par un véritable abcès.

Ces inflammations péri-utérines se montrent de préférence dans les deux parties suivantes : *a.* tissu cellulaire situé dans l'épaisseur des ligaments larges ; *b.* tissu cellulaire de la paroi recto-utérine.

2° Inflammation d'un ou des deux ovaires.

3° Inflammation du tissu cellulaire de la fosse iliaque droite ou gauche.

On peut encore signaler, parmi les lésions phlegmasiques des tissus voisins, mais se présentant beaucoup plus rarement que les précédentes, les altérations suivantes :

a. Inflammation du corps ou plutôt du col de la vessie.

b. Vaginité aiguë ou chronique : elle peut précéder ou suivre l'affection utérine, ce qui est fort différent.

c. Inflammation du rectum.

d. Péritonites circonscrites et adhérences péritonéales.

ARTICLE IV. — Lésions spéciales de l'utérus.

A. LÉSIONS HÉMORRHAGIQUES. — Lorsque l'utérus est le siége d'une hémorrhagie, on doit admettre que, dans la grande majorité des cas, le tissu de l'utérus et la membrane muqueuse qui tapisse sa face interne sont parfaitement sains. Dans quelques cas, ces parties sont le siége d'une congestion sanguine plus ou moins forte ; c'est ce qui arrive quand l'hémorrhagie s'est produite d'une manière aiguë, a été immédiatement considérable, et a amené la mort en peu de temps à la suite d'accidents divers. Dans d'autres cas, il y a décoloration, anémie du tissu et de la membrane muqueuse ; c'est ce qu'on observe surtout quand l'hémorrhagie a duré très longtemps sans être considérable, et a amené la terminaison fâcheuse par un appauvrissement considérable de sang.

On peut enfin trouver le tissu utérin avec ses caractères normaux.

L'autopsie peut révéler, dans le cas d'hémorrhagies utérines, d'autres altérations qui sont les suivantes :

1° Déchirures, ruptures vasculaires.

2° Hémorrhagies interstitielles, véritables apoplexies capillaires du tissu utérin.

Cette dernière lésion est fort rare, et nous n'en connaissons aucune description bien faite. On n'a guère signalé ces apoplexies capillaires que dans quelques cas d'hémorrhagies constitutionnelles, ou bien dans quelques scorbuts.

Nous pouvons ranger dans les lésions hémorrhagiques l'hématocèle *rétro-utérine*, maladie bien étudiée dans ces derniers temps, et qui consiste dans la production d'une hémorrhagie parfois très considérable, quelquefois mortelle, qui se produit soit dans le tissu cellulaire qui sépare l'utérus du rectum, soit dans le cul-de-sac péritonéal utéro-rectal. Nous aurons soin de décrire avec détail cette maladie.

B. LÉSIONS DE NUTRITION. — L'utérus présente les caractères de l'hypertrophie ou de l'atrophie ; il est plus fréquemment encore, peut-être, le siége de productions nouvelles : tumeurs fibreuses, tubercules, cancer.

Hypertrophie du tissu utérin. — Considérée en dehors de la grossesse, l'hypertrophie du tissu utérin n'est point un fait très rare. Cette lésion est caractérisée par les modifications organiques suivantes: — *a.* Création de tissu musculaire de formation nouvelle, c'est-à-dire adjonction de fibres musculaires à celles qui existaient déjà. — *b.* Création de vaisseaux de nouvelle formation ; ces modifications amènent une augmentation de volume de la partie malade.

Souvent ces hypertrophies sont générales. Elles sont rarement partielles dans le corps et dans le col ; il est assez fréquent de voir l'hypertrophie limitée à une des lèvres du museau de tanche, et préférablement à la postérieure.

Ces hypertrophies se produisent dans trois circonstances bien différentes qui sont les suivantes :

1° A la suite de congestions sanguines répétées, soit dans le corps, soit dans le col de l'utérus. Ces congestions semblent activer la nutrition du tissu et déterminer ainsi la création de tissu musculaire nouveau et de vaisseaux de nouvelle formation.

2° A la suite d'inflammation chronique de durée longue, et dont le traitement a été négligé ou suivi avec mollesse et négligence. Dans ce cas, le tissu hypertrophié est plus dur et plus consistant que dans le cas précédent, ce qui tient à ce qu'en même temps que du tissu musculaire et des vaisseaux, il s'est produit du tissu fibroïde de nouvelle formation, qui contribue à produire cette induration.

3° A la suite ou autour de productions morbides nouvelles.

Ainsi, dans le cas de cancers, de tumeurs fibreuses, ces formations hypertrophiques nouvelles et partielles sont loin d'être rares.

Atrophie du tissu utérin.—On trouve le type du tissu utérin atrophié dans la matrice des femmes qui ont cessé d'être réglées. L'utérus diminue de volume, s'indure, sa cavité s'efface, etc.

Cette atrophie physiologique ne cesse pas d'augmenter d'une manière progressive, depuis l'instant où la menstruation cesse jusqu'à celui ou la mort arrive.

L'atrophie de l'utérus, en dehors de l'insénescence, est peu commune. On la signale dans quelques cas rares à la suite d'une métrite aiguë, qui a désorganisé à peu près complétement le tissu de l'utérus. On la voit encore quand l'utérus est comprimé, refoulé par le développement extraordinaire de quelques tumeurs anormales, telles que tumeurs fibreuses, kystes de l'ovaire, etc., etc.

ARTICLE V. — Lésions organiques de l'utérus.

A. PRODUCTIONS FIBREUSES. — Les productions fibreuses sont fréquentes dans l'utérus, et elles peuvent s'y montrer sous des formes différentes. Tantôt ce sont des tumeurs plus ou moins volumineuses, qui se produisent au milieu du tissu utérin. Dans d'autres cas, c'est sous forme de polypes. Ces productions sont étudiées dans autant de chapitres à part.

B. CANCER.—Le cancer de l'utérus est l'une des maladies les plus fréquentes de cet organe. Cette maladie se montre sous tant de formes, elle prête à tant d'interprétations différentes, qu'il est impossible de résumer ici l'anatomie pathologique de cette terrible affection. Je renvoie donc le lecteur au chapitre du *cancer* de l'utérus.

C. TUBERCULES. — Les tubercules sont extrêmement rares dans l'utérus. On n'en trouve que trois cas dans les *Bulletins de la Société anatomique*; l'un de ces cas est le résultat d'une méprise, il s'agissait évidemment d'un squirrhe. Dans les deux autres faits, l'un coïncidait avec une péritonite chronique et une maladie de Bright. Rien n'avait pu le faire soupçonner pendant la vie ; l'autre existait chez une jeune fille scrofuleuse. Ce qu'il y eut de remarquable dans ces deux cas, c'est que le tubercule n'était pas enclavé dans le tissu utérin. Il était adhérent à un point, mais libre par tous les autres points à la surface interne de la cavité utérine. Il n'y a donc pas lieu de faire l'histoire des tubercules de l'utérus.

SECTION II.

ÉTIOLOGIE DES MALADIES DE L'UTÉRUS ET DE SES ANNEXES.

L'étiologie des maladies nombreuses dont l'utérus est le siége trouve assez naturellement son explication dans les fonctions mêmes que cet organe est appelé à remplir. Les autres influences que l'on peut invoquer relativement à cette étiologie ont une importance beaucoup moindre. Cette division toute naturelle est celle que nous allons suivre dans l'exposé des causes diverses que peuvent produire les maladies de l'utérus.

1° CAUSES SIÉGEANT DANS L'UTÉRUS OU SES ANNEXES. — La position de l'utérus logé dans le petit bassin, et correspondant ainsi à la partie la plus déclive du tronc, fait que la circulation du sang y lutte sans cesse contre l'action de la pesanteur. Cette lutte y est d'autant moins efficace que les veines sont dépourvues de valvules, et que le sang y est soumis aux mêmes causes de retard que dans le reste de la circulation veineuse abdominale ; il résulte de cette disposition qu'il se produit facilement des stases sanguines dans le corps et le col de l'utérus.

La production seule de cette stase veineuse explique la part des lésions du corps et du col de l'utérus, tendant si facilement à passer à l'état chronique, à ne pas se cicatriser, et à se perpétuer indéfiniment.

Depuis l'époque de la formation de la puberté jusqu'à l'âge critique, l'utérus est presque constamment le siége de phénomènes congestifs; il est soumis à des causes sans cesse renouvelées d'excitation de différente nature, pouvant rendre compte de la fréquence des états morbides dont il est atteint; c'est ce qu'il est facile de démontrer.

a. A l'époque de la puberté, la matrice, jusque-là inerte, devient le siége de congestions utérines qui se répètent à des époques déterminées. Ces congestions aboutissent il est vrai, la plupart du temps, à une évacuation sanguine; mais cette évacuation n'a pas toujours lieu d'une manière complète et normale. Il y a d'abord des congestions utérines qui avortent en quelque sorte, et n'aboutissent pas à une évacuation menstruelle; d'autres qui permettent bien un peu l'issue du sang, mais cette issue incomplète et insuffisante ne fait pas disparaître la congestion sanguine, antérieure et concomitante. Cette dernière persiste alors après la période menstruelle.

b. Pendant toute la période menstruelle et jusqu'à l'époque critique, les congestions menstruelles, qui se font chaque mois à l'époque des règles, sont fréquemment la cause de maladies de l'utérus et cela de plusieurs manières différentes.

Ainsi la congestion sanguine peut survivre à l'écoulement menstruel qu'elle précède. C'est ce qui arrive spécialement quand l'écoulement des règles, par des causes quelconques souvent inconnues dans leur nature, ne s'est pas produit avec son abondance habituelle. Dans d'autres cas, ce sont des influences de diverse nature qui ont pu empêcher l'écoulement menstruel de se produire, ou bien qui l'ont arrêté plus ou moins rapidement avant sa terminaison spontanée.

Dans ces deux circonstances on a pour résultat une congestion utérine, qui peut conduire à des états morbides divers. On voit souvent, en pareil cas, se développer une métrite chronique. Mais l'étude de l'influence de ces causes présente une immense difficulté pratique à laquelle il est bon d'être prévenu. Ainsi, il ne suffit pas de voir une maladie utérine quelconque, une phlegmasie, par exemple, succéder à un trouble de la menstruation, pour la considérer comme étant la conséquence de ce trouble menstruel ; car fréquemment, au contraire, la perturbation observée en semblable circonstance dans l'écoulement des règles, loin d'être la cause de la maladie utérine, n'est qu'un de ses effets immédiats.

c. A l'époque critique, la cessation de l'apparition des règles n'est pas un phénomène subit et instantané. Il est précédé d'irrégularités ; il se produit, comme à l'époque de la puberté, des congestions utérines qui ne se forment pas toutes de la même manière ; les unes conduisent, il est vrai, à un écoulement sanguin, mais aussi d'autres avortent ; d'autres aboutissent à une évacuation incomplète, toutefois insuffisante ; quelquefois enfin, elles produisent une hémorrhagie véritable. Ce sont là autant de circonstances qui peuvent amener directement des affections de l'utérus, ou bien, si elles ne les produisent directement, qui doivent favoriser singulièrement leur développement. Cependant, tout en tenant compte de l'influence réelle que peut exercer l'époque de la ménopause, il faut bien reconnaître qu'elle a été singulièrement exagérée, non-seulement dans le public, mais par certains médecins, et cela parce qu'une maladie importante, le cancer, se développe de préférence vers cette époque. Mais rappelons-nous que, même chez les hommes, le cancer fait en général sa première apparition vers quarante ou cinquante ans, et nous en conclurons que si le cancer de l'utérus se montre le plus habituellement aux approches de l'âge dit critique, c'est par suite d'une influence résultant plutôt de l'âge des sujets que de l'action de la ménopause elle-même.

d. Enfin, quand la suppression menstruelle est complète, l'utérus ne passe pas de suite à une inertie complète. Il se produit de temps en temps des tentatives de congestion utérine qui peuvent encore être le point de départ d'accidents divers.

e. Le coït, à l'époque où il commence à être pratiqué, est la source et le point de départ d'affections utérines ; il peut agir de plusieurs manières différentes. Dans certains cas, c'est la disproportion du membre qui exerce une action fâcheuse ; dans d'autres, c'est l'énergie avec laquelle le gland percute le museau de tanche, surtout quand ce dernier est, en même temps que le col utérin, le siége d'un léger degré d'abaissement, qui produit une lésion mécanique de cet organe, et par suite son inflammation. Dans d'autres cas, ce sont les excès de coït, ainsi que la répétition trop fréquente de cet acte, qui agissent mécaniquement et peuvent produire une inflammation chronique du col utérin avec toutes ses conséquences, telles que granulations, ulcérations, etc. D'autres fois, c'est le coït pratiqué trop tôt, soit après un avortement, soit après un accouchement naturel ; cet acte physique produit sur un organe qui n'est pas encore revenu à l'état normal, peut développer dans ce dernier une inflammation aiguë ou chronique.

f. La grossesse et surtout l'accouchement peuvent devenir le point de départ de nombreuses maladies de l'utérus. D'abord, à la suite d'accouchement, la séparation du produit de la conception, les déchirures qui en sont la conséquence, le travail de cicatrisation qui doit s'opérer, l'oblitération qui doit nécessairement s'effectuer dans les sinus utérins et dans une partie des veines utérines, sont, en dehors de toute phlegmasie aiguë intercurrente la source de phénomènes morbides nombreux. Sous ce rapport, on peut dire que les avortements agissent d'une manière plus funeste encore peut-être que les accouchements naturels, et que les avortements provoqués par des manœuvres mécaniques sont beaucoup plutôt suivis d'accidents que les avortements naturels.

En dehors de ces causes qu'on peut appeler physiologiques, peut se produire, à la suite de l'avortement et de l'accouchement, un certain nombre de maladies aiguës, qui peuvent à leur tour devenir le point de départ de plusieurs lésions utérines chroniques. Ainsi la métrite aiguë, l'inflammation des ligaments larges, l'ovarite, la phlébite et la lymphangite utérine, sont bien évidemment produites sous l'influence de l'état puerpéral et des phénomènes mécaniques de l'accouchement; mais ils peuvent devenir le point de départ d'affections utérines, aiguës ou chroniques, qui se prolongent longtemps après et exigent un traitement spécial.

Les opérations et les manœuvres obstétricales sont elles-mêmes bien souvent la source de lésions morbides de l'utérus qui parfois persistent longtemps après l'accouchement. Enfin nous devons signaler les imprudences, les levers prématurés, les exercices faits trop tôt après l'accouchement, comme produisant des résultats analogues.

g. Le développement de produits morbides divers dans l'utérus peut devenir le point de départ de complications morbides diverses, aiguës, et chroniques. Tel est le mode d'action des moles, des faux germes, des tumeurs fibreuses, des polypes de diverse nature, et telle est encore la rétention du sang menstruel dans la cavité utérine, etc., etc.

h. La présence de pessaires est souvent la cause d'inflammations chroniques du col, de granulations, d'ulcères.

i. L'existence d'une vaginite aiguë et chronique, mais surtout la première des deux est très fréquemment le point de départ d'une inflammatian aiguë ou chronique du col, inflammation qui peut même s'étendre plus loin.

j. Les liquides irritants qui baignent si souvent les produits de l'inflammation chronique de l'utérus (granulations, ulcérations), sont une des causes qui contribuent le plus à entretenir et à faire durer très longtemps ces altérations qui, en définitive, sont là source de ces mêmes liquides.

On peut rapprocher de cette série de causes agissant directement sur l'utérus les deux influences suivantes :

1° La station debout ou assise trop longtemps prolongée, les secousses, résultant de la marche ou produits par des voitures mal suspendues.

2° On a considéré comme pouvant exercer une influence notable sur le développement des affections de l'utérus, d'une part, certaines lésions du rectum, et en particulier une constipation opiniâtre; d'autre part, les maladies de la vessie. On a pris ici l'effet pour la cause, et ce sont les maladies de l'utérus, qui sont au contraire le point de départ de ces constipations opiniâtres et de ces lésions de la vessie, qu'on voit si souvent coïncider avec elles.

Causes placées en dehors de l'utérus. — Les causes qui peuvent se ranger dans cette section ont certainement une importance beaucoup moindre que celles qui viennent d'être passées en revue; elles n'en doivent pas moins être prises également en sérieuse considération. Elles comprennent des influences de nature fort différente les unes des autres.

a. Age. — Les maladies de l'utérus ne se montrent pas avec la même fréquence aux différents âges; elles commencent à devenir communes à l'époque ou le coït est pratiqué pour la première fois, et elles conservent cette fréquence jusqu'à l'époque de l'âge critique. Il existe cependant un certain nombre de cas d'affections utérines chez des filles vierges; mais, dans ce dernier cas même, ce n'est qu'à l'époque de la puberté que l'on commence à observer de semblables faits.

b. Constitution. — Les femmes de toute constitution, de tout tempéramment, peuvent être atteintes des diverses maladies de l'utérus. Il est cependant d'observation que les femmes à constitution faible, à tempérament lymphatique, y sont un peu plus sujettes que les autres.

c. Idiosyncrasie. — Il y a une sorte d'idiosyncrasie spéciale pour le développement des maladies de l'utérus; il y a en effet des femmes qui, sous l'influence des causes d'excitation les plus légères des organes génito-urinaires, voient se développer ou récidiver des affections de la matrice.

d. Hérédité. — L'hérédité semble encore exercer une certaine influence non pas sur le développement des maladies inflammatoires de l'utérus, mais sur celui des productions organiques de diverse nature qui peuvent se développer dans ces organes.

Climats. — Quelle est l'influence des climats, des saisons, de la température, sur les maladies de l'utérus. C'est une question à laquelle on ne saurait répondre dans l'état actuel de la science. On sait seulement d'une façon générale, que le séjour sous les climats chauds prédispose aux métrorrhagies.

e. Virus syphilitique. — Il est fréquemment la cause de plusieurs des affections de l'utérus. Les études que j'ai faites et les observations que j'ai recueillies à l'hôpital de Lourcine ne me permettent guère de conserver un doute à cet égard. Les travaux remarquables que M. le docteur Bernutz a présentés sur ce sujet à la Société médicale des hôpitaux, ont jeté une nouvelle clarté sur cette question ; il a clairement démontré que le syphilis pouvait se traduire à la surface du col de l'utérus avec des caractères très variés, et souvent avec des formes très analogues à celles que présentent souvent les syphilides à la surface de la peau.

Je rappellerai enfin qu'à la surface du col utérin les ulcérations syphilitiques perdent souvent leurs caractères spéciaux, et peuvent revêtir le caractère et l'apparence de simples ulcérations tantôt inoculables, tantôt ne jouissant pas de cette propriété.

f. Scrofules. — Pour beaucoup de médecins, la constitution scrofuleuse, le vice scrofuleux peuvent être considérés comme une des causes les plus communes des maladies de l'utérus ; c'est du moins ce qu'on trouve signalé dans tous les ouvrages qui traitent de ces affections. Or rien n'est moins démontré, et nous ne connaissons aucun fait qui puisse autoriser à admettre une semblable conclusion. Oui, les femmes ou les jeunes filles atteintes de la maladie scrofuleuse peuvent présenter de la dysménorrhée ou de l'aménorrhée ; mais il y a loin de ces deux troubles fonctionnels aux maladies proprement dites de l'utérus. Où sont du reste les faits qu'on invoque pour admettre une semblable proposition ?

g. Scorbut. — Le scorbut a encore été accusé de produire des maladies particulières de l'utérus, et spécialement des ulcères auxquels on a donné le nom d'*ulcères scorbutiques.*

Tout ceci n'est encore que dans l'imagination des médecins. Où a-t-on observé à la fois un certain nombre de femmes scorbutiques? Où en a-t-on assez examiné au spéculum pour trouver des ulcères du col utérin d'une nature particulière et méritant le nom de scorbutiques? Rien de semblable n'existe. Il est probable qu'on a donné ce nom à des ulcères développés sur un col enflammé, ramolli, fongueux, saignant, et donnant de petites hémorrhagies au moindre attouchement et souvent spontanément.

i. Vice herpétique. — Le vice dartreux a encore été accusé de produire bien souvent des maladies de l'utérus. Or l'imagination des médecins a encore beaucoup travaillé ici. Oui, on trouve chez quelques femmes ces deux maladies existant ensemble, affections chroniques de la peau et maladies diverses de l'utérus, mais ce ne sont que de simples coïncidences, et rien, absolument rien ne prouve que ce soit l'état général de la constitution, état bien réel et auquel on a donné le nom de *vice dartreux*, produisant les maladies utérines qui existent en même temps. Ces maladies, du reste, n'ont aucun caractère spécial qui autorise le nom de maladie dartreuse, et en particulier d'ulcère dartreux qu'on lui a donné.

j. État spécial de la constitution; diathèse spéciale. — Un certain nombre de médecins de nos jours, obligés dans leur bon sens de rejeter ces idées de scrofules, de scorbut, de dartres, pour expliquer le développement de beaucoup d'affections utérines, ont imaginé qu'il existait chez beaucoup de femmes un état général tout particulier, une diathèse toute spéciale qui prédisposait singulièrement les femmes aux maladies de l'utérus, et pouvait même les produire de toutes pièces. Cet état général serait constitué par une constitution molle, lymphatique, mais spécialement par un état de faiblesse et d'anémie qui donnent à la femme un cachet tout particulier. C'est encore une erreur. L'observation longue et attentive de ces maladies m'a démontré que l'on avait pris pour la cause que ce qui n'en était que l'effet, et qu'il s'agissait ici de l'anémie consécutive à toutes les maladies utérines chroniques, et qui sera étudiée plus tard.

SECTION III.

SYMPTOMATOLOGIE DES MALADIES DE L'UTÉRUS ET DE SES ANNEXES.

Mode de début. — Le mode de début des affections utérines est loin d'être toujours le même. Sous ce rapport on doit établir une distinction entre les affections aiguës et les affections chroniques de cet organe.

Les maladies aiguës de l'utérus débutent presque toujours rapidement, quelquefois même d'une manière presque instantanée : les phénomènes généraux, tels que le frisson, la fièvre, la courbature, sont en général assez intenses et suivis presque immédiatement des symptômes locaux, c'est alors par des coliques utérines, par des douleurs abdominales plus ou moins vives que se manifestent ces derniers. On dirait presque que l'affection aiguë a dès le commencement son maximum d'intensité.

Le début des maladies chroniques est loin de s'effectuer de la même manière, on peut sous ce rapport établir trois variétés bien distinctes :

Dans la première le début est complétement inaperçu, et ce n'est que plus tard, lorsque la maladie a déjà acquis un certain degré d'intensité, que les premiers phénomènes morbides éclatent.

Dans la deuxième variété le début a lieu par des troubles locaux : ce sont des douleurs utérines vagues, un sentiment de gêne, de pesanteur dans le bassin, des troubles menstruels, une leucorrhée plus ou moins intense.

Dans la troisième variété des troubles généraux seuls, accompagnés ou non de légers troubles fonctionnels du côté de l'utérus, marquent le début de la maladie ; c'est une pâleur plus grande de la face, la fatigue des traits, l'anorexie, des symptômes gastralgiques plus ou moins intenses, de la constipation, quelques battements de cœur, un essoufflement facile, etc.

Il est encore un mode de début particulier que nous devons

mentionner ici, c'est celui qui est le résultat du passage d'un état chronique de l'utérus à un état aigu. En pareille circonstance, on voit des troubles fonctionnels locaux, tels que la gêne, la douleur, etc., prendre tout d'un coup un haut degré d'intensité, et marquer ainsi le développement d'une maladie aiguë de l'utérus.

ARTICLE I. — Symptômes des maladies utérines confirmées.

Les symptômes des maladies de l'utérus peuvent à juste titre être divisés en symptômes locaux et en symptômes *généraux*. Les premiers, à l'intensité près, sont communs aux maladies aiguës et chroniques de l'utérus ; les seconds au contraire sont notablement différents dans ces deux espèces.

Symptômes locaux. — *Douleur utérine.* — La douleur utérine peut être rattachée à deux types bien différents : 1° la colique utérine ; 2° la douleur utérine proprement dite ou douleur continue.

1° *Colique utérine.* — La colique utérine est une douleur intermittente qui se produit sous forme de crise ou d'accès. Elle est en général forte quoique présentant de notables différences sous le rapport de son intensité.

Elle présente le caractère expulsif et, sous ce rapport, elle a été comparée à juste titre aux douleurs expulsives de l'accouchement. On peut avec raison lui donner le nom de *contraction* douloureuse de l'utérus.

Elle siége en général dans le bassin, mais elle retentit presque toujours avec une grande intensité soit dans les deux régions lombaires, soit dans les régions inguinales et à la partie supérieure des cuisses.

Le retour des crises de coliques utérines présente de notables différences ; tantôt elles se succèdent avec une grande rapidité, et il y a à peine de légers intervalles entre chaque colique utérine. Dans d'autres cas, au contraire, elles sont séparées les unes des autres par des intervalles plus ou moins longs.

Les coliques utérines se montrent surtout dans les cas suivants :

Les affections aiguës de l'utérus (congestion inflammatoire).

Les maladies chroniques aux époques des retours menstruels.

Les affections de l'utérus caractérisées par la présence d'un corps étranger dans la cavité de cet organe.

On peut les observer aussi dans d'autres circonstances, mais elles sont infiniment moins fréquentes.

2° *Douleur utérine proprement dite.* — La douleur utérine présente pour caractère d'être continue et de présenter des phénomènes d'exacerbation et de diminution.

Avant d'exposer ce qu'est la douleur utérine, il est nécessaire d'établir que la sensibilité de l'utérus peut être notablement augmentée, et d'une manière morbide, sans que pour cela il se manifeste aucune douleur spontanée.

Une pareille circonstance se rencontre assez fréquemment. L'utérus est manifestement plus sensible, et les circonstances suivantes développent avec plus ou moins de facilité la sensibilité morbide de cet organe. La palpation de l'abdomen immédiatement au-dessus du pubis, le toucher vaginal, le toucher rectal, l'introduction du spéculum, la pratique du coït, sont spécialement les actes qui développent cette sensibilité morbide, et qui permettent au médecin d'annoncer que l'utérus est plus ou moins douloureux.

La douleur spontanée marche souvent avec la sensibilité morbide utérine et elle lui est en quelque sorte directement proportionnelle ; mais il est loin d'en être toujours ainsi et la douleur spontanée peut être parfaitement isolée du phénomène morbide précédent.

Il est important d'étudier avec soin les caractères particuliers de la douleur spontanée : voici quels sont ces caractères :

A. *Intensité.* — Rien de plus variable que l'intensité de la douleur spontanée : tantôt ce n'est qu'une simple pesanteur, un simple sentiment de gêne ; dans d'autres cas, au contraire, elle devient continue, et elle se traduit alors par une souffrance plus ou moins vive.

Ces douleurs peuvent enfin avoir une plus grande intensité encore et quelquefois même arracher des cris aux malades.

B. *Nature.* — La nature de la douleur est variable. Tantôt, comme je le disais, c'est un simple sentiment de poids ; dans d'autres cas, une douleur sourde plus ou moins continue ; d'autres fois, ce sont des élancements plus ou moins violents. La douleur ne présente jamais absolument les mêmes caractères ; il faut distinguer la douleur continue des exacerbations plus ou moins fréquentes et plus ou moins vives qu'elle peut présenter.

Ces exacerbations sont spontanées ou provoquées. Dans ce dernier cas ce sont la marche, les mouvements, les efforts, l'exercice, le coït qui très souvent les reproduisent avec plus ou moins d'énergie.

C. *Siége.* — On doit distinguer dans la douleur utérine le siége primitif et les irradiations.

Le siége primitif est évidemment l'utérus lui-même, et cette douleur se manifeste alors dans la région pubienne et au périnée, spécialement sur la ligne médiane, et quelquefois aussi elle se propage aux parties latérales. Cette irradiation se produit surtout avec une certaine intensité quand l'utérus est dévié latéralement. Elle présente aussi un siége un peu différent quand l'utérus est en antéversion, ou quand il est en rétroversion.

La douleur peut n'occuper que son siége primitif, mais il est assez rare que les choses se passent aussi simplement. La douleur présente des irradiations qui se produisent avec plus ou moins d'énergie dans les parties suivantes du corps :

Les deux régions lombaires ;

Les gouttières vertébrales dans la région dorsale ;

Le sacrum et la région sacrée ;

Les hanches ;

Les deux régions inguinales ;

La partie supérieure des cuisses.

Il y a quelques particularités dignes d'être notées sous le rapport de ces irradiations ; ces particularités sont les suivantes :

a. Le siége primitif de la douleur et ses irradiations sont proportionnelles : elles se développent ensemble, durent ensemble, et elles ont à peu près la même intensité.

b. Le siége primitif a peu d'importance, les douleurs y sont peu vives, peu intenses, peu caractéristiques, tandis que les douleurs d'irradiation sont très vives, très intenses et ont une importance beaucoup plus grande que les douleurs utérines proprement dites.

c. Le siége primitif est nul, les malades n'accusent aucune douleur dans l'utérus lui-même. Ce sont les douleurs d'irradiation qui sont tout, qui occupent toute la scène et qui seules sont accusées par les malades.

Dans ce dernier cas cependant il est rare qu'il n'existe pas une sensibilité morbide de l'utérus qu'il est alors facile de développer par le toucher.

Les conséquences des douleurs utérines sont importantes à noter, car elles constituent en quelque sorte des symptômes secondaires qui sont l'origine d'une source de souffrances pour les femmes qui en sont atteintes.

Ces conséquences sont les suivantes :

La plupart des exercices sont pénibles et douloureux pour les femmes ; quelquefois ce ne sont que les exercices d'une certaine énergie tels que la course, le saut, la danse, l'équitation, le mouvement des voitures. Mais d'autres fois aussi des mouvements moins énergiques ne peuvent s'exécuter sans augmenter leurs souffrances. Ainsi la marche, les mouvements de toute nature, le seul fait de monter un escalier ou surtout de le descendre. Le coït devient très souvent pénible ; les efforts pour la défécation et pour la miction le sont également.

Troubles menstruels. — Il est rare qu'il existe une affection de l'utérus sans que les fonctions menstruelles ne soient troublées d'une façon plus ou moins notable. Ces troubles sont du reste très variables, et ils sont loin d'être les mêmes dans ces diverses affections.

Dans un certain nombre de cas les règles ont conservé leurs caractères normaux ; elles reviennent aux mêmes époques, durent autant de temps, et donnent un sang qui présente sensiblement les mêmes qualités.

Dans d'autres cas, cette régularité sous le rapport du retour, de la quantité et de l'abondance du sang est bien conservée : seulement chaque période menstruelle est plus pénible, plus douloureuse, et presque toujours alors accompagnée de coliques utérines plus ou moins vives.

Dans beaucoup de cas les règles deviennent irrégulières, et cette irrégularité peut présenter des types notablement différents les uns des autres. Voici les principaux :

Irrégularités dans l'époque du retour. — Cette irrégularité ne peut être établie qu'en comparant la menstruation chez la femme que l'on étudie avec la manière dont elle s'accomplit chez elle dans l'état normal. Il y a en effet des femmes qui avec une excellente santé et un utérus parfaitement sain ont des menstrues irrégulières. L'irrégularité est donc un phénomène de comparaison. L'irrégularité peut être complète, c'est-à-dire que tantôt les règles avancent, tantôt elles retardent ; la femme ne sait plus sur quoi compter. Dans d'autres cas elles retardent également d'une manière constante. Il est à remarquer que chez les femmes qui commencent à présenter une avance constante, de même que chez celles qui présentent un retard constant, elles ne passent que bien rarement de l'un à l'autre état : c'est en général presque toujours une avance, ou presque toujours un retard. Le retour à la régularité indique en général l'approche de la guérison ou bien la guérison elle-même.

Irrégularités dans la quantité de sang. — L'écoulement menstruel peut être plus abondant, moins abondant, ou variable aux différentes époques.

L'écoulement menstruel plus abondant est un symptôme qu'il

est important de noter, car il peut avoir des significations bien différentes. L'abondance portée à l'excès constitue l'hémorrhagie ou la métrorrhagie.

D'abord il peut être surabondant, et cette surabondance tient à l'idiosyncrasie des sujets : c'est ainsi qu'il est certaines femmes qui à propos d'une lésion utérine quelconque ont de suite des règles plus abondantes. La menstruation plus abondante est souvent le signe d'une inflammation chronique avec ramollissement du corps ou du col de l'utérus. La présence de polypes, de tumeurs fibreuses et de productions cancéreuses est encore l'origine de ces menstrues trop abondantes. En somme un flux menstruel exagéré doit presque toujours faire soupçonner l'existence d'une lésion chronique de l'utérus d'une certaine intensité et déjà ancienne.

Un écoulement menstruel trop peu abondant existe presque toujours en même temps que des douleurs utérines assez vives qui surviennent avec lui. Ce phénomène est bien souvent le signe d'inflammation chronique avec induration du col de l'utérus, d'excoriations, de granulations, etc., etc.

Pour apprécier la valeur de cette diminution, il faut encore ici consulter l'idiosyncrasie des femmes et la quantité habituelle de leur écoulement menstruel. Les règles trop peu abondantes indiquent en général une lésion moins avancée, moins forte et moins ancienne de l'utérus que lorsqu'elles présentent le caractère opposé.

Il est beaucoup moins fréquent d'observer des irrégularités menstruelles sous le rapport de l'abondance du sang chez la même femme : ainsi les règles abondantes à une époque seraient normales à une deuxième, et trop peu abondantes à une troisième. Ce genre d'irrégularité, je le répète, n'est pas commun. Il indique en général une inflammation chronique du col de l'utérus, inflammation chronique plutôt accompagnée d'induration que de ramollissement.

Les règles peuvent enfin se supprimer complétement pendant un temps plus ou moins long : c'est une circonstance qu'il n'est pas très rare de rencontrer dans les affections utérines les plus différentes les unes des autres, et qui ne se rattache à aucun état spécial.

3° *Hémorrhagies utérines.* — Il est un certain nombre d'affections de l'utérus qui se traduisent par des hémorrhagies utérines. Ces métrorrhagies sont alors ou une exagération très grande de l'écoulement menstruel habituel, ou bien une hémorrhagie plus ou moins considérable qui se produit en dehors de l'époque habituelle des règles.

L'existence d'hémorrhagies utérines indique en général un des cinq états morbides suivants :

1° Une métrite utérine qui, comme l'a démontré M. le docteur Hérard dans son beau travail présenté à la Société de médecine des hôpitaux, donne souvent lieu à des métrorrhagies plus ou moins abondantes, et répétées surtout au début de l'inflammation.

2° Une inflammation chronique du corps ou du col de l'utérus avec hypertrophie et ramollissement, c'est-à-dire, état fongueux d'une certaine étendue ;

3° Des tumeurs fibreuses de l'utérus ;

4° Des polypes utérins ;

5° Un cancer de l'utérus.

Enfin, en dehors des lésions utérines proprement dites, on trouve encore quelques maladies qui s'accompagnent de métrorrhagie, sans parler de celles dans lesquelles la perte sanguine est le résultat d'un état général ou d'une altération du sang. Ce sont les maladies qui touchent d'assez près à l'utérus pour réagir directement sur lui, telles que les phlegmasies périutérines, et plus spécialement les hématocèles péri-utérines.

4° *Écoulements pathologiques.* — Les écoulements pathologiques sont un des grands signes des affections de l'utérus : aussi leur avons-nous déjà consacré de notables développements en nous occupant de l'anatomie pathologique. Il est cependant certaines considérations à l'égard desquelles nous devons entrer ici dans quelques développements.

Dans la plupart des affections de l'utérus, sauf peut-être quelques tumeurs fibreuses, les polypes au début, il existe toujours un écoulement pathologique ; mais tout en existant, il peut ne pas être appréciable pour les femmes et même pour le médecin.

Pour les femmes, avant d'admettre qu'il n'est pas appréciable, il faut bien être prévenu que peu de femmes sont de bonne foi à cet égard : la plupart ne veulent pas avouer d'écoulement pathologique ; il faut les presser bien vivement pour leur faire dire qu'elles ont bien quelques petites flueurs blanches. Eh bien ! celles-là ont souvent des écoulements blanchâtres, jaunâtres ou verdâtres abondants. En dehors de ces cas et de cette difficulté, il faut bien reconnaître qu'il est certaines femmes, peu nombreuses, il est vrai, qui n'ont pas la conscience de l'écoulement pathologique qu'elles peuvent présenter. C'est ce qui arrive, par exemple, quand la sécrétion est peu abondante, quand la femme fait de fréquentes injections ; le liquide n'a pas alors le temps de s'accumuler en assez grande quantité pour venir se présenter spontanément à l'orifice vulvaire.

Pour le médecin, il est plusieurs manières d'apprécier la nature et l'abondance de l'écoulement : c'est d'abord l'inspection directe à l'extrémité des grandes lèvres et de la partie la plus antérieure des parois vaginales ; c'est ensuite l'introduction des doigts, mais c'est surtout l'application du spéculum sur lequel nous allons revenir tout à l'heure avec détails.

L'abondance de l'écoulement, sa couleur, sa consistance, sa nature, ont une valeur diagnostique bien différente.

Ainsi l'écoulement blanc, laiteux, opalin, est le signe d'une leucorrhée essentielle.

La présence d'un mucus filant, visqueux et parfaitement transparent, indique une inflammation du tissu du corps ou du col de l'utérus, sans lésion de leur membrane muqueuse.

L'écoulement mucoso-purulent est le signe d'une inflammation de la membrane muqueuse du vagin, de la surface du col, ou même de celle de la cavité utérine.

L'écoulement de mucus purulent est, en général, le signe d'une inflammation, avec perte de substance, d'un ou plusieurs points de cette même membrane muqueuse (excoriations, ulcérations).

L'écoulement de sérosité abondante et presque toujours d'une odeur fade et nauséabonde est, en général, le signe d'un cancer de l'utérus ou tout au moins, mais bien plus rarement, d'un polype. Ce liquide tout caractéristique est une sérosité albumineuse, mêlée de flocons albuminoïdes, de fibrine altérée, de sang et de muco-pus qui y sont mélangés et l'altèrent d'une manière plus ou moins profonde. Un pareil écoulement est toujours d'un fâcheux augure, car il indique une maladie organique déjà assez avancée.

Répulsion pour l'acte du coït. — Ce phénomène est loin de se manifester d'une manière constante. D'abord, chez certaines femmes, l'existence d'une maladie utérine ne modifie en aucune façon leur manière d'être habituelle à cet égard. Quelques-unes même y sont plus portées ; il semble que la maladie utérine produise chez ces dernières une excitation spéciale vers les organes génitaux. Ce cas est loin d'être le plus commun.

Chez beaucoup de femmes il y a répulsion réelle pour le coït ; cela peut tenir à plusieurs causes : d'abord, à la nature même de la maladie qui, chez quelques-unes, semble diminuer d'une manière notable la propension qu'elles pourraient avoir pour le coït ; chez d'autres, c'est la douleur utérine que provoque cet acte ; enfin, c'est l'instinct qu'elles ont de la maladie, de l'écoulement pathologique qu'elle provoque, et de la répugnance qui pourrait en être la suite pour la personne qui cohabiterait avec elles. Quoi qu'il en soit, la répulsion pour le coït a été notée chez un certain nombre de femmes.

5° Infécondité. — On peut établir d'une manière générale que, chez la plupart des femmes atteintes des affections utérines les plus diverses, la fécondation ne peut avoir lieu que bien difficilement, et cela se comprend facilement.

Tantôt c'est la tuméfaction du col et de la membrane muqueuse qui bouche en partie, ou même complétement, l'orifice externe du col utérin et son orifice interne.

Tantôt c'est l'oblitération de ces mêmes orifices et de la cavité du col par les sécrétions pathologiques abondantes qui s'y trouvent.

Chez quelques-unes, c'est la déviation utérine qui change complétement la direction de l'organe.

Malgré cela, ce fait souffre d'assez nombreuses exceptions, et il y a un certain nombre de femmes affectées des maladies les plus diverses de l'utérus, même du cancer, qui n'ont pas cessé d'être fécondes.

Signes physiques. — Les moyens physiques que le médecin a à sa disposition pour étudier les maladies de l'utérus sont au nombre de cinq :

La palpation;

Le toucher vaginal;

Le toucher rectal;

Le spéculum;

La sonde utérine.

A. Palpation. — La palpation est le moyen qu'il est indispensable d'employer dans beaucoup de cas pour fournir des signes positifs ou des signes négatifs.

La palpation peut être unie avec fruit à la percussion : ces deux moyens exigent les mêmes précautions, et se fournissent l'un l'autre un mutuel appui.

Pour pratiquer la palpation, il est utile que les intestins et la vessie soient préalablement évacués, car la réplétion de ces organes par des matières fécales ou par l'urine pourrait jeter quelque incertitude sur le résultat de l'examen; il est donc indispensable de conseiller aux femmes de prendre un lavement et d'uriner avant l'examen.

La position de la femme est une circonstance qu'il ne faut pas négliger. La femme doit être couchée sur le dos, à plat autant que possible, la tête peu élevée; le bassin à plat, les cuisses relevées et écartées, s'arc-boutant sur les pieds, les jambes étant elles-mêmes fléchies. Pour permettre la palpation, on invite la femme à s'abandonner complétement à l'examen, à éviter toute roideur, toute résistance, afin de ne pas présenter l'obstacle si grand d'une contraction énergique des muscles des parois abdominales.

Le médecin peut se placer à droite ou à gauche de la malade indifféremment, l'une et l'autre de ces positions permet un examen aussi bon et aussi complet. On doit procéder doucement et lentement, en parcourant successivement tous les points de l'abdomen, refoulant latéralement les intestins pour dégager et isoler l'utérus. Leur présence au-devant de l'organe s'opposerait à un examen aussi complet. La percussion, ainsi que je l'ai dit, est presque toujours exécutée en même temps que la palpation. La palpation peut fournir beaucoup de renseignements utiles pour diagnostiquer les maladies de l'utérus. Voici les principaux :

Toutes les fois que l'utérus est plus volumineux qu'à l'ordinaire, qu'il atteint, et surtout qu'il dépasse la partie supérieure de la symphyse du pubis, la palpation permet d'apprécier sa saillie, son volume, le degré de développement qu'il a subi et sa forme. Non seulement elle donne ces renseignements pour l'utérus, mais encore pour les ovaires, les trompes, les ligaments larges, et même pour le tissu cellulaire péri-utérin que l'on voit souvent être atteint de phlegmon et de suppuration. Les tumeurs fibreuses du corps de l'utérus, les polypes volumineux qui peuvent venir à se développer dans sa cavité et à augmenter son volume, le cancer gagnant le corps de l'utérus, les tumeurs ovariques, etc., peuvent être facilement appréciés par la palpation et la percussion.

La palpation et la percussion permettent ainsi d'étudier la forme, la consistance, le degré de sensibilité, la position, la mobilité ou l'immobilité de l'utérus, ainsi que ses connexions avec les parties voisines que nous avons examinées tout à l'heure. Certes voici beaucoup de renseignements et de renseignements indispensables que ces deux moyens d'exploration peuvent nous donner ; mais il ne faut jamais les accepter comme seule base du diagnostic. Ils pourraient alors conduire à des erreurs qu'un examen plus complet eût permis d'éviter. Pour diagnostiquer avec fruit une maladie de l'utérus, il ne faut jamais se contenter d'un seul moyen d'examen ; il faut en avoir plusieurs, les combiner, les comparer entre eux, pour en tirer ensuite un diagnostic positif.

Deux obstacles peuvent se trouver chez certaines femmes, obstacles qui s'opposent à ce qu'on puisse tirer un parti utile de la palpation et de la percussion : ces deux obstacles sont la contraction spasmodique des muscles de l'abdomen, qui se produit d'une manière constante chez certaines femmes dès qu'on veut les examiner, et chez d'autres un embonpoint trop considérable.

B. Toucher vaginal. — Le toucher peut être pratiqué immédiatement sur l'utérus ou son col en introduisant le doigt dans le vagin, ou médiatement à travers la paroi rectale. Il faut examiner à part ces deux variétés du toucher.

Le toucher vaginal fournit des renseignements précieux, et qu'il est indispensable de connaître pour établir d'une manière précise le diagnostic des affections que nous étudions. Pour un certain nombre de médecins, ce moyen est même le seul ; il est préférable à tous les autres, et donne des renseignements bien supérieurs à ceux que fournit le spéculum. Sans nier la grande utilité et les avantages du toucher vaginal, je suis loin de partager cette manière de voir exclusive.

Avant de pratiquer le toucher, il faut bien s'assurer que la femme que l'on veut examiner a évacué d'une manière suffisante les urines et les matières fécales. L'accumulation de ces deux produits excrémentitiels s'opposerait à la netteté de l'examen, et pourrait refouler l'utérus dans un sens ou dans l'autre. Il faut prévenir la malade de cette circonstance, et l'engager à prendre ses précautions.

Pour pratiquer le toucher, il faut une position spéciale de la femme et du médecin.

La femme peut se présenter dans deux positions : 1° couchée ; 2° debout.

Couchée. — La malade est placée sur un lit dans la position horizontale, la tête un peu élevée, mais peu ; quelquefois on est obligé de l'engager à soulever légèrement le bassin, ou même à placer sous cette partie un oreiller ou un coussin. Les cuisses doivent être légèrement fléchies sur le bassin, et les genoux élevés ; les cuisses sont un peu écartées l'une de l'autre.

Debout. — La position debout est une position que l'on est souvent obligé de faire prendre à la femme pour apprécier la position vraie de l'utérus dans la station debout ou dans la marche, ou bien pour constater certains cas d'abaissement léger, ou certaines déviations qu'on ne pourrait apprécier sans cela. Quand la femme est touchée debout, il faut qu'elle se tienne aussi droite que possible sans roideur et les jambes écartées. On est encore obligé de pratiquer le toucher debout quand l'utérus est situé en haut, et que le médecin ne peut y arriver, la femme étant couchée.

Le médecin prend une position différente suivant qu'il examinera une femme couchée ou debout.

Quand la femme est couchée, il se placera à sa droite s'il veut pratiquer le toucher avec l'index de la main droite ; il se placera à gauche s'il veut examiner avec l'index de la main gauche. Il est toujours infiniment préférable, quand cela est possible, de se placer à la droite de la malade et de l'examiner avec la main droite.

Il est une manière assez commode de toucher une femme couchée, c'est celle qui consiste à lui faire lever une cuisse et à toucher en passant la main au-dessous de cette cuisse et en introduisant directement l'index dans cette position.

Quand la malade est touchée debout, le médecin se place devant elle, un genou à terre placé entre les deux jambes écartées, le coude droit prenant un point d'appui sur le genou, et l'index est introduit dans cette position.

Il serait puéril de décrire ici le mode d'introduction du doigt; je dirai seulement que cette introduction doit se faire le pouce placé en avant de manière à embrasser le pubis dans la concavité qui sépare le pouce de l'index, et le médius en arrière de manière à répondre à l'orifice inférieur du rectum. C'est de cette manière qu'on pénètre le plus avant et qu'on peut être à peu près certain d'atteindre au moins le col utérin.

Quelques auteurs prétendent qu'on ne peut toujours y arriver ainsi, et qu'il faut alors engager la malade à faire avant l'examen, une promenade afin de produire un léger abaissement momentané qui rapproche le col utérin de la vulve.

Je ne sais si ce moyen est quelquefois utile, mais ce que je puis dire c'est que j'ai examiné un bien grand nombre de femmes, et qu'il ne m'est jamais arrivé de ne pouvoir atteindre le col de l'utérus On a, du reste, la ressource de pouvoir introduire simultanément le médius et l'index dans le vagin lorsque le col est un peu élevé, et, grâce à cette manœuvre, il est possible d'atteindre à 1 centimètre et demi au moins au delà du point auquel on arrivait avec l'index seul.

On peut très souvent et avec avantage combiner le toucher avec la palpation. On touche alors avec la main droite pendant que la main gauche appliquée sur l'abdomen y pratique la palpation. Ce mode d'examen est souvent utile.

Les enseignements que l'on obtient à l'aide du toucher vaginal sont nombreux et peuvent se résumer de la manière suivante :

Le toucher vaginal peut faire connaître :

1° La position du col de l'utérus, la hauteur à laquelle il est situé, le degré d'abaissement qu'il a pu subir, ses changements de direction;

2° L'état de la surface du col, les aspérités, les granulations ou les ulcérations que cette surface peut présenter;

3° Le volume du col, sa consistance, sa mollesse ou sa dureté ;

4° Le degré de l'ouverture du col de l'utérus, la régularité ou l'irrégularité de cette ouverture ;

5° Approximativement les liquides morbides accumulés à la surface du col ou dans son intérieur ;

6° La température et le degré de sensibilité du col utérin.

Il permet encore de reconnaître :

a. Le volume, le poids du corps de l'utérus, les déviations qu'il a pu subir (antéversion, rétroversion, abaissement, flexion);

b. Les flexions possibles du corps de l'utérus sur le col et *vice versa ;*

c. Le degré de consistance, la température, le degré de sensibilité du corps de l'utérus.

D'un autre côté, on peut encore apprécier :

1° L'état des parties voisines, les tumeurs qui y sont développées et qui peuvent exercer une influence quelconque sur le corps ou le col de l'utérus ;

2° Les tumeurs diverses du petit bassin et du tissu péri-utérin, les phlegmons péri-utérins, les hématocèles péri-utérines, les tumeurs ovariques, etc., etc. ;

3° Les tumeurs développées dans l'utérus lui-même, telles que polypes, tumeurs fibreuses, cancers.

Le doigt peut apprécier aussi toutes les nuances de ces divers phénomènes, suivre leur début, leur évolution, leur développement, leur terminaison, leur passage fréquent de l'un à l'autre, les modifications que le traitement peut y apporter.

Si le toucher a tant d'avantages, il n'est pas toujours sans inconvénients ; parmi ces derniers nous citerons les suivants :

Le toucher peut augmenter notablement la sensibilité morbide du corps ou du col de l'utérus. Il peut ainsi soit exagérer les douleurs, soit en produire alors qu'il n'en existait pas avant ; il peut enfin quelquefois déterminer de véritables hémorrhagies. C'est ce qui a lieu à la suite de l'inflammation chronique avec ramollissement (état fongueux), et surtout du cancer ulcéré. Dans cette dernière affection principalement, j'ai eu occasion de voir une fois une hémorrhagie très considérable et qu'il a été très difficile d'arrêter.

Le toucher mal pratiqué peut-il déterminer une déviation morbide d'un utérus antérieurement malade et enflammé ? Cela est possible. Je n'en connais toutefois pas d'exemple.

C. Toucher rectal.—Le toucher rectal est quelquefois utile dans un certain nombre d'affections utérines, surtout quand ces affections occupent certaines parties de la matrice. On doit toutefois avouer que son utilité n'est jamais absolue, et qu'il ne fait, la plupart du temps, que confirmer des résultats qu'on eût obtenus tout aussi bien et peut-être mieux au moyen du toucher vaginal. On doit donc, dans la plupart des cas, considérer le toucher rectal comme un moyen de diagnostic complémentaire.

Si l'on ajoute à cela la répugnance que beaucoup de femmes éprouvent à laisser pratiquer cette espèce de toucher, on conviendra qu'il faut autant que possible se dispenser d'y avoir recours lorsqu'il n'est pas rigoureusement indispensable.

Le toucher rectal se pratique comme le toucher vaginal avec l'index préalablement enduit de cérat, d'huile ou de blanc d'œuf. Il permet de constater les états morbides suivants :

1° L'engorgement inflammatoire de l'utérus borné à sa partie postérieure.

2° La rétroversion du corps de l'utérus, ce dernier correspondant médiatement à l'excavation sacrée. Dans ce dernier cas on peut s'assurer alors si le fond de l'utérus incliné en arrière est plus sensible et plus douloureux qu'à l'état normal.

3° Les phlegmons péri-utérins placés entre le rectum et l'utérus.

4° L'hématocèle rétro-utérine occupant le même siége.

5° La position du col de l'utérus dans l'antéversion du corps de cet organe.

Tels sont les principaux renseignements que le toucher rectal peut donner ; mais, je le répète, on les eût aussi bien obtenus à l'aide du toucher vaginal pratiqué d'une manière convenable.

D. Spéculum. — Le spéculum est un instrument tellement précieux pour le diagnostic des maladies de l'utérus qu'il est douteux, malgré la persévérance hostile de quelques esprits encore prévenus, que sans lui l'étude de ces affections eût fait les progrès qu'elle a effectués.

L'histoire du spéculum a donné lieu à de vives contestations, et l'on est loin d'être d'accord sur l'origine de la découverte de cet instrument. M. le docteur Wernhes, auteur d'une bonne thèse sur le spéculum (1848), nous servira de guide dans l'historique rapide que nous allons en faire.

On ne trouve aucune mention du spéculum dans les auteurs anciens qui se sont occupés des maladies de l'utérus. Ainsi il n'en est aucunement question dans les œuvres d'Hippocrate, de Galien, d'Arétée de Cappadoce et de Celse.

Paul d'Égine est le premier auteur qui en fasse mention, et c'est à lui qu'on doit en attribuer la découverte. Il décrit avec soin la manière de s'en servir et de l'appliquer. Rhazès, Avicenne, Albucasis, en font également mention et c'est dans l'ouvrage de ce dernier que l'on en trouve les premières figures.

Nous renvoyons à la thèse de M. Wernhes pour les planches et la description du spéculum de cet auteur.

Jérôme Mercuriali (1530) et Jacob Ruffius ont dit également quelques mots du spéculum.

Pierre Franco (1556) fit au spéculum à trois branches des modifications qui en firent un instrument plus complet, mais aussi bien compliqué, dont on peut voir les figures dans la thèse de M. Wernhes.

Jean André de la Croix (1580) mit en doute le diagnostic des maladies de l'utérus par les sens seuls, et il attribua cette difficulté à l'absence de l'instrument désigné, dit-il, par les Grecs sous le nom de *dioptœra* et par les latins sous celui de *speculum matricis*. M. Wernhes donne dans sa thèse les figures des diverses espèces de spéculum de l'anus et de la matrice que cet auteur a proposées.

Ambroise Paré (1592) donna le conseil d'appliquer le spéculum pour pouvoir regarder plus aisément au fond du vagin. Il donna les divers *portraits du speculum matricis.* On y trouve entre autres un spéculum destiné à servir de conducteur à l'air ou aux substances à l'état de vapeur.

Jean Scultet (1660) donna une description des dioptres ou spéculum de l'anus et de la matrice. On trouve ces instruments représentés dans les tables 17 et 18 de la traduction française de Debore. On y voit figuré un grand spéculum bivalve qui ressemble beaucoup à celui dont Paul d'Égine a donné la description.

Garengeot (1742) a donné la description d'un spéculum fort compliqué et dont il ne paraît pas cependant avoir fait usage. D'après M. Wernhes, son instrument, construit par le coutelier Perret, existe dans la collection de la Faculté de médecine.

Un temps assez long se passe ; on s'occupe peu des maladies de l'utérus, et il faut arriver à notre époque pour trouver des progrès réels et positifs, et en quelque sorte une branche de l'art toute nouvelle.

M. Récamier, dans une lecture faite à l'Académie de médecine, et intitulée *Recherches sur quelques maladies des femmes, Invention d'un spéculum plein et brisé*, fit connaître comment il avait été conduit à faire usage de ce spéculum.

Le premier spéculum de Récamier (1816) fut un cylindre creux en étain bien poli, ayant l'extrémité qui doit rester en dehors du vagin largement évasée et taillée de haut en bas en bec de flûte. Elle a 22 lignes ou 0^{m},05 de diamètre, tandis que l'extrémité qui vient se reposer sur le col de l'utérus n'a que 16 lignes, ou 0^{m},04 environ ; sa surface entière faisait l'office d'un réflecteur destiné à éclairer le fond de l'utérus.

Mme Boivin ajouta, quelques années après, un embout qui en rendit l'introduction plus facile.

M. Récamier imagina, un peu plus tard, un spéculum brisé qu'il avait basé sur ce fait que la dilatation vulvaire était préférable à la dilatation du fond de l'utérus ; ce dernier eut peu de succès.

Dupuytren coupa le spéculum plein en biseau à son extrémité utérine, et horizontalement à sa face supérieure. Il en résulta une espèce de cellule dans laquelle s'engageait la membrane muqueuse vaginale, ce qui nuisait notablement à la liberté de la vue et des manœuvres.

Mme Boivin (1825) imagina un spéculum à deux branches, se divisant en deux parties pouvant glisser l'une sur l'autre par les bords de deux moitiés des cylindres.

Lisfranc employa un spéculum qui avait quelque analogie avec celui de Scultet; il était formé de deux valves soutenues chacune par un manche composé de deux pièces réunies à un point d'articulation.

M. Guillon (1827) a proposé un spéculum en cuivre argenté de 5 pouces ou 0m,14 de longueur, et composé de deux segments de tube, réunis par leur plus long bord au moyen d'une charnière. Lorqu'il est fermé il a la forme d'un cône tronqué et aplati. A la base de l'instrument sont fixées deux branches analogues à celles d'un ciseau et permettant d'ouvrir et de fermer l'instrument.

M. Sanson, fabricant d'instruments de chirurgie (1832), imagina un spéculum ayant la forme d'un cornet de papier, et dont l'usage ne s'est pas répandu.

M. Jobert (1833) fit construire par Charrière un spéculum à deux valves, qui fut le point de départ et presque le modèle du spéculum bivalve employé de nos jours.

M. Ricord (1835) modifia le précédent appareil de manière à en faire un instrument plus commode et d'un usage plus simple et plus facile à manier.

Des modifications spéciales ont été apportées plus tard au spéculum bivalve par Mme Boivin, MM. Leroy (d'Étiolles), Sanson, etc.

Nous mentionnerons encore le spéculum fenêtré proposé en 1838 par M. Ricord.

En 1839, on inventa le spéculum dit *spéculum à développement*. Deux instruments de ce genre parurent presque en même temps l'un que l'autre : l'un, imaginé par M. Charrière, à trois valves, est celui qui a prédominé d'une manière à peu près générale ; l'autre, par M. Ségalas, est à quatre valves ; il a été loin de devenir d'un usage général comme le précédent.

De tous ces nombreux spéculums, trois seulement se sont partagés les médecins et sont devenus d'un usage fréquent. Ces trois spéculums sont : le spéculum *plein*, le spéculum *bivalve brisé*, le spéculum à *développement* et trivalve. Nous allons examiner avec quelques développements ces trois instruments.

Spéculum plein (fig. 1). — La première idée du spéculum *plein* appartient a Récamier, qui imagina d'abord une canule en fer blanc à bords arrondis de 8 lignes ($0^m,02$) de diamètre avec laquelle il put examiner le col de l'utérus chez une jeune femme. Plus tard, en 1816, il inventa réellement le spéculum plein, qui consista dès lors en un cylindre creux en étain bien poli, et à parois vivement réfléchissantes. Dupuytren le modifia. Il diminua la longueur du cylindre qu'il proportionna à la longueur du vagin, et y fit ajouter un manche de 5 pouces ($0^m,14$), sa longueur s'élevant à angle droit de son ouverture la plus évasée.

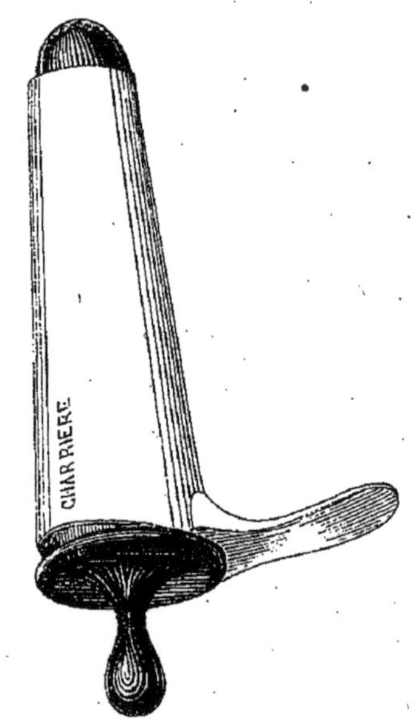

Fig. 1.

Telle est aujourd'hui la base de sa construction. Le spéculum plein n'est cependant pas toujours semblable à lui-même. Il varie de longueur, de diamètre, de forme même. Enfin, il varie sous le rapport de la substance avec laquelle il est fabriqué. On comprend, en effet, qu'on soit obligé de faire usage de spéculums pleins de diamètres différents. Cela est tellement simple qu'il est inutile d'y insister.

La nature de la subtance avec laquelle on le fabrique varie.

La plupart sont en étain, quelques-uns en maillechort, un plus petit nombre en argent.

On en emploie maintenant en ivoire, en buis, en ébène et en porcelaine. Ces divers spéculums se rapprochent plus de la forme cylindrique que les spéculums pleins métalliques; ils sont dépourvus de manche. On les a surtout imaginés pour employer la cautérisation au fer rouge.

A notre avis, cette dernière crainte nous semble avoir bien peu de fondement; je ne pense pas que dans les cas ou l'on emploie le fer rouge pour cautériser le col de l'utérus, l'application de ce dernier puisse échauffer assez les parois des spéculums métalliques et leur communiquer une température suffisante pour cautériser les parois du vagin avec lesquelles il est en rapport.

Cette crainte est tout à fait chimérique : je n'ai jamais employé pour mes cautérisations que des spéculums métalliques, et je n'en ai jamais vu les parois échauffées d'une manière bien notable; jamais surtout je n'ai observé de lésions des parois vaginales produites par cet échauffement.

Le spéculum plein ne mérite peut-être pas le discrédit à peu près complet dans lequel il est tombé : depuis surtout qu'on a pris l'habitude de l'introduire à l'aide d'un embout, il est d'une application beaucoup plus facile. C'est un instrument fixe, commode à maintenir, conservant toujours la même forme et le même diamètre, facile à manier une fois qu'il est introduit. Les deux seuls inconvénients qu'on puisse lui reprocher sont les suivants : d'abord il effraye souvent les femmes à cause de son volume; ensuite il dilate immédiatement et brusquement les parois du vagin, sans passer par la progression que l'on peut suivre avec les autres espèces de spéculums actuellement en usage. Faut-il ajouter encore qu'il est nécessaire d'en avoir toujours quelques-uns de diamètre différent pour les adapter aux vagins de divers diamètres. Je le répète, on ne doit pas proscrire le spéculum plein d'une manière absolue, et beaucoup de praticiens en font encore exclusivement usage.

Spéculum bivalve. — Cette forme de spéculum est une des

plus répandues actuellement et cependant une de celles qu'il est peut-être le plus incommode d'employer dans un grand nombre de cas.

Le premier spéculum de cette espèce est dû à M. Jobert.

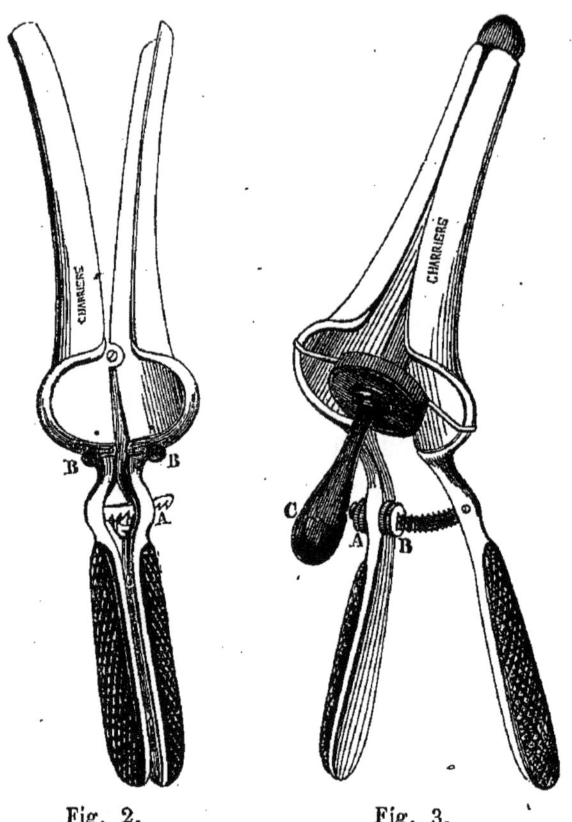

Fig. 2. Fig. 3.

Nous avons donné l'historique rapide de sa découverte. Nous dirons seulement que celui qui est généralement employé est celui de M. Ricord (la figure 2 représente l'instrument ouvert ; la figure 3 le montre fermé avec son embout), dont voici une description rapide :

Ce spéculum a deux extrémités : une extrémité utérine et une extrémité vulvaire.

L'extrémité vulvaire, susceptible d'être dilatée par l'éloignement des deux valves de cette partie, est munie de deux manches qui sont articulés sur chacune des deux portions du cylindre.

La charnière qui unit les deux valves est située à l'endroit qui correspond ordinairement à l'orifice vulvaire. Elle est ainsi située presque en dehors de cet orifice, et très peu profondément dans le vagin.

L'extrémité utérine s'écarte lorsque l'extrémité vulvaire est rapprochée, et les deux valves en s'écartant permettent de mettre largement à découvert le col de l'utérus.

Le spéculum bivalve est un instrument qui a des qualités et de sérieux inconvénients ; il est cependant quelques cas dans lesquels il est presque nécessaire d'y avoir recours.

Voici ses qualités : il est d'un petit volume, il inspire par conséquent peu de frayeur aux femmes ; il se manie et il peut être introduit avec une grande facilité dans tous les cas possibles.

Parmi ses inconvénients, il en est un qui a une telle importance qu'on a été obligé de renoncer à son emploi dans le plus grand nombre des cas. Ce sont en particulier les suivants : lorsqu'on écarte les valves, il se forme dans leurs interstices une saillie de la membrane muqueuse ; cette saillie devient en quelques moments assez considérable pour masquer complétement la vue du col utérin, et, par conséquent, s'opposer à toutes les opérations qu'on peut tenter sur lui.

Deux moyens ont été proposés pour corriger cet inconvénient. Le premier consiste à tenir le spéculum de telle manière qu'une des deux valves corresponde à la paroi antérieure du vagin, et l'autre à sa paroi postérieure. On se fonde sur la moins grande tendance de la membrane muqueuse des parois latérales du vagin à pénétrer entre les valves.

Cela ne remédie qu'en partie aux inconvénients. On a encore proposé de faire exécuter au spéculum un mouvement de demi-conversion, ou de va-et-vient, de manière à effacer les saillies de la membrane muqueuse à mesure que cete dernière pénètre dans l'interstice des valves. Ce moyen réussit en commençant, mais il finit par être inefficace ; et, quand on en a effacé quelques-unes, on ne peut plus le faire que très incomplétement. D'un autre côté, ce mouvement de conversion et de rotation incomplète qu'on est obligé de faire exécuter constamment au spéculum gêne les opérations, les contrarie, enfin ne laisse pas que d'être incommode, et souvent douloureux pour les malades.

A mon avis, on ne doit avoir recours au spéculum bivalve que dans les deux cas suivants, où son emploi, on doit l'avouer, est à peu près indispensable :

1° Lorsque le corps de l'utérus étant en rétroversion ou en antéversion un peu considérable, il faut aller chercher le col en haut et en avant, derrière le pubis, ou bien en bas et en arrière dans la concavité du sacrum.

2° Lorsqu'il s'agit de dilater les bords de l'orifice du col (Bennet) en plaçant l'extrémité utérine des deux valves des deux côtés du col, de manière cependant à l'embrasser, en faisant ensuite la dilatation. En prenant ensuite les deux lèvres, l'orifice se trouve naturellement dilaté. Ajoutons cependant que cette dilatation ne s'opère pas aussi facilement que le dit M. Bennet.

Somme toute, le spéculum bivalve doit, suivant nous, céder complétement le pas au spéculum suivant.

Spéculum à développement. — En 1839, il parut à peu près en même temps deux spéculums à développement : l'un à quatre valves, de M. Ségalas; l'autre à trois valves, de M. Charrière (fig. 4). Celui-ci ayant à peu près exclusivement prévalu, est le seul dont nous nous occuperons. Ce spéculum est formé de trois valves mobiles à charnières, et dont

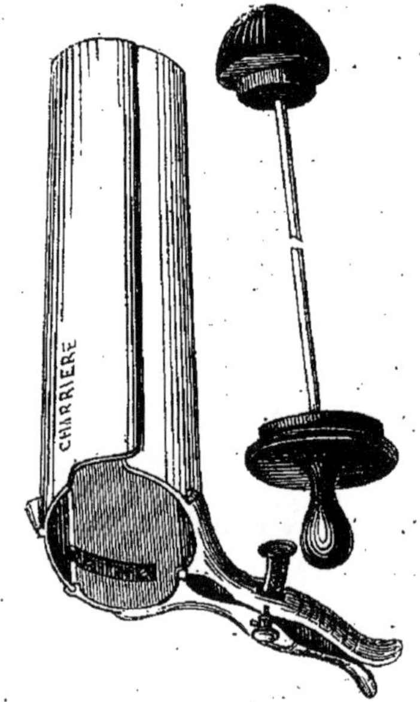

Fig. 4.

l'une peut même s'isoler complétement du spéculum. Lorsque l'instrument est fermé, deux des valves sont rapprochées, et presque juxtaposées ; la troisième se referme sur les deux autres, qu'elle embrasse et qu'elle étreint de manière que l'instrument fermé semble n'avoir que deux valves. Lorsqu'on l'ouvre et qu'on le développe les trois valves s'écartent à l'instant et se transforment en un cylindre complet et parfaitement régulier que l'on maintient dans cette position au moyen d'un vis spéciale. L'introduction dans le vagin en est favorisée comme dans les deux espèces précédentes par l'adjonction d'un embout, qu'on enlève immédiatement dès que l'instrument est ouvert ou développé.

Ce spéculum n'a que des avantages et aucun inconvénient; c'est ce qu'il est facile de démontrer. D'abord, il est aussi peu volumineux qu'on le désire, et on peut en construire de dimensions très différentes. Peu volumineux, facile à introduire, n'inspirant aucune terreur aux femmes, il pénètre sans douleur, et une fois introduit, on peut en opérer le développement, et, par conséquent, faire la dilatation des parois vaginales avec autant de lenteur et de douceur qu'on le désire. Une fois développé, et le développement maintenu avec une vis de pression, ce spéculum a tous les avantages du spéculum plein, dont il ne présente pas du reste la difficulté d'introduction.

Je ne saurais trop engager les praticiens à avoir recours à cette variété de spéculum ; je suis convaincu que dans quelques années il sera le seul auquel on aura recours. C'est celui que j'ai adopté d'une manière exclusive.

On a bien imaginé encore quelques spéculums, mais ils n'ont pas été généralement acceptés, et nous renverrons à en dire un mot en nous occupant des cas restreints et tout spéciaux auxquels ils peuvent tout au plus être applicables. Nous allons maintenant examiner quels sont les avantages et les inconvénients du spéculum en même temps que nous traiterons de ses indications et de ses contre-indications.

Indications du spéculum, avantages qu'il présente. — Dans quelques cas, le spéculum vient spécialement confirmer, compléter, assurer le diagnostic, et il n'est cependant pas indispensable.

Dans d'autres cas il est absolument nécessaire, et rien ne

peut le remplacer. Ces deux catégories de cas sont fort différentes l'une de l'autre, et ne sont pas appréciées de la même manière par tous les médecins ; je me bornerai à en donner une indication sommaire.

Le spéculum confirme, complète, assure le diagnostic dans les cas suivants : 1° augmentation de volume du col de l'utérus ; 2° modification de la forme de cette partie ; 3° degré de dilatation de l'orifice du col utérin ; 4° inégalités de sa surface ; 5° ulcérations et pertes de substance de cette même partie.

Ce sont, en résumé, tous les états morbides que le doigt avait permis déjà de constater et d'apprécier.

Le spéculum est indispensable pour constater et apprécier d'une manière positive la nature des états morbides suivants du col :

1° La couleur de la membrane muqueuse ;

2° La forme exacte de l'orifice du col ;

3° L'abondance, la consistance et la couleur des liquides pathologiques sécrétés, l'origine exacte de ces liquides ;

4° La nature des saillies de la surface du col ;

5° Les caractères des granulations ;

6° Les caractères multiples et si variés des ulcérations.

Il est impossible que ces divers caractères soient appréciés, même approximativement, sans l'emploi du spéculum.

Contre-indications de l'emploi du spéculum, inconvénients qu'on lui attribue. — Avant d'exposer les contre-indications du spéculum, il est indispensable de dire un mot des reproches qu'on a adressés à cet instrument, et qu'un certain nombre de médecins lui adressent encore.

On a d'abord invoqué la répulsion que l'application du spéculum inspire à la plupart des femmes. — Cela est vrai ; mais ce n'est pas un argument sérieux. On parvient à peu près constamment, si ce n'est toujours, à triompher de cette répulsion, lorsqu'il y a nécessité de faire usage de cet instrument.

L'application est douloureuse. — Cela pouvait être vrai avec les grands spéculums pleins qu'on employait autrefois ; c'est une erreur avec la plupart des spéculums modifiés dont on fait usage aujourd'hui.

On produit par l'introduction du spéculum, surtout si cette application est renouvelée, des lésions de la surface du col, qu'on attribue ensuite à des maladies de cet organe. — Cet argument, qui est le plus important de ceux qu'on ait mis en avant, ne peut être considéré comme sérieux ; je ne connais pas un seul fait de ce genre bien démontré, et je n'ai pu en obtenir aucun exemple. Si cela est arrivé, ce dont je doute, il faut que ceux qui ont produit de tels résultats aient été bien inexpérimentés ou bien maladroits.

L'application du spéculum produit des douleurs très vives quand le corps et le col de l'utérus sont atteints d'une inflammation aiguë. — Ce fait ne saurait être contesté ; mais, en opérant avec beaucoup de prudence, ces douleurs sont peu de chose, et ne m'ont semblé jamais produire une aggravation quelconque de la maladie. A mon avis, on peut nier avec assurance que l'introduction du spéculum soit capable d'augmenter ou d'exagérer les phlegmasies du col et du corps. La même négation peut s'appliquer aux aggravations que le spéculum a été supposé pouvoir produire dans les granulations ou les ulcérations de la membrane muqueuse de la surface du col utérin.

L'introduction du spéculum produit quelquefois des hémorrhagies quand on l'applique chez des femmes atteintes de l'une des lésions suivantes du col de l'utérus :

a. Inflammation chronique avec ramollissement fongueux. *b.* Ulcérations fongueuses. *c.* Cancer non ulcéré. *d.* Ulcérations cancéreuses de ce même organe. — Ce fait est vrai, mais on atténue singulièrement ce résultat en opérant avec de grandes précautions, et, du reste, le simple toucher produit exactement le même résultat. Dans les cas que nous venons de passer en revue, la nécessité de l'emploi du spéculum a été niée mais non pas rejetée d'une manière absolue.

En voici d'autres dans lesquels il en est autrement, et où nous pensons qu'il est formellement contre-indiqué :

1° *La virginité.* — Dans ces derniers temps, quelques médecins, et en particulier MM. Bennet et Aran, ont insisté sur la fréquence des maladies du col de l'utérus chez les filles vierges ; ils ont conseillé, pour les diagnostiquer, d'avoir recours d'abord au toucher pratiqué avec tous les soins et la discrétion convenables, et ensuite à l'emploi d'un petit spéculum à développement.

Le fait de l'existence de l'inflammation du col utérin chez un certain nombre de filles vierges est incontestable ; mais nous pensons qu'elle est loin d'être aussi fréquente que le pensent MM. Bennet et Aran. On peut dans plusieurs cas de ce genre essayer le toucher digital. Quant à l'introduction d'un spéculum, quelque petit qu'il soit, nous pensons que, dans la grande majorité des cas, la virginité est une contre-indication absolue avant l'âge de trente ans.

2° La vaginite très aiguë et intense.

3° Les inflammations aiguës du corps et du col de l'utérus d'une certaine intensité avec réaction fébrile.

4° Le cancer ulcéré du col, quand l'ulcération a détruit une partie de cet organe et des parties voisines.

Sonde utérine. — L'emploi de la sonde utérine a beaucoup perdu de son importance depuis le discrédit à peu près complet dans lequel est tombé le redressement de l'utérus. Cependant il est encore quelques circonstances assez rares dans lesquelles on peut avoir besoin d'y recourir.

Considérée d'une manière générale, la sonde utérine est une tige métallique pleine, infléchie vers l'extrémité utérine, et terminée à cette même extrémité par un très léger renflement olivaire. Cette tige métallique est montée sur un manche fixe. On en construit également qui sont destinées à être placées sur un manche mobile.

On connaît trois espèces de sondes utérines, qui sont les suivantes :

1° *Sonde utérine de Simpson.* — C'est un instrument qui consiste en une sonde arrondie dans toutes ses parties comme une sonde ordinaire, mais d'un diamètre moins considérable, et qui va en s'amincissant progressivement depuis le manche jusqu'à l'extrémité. Là elle se rétrécit un peu pour se terminer par un léger renflement olivaire.

A la partie antérieure sont de petites coches correspondantes à des divisions, et assez profondes pour que l'index promené sur celles-ci puisse apprécier la profondeur à laquelle l'instrument à pénétré dans la cavité utérine.

2° *Sonde utérine de Valleix.* — La sonde de Valleix est également fixée sur un manche solide. Elle va en s'amincissant d'une manière progressive depuis le manche jusqu'à l'extrémité. Elle est aplatie en avant et arrondie en arrière. Les divisions sont inscrites sur la surface aplatie qui correspond à la concavité de l'instrument. A l'extrémité et au niveau du col de l'instrument il devient arrondi, et se termine par un léger renflement olivaire.

L'instrument porte un curseur mobile que l'on fait mouvoir, et monter ou descendre, à l'aide du doigt indicateur ; ce curseur est destiné à marquer le point où pénètre la sonde dans la cavité utérine.

Valleix a fait à sa sonde une dernière modification qui permet à l'instrument de rentrer en partie dans le manche, de sorte que l'appareil, moitié moins long, peut être placé dans une trousse.

M. Charrière le construit en deux parties. Il en a fait tout récemment qui peuvent se visser sur le porte-caustique en argent, ce qui simplifie l'instrument et le rend plus portatif encore.

Sonde de M. Huguier.—Elle est à peu près de la même forme que celle de Valleix, sauf que son diamètre est un peu plus considérable.

La partie postérieure ou convexe de l'instrument est pourvue d'une rainure dans laquelle glisse une tige adhérente au curseur et traversant le manche. Cette tige est destinée à faire monter le curseur et à le fixer au point où s'arrête la sonde dans la cavité utérine.

La sonde utérine est en même temps un instrument de diagnostic et un moyen de traitement.

Pour l'introduire, il y a deux modes à suivre : dans l'un, l'application se fait après l'introduction ou le placement préalable d'un spéculum. Dans l'autre, on introduit la sonde utérine dans la cavité du col utérin en guidant l'instrument sur le doigt indicateur. On les emploie à peu près également.

Comme moyen de diagnostic, la sonde utérine est destinée à faire connaître l'état de coarctation ou de dilatation de l'orifice externe et de l'orifice interne du col de l'utérus ; — la capacité de la cavité du col et celle du corps de l'utérus ; — la sensibilité de la membrane interne de ces cavités. — Elle permet encore de constater la mobilité de l'utérus, sa position réelle, la possibilité de lui donner des directions différentes. Enfin, elle est extrêmement utile dans des cas de changement de direction du col utérin, pour redresser cet organe dévié et venir le placer dans la direction de l'axe du spéculum introduit pour l'examiner.

Comme moyen de traitement, la sonde utérine fournit certaines indications que nous aurons plus loin occasion de discuter.

Il y a certaines contre-indications à l'emploi de la sonde utérine comme moyen de diagnostic. Ces contre-indications sont les suivantes : une inflammation aiguë du corps ou du col de l'utérus ; l'état fongueux avec ramollissement du tissu du col atteint d'inflammation chronique ; les hémorrhagies utérines ; le cancer de l'utérus ; les polypes de cet organe. Dans ces cas divers, il faut s'abstenir à peu près complétement d'employer la sonde utérine qui présente alors les inconvénients suivants : dans le cas d'inflammation aiguë, cette introduction s'accompagnerait de douleurs vives, et l'augmentation de la phlegmasie aiguë pourrait en être la conséquence ; dans le cas d'inflammation chronique du col ou du corps de l'utérus, avec état fougueux et ramollissement, l'introduction de la sonde peut amener une hémorrhagie utérine. Il en serait encore de même pour le polype et surtout pour le cancer.

Mais la contre-indication la plus importante, sans contredit, est celle qui résulterait d'un commencement de grossesse; aussi croyons-nous devoir reproduire ici les conseils donnés par Valleix à ce sujet : « Vous devez, dit-il, vous assurer avec le plus grand soin que l'utérus n'est pas actuellement chargé du produit de la conception ; car vous comprenez aisément quels inconvénients peuvent résulter dans le cas contraire même d'un simple cathétérisme. — *Avant donc d'introduire la sonde*, soit comme moyen de traitement, soit simplement *pour éclairer votre diagnostic*, vous devez *vous assurer attentivement de l'état de l'utérus ; savoir quand a eu lieu sa dernière menstruation ; bien en préciser l'époque ;* rechercher par un interrogatoire convenable, *s'il n'y a pas eu quelques-uns des signes bien rationnels de la grossesse ;* bien constater par le toucher l'état du col de l'utérus, et n'agir que si vous êtes *parfaitement certain que l'organe est dans l'état de vacuité.* — Que si après vous être livré à *l'examen le plus scrupuleux*, il restait quelques doutes dans votre esprit, vous devriez attendre, et ne pratiquer le cathétérisme qu'après la plus prochaine époque menstruelle. Vous recommanderiez même, sous un prétexte quelconque, à la femme, de venir vous voir quand elle aurait ses règles, afin que vous puissiez bien *vous en assurer par vous-même.* — Ceci est indispensable, car il vous arrivera parfois de rencontrer des femmes ayant intérêt à vous tromper, et c'est seulement en prenant toutes les précautions que je vous indique que vous parviendrez sûrement à éviter des accidents qui, dans la pratique, pourraient vous faire repentir de la légèreté avec laquelle vous auriez agi (1). »

ARTICLE III. — Symptômes déterminés par l'action de l'utérus malade sur les organes voisins.

L'utérus malade peut exercer sur les organes avec lesquels il est en rapport une influence telle que des symptômes de diverse

(1) *Des déviations utérines. — Leçons cliniques faites à l'hôpital de la Pitié par M. Valleix*, recueillies et rédigées par T. Gallard, p. 153 et 154.

nature peuvent se produire. Le développement de ces phénomènes morbides n'est pas un fait nécessaire ; ils peuvent manquer complétement, et des accidents utérins exister seuls. Mais dans d'autres cas il n'en est pas ainsi, et des accidents tout particuliers peuvent se produire.

Les symptômes qui se montrent en pareil cas, sont de deux sortes : ou bien ils sont le résultat de l'action mécanique de l'utérus malade, tuméfié ou déplacé, sur les organes voisins ; ou bien ils sont le résultat de l'extension de la maladie en nature aux tissus voisins.

A. Symptômes résultant de l'action mécanique de l'utérus.

Deux circonstances peuvent, ainsi que nous venons de le dire, permettre l'exercice de cette action mécanique. Ces circonstances sont : l'augmentation de volume de l'utérus, augmentation de volume qui s'accompagne presque toujours de l'accroissement de son poids ; le déplacement de l'utérus, déplacement qui peut être plus ou moins considérable. Les résultats qui en sont la conséquence sont les suivants :

a. Compression du rectum. — Cette compression produit des constipations plus ou moins opiniâtres ; dans d'autres cas, c'est une compression des vaisseaux hémorrhoïdaux, compression qui a pour résultat plus éloigné la production d'hémorrhoïdes plus ou moins considérables.

b. Compression de la vessie. — Cette compression peut se produire par les manifestations de phénomènes en apparence opposés. Les envies fréquentes d'uriner et la difficulté d'exécuter la miction. Ces deux phénomènes coïncident souvent ensemble.

c. Action de l'utérus sur les nerfs du bassin, et spécialement sur le plexus sacré. — Le résultat de cette compression est tantôt la production de douleurs plus ou moins vives dans les membres inférieurs, tantôt une sensation d'engourdissement dans ces mêmes parties.

d. Compression des veines iliaques primitives et de la veine cave inférieure. — Cette compression suppose nécessairement un développement considérable de l'utérus, et ce développement considérable se produit dans quelques cas de tumeur fibreuse, de cancer, et parfois même, mais plus rarement, de simples métrites chroniques. La conséquence de cette compression peut consister simplement dans la production de varices dans les membres inférieurs ; dans d'autres cas, lorsqu'elle est plus considérable, elle peut amener le développement d'une infiltration des extrémités inférieures.

B. Symptômes résultant de la propagation de l'affection utérine aux parties voisines.

Deux maladies de nature spéciale peuvent ainsi se transmettre de l'utérus aux parties voisines, et produire des accidents tout spéciaux qui seront décrits plus loin à l'article où il sera question des maladies. Ces maladies sont : 1° l'inflammation aiguë ou chronique de l'utérus ; 2° le cancer de cet organe. L'inflammation aiguë ou chronique de l'utérus peut, en se propageant au tissu cellulaire péri-utérin, aux ligaments larges, aux ovaires, à la vessie, au rectum, ou bien au vagin, produire des accidents tout spéciaux, qui consistent spécialement dans l'extension de l'élément phlegmasique à ces tissus.

Le cancer de l'utérus, en se propageant aux parties voisines, peut aussi envahir le vagin, la vessie, le rectum, et tout le tissu cellulaire qui environne l'utérus ou le réunit à ces différents organes. On conçoit que dans ces cas divers, des symptômes tout particuliers peuvent prendre naissance ; ils ne sauraient être exposés ici, et nous renvoyons à cet égard à la description des maladies spéciales de l'utérus.

ARTICLE IV. — Symptômes généraux des maladies de l'utérus et de ses annexes.

Les symptômes généraux, c'est-à-dire les troubles sympathiques que les maladies de l'utérus peuvent déterminer dans les autres appareils de l'organisme, sont d'une nature tout à fait différente, suivant que ces affections sont aiguës ou chroniques.

Il est donc indispensable de les considérer à part dans ces deux catégories de faits.

A. Symptômes généraux dans les affections aiguës de l'utérus et de ses annexes.

Sous ce titre, nous ne pouvons guère comprendre que la métrite aiguë du tissu du corps et du col de l'utérus, la métrite catharrale aiguë, l'inflammation du tissu cellulaire péri-utérin, l'ovarite, etc.

Dans ces affections, les symptômes généraux sont ceux de toutes les phlegmasies aiguës. Il est cependant quelques observations qu'il est important de noter ici.

Les prodromes n'ont en général ni une longue durée ni une grande intensité. La maladie se localise presque immédiatement après le frisson et le développement de la fièvre.

Les vomissements constituent fréquemment un des phénomènes prodromiques de ces affections. Ils n'y sont cependant jamais tenaces et continus, et s'ils le devenaient ils caractériseraient plus particulièrement une métrite du corps même de l'utérus, ou une phlegmasie violente des tissus péri-utérins.

La maladie une fois développée, les symptômes locaux et les symptômes généraux sont en général en rapport direct de durée et d'intensité. Pour que cette proposition soit vraie, il faut excepter les phlegmasies puerpérales dans lesquelles la proposition inverse serait plus souvent exacte.

La fièvre est en général intense ; la température de la peau élevée. Cette membrane est sèche et sans moiteur, surtout quand la phlegmasie est dans toute son intensité.

Le pouls, en général fort, développé et fréquent, présente cependant des caractères en rapport avec l'état antérieur de la santé de la femme malade, ainsi qu'avec sa constitution et son état habituel.

Les phénomènes cérébraux dans les phlegmasies utérines développées en dehors de l'état puerpéral sont rares, à moins d'idiosyncrasies spéciales des malades. On observe rarement le délire, les convulsions, ou bien encore un état typhoïde bien caractérisé. Ce sont des faits importants et dont il faut tenir compte.

Les urines ont tous les caractères des urines fébriles, portées à un haut degré. Elles sont rares, peu abondantes, foncées en couleur, acides, et donnent des sédiments spontanés d'urates acides. Elles contiennent presque toujours du mucus.

L'appareil respiratoire ne présente pas en général de troubles sympathiques dans ces affections.

B. Symptômes généraux dans les maladies chroniques de l'utérus.

Un premier fait d'observation qu'il est tout d'abord important de signaler, c'est que chez un certain nombre de femmes, les phénomènes sympathiques ou bien les symptômes généraux, comme on voudra les appeler, manquent complétement. L'affection utérine ne se traduit en pareil cas que par des symptômes locaux, ou tout au plus par des phénomènes résultant de l'action de l'utérus malade sur les parties voisines. Les femmes chez lesquelles il en est ainsi, constituent une classe bien nette et bien déterminée, et dont on trouve des exemples tous les jours.

Dans une autre série, on peut ranger un groupe de femmes également nombreuses, chez lesquelles des symptômes généraux se manifestent en même temps que les troubles locaux, augmentent, persistent et diminuent en même temps qu'eux. Les deux ordres de symptômes marchent parallèlement, et sont soumis en un mot aux mêmes phases d'augmentation ou de diminution.

Dans un troisième groupe, on doit placer des femmes assez nombreuses encore, quoique moins que les précédentes, chez lesquelles les phénomènes généraux, les troubles sympathiques dominent complétement la scène, et absorbent toute l'attention des malades, ainsi que celle des médecins. Chez ces femmes, les troubles locaux sont si légers, ou bien semblent si peu importants, que la malade et le médecin sont conduits à n'y accorder aucune attention, ce qui les expose à faire l'un et l'autre fausse route. Lorsqu'il en est ainsi, il faut se baser pour établir le diagnostic sur les plus légers accidents qui se produisent du côté de l'hypogastre, et si l'on a le moindre soupçon de l'existence d'une affection de ce genre, se livrer à un examen qu'on pourra toujours obtenir et qui lèvera toute incertitude.

Nous allons exposer ces phénomènes généraux, en les suivant dans les principaux appareils de l'organisme.

Habitude extérieure. — La plupart des femmes atteintes d'affections de l'utérus présentent un aspect caractéristique et tranché de la face. Elle est pâle, fatiguée, quelquefois flétrie, presque toujours amaigrie ; les yeux légèrement excavés, parfois cernés. Le caractère le plus habituel est celui auquel on donne habituellement la dénomination de *traits tirés.* Ces modifications sont surtout bien caractérisées chez les femmes atteintes d'affections chroniques du corps ou du col de l'utérus.

La coloration générale de la peau est plus pâle, et sa nuance est en général en rapport avec le degré d'anémie dont les femmes sont atteintes.

Tube digestif. — L'appétit des femmes affectées de lésions utérines est souvent irrégulier, bizarre, plus ou moins diminué. Les digestions sont bien souvent pénibles, difficiles. L'existence de gastralgies sous diverses formes est un des phénomènes qu'on observe le plus communément chez les femmes atteintes d'inflammation chronique du corps et du col de l'utérus, de catarrhe utérin, etc. Quelquefois les *douleurs d'estomac* sont pour les femmes atteintes de ces affections une des circonstances qui attirent le plus leur attention, et réduit sur un plan tout à fait secondaire les souffrances de l'utérus. Nous insisterons, du reste, plus loin avec détails sur la fréquence, les caractères et l'intensité de ces gastralgies, qui paraissent surtout dépendre de l'état anémique dans lequel se trouvent les femmes atteintes depuis un certain temps d'affections utérines.

La digestion intestinale s'accomplit en général assez facilement. On observe cependant assez souvent une singulière disposition à la production de gaz ; ces derniers sont souvent sécretés en assez grande quantité.

La constipation est un des états qu'on rencontre le plus souvent chez les femmes atteintes d'affections utérines. Elle devient quelquefois un des accidents qui les fatigue le plus, et auquel il est fréquemment assez difficile de remédier.

Appareil respiratoire. — On ne trouve aucune modification spéciale des fonctions de cet appareil, modification qui puisse être considérée comme un phénomène sympathique des affections de l'utérus. Lorsque des symptômes existent du côté des poumons, ils sont nécessairement la conséquence de complications de nature fort variable, et tout à fait indépendantes de l'état de l'utérus.

Appareil circulatoire. — On observe souvent chez les femmes atteintes d'affections de l'utérus, des palpitations, de la dyspnée. Ces troubles sont tantôt purement symphatiques, tantôt la conséquence d'une anémie coexistante.

L'existence de la fièvre est fort rare, même dans les cas d'inflammation chronique ; il faut que cette dernière occupe le corps entier de l'utérus, et soit assez considérable, pour voir se produire une fièvre hectique avec redoublement nocturne.

La composition du sang est modifiée d'une manière à peu près constante chez les femmes atteintes des diverses espèces d'affections utérines. C'est surtout l'inflammation chronique du corps ou du col de l'utérus, qui détermine de la manière la plus constante une modification dans la composition du sang. On peut établir, comme un fait rigoureusement exact, que cette modification du liquide sanguin est proportionnelle au degré et à l'ancienneté de la phlegmasie chronique.

Les modifications que subit la composition du sang peuvent se résumer de la manière suivante : *a.* diminution de la densité du sang ; *b.* augmentation de la quantité d'eau qu'il renferme ; *c.* diminution notable de la proportion des globules. Cette diminution est proportionnelle à l'ancienneté et à l'intensité de la maladie ; elle est d'autant plus forte que la maladie survient chez des femmes d'une constitution plus frêle et plus débile, ou bien chez des femmes déjà malades avant. Elle est encore proportionnelle à la somme des liquides pathologiques plus ou moins abondants qui ont été sécrétés par la femme. Les autres éléments du sang, fibrine, albumine, matières grasses, matières extractives ne subissent aucune modification, à moins de complications.

Système nerveux. — Rien de plus fréquent et en même temps rien de plus varié que les troubles nerveux qu'on observe chez les femmes atteintes d'affections de l'utérus.

Chez quelques femmes, ce sont des névralgies plus ou moins tenaces, tantôt fixes et rebelles, tantôt mobiles et fugaces, et ne quittant un point déterminé que pour se porter sur un autre. Les névroses des divers organes, développées sous cette influence sont absolument dans le même cas : tantôt elles alternent entre elles; dans d'autres cas, elles alternent avec les névralgies ou des troubles nerveux d'un autre ordre.

Les troubles de l'intelligence se rencontrent quelquefois dans les affections utérines; mais ils sont plus rares que les modifications de la sensibilité.

On observe quelquefois une paresse intellectuelle, une nonchalance, un laisser-aller, qui contrastent avec l'état habituel des femmes; chez d'autres, c'est une tristesse plus ou moins caractérisée, un dégoût plus ou moins profond des plaisirs et des distractions; chez certaines femmes on observe une modifications dans le caractère, une irascibilité plus ou moins grande, un état d'agacement continuel qui contraste avec leurs habitudes ordinaires.

La motilité peut être troublée de deux manières :

a. Un certain nombre de femmes atteintes d'affections utérines sont agitées et sans cesse en mouvement, et cependant elles se fatiguent très vite lorsqu'elles obéissent à cette disposition.

b. Chez beaucoup de femmes, et celles-ci sont plus nombreuses que les précédentes, on remarque une diminution de la motilité, un affaiblissement sensible du système musculaire.

C'est en particulier ce qui arrive dans les cas où ces maladies existent depuis longtemps, et sont accompagnées de douleurs vives et de sécrétions abondantes de liquides pathologiques.

Le *toucher*, l'*ouïe*, l'*odorat*, le *goût*, ne présentent en général aucune modification spéciale dans les affections de l'utérus.

On voit parfois se développer chez les femmes atteintes d'affections utérines, de véritables accès hystériques, et plus rarement des accès de catalepsie.

Lorsqu'il en est ainsi, il est toujours fort difficile de se rendre maître de la névrose, si l'on n'a pas pris le soin de combattre d'abord les affections utérines. Il est bien entendu que, dans ce dernier cas, l'hystérie se montre avec des caractères variables, et plus ou moins tranchés.

Il est impossible d'entrer dans des détails plus circonstanciés relativement à la nature des accidents nerveux qui peuvent se développer en pareille circonstance. Ces accidents varient nécessairement avec chaque espèce d'affections utérines.

Sécrétions. — Les sécrétions sont en général peu influencées par l'existence des affections utérines, et il n'y a, sous ce rapport, rien de général à noter.

SECTION IV.

MARCHE, DURÉE ET TERMINAISON DES MALADIES DE L'UTÉRUS ET DE SES ANNEXES.

Il est difficile de considérer sous un point de vue général la marche, la durée et les terminaisons des maladies de l'utérus. Voici cependant quelques faits généraux qu'il est assez utile de noter ici.

Marche. — Si l'on met de côté un certain nombre d'inflammations aiguës du corps et du col de l'utérus, du tissu cellulaire péri-utérin et des ovaires, et certaines variétés d'hémorrhagies, on peut établir d'une manière générale que la marche des affections de l'utérus est en général chronique.

La plupart même des phlegmasies de ces organes, aiguës d'abord, passent à peu près nécessairement, quand on ne les traite pas, à l'état chronique, et tendent à s'éterniser. Cette marche chronique présente en général une série d'exarcerbations qui correspondent au retour des époques mensuelles, ou bien encore aux imprudences que peuvent faire les malades.

Il est deux faits qu'il est important de noter relativement à la marche des affections utérines. Ces deux faits sont les suivants : 1° beaucoup d'affections phlegmasiques chroniques du corps ou du col de l'utérus tendent à guérir spontanément à l'époque critique de la cessation des règles ; 2° si ces mêmes maladies résistent à l'arrivée de cette époque critique et persévèrent après l'établissement de cette dernière, elles sont en général plus tenaces et plus rebelles que dans toute autre circonstance.

Notons enfin une dernière circonstance importante, c'est la faiblesse avec laquelle les affections phlegmasiques de l'utérus récidivent.

La marche des lésions organiques de l'utérus, tumeurs fibreuses, polypes, cancers, est nécessairement essentiellement chronique.

Durée. — On conçoit, d'après ce qui vient d'être dit, que les affections utérines, relativement à leur durée, sont de deux espèces : les unes aiguës, rapides, sont les inflammations aiguës de l'organe et de ses annexes, et les hémorrhagies; les autres, et ce sont les plus nombreuses, ont une durée très longue, et peuvent même persister des années si un traitement convenable ne leur est pas adressé.

Terminaison. — La terminaison des maladies de l'utérus est nécessairement subordonnée à leur nature. Il est donc assez difficile d'établir quelque chose de général à cet égard. Voici cependant quelques faits qu'il est important de ne pas perdre de vue.

Le groupe des affections phlegmasiques, considéré à part, présente les caractères généraux suivants :

a. Les phlegmasies aiguës de l'utérus, ou de ses annexes, se terminent tantôt par résolution, tantôt par le passage à l'état chronique.

b. Les diverses variétés de lésions phlegmasiques se transforment facilement les unes dans les autres, ou passent de l'une à l'autre.

c. Les affections du col utérin se propagent avec une grande facilité au corps de l'organe ; celles du corps se propagent, au contraire, moins facilement au col.

d. Les lésions de la membrane muqueuse se communiquent avec une facilité remarquable au tissu utérin, avec lequel cette membrane est en contact.

e. Ces diverses lésions phlegmasiques de l'utérus, du col ou des annexes, tout en persistant bien longtemps à l'état chronique, peuvent fort bien plus tard guérir, soit spontanément, soit sous l'influence d'un traitement approprié.

Les phlegmasies chroniques de l'utérus peuvent-elles se transformer en productions organiques, telles que tumeurs fibreuses, cancers, etc.? C'est une question qui sera discutée plus loin avec tous les détails nécessaires. Nous pouvons seulement établir ici, d'une manière générale, que cette transformation n'est rien moins que démontré, et qu'il est infiniment probable qu'il n'existe aucune corrélation évidente entre les unes et les autres. Les maladies organiques de l'utérus ne sont tout au plus que dans quelques cas exceptionnels et même niables, l'aboutissant, ou le résultat d'une transformation de l'inflammation chronique du tissu utérin.

Les maladies organiques de l'utérus, d'une durée en général longue, se terminent nécessairement d'une manière fatale. Quelquefois cette terminaison n'a lieu qu'après un temps bien long de stationnarité. C'est par exemple ce qui a lieu pour les corps fibreux de l'utérus.

Ces maladies organiques de la matrice ont une tendance remarquable à se compliquer de lésions d'un autre ordre.

Les phlegmasies, les ulcérations, les hémorrhagies, la gangrène même du tissu utérin surviennent souvent autour des tumeurs fibreuses ou du cancer.

SECTION V.

TRAITEMENT DES MALADIES DE L'UTÉRUS ET DE SES ANNEXES.

Il est assez difficile, pour ne pas dire impossible, d'exposer d'une manière générale le traitement des maladies de l'utérus : la diversité de leur nature, le nombre et la complexité des indications qu'il faut remplir, les médications multipliées qui ont été successivement preconisées, rendent cette tâche sinon impossible, du moins extrêmement difficile. Nous allons cependant essayer d'établir les principes les plus généraux.

On peut employer contre les affections de l'utérus des médications de diverses espèces, et qui reposent sur des données souvent fort différentes les unes des autres. Ce sont ces diverses médications qui doivent être étudiées à part. Ce n'est qu'en faisant l'histoire de chaque affection en particulier, que nous traiterons de leurs applications spéciales.

A. Médication ayant pour base des agents mécaniques.

Les agents mécaniques dont on peut faire usage dans les maladies de l'utérus sont de plusieurs espèces.

Les uns sont destinés à redresser l'utérus abaissé ou déplacé; les autres à le maintenir dans cette position, une fois que l'on a relevé ou redressé l'organe.

Parmi les premiers, on doit placer surtout la *sonde utérine* qui a été décrite plus haut comme moyen de diagnostic, et qui ici trouve sa place comme agent mécanique de traitement.

Parmi les seconds, on doit placer les *redresseurs utérins* (Simpson, Valleix), qui sont destinés à agir d'une manière plus permanente et plus continue que la sonde utérine, et qui doivent quelquefois même être laissés en place plusieurs jours de suite. Nous les décrirons plus tard avec soin.

La sonde utérine, de même que les redresseurs et les derniers surtout, présentent parfois de sérieux inconvénients ; ils peuvent déterminer par leur présence des états inflammatoires du col ou du corps de l'utérus, et, dans d'autres cas, augmenter cet état lorsqu'il existait avant. Les accidents inflammatoires qui se développent en pareil cas ont parfois une telle intensité, qu'ils compromettent sérieusement la vie des malades.

La sonde utérine, de même que les redresseurs utérins, ne sont appliqués qu'aux versions et aux flexions de l'utérus.

Pessaires. — Les instruments destinés à maintenir l'utérus dans sa position naturelle sont les *pessaires.* On en connaît plusieurs espèces, dont voici les principales :

a. Les pessaires en gimblette. — Ces pessaires consistent dans un anneau épais, légèrement déprimé, et à ouverture centrale. Ils peuvent être ronds ou oblongs.

b. Les pessaires en bondon. — Ces pessaires ont la forme d'un cône allongé ; leur base forme une espèce de cuvette destinée à recevoir le col utérin.

c. Les pessaires à bilboquet, appelés aussi pessaires à pivot ou à tige. — Ces pessaires se composent d'un anneau ou d'une cuvette, soutenu par trois branches réunies sur une tige commune.

d. Les pessaires ronds ou en boule. — Ils sont formés par des sphères légèrement déprimées, et percées d'une ouverture centrale dans le sens de la dépression.

e. Les pessaires en caoutchouc. — Ces pessaires, imaginés par le docteur Gariel, peuvent présenter des formes très diverses ; introduits aplatis et vides d'air dans le vagin, on ne les insuffle que quand ils sont placés dans la position qu'ils doivent occuper d'une manière définitive. Ces pessaires sont probablement destinés à prendre la place de tous les autres.

On a encore imaginé d'autres espèces de pessaires, et leurs variétés sont assez nombreuses ; ils sont généralement peu employés.

Les appareils dont il vient d'être question sont destinés à soutenir la matrice atteinte de prolapsus, de chute, d'antéversion ou de rétroversion. On y a aussi quelquefois recours pour contenir les diverses espèces de hernies qui peuvent faire saillie dans le vagin.

On doit se rappeler que ce n'est pas, comme on l'a prétendu, sur les tubérosités de l'ischion que les pessaires prennent leur point d'appui inférieur, mais sur le périnée, au-dessus des grandes lèvres.

Les matières dont sont faits les pessaires peuvent être fort différentes. On a employé successivement l'or, l'argent, le plomb, l'ivoire, le liége, le bois et le caoutchouc.

On a renoncé d'une manière à peu près complète aux métaux qui se trouvent souvent altérés et percés par les liquides fournis par l'utérus ou le vagin.

Les pessaires de bois ou ceux de liége enduits de cire sont également à peu près abandonnés. Ils s'imbibent des liquides morbides, s'en pénètrent, s'altèrent ainsi rapidement, et peuvent déterminer consécutivement en irritant le vagin ou le col utérin des écoulements morbides dont la fétidité est toujours assez grande.

Les pessaires en ivoire seraient bons, s'ils n'avaient l'inconvénient de se ramollir et de se tordre dans le vagin.

On a très longtemps employé des pessaires en laine ou en feutre serré que l'on recouvrait d'une couche épaisse d'huile siccative ou de caoutchouc. On y a encore quelquefois recours pour les personnes peu fortunées, en raison de leur prix peu élevé.

Les pessaires de M. Gariel sont en caoutchouc vulcanisé, et ils sont, ainsi que je l'ai dit, probablement destinés à remplacer tous les autres. Nous aurons, du reste, occasion d'y revenir.

Les pessaires ont des avantages et des inconvénients : les uns et les autres seront exposés, lorsque nous ferons l'histoire des états morbides dans lesquels on peut les employer.

Douches utérines.—Les douches utérines sont un des moyens les plus puissants auxquels on puisse avoir recours dans le traitement des maladies de l'utérus. Elles agissent souvent d'une manière mécanique, mais on ne doit pas perdre de vue que leur composition chimique et leur température doivent exercer aussi une influence plus ou moins notable.

Nous nous bornerons simplement à établir ici que l'action mécanique des douches est éminemment utile pour combattre la plupart des abaissements, des renversements et des diverses espèces de déviations utérines. Quant aux bons effets que l'on peut retirer de leur température et de leur composition chimique, nous y reviendrons dans un instant.

Nous rapprochons des moyens mécaniques la position des malades et le repos.

Mouvements, repos.— On conseillait autrefois beaucoup plus qu'on ne le fait actuellement le repos, pendant un temps très long et dans la position horizontale, aux femmes atteintes d'affections utérines de nature souvent fort différente. On est un peu revenu de cette exagération, et voici ce qu'il faut admettre de plus raisonnable à cet égard.

Sauf quelques cas assez rares dans lesquels le moindre mouvement produit des douleurs très vives, ou renouvelle des hémorrhagies qui peuvent devenir inquiétantes, les malades atteintes d'affections utérines n'ont nullement besoin de garder un repos absolu, et on peut leur donner les conseils suivants :

Rester longtemps au lit, douze heures au moins ; préférer la marche à pied et à pas lents, et comptés pour ainsi dire, à toute autre marche ; éviter les mouvements violents, les efforts, les secousses brusques, l'équitation, la danse, les sauts, etc. ; ne faire usage de voitures que pour des trajets peu longs et sur des routes planes, lisses et disposées de manière à ne pas produire de secousses ; ne faire usage en pareil cas que de voitures très douces, bien suspendues, et dans lesquelles les malades peuvent prendre la position horizontale ; éviter les voyages, à moins d'absolue nécessité; enfin, lorsque les femmes atteintes de maladies de matrice sont chez elles, elles doivent toujours préférer la station étendue, soit sur un divan, un canapé, une chaise longue, à la position simplement assise sur une chaise ou un fauteuil ordinaire.

On doit remarquer que ces précautions diverses doivent être bien plus rigoureusement observées par les femmes qui présentent un abaissement ou une déviation de l'utérus, en même temps que d'autres lésions de cet organe, que par celles qui offrent ces dernières seules et isolées.

B. Médication antiphlogistique.

La médication antiphlogistique trouve de fréquentes applications dans le traitement des maladies de l'utérus, et ces applications sont aussi nombreuses que variées.

Les moyens qui, sous ce rapport, peuvent être mis en usage, sont les suivants : 1° les saignées générales; 2° les saignées locales; 3° les émollients.

1. SAIGNÉES GÉNÉRALES. — Les saignées générales sont souvent employées quand il existe une inflammation aiguë du corps et du col de l'utérus ou de ses annexes (inflammation du tissu cellulaire péri-utérin).

Il est bien entendu que pour justifier l'emploi de ces saignées déplétives, il faut que l'inflammation que l'on veut combattre, soit assez étendue et assez intense pour déterminer une vive sensibilité, des douleurs intenses, une chaleur forte de la peau, et une réaction vive. Il faut, en un mot, qu'elle constitue une véritable phlegmasie.

On peut toutefois établir d'une manière générale que les phlegmasies de l'utérus et de ses annexes ne réclameront jamais des saignées aussi abondantes et ausi répétées que les phlegmasies d'autres organes, et en particulier que celles de l'appareil respiratoire.

Saignées générales contre les hémorrhagies utérines. — Il n'y a pas longtemps encore, on avait souvent recours à une et quelquefois deux saignées pour arrêter une hémorrhagie utérine. Cette pratique s'est beaucoup restreinte ; elle n'est plus guère appliquée que dans quelques cas, et pour certaines variétés d'hémorrhagies de la nature desquelles il sera question plus tard.

Saignées peu abondantes et répétées. — Les saignées peu abondantes, mais répétées souvent, et quelquefois un nombre de fois assez considérable, ont été préconisées par plusieurs médecins dans la plupart des phlegmasies chroniques du corps et du col de l'utérus. Employées d'abord par Lisfranc, M. Nonat a généralisé leur emploi et en a donné une formule qu'il applique à un grand nombre de cas.

Sans discuter ici la valeur de cette médication, sur les résultats de laquelle nous reviendrons plus loin, je puis déjà signaler ici, parmi ses principaux inconvénients, la débilité des femmes qui en résulte, le développement d'une anémie souvent intense, la chronicité prolongée de l'affection utérine, tous inconvénients qui ne sont contre-balancés que par un soulagement momentané et tout local que les malades éprouvent.

2° Saignées locales. — *a. Sangsues.* — On a très souvent recours aux sangsues dans le traitement des maladies utérines; elles sont destinées à remplir des indications très différentes. Ainsi, on peut les employer comme agent déplétif, ou comme médicament dérivatif; ce qu'on peut obtenir en variant leur mode d'application de la manière suivante :

1° *Le nombre des sangsues.* — En genéral, on applique un nombre de sangsues plus considérable pour produire une action déplétive, que pour déterminer une dérivation; dans ce dernier cas, on en applique en général peu.

2° *La fréquence de leur application.* — Cette fréquence doit être en rapport avec l'intensité de l'inflammation que l'on veut combattre, ou bien avec la nature de la dérivation que l'on veut produire.

Dans les phlegmasies aiguës du corps, du col de l'utérus ou de ses annexes, il faut en général un assez grand nombre de sangsues, et les répéter souvent et d'une manière rapprochée. C'est surtout dans les inflammations du tissu cellulaire péri-utérin qu'il faut agir vite et vigoureusement. Dans les plegmasies moins intenses, on y a recours d'une manière plus modérée.

Pour produire une dérivation, la fréquence du renouvellement des sangsues n'est jamais grande. On les emploie spécialement dans les deux circonstances suivantes : *a.* pour rappeler le flux menstruel absent ou insuffisant aux époques où il doit arriver; *b.* pour opérer une dérivation dans les points plus ou moins éloignés du siége de la maladie locale : telles sont les applications de sangsues que l'on fait quelquefois à l'anus, à la partie interne des cuisses, aux lombes, ou bien encore aux chevilles.

3° *Le point d'application des sangsues.* — Les sangsues peuvent être appliquées dans des points fort différents, soit qu'on veuille les faire agir comme directement déplétives, ou simplement comme dérivatives.

On peut cependant établir comme règle qu'elles agissent d'autant mieux comme moyen déplétif, qu'elles sont appliquées sur le siége même du mal ou dans un point le plus rapproché possible de ce lieu; tandis que, placées loin du point, les sangsues agissent surtout comme moyen dérivatif. On les applique sur le col même de l'utérus, aux grandes lèvres, à la partie interne des cuisses, au périnée, au pourtour de l'anus, à l'hypogastre. C'est dans quelques-uns de ces points, mais surtout aux lombes et aux chevilles, qu'on applique les sangsues destinées à exercer principalement une action de dérivation.

Les sangsues constituent souvent un excellent moyen de traitement pour les inflammations aiguës ou chroniques de l'utérus et de ses annexes; mais il faut se garder d'en abuser, ce qu'on est malheureusement trop porté à faire. L'abus des sangsues finit par en rendre l'usage, et par conséquent la répétition, de plus en plus nécessaire; elles finissent par constituer une nécessité impérieuse. De plus, elles affaiblissent les malades, les maigrissent, les pâlissent, et déterminent une anémie bien caractérisée.

Je suis très peu partisan des sangsues appliquées sur le col de l'utérus; c'est une pratique assez répandue, et que je ne conseille pas. Elles produisent souvent des hémorrhagies qu'il est difficile d'arrêter, et sont parfois le point de départ d'ulcérations rebelles. Cette question sera discutée plus loin.

3° VENTOUSES SCARIFIÉES. — Les ventouses scarifiées sont employées dans les mêmes circonstances que les sangsues. Elles présentent les mêmes indications et les mêmes contre-indications : tout ce que nous avons dit de ces dernières leur est applicable.

On emploie les ventouses surtout comme moyen déplétif à l'hypogastre.

On y a recours comme moyen dérivatif en les appliquant aux lombes ou bien aux cuisses.

Chez quelques femmes faibles, délicates, et qui se débilitent facilement, on a recours aux ventouses sèches, qui sont beaucoup moins fatigantes, et que l'on peut appliquer en grand nombre et renouveller souvent. Il serait à désirer que l'on eût plus souvent recours à ce moyen qui présente une véritable activité, et que l'on peut multiplier à volonté sans crainte de fatiguer les malades. Si les ventouses sèches ne semblent pas souvent avoir plus d'activité, cela tient à ce qu'on ne les applique pas en assez grand nombre.

4° SINAPISMES. — Les sinapismes appliqués avec la farine de moutarde constituent une médication tout à fait accessoire, et qui n'est souvent qu'un moyen d'expectation. On y a souvent recours cependant pour rappeler le flux menstruel, pour calmer des douleurs utérines très vives, pour diminuer une hémorrhagie, etc.

Ces indications seront précisées à l'histoire de chaque maladie.

C. Médications émolliente et calmante.

J'ai dû réunir dans un même paragraphe ces deux médications : il est en effet assez difficile de les séparer, et elles se confondent sous plus d'un rapport.

On peut comprendre dans l'histoire de ces médications : 1° des moyens généraux, tels que bains de diverse espèce, cataplasmes, fomentations ; 2° des moyens locaux, tels que injections, cataplasmes intérieurs, etc.

MOYENS GÉNÉRAUX. — *a. Bains entiers.* — Les bains généraux, composés d'eau tiède, d'eau de son, ou d'eau tenant en dissolution des principes émollients, constituent un des agents thérapeutiques les plus avantageux et les plus utiles dans le traitement de beaucoup d'affections de l'utérus.

Dans les maladies aiguës de la matrice ou de ses annexes, lorsqu'il existe une réaction notable, de la fièvre, et des douleurs ; les bains généraux renouvelés et longtemps prolongés rendent d'immenses services. Dans les phlegmasies chroniques de ces organes, ils sont encore très utiles quand il existe des douleurs vives et un peu de réaction, indices d'une exacerbation momentanée de la maladie. Les bains généraux ne rendent plus les mêmes services quand il s'agit de lésions toutes locales du col, et surtout quand on a affaire à un catarrhe de la membrane muqueuse de la surface ou de la cavité du col, ou bien encore lorsqu'il s'agit de granulations de ces mêmes parties.

b. Bains de siége. — On conseille souvent les bains de siége dans les affections de l'utérus, on engage les malades à y rester longtemps et à les renouveler souvent. Marjolin est un des premiers, dans son *Cours de pathologie externe* professé à la Faculté, qui se soit élevé avec énergie contre l'emploi des bains de siége dans les maladies de l'utérus. Il les proscrivait avec énergie, et conseillait de les remplacer toujours par des bains entiers. Le reproche que ce professeur leur adressait était de favoriser les congestions sanguines des organes contenus dans la cavité du bassin, par suite de la position déclive que cette partie occupait nécessairement dans ces sortes de bains. Suivant lui, les bains de siége augmentaient les congestions, favorisaient le relâchement des ligaments, et pouvaient amener ainsi la chute et les déviations de l'utérus.

Sans être aussi exclusif que Marjolin, je crois qu'on peut admettre que les bains de siége sont inutiles chez la plupart des femmes atteintes d'affections de matrice, et en particulier de phlegmasies de l'utérus. Ils tendent plutôt en effet, en reproduisant chaque fois une congestion sanguine, à augmenter ces affections, ou du moins à les perpétuer, sans amener jamais de grands soulagements. On doit cependant excepter de cette proscription les bains de siége composés de substances narcotiques, que l'on a souvent occasion de conseiller avec succès dans des cas d'hystéralgie intense essentielle ou symptomatique.

c. *Injections émollientes.* — Les injections émollientes sont quelquefois utiles dans les inflammations aiguës ou subaiguës du vagin ou du col de l'utérus, surtout quand ces phlegmasies sont douloureuses.

Ces injections se font avec l'eau de son, l'eau de guimauve, l'eau amidonnée ; c'est un moyen adjuvant dont on retire souvent de bons effets, mais ce n'est pas un moyen curatif par lui-même. Il est toutefois des cas dans lesquels il faut insister avec persévérance sur leur usage.

Les sachets émollients, c'est-à-dire des cataplasmes de farine de lin contenus dans des sachets de linge cousus et disposés de manière à être introduits dans le vagin, ont été, et sont encore recommandés par quelques praticiens dans les inflammations aiguës ou subaiguës du vagin ou du col de l'utérus. Les avantages qu'on en retire sont fort incertains, et on y a à peu près complétement renoncé. Nous exposerons plus loin leur mode de formation et la manière de s'en servir.

d. *Cataplasmes, fomentations émollientes.* — Les cataplasmes et fomentations émollientes sur l'abdomen sont souvent d'une très grande utilité, quand il s'agit de maladies du corps de l'utérus, et surtout de métrite aiguë ; on en tire encore un bon parti lorsque le corps de l'utérus est le siége de douleurs essentielles ou sympathiques.

Ces cataplasmes peuvent être simples ou additionnés de substances narcotiques.

D. Médication narcotique ou stupéfiante.

La médication narcotique est souvent mise à profit dans les maladies de l'utérus. On l'adresse en général à toutes les affections douloureuses de cet organe, que ces affections soient essentielles ou symptomatiques. Il est souvent indispensable d'y avoir recours, bien qu'elle ne constitue en somme qu'un moyen palliatif et tout à fait passager.

Les narcotiques peuvent s'administrer de plusieurs manières :

1° A l'intérieur, sous forme de pilules ou de potions. C'est en général l'extrait thébaïque ; il est destiné à combattre l'éréthisme nerveux, la douleur, l'état d'excitation où sont souvent plongées les femmes atteintes d'affections utérines douloureuses. L'action de l'opium n'a rien ici de spécial.

2° On prescrit les narcotiques, l'opium, la jusquiame, la belladone en décoction dans l'eau qui sert à constituer les cataplasmes, ou bien on applique sur ces derniers des teintures d'opium, de belladone, de jusquiame, etc., etc.

3° Dans d'autres cas, on emploie les narcotiques en injections. Les injections de pavot, de morelle, de jusquiame, de belladone, sont encore employées dans les affections douloureuses de l'utérus, et en particulier dans celles du col.

4° On a encore fait avec ces substances, ou ces décoctions narcotiques, des sachets destinés à demeurer pendant un certain temps dans le vagin.

Dans d'autres cas on s'est bien trouvé de saupoudrer le col de l'utérus, surtout quand il est le siége d'ulcérations, d'une petite quantité de poudre de chlorhydrate de morphine, que l'on maintient en place en la recouvrant d'un morceau de coton cardé.

M. Aran, perfectionnant cette méthode, a proposé tout récemment l'application suivante du laudanum sur le col utérin. Après avoir introduit le spéculum, il injecte une certaine quantité de laudanum sur le col (50 gouttes à peu près) ; il y ajoute de l'amidon en poudre qui, en se combinant avec cette solution, forme un magma narcotique que l'on maintient en place pendant un certain temps avec un tampon de ouate.

J'ai proposé un moyen plus simple sur lequel nous reviendrons, ainsi que sur le précédent, en traitant des névralgies utérines ; il s'agit des crayons narcotiques faits avec de la gomme adragante, dans laquelle on incorpore l'extrait ou la poudre médicamenteuse que l'on veut faire agir sur le col malade. Ce crayon, introduit dans la cavité cervicale, y est maintenu un temps suffisant par un morceau de ouate. Une fois en place, il est pénétré par les liquides sécrétés par la partie malade et fond ; la solution narcotique qui en provient produit une action calmante énergique.

E. Médication astringente.

La médication astringente est une médication toute locale. Dans les affections de l'utérus, elle est destinée à remplir trois indications importantes, et elle les remplit souvent très bien. Voici en effet le mode d'action des astringents :

1° Les astringents peuvent diminuer les sécrétions exagérées de la membrane muqueuse du vagin, du col utérin, ou de la cavité du col, que ces sécrétions exagérées ou viciées soient le résultat de lésions diverses, ou qu'elles constituent toute la maladie.

2° Les astringents peuvent arrêter les hémorrhagies, à la condition toutefois qu'elles ne soient pas trop considérables ; c'est, par exemple, ce qui peut se faire dans les hémorrhagies peu abondantes et qui se renouvellent fréquemment.

3° Les astringents sont encore utiles dans les phlegmasies chroniques de la membrane muqueuse du col utérin, ou dans celles de son tissu ; ils agissent alors en modifiant la circulation languissante et atonique de ces phlegmasies, et en leur imprimant une activité d'action qui favorise la résolution de l'état inflammatoire chronique.

Pour remplir ces indications diverses, on peut employer les astringents de plusieurs manières, qui sont les suivantes :

1° En injections ; on connaît un grand nombre d'injections astringentes.

Parmi les injections végétales, nous citerons les décoctions de quinquina, la décoction de ratanhia, de tan, de bistorte, et de bien d'autres encore.

Parmi les dissolutions minérales, on peut employer les injections de sulfate de cuivre, de sulfate de zinc, d'acétate de plomb, etc., etc., en dissolution dans l'eau.

Le tannin réussit souvent, soit en injections, soit à l'état de dissolution épaisse (parties égales d'eau et de tannin), dissolution que l'on applique avec un pinceau sur la membrane muqueuse d'un col utérin ou d'un vagin atteint d'inflammation chronique.

On a encore employé les astringents sous forme de crayons solides ; on construit ces crayons avec une substance astringente, réduite en poudre fine, réunie et agglomérée à l'aide de gomme arabique ou de gomme adragante. On donne à ces crayons la forme de cylindres, qui les fait ressembler à ceux du nitrate d'argent fondu.

Ces espèces de crayons sont introduits dans la cavité du col utérin, et ils y sont maintenus à l'aide d'un morceau de coton cardé qu'on applique par-dessus et qu'on y laisse après l'ablation du spéculum. C'est surtout le tannin que l'on emploie sous cette forme. Nous y reviendrons en traitant de l'inflammation chronique du col utérin.

Les astringents sont des médicaments très employés, et qui produisent tous les jours d'excellents résultats. Il est à regretter qu'on ne mette pas en général assez de persistance dans leur application, car ce traitement est toujours assez long.

Nous ne connaissons qu'un inconvénient à la médication astringente, mais il est assez grand ; c'est de déterminer quelquefois, lorsqu'elle est un peu active, et cela est nécessaire pour obtenir le succès, le passage de l'état chronique à l'état subaigu, ou même aigu.

F. Médication caustique.

L'emploi des caustiques dans le traitement des maladies de l'utérus est d'une grande importance, et l'on peut même dire qu'il serait difficile de combattre la plupart d'entre elles d'une manière convenable, si l'on était privé de la plupart des agents de cette classe auxquels on a habituellement recours.

Les caustiques qu'on emploie sont en général les suivants :

1° Les caustiques liquides et en particulier, le nitrate acide de mercure, la solution concentrée de nitrate d'argent, 15 grammes pour 30 grammes d'eau distillée, l'acide chlorhydrique, l'acide azotique, une solution concentrée de potasse caustique.

2° Les caustiques solides, tels que le nitrate d'argent solide, la potasse caustique, le caustique de Vienne (potasse et chaux).

3° Le fer rougi à blanc au moyen du feu ou des courants électriques.

Ces divers caustiques sont destinés à remplir plusieurs indications fort différentes les unes des autres, ce sont en particulier les suivantes :

1° Imprimer à un tissu atteint d'une inflammation chronique une activité vitale toute spéciale, activité qui est le résultat du travail d'élimination s'effectuant dans les tissus voisins de l'eschare produite. Cette activité vitale spéciale a pour résultat la résolution de l'état inflammatoire du tissu malade.

2° Changer la nature d'une surface ulcérée peu disposée à se cicatriser, et qu'on détruit en produisant une eschare. A la chute de l'eschare, on a pour résultat une plaie récente, vivace, couverte de bourgeons charnus, et toute disposée à se cicatriser, en même temps que le travail de l'élimination de ladite eschare a pu agir d'une manière heureuse sur les tissus voisins des ulcérations, lorsqu'ils sont atteints d'inflammation chronique.

3° Détruire des productions morbides de diverse nature, telles que granulations, chairs fongueuses saignantes, végétations diverses, tissus hypertrophiés, productions de nouvelle formation.

4° Arrêter des hémorrhagies plus ou moins abondantes.

5° Constituer une fontanelle ou exutoire sur le col utérin lui-même, et destiné à combattre, soit des phlegmasies chroniques du col lui-même, soit des inflammations chroniques du corps de l'utérus ou des ovaires.

Les cautérisations effectuées avec précaution et prudence ne sauraient avoir aucun inconvénient. Leur emploi domine la médication des diverses maladies de l'utérus.

On peut rapprocher de la médication caustique l'emploi des vésicatoires appliqués sur le col de l'utérus, méthode récemment préconisée par M. Aran et quelques autres médecins. Nous aurons occasion de discuter avec soin ce mode spécial de traitement, recommandé particulièrement contre les inflammations chroniques du corps et du col de l'utérus. Disons toutefois que l'emploi de ce moyen ne s'est pas encore généralisé, et que l'on possède peu de faits relatifs à son efficacité.

Nous sommes obligé de borner à ces détails assez brefs l'exposé des faits généraux relatifs aux caustiques. C'est en faisant l'histoire des cas différents dans lesquels on peut les employer que nous en tracerons l'histoire complète.

G. Médication révulsive ou dérivative.

La médication dérivative comprend les moyens suivants : *purgatifs*, *exutoires* de diverse nature, *sinapismes*, *sudorifiques*.

Purgatifs. — Les purgatifs sont souvent mis en usage dans le traitement des maladies de l'utérus, et ils peuvent y rendre de grands services ; ils sont destinés à remplir deux indications fort différentes : 1° vaincre la constipation si commune et si rebelle dans la maladie de cet organe ; 2° établir une dérivation plus ou moins énergique par la production de selles plus ou moins nombreuses.

La seule précaution à prendre est de ne pas avoir recours à des purgatifs drastiques, agissant sur l'extrémité inférieure du gros intestin, tels que la scammonée, le jalap, l'aloès, etc., qui auraient pour effet de contribuer à entretenir ou à renouveler la congestion de l'utérus.

Ces lignes étaient écrites lorsque nous avons lu dans le *Bulletin de thérapeutique* une note de M. Aran, note dans laquelle ce médecin distingué conseille, à l'exemple de Schoenlein, de traiter les inflammations chroniques du col de l'utérus et les écoulements pathologiques qu'elles entraînent, avec des lavements seulement chargés d'aloès et de savon médicinal (10 gr. d'aloès et 10 gr. de savon médicinal pour 100 gr. d'eau) ; nous reviendrons plus loin sur cette médication, que du reste nous n'avons pas encore expérimentée.

Exutoires. — On a beaucoup conseillé les vésicatoires ou les cautères, appliqués sur l'abdomen, aux lombes, et à la partie interne des cuisses, dans les métrites subaiguës du corps de l'utérus. Les vésicatoires sur l'abdomen sont utiles dans les métrites chroniques. On se trouve très bien dans ces affections des cautères volants appliqués successivement sur l'abdomen ; c'est un moyen qu'on a peut-être un peu trop négligé de nos jours. Les cautères appliqués à la partie interne des cuisses ont beaucoup moins d'efficacité.

Sinapismes. — Les sinapismes constituent un moyen assez actif parfois, mais tout à fait passager, et par conséquent insuffisant. Ils sont souvent utiles pour rappeler le flux menstruel. Ils sont parfaitement applicables dans les cas de douleurs hystéralgiques violentes, que l'on peut ainsi déplacer.

Les ventouses sèches remplissent également, et peut-être beaucoup mieux ces indications. Nous aurons occasion d'y revenir.

Sudorifiques. — L'emploi des sudorifiques rend peu de services dans le traitement des maladies de l'utérus, si on veut les employer à l'intérieur.

Les bains de vapeur, au contraire, sont parfois très utiles dans certaines formes de métrites chroniques. On les administre avec succès combinés à l'eau froide, et constituant une des variétés nombreuses des bains hydrothérapiques.

H. Médication résolutive.

Les médications résolutives qu'on a successivement préconisées contre les maladies de l'utérus, et qu'on emploie encore actuellement, sont au nombre de trois : les *mercuriaux*, l'*iodure de potassium*, et les *sulfureux*.

Mercuriaux. — Les mercuriaux peuvent être employés de deux manières : à l'intérieur et à l'extérieur.

A l'intérieur, on peut les administrer pour remplir une des deux indications suivantes : — *a.* Dans le but de produire une action altérante ou résolutive ; c'est ainsi que le calomélas, à doses fractionnées, a souvent réussi dans certaines formes de métrites aiguës (métrite puerpérale). — *b.* Pour déterminer une action antisyphilitique dans certaines affections vénériennes du col ou du corps de l'utérus.

A l'extérieur, sous formes de frictions mercurielles, ce médicament rend souvent de grands services dans les métrites aiguës et chroniques du corps de l'utérus. On les applique à l'hypogastre.

Iodure de potassium. — L'iodure de potassium à l'intérieur est un médicament employé par beaucoup de médecins dans un certain nombre de phlegmasies chroniques du corps et du col de l'utérus. On admet qu'il exerce une action altérante spéciale dans ces affections. Nous aurons occasion de discuter avec soin cette question. Nous pouvons cependant établir dès à présent qu'on a beaucoup exagéré les résultats heureux qu'on a pensé obtenir en administrant ce médicament. Son usage, quand on croit devoir l'administrer, doit être au moins continué très longtemps.

Sulfureux. — Les sulfureux, administrés à l'intérieur sous forme d'eaux minérales ou à l'extérieur en bains, sont souvent conseillés contre les phlegmasies chroniques du corps et du col de l'utérus. Ils n'ont évidemment pas une action spécifique contre ces maladies, à moins, comme le pensent quelques médecins, qu'elles ne soient sous la dépendance du vice herpétique.

I. De quelques médications spéciales employées contre les maladies de l'utérus.

Ces médications sont les suivantes : les *eaux minérales*, le *traitement hydrothérapique*. Il est indispensable que nous entrions dans quelques details relativement à ces deux classes de médications.

Eaux minérales. — L'emploi des eaux minérales, dans le

traitement des maladies diverses de l'utérus, a pour but de remplir des indications fort différentes les unes des autres. Ces indications sont les suivantes :

1° Combattre les diathèses ou les états généraux que l'on peut considérer comme la cause, le point de départ des affections utérines.

2° Opérer une dérivation à l'aide des eaux minérales, sur des parties du corps plus ou moins éloignées de l'organe malade.

3° Exercer une action résolutive directe sur les affections utérines, soit en vertu de la composition chimique ou de la température des eaux minérales, soit encore d'une action toute spéciale qu'elles exercent, action spéciale dont il est assez difficile de se rendre compte.

4° Produire une action reconstituante chez des femmes rendues anémiques et épuisées par l'existence d'une maladie utérine ancienne.

Avant d'examiner cependant quelles sont les eaux minérales qui peuvent être employées pour remplir ces indications diverses, nous devons rappeler que, dans la discussion récente qui eut lieu au sein de la Société d'hydrologie médicale, un certain nombre des médecins des eaux minérales, qui prirent part à la discussion, émirent l'opinion, et soutinrent que les douches utérines d'eaux minérales ne pouvaient qu'aggraver la maladie contre laquelle on les mettait en usage et produire ainsi une exacerbation toujours fâcheuse ; on avança, de plus, que ce qui était constant pour les douches utérines était non plus constant, mais au moins fréquent pour les douches appliquées dans un point voisin de l'utérus, et en particulier l'abdomen, les hanches et les lombes.

Cette opinion nous semble singulièrement exagérée, et il est probable que, dans tous les cas cités, on avait fait usage de douches trop énergiques et qui n'étaient pas en rapport avec la maladie que l'on voulait combattre. Je pense qu'il doit surtout être souvent désavantageux d'employer les eaux minérales non pas en douches projetées avec une certaine force sur l'organe utérin ou sur les parties voisines, comme cela se fait généralement, mais en irrigations faites avec l'eau des bains, d'après un procédé anciennement mis en usage à Vichy et réhabilité par M. Willemin (1). Une canule introduite dans le vagin s'adapte à une espèce d'entonnoir qui est un peu plus élevé que le niveau de la baignoire, et que la malade peut remplir elle-même avec l'eau du bain, de façon à produire une irrigation plus ou moins prolongée sur la surface du museau de tanche.

D'après M. Durand-Fardel (2), on doit être porté à penser que les eaux ferrugineuses et les eaux chloruro-sodiques doivent développer plutôt la tendance hémorrhagique dans l'utérus, tandis que les eaux sulfurées et les bicarbonatées sodiques favorisent la tendance inflammatoire du même organe. L'emploi des bains généraux constitue la véritable médication des affections utérines par les eaux minérales.

Ceci posé, voyons quelles sont les principales eaux minérales qui peuvent être mises en usage.

Nous empruntons à l'excellent ouvrage de M. Durand-Fardel quelques-uns des résultats auxquels il a été conduit dans son chapitre relatif à l'emploi des eaux minérales dans les maladies de l'utérus, et spécialement dans la métrite chronique.

Les médications à remplir, d'après lui, sont suivant les cas :

1° Une médication diathésique; 2° une médication reconstituante; 3° une médication sédative; 4° enfin, dans quelques cas, on peut utiliser soit une action résolutive de certaines eaux minérales, soit, dans d'autres, une action cicatrisante de quelques eaux spéciales, action qui s'exerce sur les érosions et les ulcérations.

La médication *diathésique* des maladies de matrice se rapporte aux eaux spécialement appropriées aux diathèses exis-

(1) Willemin, *De l'emploi des eaux de Vichy dans les affections chroniques de l'utérus*, 1857, 1 vol. in-8.

(2) Durand-Fardel, *Traité thérapeutique des eaux minérales de France et de l'étranger, et de leur emploi dans les maladies chroniques*, 1857, 1 vol. in-8, p. 631 à 659.

tantes : eaux sulfurées, eaux chlorurées sodiques, eaux chlorurées ordinaires, eaux à température élevée.

La médication *reconstituante* appartient spécialement aux eaux bicarbonatées sodiques et aux eaux ferrugineuses.

La médication *sédative* s'opère avec des eaux faiblement minéralisées, et spécialement les eaux sulfatées.

L'usage externe des eaux et surtout les bains prolongés sont les modes d'administration qui conviennent le mieux. Les bains chauds sont en général nuisibles, et il faut, dans la plupart des cas, redouter l'usage des douches, soit ascendantes, soit à percussion.

Les eaux sulfurées sont spécialement les suivantes : Saint-Sauveur, Eaux-Chaudes, sources douces de Cauterets, Luchon, Ax, la Preste, Molitg, Olette, et elles conviennent surtout aux femmes lymphatiques.

Les eaux chlorurées sodiques faibles sont avantageuses, surtout quand il existe un état névropathique. Sous ce rapport, on doit conseiller Néris.

Les eaux bicarbonatées sodiques, et Vichy spécialement, conviennent à titre de médication reconstituante quand il y a état de langueur, anémie, dyspepsie, atonie générale. Chez les femmes atteintes de vives douleurs utérines, Ems remplace Vichy avec avantage.

Les eaux sulfatées, et spécialement Ussat, Plombières, Bagnères-de-Bigorre, conviennent aux femmes dont l'appareil utérin est doué d'une grande susceptibilité.

Les eaux chlorurées sodiques (la Motte, Bourbonne) et bicarbonatées sodiques (Vichy, Vals) possèdent des propriétés résolutives, qui peuvent convenir aux tumeurs fibreuses de l'utérus ainsi qu'aux engorgements de l'ovaire et aux phlegmons péri-utérins passés à l'état chronique.

J. Médication hydrothérapique.

La médication hydrothérapique est actuellement très employée dans le traitement des affections utérines, et on peut avancer qu'elle mérite sous beaucoup de rapports la faveur avec laquelle elle a été acceptée par bon nombre de médecins.

La médication hydrothérapique est destinée à remplir les indications suivantes dans les maladies de l'utérus :

1° Diminuer ou anéantir la disposition de certains utérus à être le siége de pertes sanguines, de véritables hémorrhagies aux époques menstruelles.

2° Donner du ton aux ligaments de l'utérus et contribuer à faire disparaître, quelquefois même à guérir complétement les abaissements et les déviations diverses de cet organe.

3° Combattre directement et contribuer à opérer la résolution des phlegmasies diverses du corps et du col de l'utérus passées à l'état chronique. Il est probable que l'action produite dans ce cas est un effet tonique doux, et qui opère sur les tissus enflammés en accélérant et en modifiant la circulation de manière à la ramener à son type normal et à favoriser la résorption des produits exsudés, et la cicatrisation des surfaces ulcérées.

4° Faire disparaître la leucorrhée essentielle en tonifiant d'une manière suffisante les membranes muqueuses qui en sont le siége.

5° Opérer une action révulsive sur d'autres parties du corps et contribuer ainsi à la guérison des affections utérines.

6° Exercer une action reconstituante toute spéciale et très utile sur tout l'organisme de manière à ramener l'appétit, favoriser la digestion et recréer des globules de sang.

Pour remplir ces indications si nombreuses et si variées, il existe des méthodes diverses, et la science doit beaucoup à M. L. Fleury pour les avoir perfectionnées et avoir contribué à leur généralisation.

Voici les principaux moyens mis en usage :

1° La *douche utérine vaginale ascendante*. — Lorsqu'on prend soin de la donner avec modération et d'éviter surtout une trop grande énergie et même la violence comme on le fait souvent trop malheureusement, ces douches n'ont aucun inconvénient ; loin de là, je les ai toujours vues produire d'excellents effets.

Les douches utérines froides modérées contribuent à diminuer les pertes utérines trop considérables, à redresser l'utérus, abaissé ou dévié, à favoriser la résolution des phlegmasies chroniques du col et du corps de l'utérus.

2° Les *douches de pluie froide* et les douches en jet sur toute la surface du corps.

Ces douches exercent une action révulsive sur tout le corps. Leur administration détermine de plus une action reconstituante générale. Elle favorise la régénération des globules du sang, stimule les fonctions de l'estomac et régénère les forces. On peut faire rentrer dans les douches exerçant une action analogue le bain de siége froid par immersion et les bains de cercle. Ce n'est pas ici le lieu d'en donner la description (1).

3° Les *bains hydrosudopathiques* exerçent une action révulsive puissante, dans les métrites chroniques du corps utérin; on les administre en plaçant la malade assise sur un escabeau de bois et entourée d'une couverture de laine, recouverte elle-même d'un manteau de toile cirée, dans une atmosphère échauffée par une lampe à alcool. Une fois la sueur largement développée et prolongée pendant un temps suffisant, on fait plonger la malade dans l'eau froide, ou bien on lui administre une douche en pluie. Ce mode d'administrer, violent en apparence, n'a jamais d'inconvénients et produit d'excellents effets dans les métrites chroniques.

Nous aurons du reste occasion de revenir longuement sur les médications hydrothérapiques.

(1) Pour plus de détails, consultez le *Traité pratique et raisonné d'hydrothérapie*, par M. L. Fleury, 2e édition, 1856, 1 vol. in-8.

DEUXIÈME PARTIE.

PATHOLOGIE SPÉCIALE.

MALADIES DE L'UTÉRUS CARACTÉRISÉES ESSENTIELLEMENT PAR UNE LÉSION DE TISSU.

Cette deuxième partie comprendra cinq chapitres qui sont les suivants :

1° Congestions sanguines de l'utérus ;
2° Phegmasies de l'utérus ;
3° Hémorrhagies ;
4° Flux et hydropisies ;
5° Productions organiques.

CHAPITRE PREMIER.

DES CONGESTIONS SANGUINES DE L'UTÉRUS.

Les congestions sanguines jouent un rôle important dans la pathologie de l'utérus, et cependant on peut dire qu'elles ont été bien peu étudiées jusqu'à présent.

Les descriptions des congestions utérines que l'on trouve dans Duparcque, madame Boivin et Dugès, la dernière édition du traité de Valleix et le Compendium de médecine sont une preuve à l'appui de mon opinion. Valleix est même conduit à se demander s'il existe une maladie à laquelle on puisse donner le nom de congestion utérine, et tout en croyant à son existence, il la regarde comme une affection rare, mal connue, mal décrite et dont la nosologie est tout entière à faire.

Deux causes ont contribué à rendre obscure et confuse l'histoire de la congestion utérine : la première est la négation de cette maladie par beaucoup de médecins ; la seconde est l'absence de ligne de démarcation bien tranchée entre la congestion aiguë d'une part et la métrite aiguë d'une autre part. Nous y joindrons la confusion que l'on fait souvent entre la métrite chronique, avec ou sans hypertrophie du tissu utérin, et la congestion utérine chronique, que l'on a si souvent décrite aussi sous le nom si vague d'*engorgement*, expression qui a encore contribué à augmenter la confusion et à faire oublier la congestion utérine.

On doit trouver singulier, en effet, que l'existence d'une congestion sanguine à l'état aigu ou chronique dans l'utérus, maladie qui est assez commune, soit mise en doute par beaucoup de médecins ; il faut qu'on ait observé bien légèrement et bien superficiellement pour être arrivé à une semblable conclusion.

Aucun médecin ne voudra nier que l'époque menstruelle chez toutes les femmes ne soit précédée d'une congestion utérine spéciale plus ou moins bien caractérisée, plus ou moins intense qui se termine par l'apparition du flux menstruel. Cette congestion ou ce *molimen hemorrhagicum*, auquel on peut donner le nom de physiologique, ne saurait être mise en doute. Pourquoi donc nier l'existence d'une congestion pathologique, maladie si fréquente du reste dans d'autres organes.

Sans anticiper ici sur la description de la maladie, je puis dire que l'existence de la congestion sanguine pathologique de l'utérus, et spécialement la congestion aiguë, est démontrée par les faits suivants :

1° Les rapports nombreux qui existent entre la congestion pathologique et physiologique de l'utérus ; rapports sur lesquels nous allons insister dans un instant.

2° La rapidité, l'instantanéité même de la production et de la disparition de ces congestions pathologiques dans beaucoup de cas.

3° Les symptômes tout spéciaux des congestions utérines, symptômes bien différents de ceux des métrites.

4° L'influence souvent très rapide de l'apparition des règles ou d'un traitement rationnel et méthodique sur la guérison de ces affections.

ARTICLE I. — Anatomie pathologique des congestions utérines.

L'utérus, siége d'une congestion sanguine, présente les caractères suivants, caractères qui sont la conséquence d'une accumulation de sang dans son tissu : augmentation de volume et de poids; forme ovoïde que prend l'organe ainsi turgescent; rougeur très intense et foncée de tout le tissu utérin; écoulement de sang par les sections pratiquées dans l'utérus; écoulement et disparition de ce sang lorsqu'on soumet au lavage avec de l'eau la partie ainsi congestionnée; retour de l'organe malade à sa couleur, son volume, sa consistance et son poids normal, lorsque le sang qui remplit son système vasculaire s'est écoulé par la simple section, ou par un lavage à l'eau aidé d'une légère malaxation. Lorsque ces caractères existent, il est impossible de nier l'existence d'une congestion utérine, car s'il y avait état phlegmasique, il y aurait extravasation du sang hors des capillaires, exsudation spéciale, modification de consistance de l'utérus et surtout permanence de ces lésions après la section du tissu malade ou son lavage.

Sans doute, on a eu peu d'occasions de constater ces altérations congestives; mais on trouve des faits d'autopsie recueillis par différents auteurs, et dans lesquels des femmes mortes à l'époque, ou sous l'imminence des règles, présentaient dans l'utérus tous les signes d'une congestion sanguine. On peut donc regarder ces caractères anatomiques comme parfaitement réels.

La congestion sanguine de l'utérus peut affecter l'organe entier. Elle peut aussi n'en occuper qu'une partie plus ou moins circonscrite. On reconnaît une congestion du corps de l'utérus, une congestion du col, un congestion du fond, de la paroi postérieure ou de la paroi antérieure du corps de l'organe. Ces congestions ainsi localisées, sont en général liées à des changements plus ou moins notables survenus dans la position de l'utérus.

Les congestions utérines peuvent être les conséquences ou les complications d'autres altérations que l'on trouve quand on les cherche ; elles sont quelquefois accompagnées de lésions organiques plus ou moins graves qu'elles sont venues compliquer à une certaine époque de leur existence. On trouve alors ces différentes lésions les unes à côté des autres.

Les lésions que nous venons d'étudier sont communes aux congestions aiguës et aux congestions chroniques de l'utérus ; aussi avons-nous pu les exposer ensemble. Nous étudierons maintenant, à part, l'étiologie, la symptomatologie et le traitement de ces deux affections.

ARTICLE II. — Étiologie de la congestion sanguine aiguë de l'utérus.

L'étiologie de la congestion utérine aiguë doit être considérée sous un double point de vue : 1° dans ses rapports avec les fonctions menstruelles ; 2° dans son développement en dehors de toute influence menstruelle.

§ 1. Étiologie des congestions utérines en rapport avec les fonctions menstruelles.

Un grand fait physiologique qu'on ne saurait nier, c'est que, chez toute femme, chaque époque menstruelle est précédée d'une congestion sanguine physiologique. Cette congestion sanguine varie sous beaucoup de rapports ; elle est plus ou moins caractérisée, plus ou moins longue, plus ou moins intense ; elle s'annonce par des phénomènes particuliers, de même qu'elle peut passer inaperçue pour la femme qui en est atteinte. Toutes ces différences existent et ne sauraient être méconnues. Cette congestion sanguine diminue à mesure que paraît le flux menstruel ; elle s'épuise à mesure que le sang s'écoule ; enfin, elle disparaît complétement quand la femme a perdu tout le sang qu'elle doit naturellement perdre.

Voici des faits incontestables. Eh bien ! toutes les fois que par une cause quelconque, et nous allons voir qu'il y en a beaucoup, l'écoulement périodique ne sera pas suffisant pour faire disparaître la congestion sanguine menstruelle, celle-ci, de physiologique qu'elle était, deviendra pathologique. On doit chercher dans les conditions suivantes les causes capables de produire un tel résultat : *a.* l'époque de la puberté ; *b.* pendant toute la vie menstruelle de la femme ; *c.* à l'âge critique.

a. Époque de la puberté. — L'époque de la puberté ne se passe pas chez toutes les jeunes fillles avec calme et tranquillité. Avant l'apparition du flux menstruel il se fait souvent des congestions utérines, des tentatives de menstruation, si je puis employer cette expression, qui n'aboutissent pas. Or, si le flux sanguin ne vient pas faire disparaître cette congestion, celle-ci ne disparaît pas tout de suite et elle se traduit par des accidents plus ou moins caractérisés et d'une durée variable. D'autres fois, ces congestions sanguines n'aboutissent qu'à un flux menstruel incomplet et insuffisant pour les faire disparaître; elles persistent alors et viennent constituer, comme dans le cas précédent, de véritables congestions pathologiques.

Une fois la première époque menstruelle passée, ce n'est pas une raison pour que les choses se passent de la même manière aux périodes suivantes. La fonction menstruelle peut s'établir régulièrement et d'une manière définitive, de même qu'elle peut passer par des alternatives de régularité et d'irrégularité avant l'établissement normal d'une menstruation régulière. En général, tant que cette irrégularité existe, les jeunes filles sont sujettes à présenter de temps en temps les symptômes d'une congestion sanguine qui tient la place du flux menstruel absent.

b. Menstruation. — Pendant toute la durée de la vie menstruelle des femmes, on peut établir, d'une manière générale, que toutes les fois que, par une cause quelconque, le flux menstruel est supprimé, ou bien insuffisant pour satisfaire à la congestion sanguine physiologique qui se produit dans l'utérus et en débarrasser l'organisme, une congestion pathologique se développe et se traduit par des phénomènes tout spéciaux. Toute cause qui s'oppose à l'apparition des règles, toute cause qui les fait disparaître avant l'époque de leur cessation normale, toute cause, enfin, qui rend la menstruation moins abondante qu'elle ne doit être, peut ainsi devenir une cause de congestion utérine pathologique. Ces causes sont en particulier les suivantes : l'impression brusque du froid et de l'humidité agissant à l'instant de l'apparition des règles ou pendant leur durée ; les émotions très vives de crainte, de colère, de plaisir même agissant aux mêmes époques ; une perturbation violente, physique ou morale, de l'organisme ; le coït pratiqué pendant les règles. J'ai eu occasion de voir une indigestion violente supprimer les règles et déterminer ainsi une congestion très intense. Les coups, les contusions, les blessures dans d'autres parties du corps peuvent encore empêcher les règles de paraître, ou les supprimer quand elles existent ; on pourrait multiplier l'énumération de causes agissant dans le même sens, le mode d'action étant analogue dans toutes ; il est inutile d'y insister.

c. Époque critique. — La menstruation ne se supprime pas, en général, d'une manière rapide ou subite. Avant de cesser complétement, on voit souvent les règles se montrer puis disparaître et revenir ensuite, et les choses se passent ainsi à plusieurs reprises. C'est en pareil cas que l'on voit souvent des congestions sanguines tantôt être suivies de l'apparition du flux menstruel, tantôt se développer et constituer alors un véritable état pathologique. Une pareille cause est loin d'être commune.

§ 2. Étiologie des congestions sanguines de l'utérus sans rapport avec l'époque menstruelle.

Cette partie de l'étiologie des congestions utérines est plus difficile à établir que celle de la section précédente. On admet comme rares beaucoup d'influences encore problématiques et qui demanderaient à être démontrées d'une manière plus positive.

Établissons d'abord que certaines femmes sont plus sujettes

que d'autres au développement de ces congestions. Ce sont en général les femmes dont l'écoulement menstruel est insuffisant, irrégulier et pénible dans l'état ordinaire de la vie.

Les excès de coït, les causes mécaniques agissant sur l'utérus peuvent-ils produire la congestion utérine ? Cela est possible mais nullement démontré; l'équitation, la danse à laquelle certaines femmes se livrent avec excès, les courses prolongées, les exercices fatigants peuvent produire des congestions sanguines de l'utérus. J'en ai observé quelques exemples bien tranchés.

La suppression d'un flux quelconque siégeant dans une autre partie de l'organisme, ou plutôt la non-apparition d'une hémorrhagie habituelle, peut être considérée comme cause de congestion utérine.

Les émotions morales plus ou moins vives, les perturbations diverses de l'organisme, l'impression subite du froid et surtout du froid humide peuvent-elles déterminer des congestions utérines? Cela est possible, mais aucun fait bien observé ne le démontre encore; il est enfin certaines femmes qui par suite d'une disposition toute spéciale, d'une idiosyncrasie particulière ou de maladies utérines telles que les tumeurs fibreuses, les polypes, le cancer, sont atteintes de temps en temps d'hémorrhagies utérines véritables. Si ces hémorrhagies viennent à avorter, il peut se faire que le molimen hemorrhagicum qui les précède persiste dans l'organe qui en est le siége et alors qu'une congestion utérine prenne naissance.

ARTICLE III. — Symptomatologie des congestions utérines.

Mode de début. — Le mode de début de la congestion sanguine se montre en général avec des caractères assez nets et assez tranchés. La plupart du temps, en effet, le début est rapide pour ne pas dire instantané. Les symptômes se développent très vite, quelquefois dans un espace de temps très court; d'autres fois il faut quelques heures pour les voir acquérir toute leur intensité. Ce caractère de rapidité de développement n'est pas sans utilité pour le diagnostic, surtout si on y joint l'absence de prodromes. Les symptômes sont presque immédiatement caractéristiques. Ces deux signes, développement rapide et souvent instantané d'une part, et d'une autre, absence de phénomènes précurseurs, servent beaucoup à différencier le début d'une congestion utérine aiguë de celui d'une métrite aiguë.

SYMPTÔMES DE LA MALADIE CONFIRMÉE. — Les phénomènes qui servent à caractériser la congestion utérine peuvent se diviser ainsi : 1° symptômes positifs, 2° symptômes négatifs ; ces deux ordres ont une égale importance.

A. SYMPTÔMES POSITIFS. — 1° *Douleur*. — La douleur accusée par les malades se présente sous deux formes : la douleur *continue* et la douleur *intermittente*.

La douleur *continue* est plutôt un sentiment de gêne, de poids, de pesanteur dans le bas-ventre et dans le bassin. Cette douleur augmente souvent par les mouvements violents, les exercices, les secousses un peu vives. Elle présente ce caractère bien tranché de n'augmenter que légèrement par la pression exécutée à travers les parois de l'abdomen, ou par les mouvements qu'on imprime avec le doigt au col et au corps de l'utérus. Ces mouvements la font bien percevoir plus nettement par les malades, mais ne l'augmentent pas d'une manière très notable. Il y a une grande différence avec l'augmentation que produisent ces mêmes mouvements dans la métrite aiguë.

La douleur *intermittente* constitue la colique utérine, autrement dit la contraction douloureuse de l'utérus. Cette douleur fort analogue, quoique moins intense, à celle du travail de l'accouchement, est un des symptômes les plus communs de la congestion utérine aiguë. Les mouvements, les secousses, ont souvent pour résultat de faire reparaître les crises de coliques utérines, ou de les augmenter si elles existaient à l'instant où ces mouvements étaient exécutés.

La pression de la partie inférieure de l'abdomen, et l'impulsion que le doigt imprime au col et au corps de l'utérus, ne rappellent pas toujours les coliques utérines.

Ces coliques utérines, si communes dans la congestion utérine aiguë, sont au contraire beaucoup plus rares dans la métrite aiguë.

2° *Tuméfaction de l'utérus.* — L'utérus congestionné est plus volumineux, plus gros que dans l'état normal, sans toutefois acquérir un volume bien considérable. Cette augmentation de volume peut être appréciée par la palpation hypogastrique et par le toucher vaginal.

3° *Augmentation de poids de l'utérus.* — Cette augmentation de poids ne peut être appréciée que d'une manière relative, et à l'aide du toucher vaginal. On comprend très bien la production de ce phénomène.

4° *Abaissement léger du col et du corps de l'utérus.* — Cet organe, devenu plus volumineux et plus lourd, doit nécessairement tendre à s'abaisser un peu ; c'est en effet ce qui arrive dans la plupart des cas.

5° *Élévation de température de l'utérus* (corps ou col). — Cette élévation de température est-elle bien réelle, ou n'est-elle pas plutôt caractéristique de la métrite aiguë ? C'est un sujet à revoir et sur lequel je ne saurais m'expliquer ici d'une manière formelle.

6° *Ténesme vésical et rectal.* — Les malades atteintes de congestion utérine aiguë accusent souvent des envies fréquentes d'uriner. Cet effet est le résultat de l'action de l'utérus devenu plus lourd sur la vessie. De même des envies fréquentes d'aller à la selle, mais non suivies d'effets, peuvent être la conséquence de l'action de l'utérus tuméfié sur le rectum.

B. Symptômes négatifs. — Les symptômes négatifs ont ici une grande valeur ; ce sont les suivants :

1° Absence de douleur continue, vive, souvent lancinante, et n'augmentant pas beaucoup par la pression, la palpation, le toucher vaginal, et le toucher rectal.

2° Absence de l'élévation de température de la peau.

3° Absence d'écoulement vaginal ou utérin. Cette absence a ici une grande valeur pour le diagnostic. Nous devons encore noter que chez les femmes habituellement atteintes de leucorrhée, ou d'une sécrétion habituelle de la membrane muqueuse de la cavité du corps, on voit quelquefois ces sécrétions pathologiques diminuer, ou même cesser complétement pendant la durée de la congestion.

SYMPTOMES GÉNÉRAUX. — Les symptômes généraux manquent souvent complétement dans la congestion aiguë. D'un autre côté, quand ils existent, ils se montrent seulement à l'instant de la manifestation des crises de coliques utérines. Ces symptômes, quand ils apparaissent, sont plus particulièrement les suivants :

1° *Nausées et vomissements.* — C'est à l'instant des crises, et surtout à la manifestation des premières coliques, qu'on observe ces troubles digestifs.

2° *Accélération du pouls, léger mouvement fébrile.* — L'absence de mouvement fébrile est la règle, et son existence l'exception.

En dehors des crises de coliques utérines, il est rare qu'on l'observe, et son absence est même un des moyens de diagnostic qu'on peut invoquer pour distinguer une congestion aiguë d'une métrite aiguë.

3° *Accidents nerveux.* — On observe fréquemment chez les femmes des accidents nerveux, dont la nature est fort variable et dépend de leur état habituel de santé, de leur idiosyncrasie, et des phénomènes nerveux qu'elles ont déjà pu offrir à une autre époque. Ainsi on voit en même temps que les coliques utérines se produire de l'agitation, des cris, des mouvements convulsifs, des symptômes d'hystérie, quelquefois des syncopes. Ces phénomènes nerveux n'ont jamais du reste une grande intensité.

ARTICLE IV. — Marche et terminaison des congestions utérines.

MARCHE. — La congestion utérine aiguë est en général une maladie qui suit une marche continue, et dont la durée est nécessairement courte. C'est en un mot une maladie éphémère, et qui doit, en peu de temps, en quelques jours au plus, se transformer en une autre affection, ou se terminer par la guérison. C'est de six à sept jours qu'on peut fixer la durée entière de la congestion aiguë. Lorsqu'elle persiste après ce temps, il y a presque toujours lieu de craindre quelque complication, ou bien le développement consécutif d'une lésion phlegmasique du tissu utérin.

TERMINAISON. — La congestion utérine, spontanément ou sous l'influence des divers moyens qu'on peut mettre en usage, peut se terminer de plusieurs manières, qui sont les suivantes :

1° *Résolution simple.* — Ce mode de terminaison est un des plus fréquents, surtout si l'on a employé un traitement méthodique et vigoureux.

2° *Développement d'une métrite aiguë.* — La métrite aiguë est assez rarement le résultat d'une congestion utérine aiguë. On observe quelquefois qu'il en est ainsi lorsque ces congestions, récidivées souvent, sont d'une durée assez longue, ou même ne disparaissent pas complétement dans l'intervalle de deux périodes menstruelles.

3° *Production d'un phénomène critique.* — La congestion utérine est certainement une des affections qui se terminent le plus fréquemment par l'apparition de phénomènes critiques. Ces crises sont en général des hémorrhagies qu'on a pu observer vers diverses voies. On a particulièrement constaté les suivantes : *a.* l'apparition d'un flux menstruel plus ou moins abondant ; *b.* une hémorrhagie utérine plus ou moins considérable ; *c.* un flux hémorrhoïdaire ; *d.* une hémoptysie ; *e.* une hématémèse.

On a même observé quelquefois une épistaxis, ou bien une hémorrhagie intestinale. On trouve dans la science des exemples de la production de ces hémorrhagies critiques diverses.

ARTICLE V. — Complications, diagnostic et pronostic des congestions utérines.

La congestion utérine aiguë peut venir compliquer toutes les autres affections aiguës et chroniques de la matrice. Lorsque ces complications, ou plutôt ces combinaisons existent, il faut bien chercher à faire la part des unes et des autres, et distinguer ce qui appartient à la maladie primitive et à la complication (congestion). Les premiers, en effet, se traduisent par des phénomènes morbides permanents ; tandis que ceux de l'hypérémie sont passagers, accidentels, et viennent, dans certains cas, se joindre aux précédents, ou, dans d'autres cas, augmenter leur intensité. Lors donc qu'on verra des symptômes utérins permanents augmenter d'intensité à chaque époque menstruelle, ou se compliquer de coliques utérines tandis qu'il n'en existait pas auparavant, il est à présumer qu'une congestion utérine aiguë est venue momentanément se joindre à la lésion permanente.

Diagnostic. — On peut tout au plus confondre la congestion utérine aiguë avec la première période, le début d'une métrite aiguë.

On établira facilement le diagnostic en se rappelant les faits suivants : 1° dans la congestion utérine, il n'y a que très peu ou point de douleur et de sensibilité à la pression de l'utérus, et à l'impulsion que le doigt imprime à cet organe dans le toucher vaginal ; 2° il n'y a que peu ou point de symptômes généraux, et surtout absence de fièvre ; 3° les douleurs symptomatiques de la congestion utérine se manifestent sous forme de crises et à l'état de coliques utérines.

Ces trois phénomènes morbides sont au contraire caractéristiques de la métrite aiguë, et permettent ainsi d'établir facilement le diagnostic.

Ajoutons encore à ces éléments de diagnostic, que la considération du mode de début, et des circonstances au milieu desquelles est survenue l'hypérémie de l'utérus, pourrait aider à l'établir.

Pronostic. — Le pronostic de la congestion utérine n'est jamais grave. Lorsqu'elle est simple, elle est beaucoup moins fâcheuse que lorsqu'elle vient compliquer une autre lésion utérine ; car, dans ce dernier cas, elle est sujette à de fréquentes récidives.

ARTICLE VI. — Traitement des congestions sanguines.

La congestion utérine considérée sous le point du vue du traitement qui lui convient, ne peut être envisagée comme ne formant qu'une maladie toujours semblable à elle-même, toujours identique. Il est important d'établir une distinction qui est la suivante : 1° la congestion est survenue à l'époque des règles, et elle a des connexions plus ou moins intimes avec le flux menstruel; 2° cette congestion est tout à fait indépendante de ce flux menstruel. Nous allons examiner ces deux cas.

Traitement de la congestion utérine liée à l'époque menstruelle. — Lorsque la congestion utérine est le résultat de la suppression d'une période menstruelle qui n'a pas paru à son époque habituelle ; lorsqu'elle est due à la cessation d'un écoulement mensuel qui a été arrêté avant sa terminaison normale, ou du moins, avant qu'il ne se soit produit en quantité suffisante; lorsque, enfin, elle s'est produite à la suite de règles brusquement arrêtées par une cause quelconque, la première indication à remplir consiste à provoquer l'apparition des menstrues, ou bien à les rappeler quand elles ont été intempestivement supprimées. Agir d'une autre manière et adopter une médication qui ne reconnaîtrait pas ce point de départ, serait parfaitement inutile. Pour remplir cette indication, voici les moyens qu'il faut méthodiquement employer :

1° Sinapismes répétés aux membres inférieurs et bains de pied prolongés;

2° Cataplasmes chauds sur la partie inférieure de l'abdomen, souvent renouvelés ;

3° Lavements d'infusions de plantes aromatiques un peu chauds. On peut employer avec avantage les lavements d'infusions d'armoise et d'absinthe.

4° En même temps on fait mettre la malade au lit, on la couvre chaudement, on l'entretient dans une bonne température et on lui administre des infusions chaudes aromatiques, telles que tilleul, feuilles d'oranger, etc., plantes dites emménagogues, et spécialement les infusions chaudes d'armoise ou d'absinthe qui, en pareille circonstance, sont les infusions aromatiques que l'on doit prescrire;

5° Si ces moyens divers échouent, si les règles ne reparaissent pas et si la congestion utérine persiste, il ne faut pas chercher à employer une médication plus vigoureuse. En pareil cas, ce qu'il y a mieux est une application de sangsues à l'anus ou à la partie interne des cuisses; le nombre de sangsues sera proportionné à l'âge et à la force de la femme. Il faut souvent en appliquer dix, douze, seize et même vingt.

Quelques médecins emploient, en pareil cas, les ventouses scarifiées à la partie interne des cuisses : c'est également un bon moyen; pour les femmes, il est plus douloureux et plus agaçant peut-être; de plus, il est souvent désagréable de les laisser appliquer. Pour ces raisons diverses, je pense qu'on doit préférer les sangsues.

Il est remarquable de voir avec quelle rapidité on obtient souvent, à l'aide de ces moyens, la disparition complète de congestions utérines intenses qui se présentaient d'abord avec une apparence formidable de symptômes. Les malades passent souvent ainsi d'un état morbide sérieux en apparence à une guérison complète et à un bon état de santé. Ces émissions sanguines locales non-seulement peuvent rappeler les règles, ce qui arrive quelquefois, mais encore elles les suppléent, les remplacent et font cesser ainsi les congestions.

On aide l'action de ces divers moyens avec des lavements purgatifs, des suppositoires aloétiques; j'ai quelquefois recours aux pilules purgatives suivantes :

Aloès	1 gramme.
Scammonée	1 gramme.
Résine de jalap	50 centigr.

F. s. a. dix pilules, à prendre deux le matin à jeun.

Traitement de la congestion utérine survenue en dehors de l'époque menstruelle. — Dans les cas beaucoup moins communs que nous rangeons dans cette catégorie, le traitement doit s'appuyer sur d'autres bases. Il est d'abord inutile de songer à rappeler un écoulement menstruel qui n'a pas fait défaut ou qui n'a pas été supprimé ; il faut attaquer de front la congestion utérine. Alors, il n'y a pas d'hésitation à avoir, il faut la combattre par une émission sanguine en rapport avec le degré de la congestion, la force et la résistance des malades.

Si la congestion est intense, la malade vigoureuse, forte et énergique, une saignée du bras de 300 à 400 grammes remplira parfaitement cette indication. Si elle échoue, on aura toujours la ressource de faire suivre la saignée du bras d'une application de sangsues.

Si la congestion utérine est d'une médiocre intensité, si la femme qui en est atteinte ne présente pas des conditions de bonne santé et des forces suffisantes, c'est aux sangsues qu'il faut avoir recours. Le point où l'on doit mettre les sangsues n'est pas le même que dans le cas précédent : c'est à l'hypogastre qu'il faut les appliquer. Le nombre à placer sera de dix à vingt, et l'on devra y recourir si l'écoulement que ces sangsues produisent n'est pas suffisant pour faire disparaître la congestion. Je ne blâme pas positivement l'application de sangsues à l'anus, à la vulve ou à la partie interne des cuisses, mais je préfère le mode que je viens d'indiquer.

On aide l'effet des sangsues par des émollients, des bains entiers, le séjour au lit ou la position horizontale sur un canapé, des cataplasmes sur l'abdomen, des laxatifs légers. Il est bien rare que ces moyens ne réussissent pas.

On peut encore songer à l'application directe des sangsues sur le col utérin en les y plaçant au moyen d'un spéculum ; j'ai exposé plus haut les raisons qui m'empêchent de conseiller d'avoir recours à ce mode d'application peu employé aujourd'hui.

ARTICLE VII. — Des congestions sanguines chroniques de l'utérus.

Si l'existence des congestions utérines aiguës a été mise en doute, à plus forte raison en a-t-il été de même des congestions chroniques de cet organe. L'étude des faits que possède la science permet-elle d'établir la réalité ou de nier l'existence de cette affection, c'est ce qu'il est important d'examiner avec soin.

On ne doit pas toutefois se dissimuler que l'existence des congestions sanguines chroniques de l'utérus n'est généralement pas admise par les auteurs qui se sont occupés des maladies de cet organe, et que dans les divers traités que l'on possède, il ne leur est pas consacré de chapitre spécial, tout au plus s'il en est fait mention.

Si ces congestions chroniques existent, il est probable qu'elles ont été décrites sous le titre d'autres maladies, et en particulier sous ceux d'engorgement chronique et de métrite chronique.

M. le docteur Fleury, dans son *Traité d'hydrothérapie*, a consacré un chapitre à la description des congestions sanguines chroniques de l'utérus. Nous allons essayer de résumer son travail, pour servir de base à la discussion que nous établirons ensuite.

Après avoir rappelé l'existence d'une congestion utérine mensuelle pendant l'apparition de chaque flux menstruel, M. Fleury admet que lorsque l'abondance de l'hémorrhagie menstruelle est proportionnelle à l'intensité de la congestion utérine, tous les accidents disparaissent avec l'écoulement sanguin. Mais fréquemment, dit-il, la résolution n'est pas complète, l'utérus reste après les règles le siége d'une congestion qui augmente chaque mois et qui donne ainsi naissance à cet état morbide permanent.

La congestion chronique, d'après M. Fleury, peut encore être la conséquence de la grossesse, de l'accouchement, des excès vénériens, du coït accompli dans certaines conditions de disproportion entre les organes génitaux de l'homme et de la femme.

Il signale comme causes déterminantes et fréquentes, la constipation, l'usage des corsets, l'abaissement de la taille par les vêtements de la femme, l'inertie musculaire, l'abus des lavements et des bains tièdes, l'abus de l'équitation, de la danse, surtout pendant l'époque menstruelle.

La congestion chronique produite sous l'influence de ces causes diverses augmente le volume de l'utérus et surtout du col. Il en résulte une augmentation de poids qui, surtout chez une femme maigre, débile, anémique, a pour conséquence l'abaissement de l'organe, et fréquemment une antéversion beaucoup plutôt qu'une rétroversion.

L'antéversion une fois produite, met la surface du col en contact direct avec le rectum et l'intestin ordinairement distendus par des matières fécales plus ou moins dures, et il se produit des ulcérations. Il en résulte que l'on rencontre sur la même malade, dit M. Fleury, l'état congestif, un déplacement unique, double ou triple, et une ulcération.

Pour M. Fleury, les altérations diverses et nombreuses, généralement confondues et décrites sous le nom d'engorgement utérin, sont précisément celles qu'il vient de décrire comme la conséquence de la congestion chronique. C'est donc par cette dernière expression que la dénomination d'engorgement devrait, suivant lui, être remplacée.

Le point que l'auteur cherche le plus à mettre en lumière, c'est l'influence de la congestion sur le développement consécutif et la persistance du déplacement de l'utérus et des ulcérations du col.

La congestion utérine chronique est souvent accompagnée de phénomènes nerveux graves et persistants, qui attirent parfois presque exclusivement l'attention du médecin.

Ces symptômes nerveux se présentent tantôt avec les caractères de l'hystérie proprement dite, tantôt sous d'autres formes, et en particulier sous celles de gastralgies, de douleurs névralgiques ambulantes, etc., etc. . . . .

Pour me résumer, dit M. Fleury, « je dirai que la congestion » utérine chronique est ordinairement primitive, et qu'elle a » pour effet de produire un déplacement de la matrice, lequel » devient souvent à son tour la cause d'une ulcération et d'ac» cidents nerveux plus ou moins graves. »

La congestion chronique de la matrice est accompagnée de douleurs et surtout d'un dérangement de la menstruation. L'écoulement mensuel est tantôt diminué et peu abondant, d'autres fois beaucoup plus considérable, et il constitue presque une véritable hémorrhagie. L'aménorrhée s'observe plutôt chez les femmes jeunes, robustes, sanguines ; la métrorrhagie, au contraire, se rencontre plutôt chez les femmes débiles, anémiques, épuisées.

M. Fleury passe ensuite rapidement en revue les moyens dont on peut disposer pour combattre la congestion utérine chronique ; il examine successivement l'emploi du fer rouge, les sangsues appliquées sur l'hypogastre, les lombes, les reins, les cuisses, à l'anus et sur le col utérin lui-même, les saignées générales spoliatives (250 à 300 grammes), les saignées générales révulsives et dérivatives (15 à 180 centigrammes), la ciguë, l'iodure de potassium, les alcalis et les diverses espèces d'exutoires ; mais tous ces moyens n'ont pas sa prédilection.

C'est au traitement hydrothérapique qu'il donne la préférence, et, après avoir rappelé les résultats bien incomplets obtenus avant ses propres essais par MM. Baldou et Lubanski, il expose en détail le traitement de la congestion utérine chronique et des accidents qu'elle produit, par les douches froides.

Je me suis attaché surtout, dans le résumé que je viens de présenter, à faire comprendre ce que M. Fleury entendait par congestion sanguine chronique de l'utérus, et le rôle important qu'il lui faisait jouer dans la pathogénie des affections de cet organe ; il y a lieu toutefois d'examiner si les choses se passent réellement ainsi.

J'admets complétement la réalité des faits sur lesquels s'est appuyé M. Fleury, tout en contestant néanmoins l'étiologie qu'il assigne aux ulcérations du col de l'utérus, et tout en réservant pour un autre chapitre de discuter la question de l'influence possible de l'augmentation de volume de l'utérus sur les déplacements de cet organe, influence que j'admets jusqu'à un certain degré. Je crois tout à fait à l'heureuse influence des douches froides dans les observations qu'il a rapportées. Mais la question qui nous occupe n'est pas là, il s'agit de savoir si ces faits sont des exemples de congestions sanguines chroniques de l'utérus et viennent démontrer la réalité de l'existence de cette affection, ou bien s'ils ne doivent pas plutôt être placés parmi des états morbides d'une tout autre espèce. Cette dernière opinion est la mienne, et je ne crois pas qu'on puisse classer ces observations comme des exemples de congestion sanguine.

Dans le principe, quand la maladie a commencé, y a-t-il eu comme phénomène anatomique initial une hypérémie, une congestion sanguine? cela est possible et même probable, j'avoue même que je suis porté à le croire ; mais ainsi que je l'ai dit, et que du reste cela est assez généralement admis, la congestion sanguine en pareille circonstance est un fait purement transitoire. Elle ne doit durer qu'un certain temps, il faut qu'elle disparaisse bientôt soit pour être suivie de guérison, soit pour conduire, dans certains cas à un état phlegmasique aigu ou chronique, dans d'autres à une hémorrhagie.

C'est en particulier quand la congestion sanguine aboutit à un état phlegmasique, qu'il se produit des lésions diverses, des modifications de consistance, de couleur, de densité, des exsudats de diverse nature, des sécrétions morbides variables, toutes lésions caractéristiques de l'inflammation.

Or, en supposant qu'il y ait eu congestion sanguine au début des faits observés par M. Fleury, et que ces congestions sanguines se soient reproduites à chaque époque menstruelle, ce qui est encore possible, les détails dans lesquels notre confrère est entré démontrent précisément qu'il existait de la tuméfaction, des déplacements, de l'induration, des ulcérations, toutes lésions caractéristiques de l'état phlegmasique.

Il faudrait, pour admettre l'existence des congestions sanguines chroniques de l'utérus, prouver que l'augmentation de la quantité de sang dans le tissu utérin est la seule lésion existante, et qu'elle ne s'annonce que par l'augmentation du poids et du volume de l'organe, sans aucune autre lésion morbide.

Or cela n'a pas été fait, et l'existence de ces autres lésions ayant toujours été signalée, ce sont des exemples de phlegmasie chronique qui ont été cités.

Pour nous, la congestion sanguine chronique de l'utérus n'existe pas, et l'on ne saurait conserver cette expression nouvelle, aussi vague et aussi mauvaise que celle plus ancienne d'engorgement. Nous acceptons les faits de M. Fleury comme des exemples d'inflammation chronique du corps et du col de l'utérus. Nous avouons même que ces faits sont précieux et qu'ils ont une grande importance, car ils démontrent d'une manière incontestable l'heureuse influence du traitement hydrothérapique dans les affections de cette espèce.

C'est uniquement convaincu par les observations de ce médecin distingué que j'ai été conduit à employer d'une manière beaucoup plus générale l'eau froide pour la guérison des affections utérines. La petite discussion qui précède n'est donc qu'une question de mots, j'appelle inflammation chronique ce qu'il appelle congestion chronique, là est la seule différence de nos idées.

CHAPITRE II.

DES INFLAMMATIONS DE L'UTÉRUS ET DE SES ANNEXES.

L'étendue considérable du sujet rend nécessaire la division de ce chapitre en cinq sections principales qui sont les suivantes : 1° inflammations du col de l'utérus ; 2° inflammations du corps de l'utérus ; 3° inflammations du tissu cellulaire péri-utérin ; 4° inflammations des ovaires ; 5° inflammations de la membrane muqueuse du vagin.

SECTION Ire.

DES INFLAMMATIONS DU COL DE L'UTÉRUS.

L'inflammation du col de l'utérus, telle qu'on doit la comprendre et avec tous les développements qu'elle comporte, a été beaucoup étudiée dans ces derniers temps. La plupart des médecins qui ont traité *ex professo* ou incidemment de l'engorgement du col, des granulations et des ulcérations, ont laissé quelques traces de leur passage dans l'histoire de l'inflammation du col utérin ; de même presque tous les auteurs qui ont traité des maladies de l'utérus ont touché au moins quelques points plus ou moins circonscrits de la pathologie de cette affection. Exposer leurs idées serait recommencer presque tout l'historique des affections utérines : je me bornerai à rappeler ici les noms de quelques-uns des auteurs qui s'en sont occupés d'une manière particulière : Mme Boivin et Dugès, M. Duparcque, Récamier, M. Jobert, etc. M. Bennet y a consacré la presque totalité de son ouvrage sur l'inflammation de l'utérus, et je n'hésite pas à affirmer que c'est à lui que la science doit les renseignements les plus positifs qu'elle possède touchant l'histoire de l'inflammation du col. Je serai heureux de lui faire de nombreux emprunts.

ARTICLE I. — Anatomie pathologique des inflammations du col de l'utérus.

L'inflammation du col de l'utérus est loin de se présenter avec des caractères identiques. Elle revêt des formes différentes et présente des variétés bien distinctes. Ces variétés constituent plusieurs espèces que nous allons successivement étudier.

§ 1. Inflammation aiguë du tissu seul du col.

Cette espèce n'est pas la plus commune. Le col plus volumineux, plus lourd, faisant une saillie plus caractérisée au fond du vagin, un peu plus bas qu'à l'ordinaire, examiné au spéculum, est d'un rouge vif. Son tissu plus dense, plus compacte, mais en même temps plus friable, est le siége d'une double altération qui se résume en 1° hypérémie vasculaire et création de vaisseaux nouveaux ; 2° exsudation séreuse ou séro-sanguinolente dans la trame même du tissu. La présence du pus est excessivement rare dans le tissu du col utérin, et on ne trouve ce liquide que dans un très petit nombre de cas où l'inflammation du col accompagne la métrite purulente.

L'orifice, légèrement entr'ouvert, laisse suinter un mucus parfaitement limpide et visqueux, en général peu abondant.

§ 2. Inflammation catarrhale aiguë de la membrane muqueuse de la surface et de la cavité du col utérin.

Cette inflammation peut exister seule ou accompagner la précédente. Elle est caractérisée par les lésions suivantes : épaississement et légère opacité en même temps que rougeur de la membrane muqueuse ; ramollissement rouge plus ou moins étendu de cette membrane ; quelquefois des granulations rouges disséminées ou réunies en plaques. Les ulcérations y sont rares et lorsqu'elles existent, elles ne méritent véritablement que le nom d'excoriations. Quelquefois cette membrane muqueuse est décollée, le col est entr'ouvert ; la cavité cervicale dilatée laisse suinter un liquide visqueux, blanc opaque plutôt que jaune : ce même mucus recouvre la membrane muqueuse de la surface extérieure du col.

§ 3. Inflammation chronique du tissu seul du col (engorgement chronique).

Le col enflammé chroniquement ne l'est quelquefois que d'une manière partielle ; c'est tantôt le museau de tanche, tantôt la lèvre postérieure ou la lèvre antérieure, si l'orifice a subi cette division à la suite d'accouchements.

Le col enflammé est plus volumineux, plus lourd qu'à l'état normal. Il est plus globuleux, plus distendu. Le tissu qui le constitue présente une des trois variétés étudiées plus haut et qui sont les suivantes :

A. *Inflammation chronique avec induration.* — Le tissu enflammé est rouge, plus dense, plus friable qu'à l'état normal; il y existe des vaisseaux de formation nouvelle et qui sont gorgés de sang. La trame du tissu normal est en partie détruite par l'infiltration d'un exsudat plastique de nature fibrineuse et c'est cette exsudation qui est l'origine de l'induration inflammatoire.

Le col est entr'ouvert et il laisse suinter un mucus clair, épais, visqueux, transparent.

Cette forme est plutôt isolée de l'inflammation chronique de la membrane muqueuse que la suivante.

B. *Inflammation chronique avec ramollissement* (*état fongueux ou engorgement fongueux*). — Le col plus gros, plus volumineux, est mollasse et friable; il est plus développé et surtout plus irrégulier que dans l'induration inflammatoire. Le tissu ainsi ramolli saigne avec une grande facilité et se laisse détruire de même. La mollesse est due à un double phénomène : la destruction d'une partie du tissu, et son remplacement par une infiltration séro-albumineuse. Ce tissu ramolli présente également beaucoup de vaisseaux de formation nouvelle. L'orifice du col est entr'ouvert, il laisse suinter de même que la surface du museau de tanche un mucus visqueux mais louche, opaque et tendant même à présenter la coloration jaunâtre. Cela tient à ce que dans cet état fongueux la membrane muqueuse en contact avec le tissu enflammé est très rarement saine et est elle-même enflammée.

C. *Engorgement hypertrophique.* — Il consiste, ainsi que j'ai déjà eu occasion de le dire, dans le développement ou plutôt dans l'hypertrophie simultanée du tissu musculaire propre du col de l'utérus et de son système vasculaire.

Cet engorgement hypertrophique est, en général, considéré comme une des formes de l'inflammation chronique, dont il est au moins une conséquence bien fréquente.

§ 1. Inflammation catarrhale chronique de la membrane muqueuse de la surface et de la cavité du col.

Cette inflammation peut exister d'une manière isolée, mais il est également fréquent de la voir siéger en même temps dans le tissu même du col.

L'inflammation catarrhale chronique de cette membrane se présente sous trois formes bien distinctes.

A. *Inflammation chronique simple.* — La membrane muqueuse épaissie, injectée, d'un rouge vif, est en général plus ou moins ramollie, quelquefois décollée partiellement, ou bien partiellement épaissie. Le col entr'ouvert permet presque toujours de voir, à une certaine profondeur, les mêmes altérations; il y a sécrétion d'un véritable muco-pus, opaque, jaune ou jaune verdâtre et visqueux.

B. *Inflammation chronique avec granulations.* — Les granulations ont été décrites précédemment d'une manière assez complète pour qu'il ne soit pas besoin d'y revenir ici. Je rappellerai seulement que cette forme d'inflammation existe rarement seule et qu'elle est presque toujours combinée avec la précédente ou la suivante. La sécrétion produite par l'inflammation granuleuse est du muco-pus.

C. *Inflammation chronique avec ulcérations.* — Les ulcérations simples non spécifiques sont évidemment le résultat d'une inflammation chronique. On ne saurait donc séparer leur histoire de celle de l'inflammation chronique de la membrane muqueuse sur laquelle elles se trouvent ; je ne reviendrai pas ici sur leur histoire à l'égard de laquelle je suis entré dans de longs développements. Je signalerai seulement comme très importants les faits suivants : 1° Les ulcérations existent presque toujours en même temps à la surface du col, au pourtour de son orifice, et probablement aussi sur la membrane muqueuse de sa cavité sans que leur présence toutefois y ait été démontrée d'une manière positive ; 2° le liquide pathologique produit par ces lésions diverses est un mucus purulent parfaitement bien caractérisé.

Lorsque le tissu du col de l'utérus est atteint d'inflammation, l'augmentation de son poids et de son volume tend à le faire déplacer. Ce déplacement se fait dans deux sens : 1° l'abaissement ; le col malade se rapproche de la vulve ; 2° l'antéversion du corps de l'utérus. Cette antéversion se produit par suite du mouvement du col qui devenu plus lourd est entraîné en bas et en arrière, d'où il résulte que le corps de l'utérus pour le suivre bascule en avant.

Ces diverses variétés de l'inflammation du col peuvent exister parfaitement indépendantes de toute lésion phlegmasique analogue du corps de l'utérus. Nous devons supposer toujours cette indépendance absolue pour ne pas compliquer l'histoire étiologique ainsi que celle du traitement de ces inflammations.

ARTICLE II. — Étiologie des inflammations du col de l'utérus.

La plupart des causes que nous avons passées en revue en traitant de l'étiologie générale des maladies de l'utérus, pourraient être invoquées ici pour expliquer le développement de l'inflammation du col de la matrice. Cela est vrai, mais il y a quelque chose de plus et un certain nombre de ces causes agissent localement d'une manière plus certaine et plus positive. Nous allons les passer en revue.

On a invoqué comme pouvant expliquer le développement des inflammations du col : la suppression brusque d'un écoulement menstruel, des règles insuffisantes, des congestions sanguines menstruelles avortées. Cela est possible, mais on a plutôt admis l'existence de ces causes par hypothèse qu'on ne les a réellement démontrées. La suppression brusque des règles est généralement invoquée pour expliquer le développement de toutes les maladies de l'utérus. Elle est devenue une étiologie banale; peut-être produit-elle entre autres maladies utérines l'inflammation du col, voilà tout ce qu'on peut en dire. Quant à la dysménorrhée et à l'aménorrhée ne sont-elles pas plutôt l'indice que l'inflammation du col existait déjà ?

On observe quelquefois les inflammations du col utérin chez les filles vierges. Nous pensons toutefois que la fréquence en a été un peu exagérée par M. Bennet et M. Aran. On voit aussi cette maladie reparaître à l'époque critique; il est probable, dans ce dernier cas surtout, que les congestions avortées de l'utérus, congestions qui n'aboutissent pas à une évacuation menstruelle, ne sont pas sans influence sur le développement des inflammations du col à cet âge, inflammations qui du reste y sont peu communes.

Le coït, ou plutôt la manière dont il est exercé, est une des causes les plus communes et les plus évidentes de l'inflammation du col utérin. Cet acte peut agir sous ce rapport de plusieurs manières. Souvent, très souvent même, ce sont les premières approches qui agissent comme causes de cette phlegmasie. Lors de ces premières approches, une cause mécanique, le pénis, agit sur un organe, le col utérin, qui n'a pas encore subi le contact d'un corps étranger; de plus, elles sont souvent énergiques et fréquemment répétées; de là une nouvelle raison pour que cette action mécanique produise avec facilité les inflammations dont il s'agit.

Le coït agit surtout sur le col pour produire l'inflammation quand ce dernier est porté en arrière et en bas, tandis que le corps est en avant, c'est-à-dire en antéversion. Il agit au contraire d'une manière beaucoup moins évidente et beaucoup moins énergique quand le corps de l'utérus est en rétroversion et le col porté en avant et en haut; dans ce dernier cas en effet le pénis passe en arrière de lui pour pénétrer dans le cul-de-sac postérieur du vagin. L'abaissement de l'utérus et le rapprochement du museau de tanche de la vulve favorisent l'action mécanique du coït et rendent ce dernier plus apte à produire l'inflammation du col.

Les excès de coït ont été considérés généralement comme une des causes les plus réelles et les plus fréquentes de l'inflammation du col; c'est aussi ce qui est généralement admis par la plupart des médecins.

La grossesse exerce, dans un grand nombre de cas, une action spéciale sur le col. Elle le tuméfie, le ramollit un peu et y développe une modification organique toute spéciale dont il sera question plus tard; mais, dans d'autres cas, cette modification va jusqu'à un véritable état inflammatoire. Lorsque cette inflammation survient, elle se traduit souvent, dans ce cas particulier, par des ulcérations simples ou multiples qui ont des caractères à part. Cette influence de la grossesse a été surtout bien étudiée par M. Bennet, qui, il est vrai, en a un peu exagéré l'importance.

L'avortement est une des causes les plus réelles de toutes les variétés d'inflammation du col utérin. C'est surtout quand l'avortement s'est fait rapidement, et sans une dilatation préalable et suffisante du col, que l'inflammation de cet organe se produit avec plus de facilité. A la suite des fausses-couches, les femmes qui se sont levées trop tôt, qui se sont livrées prématurément à des exercices fatigants, y sont encore exposées. Est-il utile d'ajouter que toutes les tentatives coupables pour provoquer l'avortement favorisent encore bien davantage et peuvent même produire directement l'inflammation du col utérin.

L'accouchement est une des causes les plus communes des inflammations du col. C'est surtout lorsque les accouchements sont accompagnés de dilatation trop brusque de l'orifice du col, de déchirure, de dilacération de cette partie, que l'inflammation s'y développe avec une grande facilité. Le lever prématuré, les exercices trop fatigants, le défaut de soins convenables, sont autant de circonstances qui favorisent l'action de l'accouchement comme cause productrice de l'inflammation du col. Les manœuvres obstétricales, les phlegmasies aiguës qui peuvent envahir l'utérus après l'accouchement, laissent fréquemment à leur suite des inflammations du col souvent très rebelles.

Divers états pathologiques de l'utérus et de ses annexes peuvent déterminer consécutivement le développement d'une inflammation du col de l'utérus. Ce sont, en particulier, les maladies suivantes : l'extension d'une métrite aiguë ou chronique au col, qui n'en était pas primitivement affecté. Les polypes, les tumeurs fibreuses, peuvent exercer une action analogue sur le col. Une vaginite aiguë ou chronique, se propageant au col de l'utérus, est quelquefois le point de départ d'une inflammation catarrhale de la membrane muqueuse de la cavité cervicale, et du tissu sous-muqueux lui-même.

Un certain nombre de causes étrangères peuvent produire l'inflammation du col. Les secousses trop vives, l'équitation trop souvent répétée, les chutes, ont été considérées comme produisant cette affection. Il est généralement admis que les choses se passent ainsi. La démonstration en a-t-elle été donnée d'une manière bien positive? On ne possède aucun résultat statistique à cet égard. Il en est autrement de la chute de l'utérus et de la présence du col entre les lèvres de la vulve; cette circonstance développe souvent une inflammation chronique de cet organe.

Les pessaires introduits dans le vagin et destinés à être en contact avec le col de l'utérus, sont une des causes fréquentes de l'inflammation de cet organe.

Un certain nombre de causes générales peuvent exercer une influence notable sur les inflammations du col de l'utérus, mais elle est loin d'être aussi grande et aussi positive que celle des causes locales que nous venons de passer en revue.

L'âge influe peu sur les inflammations du col. Si elles sont plus fréquentes, ou plutôt si elles semblent plus communes de vingt à trente ans, c'est que, pendant cette période, les causes directes que nous avons passées en revue y contribuent d'une manière spéciale.

La constitution faible et délicate, le tempérament lymphatique, peuvent favoriser, mais non produire l'inflammation du col de l'utérus.

Nous nous sommes déjà suffisamment expliqué (p. 185) au sujet de l'influence des états diathésiques tels que la syphilis, les scrofules, les dartres, le scorbut ; il est inutile d'y revenir ici.

ARTICLE III. — Symptomatologie des inflammations du col de l'utérus.

Mode de début. — Le mode de début de l'inflammation du col de l'utérus présente des différences assez notables qu'il est indispensable de connaître et de bien apprécier à leur juste valeur. En voici les principales variétés :

1° L'inflammation du col succède à une cause évidente appréciable et dont l'existence positive rend compte des développements de la phlegmasie locale : ainsi les excès de coït, les avortements, les accouchements, etc., etc. Les symptômes succèdent presque immédiatement à l'action des causes, et la connaissance de ces dernières contribue à éclairer le diagnostic.

2° L'inflammation du col débute par la manifestation de symptômes locaux dont l'existence indique d'avance le siége de la maladie et engage le médecin à l'y aller chercher. En pareil cas, deux choses peuvent arriver ; ou bien ces symptômes locaux aigus sont intenses et caractéristiques, ou bien ils sont peu prononcés, assez obscurs et en partie latents ; mais tout vagues qu'ils sont, ils peuvent encore guider le médecin vers le siége du mal.

3° L'inflammation du col ne produit pas de symptômes locaux ; elle se révèle seulement par des phénomènes généraux plus ou moins nettement dessinés, et suffisants pour absorber toute l'attention et dominer la scène. C'est, en pareil cas, l'impossibilité où l'on est de rattacher cet ensemble morbide à quelque organe déterminé, et peut-être quelques vagues douleurs de bas-ventre annoncées par la malade qui peuvent faire présumer le point de départ des accidents et engager à les localiser dans le col.

Quel que soit le mode de début de l'inflammation du col,

c'est surtout quand la maladie est bien confirmée et développée d'une manière complète, qu'elle se traduit par des phénomènes caractéristiques que nous allons maintenant examiner.

Symptômes proprement dits de l'inflammation du col.

Les symptômes de l'inflammation du col utérin peuvent se rattacher à plusieurs catégories bien distinctes que nous établirons de la manière suivante :

a. Symptômes locaux proprement dits, comprenant la douleur, les écoulements, etc., etc.

b. Symptômes locaux dus à l'action du col enflammé sur les organes avec lesquels il est en rapport. Tels sont les phénomènes que l'on observe du côté du rectum, etc.

c. Troubles des fonctions génitales proprement dites. Menstruation, coït, fécondation.

d. Troubles sympathiques.

§ 1. Symptômes locaux proprement dits.

Ils comprennent : 1° la douleur; 2° les signes physiques fournis par le toucher et le spéculum ; 3° l'écoulement.

1° Douleur. — La douleur déterminée par l'existence d'une inflammation du col de l'utérus manque souvent d'une manière complète. Les malades ignorent entièrement l'état de souffrance de cet organe, et il faut l'écoulement symptomatique et les phénomènes généraux sympathiques pour les avertir qu'il y a un point de leur économie qui n'est pas à l'état normal.

Cette circonstance de l'absence d'une douleur quelconque se rencontre fréquemment et on ne doit jamais la perdre de vue.

Lorsque la douleur existe, elle doit être étudiée sous les rapports suivants : *a.* le siége et les irradiations ; *b.* l'intensité et la nature ; *c.* les modifications qu'elle reçoit des divers actes physiques que la femme doit accomplir.

a. Siége de la douleur. — Il se trouve quelquefois dans le point enflammé lui-même, c'est-à-dire à la partie la plus inférieure de la région hypogastrique. De là, la douleur s'irradie vers d'autres siéges, que l'on peut appeler secondaires. Dans d'autres cas, la douleur manque complétement au siége même de l'inflammation, et elle ne se montre que dans les siéges secondaires, ou elle se manifeste alors avec des caractères et des degrés d'intensité extrêmement variables.

M. Bennet, qui a étudié avec soin la question du siége le plus habituel de la douleur dans le cas d'inflammation du col, les a classées ainsi d'après leur ordre de fréquence :

Douleurs lombo-sacrées ;

Douleurs ovariques (celle du côté gauche plus fréquente) ;

Douleurs hypogastriques inférieures.

Sur un rang plus secondaire et avec une fréquence beaucoup moins grande, il range les douleurs suivantes : dans les aines, les cuisses, les hanches et le dos.

Ce qu'on peut dire de plus positif, relativement au siége de la douleur, c'est qu'elle n'a rien de fixe. Tantôt elle prédomine dans un point chez une femme, dans un autre point chez une autre, etc. Il est probable que la position de l'utérus, les déviations qu'il peut présenter, le siége plus circonscrit du mal, son retentissement sur tel ou tel organe, dans telle ou telle direction, sont la cause du siége différent de la douleur.

Ce siége, non-seulement peut varier chez des femmes différentes, mais encore chez la même femme ; tantôt c'est vers telle région, tantôt vers telle autre que la douleur se fait sentir de préférence. Elle peut aussi varier à chaque instant, et revêtir des formes différentes, tandis que dans d'autres cas elle reste fixe et toujours dans le même point.

Les douleurs peuvent ne devenir multiples et n'occuper plusieurs siéges secondaires, que sous l'influence de quelque cause physique : la marche, la course, un saut, un effort, un exercice violent quelconque.

Quelquefois la douleur latente ne se manifeste que sous l'influence de ces causes physiques.

b. Intensité et nature des douleurs. — Il existe des variétés très grandes sous ce rapport. Tantôt ce n'est qu'un sentiment de pesanteur, qu'une simple gêne, tandis que dans d'autres cas ce sont des douleurs vives et aiguës.

On doit toutefois remarquer que, dans l'inflammation du col utérin, les douleurs intenses sont de beaucoup les plus rares, et qu'on ne les observe guère qu'aux époques menstruelles.

Le caractère le plus général de ces douleurs est d'être sourdes, obtuses, et de donner à la femme l'impression d'un sentiment de pesanteur plus ou moins grand au périnée.

c. Influence des causes physiques sur les diverses espèces de douleurs. — Ainsi que je l'ai dit tout à l'heure, la douleur, quelquefois nulle quand la malade est tranquille et étendue, ne se manifeste que lorsqu'elle exécute quelques mouvements. La simple marche, l'ascension et surtout la descente d'un escalier, un mouvement violent, non-seulement la produisent, quand elle n'existait pas, mais encore l'augmentent, la rendent plus vive et la propagent au loin, quand elle existait avant. Le toucher vaginal, la pratique du coït, agissent souvent dans ce sens.

Une marche à pied fatigue sous ce rapport beaucoup moins certaines femmes que la voiture et surtout que l'exercice du cheval, qui presque toujours, en pareil cas, devient intolérable.

2° Signes physiques (toucher, spéculum, etc.). — Le *toucher vaginal* peut éclairer beaucoup le diagnostic de l'inflammation du col de l'utérus; il est donc indispensable de le pratiquer avec le plus grand soin toutes les fois qu'on prévoit l'existence de cette maladie. Il conduit à la constatation des lésions suivantes :

a. Changement de direction ou de position du col de l'utérus. — L'abaissement du col et son rapprochement de la vulve sont le phénomène qu'on rencontre fréquemment comme conséquence de l'augmentation de poids et de volume de cet organe. Dans d'autres cas, moins communs, on trouve le col, par suite des mêmes causes, porté tout à fait en arrière, ce qui produit une antéversion du corps de l'utérus. Ces deux modifications dans la position sont à peu près les deux seuls déplacements du col qu'on observe comme conséquences de l'inflammation.

b. Augmentation de volume et de poids du col utérin. — On comprend parfaitement que le toucher donne la connaissance de ces deux modifications qui sont un des caractères les plus constants de l'inflammation du tissu du col.

c. Consistance du col. — Cette consistance, ainsi que nous l'avons vu, peut être augmentée ou diminuée suivant qu'il y a inflammation chronique du tissu avec induration ou inflammation chronique avec ramollissement (état fongueux). Or, il n'est pas de moyen plus propre à constater la nature de ces deux modifications que le toucher.

d. Accroissement de température du col. — C'est une des modifications les plus faciles à constater à l'aide du toucher toutes les fois qu'elle existe ; c'est même le seul moyen qu'on puisse employer pour arriver à ce résultat.

e. Conservation de la sensibilité normale ou son accroissement morbide. — On comprend parfaitement que le toucher soit la seule manière de constater que le col utérin est insensible comme à l'état sain, ou qu'il est devenu plus sensible et plus douloureux comme cela arrive si souvent dans ces inflammations.

f. État de la surface du col utérin. — Le toucher fait reconnaître facilement la présence des granulations quand elles existent à la surface ou au pourtour de l'orifice du col. Il permet également de constater la présence des ulcérations, et d'étudier leur forme, leur profondeur et l'état de leurs bords.

g. Dilatation de l'orifice du col utérin et degré de son ouverture. — Toutes ces notions, que donne un toucher pratiqué avec précaution et très doucement, sont donc d'une grande importance pour le diagnostic et ne doivent pas être négligées.

Spéculum. — L'application du spéculum est de toute nécessité pour bien étudier l'inflammation du col utérin ; pour bien reconnaître les modifications qu'il a subies et pour apprécier avec exactitude la nature des écoulements morbides que produit cette affection.

En voyant son indispensable nécessité, il est curieux de penser qu'il est des médecins et des chirurgiens qui non-seulement admettent que cet instrument est inutile mais presque toujours nuisible; qu'il détermine des contusions, des érosions du col et qu'il produit fréquemment des lésions qu'on considère comme la conséquence d'états morbides divers, tandis qu'elles sont tout simplement dues à l'action mécanique du spéculum.

Or, c'est particulièrement à l'application du spéculum employé pour étudier l'inflammation du col utérin, que de semblables reproches s'adressent. Nous avons déjà discuté la valeur de ces objections, et nous croyons en avoir assez bien démontré l'inanité pour qu'il ne soit pas nécessaire d'y revenir ici. Je vais donc m'occuper immédiatement des renseignements que cet instrument peut fournir au diagnostic de ces affections.

Les modifications que le spéculum permet de constater dans le cas d'inflammation du col sont les suivantes :

a. Changements de direction du col de l'utérus enflammé. — Lorsque le col utérin est abaissé, le spéculum le rencontre dans un point beaucoup plus rapproché de la vulve ; quand le col est situé en arrière, il faut faire basculer le spéculum de manière à faire pénétrer le col dans son orifice postérieur ; car, introduit directement, il tombe sur la lèvre antérieure qu'il embrasse seule. Dans le cas où le corps étant en rétroversion, le col serait en avant et en haut, le spéculum introduit directement passerait derrière lui et le laisserait en avant. Pour le comprendre dans l'orifice du spéculum, il faut faire basculer le spéculum dans un sens opposé au précédent, c'est-à-dire en renversant la partie postérieure du spéculum d'arrière en avant, tandis que le manche est porté directement d'avant en arrière.

En somme, le spéculum indique exactement la position du col, et celle du corps de l'utérus.

b. Le spéculum permet de constater le volume du col de l'utérus, sa couleur et la régularité ou l'irrégularité de sa surface : toutes modifications que nous avons décrites à l'article *Anatomie pathologique* et que l'on retrouve ici.

c. Le spéculum permettra de constater la véritable nature des sécrétions morbides fournies par la surface du col enflammé ou par la membrane muqueuse de la cavité cervicale. On y retrouvera les diverses variétés qui ont été précédemment décrites et on pourra leur donner la valeur séméiologique que nous leur avons assignée.

d. Les granulations et les ulcérations du col de l'utérus ne peuvent être étudiées qu'à l'aide du spéculum. C'est donc avec cet instrument qu'on pourra seulement apprécier les nombreuses variétés que nous avons passées en revue précédemment.

e. L'état d'ouverture de l'orifice du col utérin ne peut guère être étudié qu'à l'aide du spéculum. Pour constater l'état de la membrane muqueuse du pourtour de l'orifice du col, et celui de la membrane muqueuse de cette cavité, il faut, ainsi que je l'ai dit, employer un spéculum bivalve et écarter les lèvres de l'orifice du col en ouvrant les valves de l'instrument. On ne peut toutefois apercevoir qu'une très petite partie de cette surface interne; il est difficile de bien constater tous les caractères et toutes les modifications que cette membrane a pu subir.

ÉCOULEMENTS. — Pour bien apprécier l'abondance et la nature des écoulements rien ne peut remplacer le spéculum, et tant qu'on n'aura pas eu recours à son emploi, on ne pourra avoir absolument aucune certitude sur l'abondance, la qualité et la nature des secrétions morbides. Je rappellerai ici en quelques mots la valeur de ces secrétions.

a. Le mucus transparent et visqueux est produit, quand la membrane muqueuse est intacte, le tissu du col étant chroniquement enflammé, par les cryptes muqueux, à l'état normal il est vrai, mais dont la sécrétion est augmentée par le voisinage du tissu sous-muqueux enflammé.

b. Le muco-pus est sécrété par la membrane muqueuse enflammée, épaissie, ramollie ou couverte de granulations.

c. Le mucus purulent est produit par des ulcérations de la membrane muqueuse de la surface ou de la cavité du col. Ces trois liquides peuvent se trouver mélangés et dans des proportions différentes; de là des combinaisons variables dans ces liquides pathologiques mélangés.

Si on veut se passer de spéculum pour étudier ces sécrétions, voici ce que l'on observe : beaucoup de femmes atteintes d'une inflammation du col utérin n'ont absolument aucun écoulement apparent, et elles n'ont pas la conscience qu'elles puissent en avoir. Cela tient à la faible quantité de la sécrétion morbide, ou bein à ce que, fournie goutte à goutte, elle sort d'une manière insensible et ne se rassemble jamais en quantité assez notable pour paraître extérieurement. Le mucus transparent n'est jamais produit en assez grande quantité pour sortir à l'extérieur, paraître à la vulve et salir le linge.

Le muco-pus, lorsqu'il est abondant, présente à l'extérieur une couleur verdâtre. Il tache le linge de cette couleur et il l'empèse d'une manière notable.

Le mucus purulent est souvent assez abondant; il est plutôt blanchâtre que verdâtre; il tache le linge sans l'empeser d'une manière aussi notable que le précédent. Il est, en général, plus abondant que le muco-pus.

Tels sont les écoulements que l'on rencontre dans la plupart des cas d'inflammation du col utérin; mais je ne saurais trop insister sur ce fait que tout écoulement peut manquer en apparence, du moins pour la femme; on ne doit pas du tout pour cela rejeter l'idée d'inflammation du col utérin; car cet écoulement, absent en apparence, se retrouve à l'examen au spéculum.

§ 2. Symptômes résultant de l'influence exercée par le col enflammé sur les organes voisins.

Les symptômes qui sont le produit de cette influence sont ceux qu'on observe : 1° du côté de la vessie; 2° du côté du rectum; 3° du côté du vagin; 4° à la vulve, et à la partie interne des cuisses.

d. Vessie. — Les troubles du côté de la vessie existent chez un grand nombre de femmes atteintes d'inflammation du col de l'utérus. Ces troubles ne sont pas toujours de la même nature.

Chez beaucoup de femmes, c'est un simple trouble sympathique. Les malades accusent des envies fréquentes d'uriner, envies qui deviennent quelquefois intolérables et fatiguent beaucoup les malades.

Chez d'autres, c'est quelque chose de plus; l'inflammation du col de l'utérus semble se propager à la muqueuse vésicale, qui ne s'enflamme pas cependant, mais qui, influencée par le voisinage, sécrète une quantité de mucus plus considérable qu'à l'état normal. La présence de ce mucus en excès dans les urines produit ses effets ordinaires sur la composition de ce liquide; cette matière organique agit à la manière des ferments, décompose l'urée en carbonate d'ammoniaque, rend l'urine alcaline, et y fait naître des sédiments de phosphate de chaux, de phosphates ammoniacaux magnésiens, ainsi que de carbonates insolubles. Cette décomposition de l'urine ne saurait être attribuée à une autre cause qu'à la sécrétion anormale de mucus, sécrétion qui, dans toute autre circonstance, produirait absolument le même effet.

Tel est le mécanisme et l'origine des troubles des urines dans un certain nombre de cas d'inflammation du col de l'utérus. M. Bennet, qui s'est occupé de ce sujet avec détails dans son *Traité de l'inflammation de l'utérus*, nous semble en avoir méconnu la cause et la nature.

Pour le médecin anglais, les urines se décomposent sous l'influence de l'état de santé générale des femmes atteintes d'inflammation du col. Cette décomposition a pour effet des sédiments composés d'urates et de phosphates qui, par leur formation, irritent le col de la vessie et l'enflamment; d'où la sécrétion du mucus. Il y a là une méprise singulière.

D'abord les urates et les phosphates ne se forment pas en même temps au sein de l'urine. Les urates constituent le dépôt des urines acides, et les phosphates le dépôt des urines alcalines ; ils ne se trouvent jamais ensemble. On ne saurait en aucune manière les considérer comme l'effet de l'état général de la santé, et voici pourquoi : si les urines peuvent s'altérer dans les cas d'inflammation du col de l'utérus, c'est par la concentration de l'eau, l'augmentation d'acidité et la formation de dépôts d'acide urique ou d'urates acides : il est possible qu'il en soit quelquefois ainsi, je le crois même, mais alors il n'y a pas de mucus dans les urines, et c'est une modification tout accidentelle de ce liquide, développée momentanément sous l'influence d'un mouvement fébrile passager.

L'état général qui se développe et que nous allons étudier chez les femmes atteintes de cette maladie, peut-il rendre les urines alcalines, et par conséquent y faire naître des dépôts de phosphates. Non, certainement non. L'urine ne subit jamais une semblable décomposition sous l'influence de l'état anémique qui survient à une certaine époque de l'existence d'une inflammation chronique du col ; elle n'est jamais que le résultat de l'action sur l'urée du mucus ou du pus, quelle que soit l'origine de ces derniers.

Je suis entré dans quelques développements à ce sujet parce que les fonctions de la vessie sont fréquemment modifiées chez les femmes atteintes d'inflammation du col de l'utérus, et qu'il est très important de bien connaître la nature de cette modification pour la combattre quand elle devient un symptôme fatigant. Je le répète donc ici encore une fois, c'est une sécrétion anormale de mucus vésical qui se produit sous l'influence du voisinage du col de l'utérus enflammé et qui amène la décomposition des urines, la transformation de l'urée en carbonate d'ammoniaque et les dépôts de phosphates et de carbonates.

La présence du mucus et même de muco-pus, si fréquente dans les urines des femmes atteintes d'inflammation du col utérin, peut encore avoir une autre origine ; elle est quelquefois le résultat du mélange de l'urine saine avec le mucus ou le muco-pus que ce liquide rencontre à la vulve et à l'origine du méat urinaire, et qu'elle entraîne avec elle dans le vase destiné à la recevoir.

Quoi qu'il en soit, la vessie éprouve quelquefois des troubles plus sérieux qu'une simple augmentation de la sécrétion de son mucus ; c'est presque un léger degré d'inflammation chronique. Lorsqu'il en est ainsi, voici quels sont les accidents qui se montrent chez les malades.

Elles accusent des douleurs sourdes dans la région de la vessie ; les envies d'uriner sont fréquentes et impérieuses. La sortie de l'urine est très douloureuse et fait éprouver quelquefois la sensation d'un fer chaud.

Ces douleurs peuvent quelquefois se propager le long des uretères et atteindre les régions lombaires.

D'autres fois cette inflammation vésicale survit à la guérison de l'inflammation du col, et il faut alors la traiter à part. Ce cas n'est pas heureusement le plus commun.

b. Rectum. — L'inflammation du col de l'utérus produit, chez un certain nombre de femmes, des accidents que l'on peut attribuer aussi bien à l'action mécanique de la partie malade qu'à la propagation de son état phlegmasique à la muqueuse rectale.

La constipation est un des symptômes les plus constants de l'inflammation du col. De plus, et surtout lorsque ce dernier est notablement abaissé et dirigé en arrière, tous les efforts de défécation sont pénibles et douloureux, et la malade s'abstient autant que possible de s'y livrer.

Dans d'autres cas, le voisinage du col enflammé semble agir plus directement sur le rectum et y produire une congestion sanguine habituelle. Lorsqu'il en est ainsi, on observe fréquemment du ténesme, des épreintes, une douleur plus vive dans les efforts de défécation, enfin le développement d'hémorrhoïdes.

c. Vagin, vulve. — L'existence d'une inflammation du col de l'utérus détermine souvent la production d'un flux vaginal (mucus opalin) qui se produit sans qu'il y ait une inflammation quelconque de ce conduit.

Dans d'autres cas, l'inflammation du col se propage au vagin et une véritable vaginite consécutive se développe. La sécrétion n'est plus alors semblable, et c'est du muco-pus qui est formé en assez grande abondance. Le toucher, l'introduction du spéculum et son passage à travers le vagin, sont alors fort douloureux.

Qu'il y ait ou qu'il n'y ait pas de vaginite, beaucoup de femmes atteintes d'inflammation du col utérin se plaignent de démangeaisons extrêmement vives à la vulve et à la partie interne des cuisses. Ces démangeaisons existent souvent sans aucune modification de la peau et de l'origine de la membrane muqueuse. Dans d'autres cas, au contraire, elles sont le résultat du développement d'un véritable eczéma, tantôt local et borné à la vulve et aux grandes lèvres, tantôt plus étendu et propagé jusqu'à la partie interne des cuisses. Cet eczéma reconnaît deux sources : ou bien il est purement sympathique et dû à une influence inconnue et étrangère à l'inflammation du col, ou bien il est la conséquence de l'action des liquides pathologiques sécrétés en assez grande quantité, et coulant spontanément et d'une manière incessante sur la peau de la partie interne des cuisses, qu'il baigne constamment et qu'il irrite ainsi sans cesse. Pour un certain nombre de médecins, cet eczéma ne serait que l'expression du vice herpétique qui a produit les lésions morbides du col utérin; ces deux états morbides constituent une double expression de la même cause. Cette question sera discutée plus loin.

§ 3. Troubles fonctionnels généraux de l'utérus.

Ces troubles fonctionnels sont relatifs aux trois actes suivants : 1° la menstruation, 2° la fécondation, 3° le coït.

1° Menstruation. — Pour déterminer avec exactitude la nature des troubles que subit cette fonction sous l'influence de l'inflammation du col utérin, il faut d'abord connaître parfaitement la manière dont s'accomplit cet acte à l'état normal.

Il y a des femmes chez lesquelles la menstruation revient avec une régularité parfaite. Chez d'autres, elle est normalement irrégulière. Certaines femmes ont leurs époques sans éprouver aucune douleur, aucun trouble quelconque de la santé ; d'autres, au contraire, les ont pénibles, douloureuses. Il y a, en un mot, les différences les plus grandes sous le rapport de la manière dont cette fonction s'accomplit dans l'état de santé. Or, pour bien apprécier la nature et le degré des troubles de la menstruation, il faut la comparer, chez la femme atteinte d'inflammation du col, avec ce qu'elle est à l'état normal.

Voici, du reste, les troubles de la menstruation que l'on observe le plus habituellement.

a. Les règles sont, en général, plus douloureuses, plus laborieuses que dans l'état normal. Elles s'accompagnent de douleurs lombaires, hypogastriques et inguinales, et parfois de coliques utérines.

b. Le retour des règles est en général irrégulier ; tantôt elles sont avancées, tantôt elles sont au contraire retardées. On peut observer indifféremment l'un ou l'autre, mais le retard est cependant le fait le plus commun.

c. Les règles sont rarement conservées à l'état normal sous le rapport de la quantité ; on les trouve quelquefois diminuées, d'autres fois plus abondantes. En général, les règles sont diminuées, retardées et plus douloureuses chez les femmes atteintes d'inflammation chronique du col avec induration de son tissu, soit qu'il existe ou qu'il n'existe pas en même temps que cette induration des granulations et des ulcérations. Elles sont au contraire plus rapprochées, plus fréquentes, et quelquefois presque continues dans les cas où existe une inflammation chronique avec ramollissement du tissu (état fongueux), qu'il y ait ou qu'il n'y ait pas également de granulations ou d'ulcérations.

d. La durée de la période menstruelle est également modifiée dans la plupart des cas d'inflammation du col. Souvent cette durée est abrégée ; elle est au contraire prolongée outre mesure dans les cas d'inflammation chronique avec ramollissement.

Cette prolongation les transforme presque en écoulement sanguin continu.

On s'est demandé quelle pouvait être la cause qui rendait la menstruation plus pénible, plus douloureuse et plus irrégulière que dans l'état normal. M. Bennet en a donné une explication qui semble assez rationnelle. Pour le médecin anglais, les symptômes de l'inflammation du col présentent à chaque époque menstruelle une exacerbation remarquable. Cette exacerbation est due à ce qu'à cet instant l'inflammation subit elle-même une augmentation périodique, conséquence de la congestion sanguine qui survient à chaque ovulation spontanée. L'aggravation des douleurs qui se produit ainsi est donc tout simplement la conséquence d'une augmentation périodique de l'inflammation du col.

Quant à s'expliquer l'écoulement sanguin et presque continu qui accompagne l'inflammation avec ramollissement, on s'en rend facilement compte par la mollesse du tissu malade et son déchirement facile.

2° FÉCONDATION. — L'existence d'une inflammation du col utérin ne s'oppose pas rigoureusement à ce qu'une femme qui en est atteinte soit fécondée; il est beaucoup plus commun cependant de les voir stériles tant que dure cette affection.

On peut se rendre assez bien compte de la cause de la stérilité qui survient en pareille circonstance. Voici de quelle manière.

La stérilité, dans le cas d'inflammation du col utérin, est un fait actuel ou un fait consécutif.

Quand une femme atteinte d'inflammation du col est inféconde sous l'influence de l'existence actuelle de cette maladie, cette stérilité est due à la présence de sécrétions morbides qui obstruent l'orifice externe du col utérin, remplissent la cavité cervicale et s'opposent à l'imprégnation.

La stérilité consécutive et survivant à l'inflammation du col est due à une autre cause. Elle est la conséquence d'une hypertrophie des parois du col utérin qui amène la fermeture et l'oblitération soit de l'orifice, soit de la cavité du col et qui s'oppose ainsi à l'imprégnation. Cet obstacle peut encore être dû à la cicatrisation des ulcérations qui produisent des brides et des fausses membranes capables d'oblitérer, soit l'orifice, soit la cavité du col et d'agir de la même manière que dans le cas précédent.

3° Influence sur l'acte génital. — M. Bennet a établi comme un fait à peu près général la répugnance pour le coït des femmes atteintes d'inflammation du col utérin. Cette répugnance irait, pour quelques femmes, jusqu'à la répulsion la plus grande et le dégoût le plus complet pour cet acte. Je suis loin de nier qu'il n'en soit pas quelquefois ainsi ; mais cette circonstance est loin d'être un fait constant. Pour quelques femmes, il y a en effet répugnance et dégoût pour l'acte génital ; pour d'autres, indifférence complète ; cependant j'en ai vu beaucoup dont les désirs vénériens semblaient au contraire augmenter. Il n'y a donc rien d'absolu à cet égard.

§ 4. Troubles sympathiques du côté des divers appareils de l'organisme.

Un certain nombre de femmes, et ce ne sont pas les plus nombreuses, conservent toutes les apparences d'une bonne santé, et les divers appareils organiques ne semblent pas troublés par l'existence d'une inflammation du col de l'utérus. Les symptômes locaux seuls révèlent l'existence de cette phlegmasie ; et les diverses fonctions s'exécutent comme à l'état normal.

Cette conservation de la bonne santé générale est l'exception : la plupart du temps elle est dérangée d'une manière notable, et l'on observe des troubles fonctionnels de diverse nature. Ils sont presque tous sous la dépendance d'un état général spécial dont on trouve l'explication dans une altération du sang, toujours la même, l'*anémie*, dont nous allons essayer de donner une idée.

Anémie des femmes atteintes d'une inflammation du col de l'utérus.

L'anémie que nous allons décrire ne se développe, la plupart du temps, chez les femmes, que dans les cas où l'inflammation du col utérin dont elles sont atteintes dure déjà depuis un certain temps et passe à l'état chronique. Cette anémie est caractérisée par des phénomènes toujours les mêmes au fond, mais dont l'intensité, le degré et la combinaison présentent des différences assez nombreuses.

Le fait primitif de cette anémie est une diminution des globules du sang. Je me suis livré à cet égard à de bien nombreuses expériences.

Toutes les femmes atteintes d'une inflammation chronique du col et dont l'état général m'a fait soupçonner l'existence d'une anémie ont donné, à l'analyse de leur sang, les résultats suivants : Les chiffres de la fibrine et ceux de l'albumine étaient à l'état normal, mais celui des globules constamment diminué. Cette diminution des globules a été comprise entre les chiffres 120 et 100 dans le plus grand nombre des cas ; moyenne 106. Dans quelques cas seulement et surtout dans les inflammations chroniques avec ramollissement, caractérisés par de petites hémorrhagies continuelles, le chiffre des globules est tombé entre 90 et 100.

Or, ces résultats ne permettent pas de méconnaître l'existence d'une anémie symptomatique, il est vrai, mais anémie tant qu'on emploie cette expression comme synonyme de diminution du chiffre des globules.

Cette anémie se traduit par des symptômes généraux dont l'intensité est en rapport avec le degré de diminution des globules. C'est ce que démontre l'étude des symptômes. Les femmes atteintes de cette anémie présentent un certain degré de faiblesse; elles ne sont plus capables de supporter les fatigues qu'elles toléraient parfaitement auparavant. Il survient un certain degré d'amaigrissement; la face particulièrement est amaigrie, tirée, fatiguée, plus pâle ; il en est de même de la peau du reste du corps. Les yeux présentent un léger cercle noir.

L'appétit est en général bizarre, plutôt diminué qu'augmenté. La langue, normale, se trouve rarement couverte d'un enduit blanc et humide, que cependant on rencontre quelquefois le matin au réveil. Il existe, dans un grand nombre de cas, des douleurs d'estomac variant d'intensité, consistant quelquefois dans une simple pesanteur, d'autres fois dans des tiraillements qui aboutissent, dans l'un et l'autre cas, à une véritable gastralgie. L'existence de cette gastralgie est un fait à peu près général chez les femmes atteintes d'inflammation chronique du col. Elle s'y présente avec toutes les variétés de forme, d'aspect, de nature, de degré et d'intensité qu'on décrit en général dans ces maladies. Il y a toutefois lieu de remarquer que ces gastralgies sont moins variées et surtout beaucoup moins intenses que dans les chloroses.

Du côté des *intestins* on observe très souvent des digestions irrégulières, incomplètes, fréquemment insuffisantes, des entéralgies moins fréquentes cependant que la gastralgie, un développement anormal de gaz et quelquefois même un ballonnement. Ces troubles digestifs se rencontrent chez un certain nombre de femmes, et il vient presque toujours s'y joindre une constipation opiniâtre dont nous avons étudié plus haut le mode de développement et le mécanisme.

Appareil circulatoire. — Il n'est pas non plus exempt de certains troubles ; on observe spécialement les suivants : palpitations de cœur ; elles sont fréquentes, les femmes s'en plaignent souvent, on les voit surtout se développer sous l'influence des exercices fatigants, des mouvements violents, des émotions diverses.

L'auscultation permet de constater à la base du cœur, au premier temps, un bruit de souffle, en général doux, qui se propage le long de la crosse de l'aorte et dans les deux carotides. Le bruit de souffle carotidien est en général intermittent ; le bruit de souffle continu dans les jugulaires est beaucoup plus rare, ce qui tient à ce que la diminution des globules n'est jamais portée à un haut degré. Le pouls est en général à l'état normal; la fièvre est rare; lorsqu'elle arrive, elle indique soit un état aigu, soit le passage de l'état chronique à l'état aigu, soit enfin une complication accidentelle, phlegmasique ou autre. On observe encore quelquefois un état fébrile habituel qu'on ne peut attribuer à une autre cause qu'à une disposition particulière, à une véritable idiosyncrasie en vertu de laquelle la fièvre se développe chez certaines femmes avec une singulière facilité. On a noté encore chez beaucoup de femmes atteintes d'inflammation chronique de l'utérus une impressionnabilité plus vive au froid; elles éprouvent le besoin de se couvrir davantage.

Appareil respiratoire. — A moins de complication, les organes pulmonaires ne présentent pas en général de troubles particuliers. Les maladies aiguës et chroniques s'y développent avec leurs caractères ordinaires, et n'y offrent pas de modifications spéciales.

On a dit que les tubercules pulmonaires se développaient avec facilité chez les femmes atteintes d'inflammation chronique du col utérin. Cela est vrai pour quelques femmes et il est facile de donner l'explication de ce fait. Chez les femmes prédisposées à la tuberculisation pulmonaire par leur naissance, leur constitution, leur tempérament, leur hygiène, on voit quelquefois l'anémie symptomatique de l'inflammation du col devenir la cause occasionnelle du développement des produits accidentels dont elles avaient le germe. Il n'y a pas d'autre influence que celle-là.

Sécrétions. — Les sécrétions sont en général peu modifiées; nous avons déjà parlé des urines, et nous avons longuement insisté sur les modifications qu'elles présentaient souvent : il n'y a rien de spécial à dire de la bile, de la salive, des sueurs, etc.

Système nerveux. — Il existe souvent des troubles nombreux et variés du système nerveux, chez les femmes atteintes d'inflammation chronique du col utérin. C'est ainsi qu'on observe fréquemment des céphalalgies persistantes et rebelles, des migraines proprement dites ; chez d'autres, ce sont des vertiges et des tintements d'oreille : les névroses de tout genre et les névralgies dans diverses parties du corps, sont encore l'apanage des femmes atteintes de cette affection. Il est digne de remarque que ces phénomènes nerveux se montrent spécialement chaque mois au retour de l'époque menstruelle, lorsqu'à cet instant les symptômes de l'inflammation du col subissent leur exacerbation habituelle.

On a enfin signalé l'existence de l'*hystérie* ou au moins de phénomènes hystériques, comme liés d'une manière à peu près invariable à l'existence d'une maladie quelconque de l'utérus ; j'admets volontiers la fréquence des phénomènes hystériques chez les femmes atteintes de ces affections. Je crois que l'inflammation du col de l'utérus est une circonstance qui provoque souvent le développement de l'hystérie, qui la rappelle et la renouvelle quand elle a déjà existé antérieurement ; mais c'est tout ce qu'on peut admettre. Loin de me trouver d'accord sur ce point avec M. Landouzy, je partage tout à fait l'avis des médecins qui, tout en admettant l'influence que les maladies de l'utérus peuvent exercer dans beaucoup de cas sur l'hystérie, sont convaincus que cette affection nerveuse en est complétement indépendante.

L'ensemble des phénomènes sympathiques que nous venons de passer en revue peut être considéré comme caractérisant l'anémie des femmes atteintes d'inflammation du col utérin. Pour en terminer l'histoire, il est quelques points que nous devons encore aborder.

Les divers phénomènes morbides qui traduisent cette anémie peuvent se présenter avec les degrés les plus variables. Tantôt nettement dessinés et bien caractérisés, ils frappent les yeux les moins clairvoyants ; tantôt ils sont moins nets, plus obscurs, et il faut un examen attentif et même approfondi pour en reconnaître l'existence et en bien fixer les caractères. Entre ces deux extrêmes, il y a bien des intermédiaires dont on pourrait, à la rigueur, faire autant de types différents. Dans certains cas, cette anémie est proportionnelle en quelque sorte au degré de l'inflammation chronique : elle lui est d'abord toujours consécutive, c'est-à-dire que la lésion utérine, caractérisée ou non par des phénomènes locaux, la précède toujours. Sous ce rapport, du reste, il est une distinction importante à établir ; cette distinction est la suivante. Dans une série nombreuse de cas, la plus nombreuse peut-être, les phénomènes symptomatiques de l'inflammation chronique existent avec leurs caractères nets et tranchés, et l'anémie ne survient que consécutivement. Dans une deuxième série, les symptômes locaux sont peu caractérisés, peu prononcés; quelquefois même ils échappent complétement à l'observateur ; mais l'anémie, au contraire, est tout, domine la scène, et frappe seule l'attention du médecin ; de pareils cas, sans être aussi fréquents, sont loin d'être rares. Lorsqu'il en est ainsi, le médecin souvent n'est frappé que des symptômes de l'anémie ; il groupe autour d'eux tous les phénomènes morbides qui existent ; il leur adresse toute la thérapeutique de la diminution des globules, et il est tout étonné d'échouer ; les moyens hygiéniques, les ferrugineux, le quinquina, etc., ne réussissent pas. S'il vient alors, en présence de ces échecs, à examiner avec plus d'attention, et s'il parvient à obtenir l'examen au spéculum du col de l'utérus, il pourra arriver à établir le diagnostic, et à s'occuper désormais exclusivement du traitement de l'inflammation du col de l'utérus ; il verra alors disparaître bien plus facilement l'anémie qu'en la combattant directement.

§ 5. Symptômes généraux indépendants de l'anémie.

L'inflammation de l'utérus détermine quelquefois des troubles sympathiques qui portent sur des organes ou sur des fonctions isolées, sans modifier la composition du sang.

Ce cas est certainement beaucoup plus rare que le précédent. Les troubles sympathiques qui se développent alors portent presque toujours sur le système nerveux. Voici ceux qu'il est le plus commun d'observer :

Une *céphalalgie* habituelle et en général opiniâtre, quelquefois elle se manifeste sous la forme de migraines qui sont d'une ténacité désespérante pour les malades ;

Une ou plusieurs *névralgies* siégeant soit à la face, soit dans les nerfs intercostaux, soit dans tout autre point, et ayant pour caractère essentiel d'être beaucoup plus rebelles aux agents thérapeutiques que quand elles sont développées dans toute autre circonstance ;

Des douleurs *dorsales* et *cervicales* plus ou moins vives ;

Des *palpitations* nerveuses qui ne sont pas liées à un état anémique ;

Une *gastralgie* rebelle ;

Des crises d'*hystérie* ou un état hystérique habituel, c'est une des circonstances qu'il n'est pas très rare d'observer, et sans qu'il existe une altération du sang ou un trouble général quelconque de la santé ;

Une *paraplégie* purement nerveuse et analogue à celle que M. R. Leroy (d'Étiolles) a considérée comme symptomatique d'une lésion des organes génito-urinaires ;

Des *troubles intellectuels*, manie ou monomanie, qui disparaissent plus tard, lorsqu'on vient à reconnaître la cause de la maladie et à la traiter d'une manière convenable.

En dehors de ces nombreux troubles nerveux, on rencontre certainement quelques phénomènes sympathiques qu'il est bon de prendre en considération. Ce sont en particulier les suivants :

Un *appétit* et des goûts bizarres ;

Les symptômes habituels d'*embarras gastrique ;*

Une *dyspepsie* persistant avec une grande ténacité, et résistant à l'action des agents thérapeutiques ;

Des *vomissements nerveux* revenant avec une grande fréquence ;

Chez quelques femmes, une *tympanite* habituelle et persistante ;

Chez d'autres, une *constipation ;* on a cité aussi quelques cas de diarrhée rebelle, mais il est à craindre qu'on ait pris ici pour un phénomène sympathique ce qui n'était que le résultat d'une complication.

Enfin, on observe chez beaucoup de femmes des *tumeurs hémorrhoïdaires* ou simplement un flux sanguin de même nature.

Nous pourrions multiplier les citations, mais je me borne à signaler ici ce fait, savoir, que les phénomènes sympathiques d'une inflammation du col de l'utérus sont souvent constitués par des symptômes ou des désordres parfois insolites, et qui ne semblent avoir aucune liaison avec l'organe dont ils traduisent ainsi la souffrance.

L'espèce, la nature et le degré de ces phénomènes insolites, sont indiqués par les trois circonstances suivantes :

1° L'organisation spéciale, la constitution et le tempérament de la femme qui est atteinte d'inflammation du col utérin ;

2° L'idiosyncrasie qu'elle peut présenter ;

3° L'existence antérieure d'une maladie, ou la présence d'un organe, d'un appareil plus impressionnable, qui fait que c'est de ce côté que retentit de préférence l'inflammation du col de l'utérus.

Nous venons de tracer, avec autant de soin que possible, le tableau général des symptômes de l'inflammation du col de l'utérus. Mais cette maladie se présente avec des caractères si variables et sous des aspects si différents les uns des autres, qu'il est difficile d'en comprendre la symptomatologie dans le même tableau général. Il est donc indispensable de les combiner de manière à les représenter dans un certain nombre de formes ou de variétés, dont la description résumera en quelques traits saillants un tableau fidèle de la maladie, et la présentera sous tous ses aspects.

Sous ce rapport, nous adopterons la division suivante. Nous admettrons deux formes principales : 1° la forme aiguë simple ; 2° la forme chronique simple, ce sont celles que l'on observe le plus habituellement ; puis nous rechercherons les modifications que peuvent imprimer à ces formes cinq grandes influences étiologiques, qui sont les suivantes : 1° influence de la virginité ; 2° influence de la grossesse ; 3° influence de l'avortement et de l'accouchement ; 4° influence de l'âge critique ; 5° influence de la vaginite. M. Bennet a fait un peu à tort, suivant nous, des formes spéciales de ces cinq influences. Dans ces diverses circonstances, les symptômes de l'inflammation du col ne diffèrent pas de ce qu'ils sont habituellement, seulement ils peuvent influencer d'une manière spéciale les états qu'ils viennent compliquer.

1re *forme. — Inflammation aiguë simple du col utérin.* — Cette forme, sans être très commune, est cependant assez fréquente et existe rarement d'une manière isolée. On peut observer les variétés suivantes : *a.* inflammation du tissu du col développée en même temps que celle de la membrane muqueuse ; *b.* inflammation isolée du tissu du col ; *c.* inflammation isolée de la membrane muqueuse de la surface extérieure du col utérin, isolée ou réunie à celle qui tapisse sa cavité. On voit que si l'inflammation isolée de la muqueuse est commune et existe très souvent sans être accompagnée de celle du tissu du col, l'inverse n'a pas lieu, et cette dernière se montre rarement seule.

Il est encore un fait à signaler ; l'inflammation aiguë de la muqueuse du col est très souvent compliquée d'une inflammation aiguë analogue du vagin, laquelle peut également se propager à l'urèthre et au col de la vessie. Il résulte de cette combinaison que les symptômes qui traduisent cette inflammation du col sont parfois assez complexes.

Les causes de l'inflammation aiguë du col sont en particulier les suivantes : les premières approches de l'organe mâle chez une femme vierge, les excès de coït, soit momentanés, soit continus.

On peut citer encore les actes mécaniques, les tentatives criminelles d'avortement, les avortements et les accouchements dans lesquels on est obligé d'employer des instruments, et qui ont été compliqués de contusions et de déchirures du col.

L'extension à la membrane muqueuse du col d'une vaginite aiguë préexistante est encore une cause bien évidente.

Quelquefois enfin elle se développe à la suite de cautérisations trop énergiques ou intempestives.

En dehors de toutes ces causes, on voit cette maladie se développer sans qu'on puisse découvrir l'influence qui l'a produite.

Début. — Le début de l'inflammation aiguë du col est, en général, assez net et assez rapide. Cette affection succède en effet presque toujours à l'action d'une cause évidente et facilement appréciable : ou bien elle est le résultat de l'aggravation d'une inflammation chronique, aggravation produite par la reproduction ou l'action plus vive des causes qui l'avaient primitivement déterminée. C'est elle qui est la conséquence la plus ordinaire des excès de coït.

Ce début se traduit par une douleur vive, hypogastrique et périnéale, une envie plus fréquente d'uriner et la difficulté d'exécuter cet acte ; enfin une sensation de chaleur vive au fond du vagin, et un écoulement sur lequel nous allons revenir.

Symptômes. — La douleur est un phénomène caractéristique ; elle se présente avec des caractères variés, mais elle est en général toujours intense ; siégeant tout à fait dans le bassin, on la voit s'irradier, parfois même avec une notable intensité, vers les régions lombaires, les aines et les cuisses. Cette douleur est accompagnée d'une vive sensation de chaleur intérieure. Tout mouvement violent, tout exercice, quelquefois même la simple marche, l'exaspèrent à un tel point que cette dernière devient impossible, et que la malade est obligée de rester au lit.

Le toucher très douloureux permet de constater l'altération morbide dont le col de l'utérus est le siége.

L'application du spéculum est à peu près impossible.

L'écoulement, quelquefois nul au début, donne presque constamment, au bout de peu de jours, un liquide visqueux, blanchâtre ou blanc jaunâtre, qui constitue la sécrétion pathologique des membranes muqueuses atteintes d'inflammation aiguë. Cette sécrétion devient quelquefois beaucoup plus considérable et d'un jaune verdâtre. Lorsqu'il en est ainsi, il faut soupçonner une complication de vaginite aiguë. La présence de cette dernière complication est en effet nécessaire pour que le muco-pus se produise en quantité un peu considérable; l'examen direct permet du reste de s'assurer de son existence.

L'émission des urines est difficile, pénible, parfois très douloureuse; cela tient à ce que fréquemment le canal de l'urèthre et le col de la vessie sont en même temps enflammés. On trouve alors les urines d'abord muqueuses, puis alcalines et sédimenteuses; ces sédiments sont formés par des dépôts de carbonate de chaux, de phosphate de chaux et de phosphate ammoniaco-magnésien.

Il existe, en général, de la constipation, et les efforts de défécation augmentent beaucoup les douleurs qui siégent au col de l'utérus.

La pratique du coït est difficile, en raison de la douleur très vive qu'il provoque.

Dans l'inflammation aiguë du col, on n'observe pas, en général, les symptômes d'anémie et les troubles généraux de la santé qu'on trouve dans la forme chronique. Il n'y a, la plupart du temps, qu'un léger mouvement fébrile, et encore ne se manifeste-t-il que lorsque l'inflammation du col est très aiguë.

La durée de cette affection n'est jamais longue. Elle se termine de plusieurs manières : tantôt par simple résolution, souvent par le passage à l'état chronique; dans quelques cas, beaucoup plus rares, par la propagation de la maladie au corps de l'utérus.

2e *forme. — Inflammation chronique du col.* — L'inflammation chronique du col utérin est celle que nous avons prise pour type de la description générale de la maladie. On le conçoit facilement, cette forme est de beaucoup la plus fréquente, c'est celle qui se présente le plus habituellement à notre observation. Il serait donc inutile de revenir ici sur cette longue description, et je me bornerai à rappeler quelques faits principaux qui résumeront brièvement les caractères généraux de cette forme.

Anatomie pathologique. — Sous le point de vue de l'anatomie pathologique, on doit signaler d'abord dans le tissu utérin proprement dit : 1° l'isolement fréquent des deux grandes variétés, inflammation du tissu du col, inflammation de la membrane muqueuse du même organe ; 2° les trois variétés d'inflammation chronique : *a.* inflammation chronique avec induration rouge ; *b.* inflammation chronique avec ramollissement ou état fongueux ; *c.* engorgement hypertrophique ; 3° l'inflammation chronique superficielle, caractérisée par des granulations ou des ulcérations, peut exister sur la membrane muqueuse seule, le tissu sous-muqueux étant intact, tandis que dans d'autres cas, qui sont les plus nombreux, elle s'accompagne dans ce dernier de l'une des modifications organiques étudiées précédemment.

Étiologie. — Les causes d'inflammation chronique ont été étudiées précédemment avec beaucoup de soin ; parmi celles qui exercent l'influence la plus notable, nous rappellerons les causes suivantes :

a. Le développement préalable d'une inflammation aiguë et son passage à l'état chronique.

b. L'existence antérieure d'un avortement ou d'un accouchement, pénible et difficile, ou accompagné l'un de tentatives criminelles, l'autre de manœuvres obstétricales.

c. Les excès longtemps répétés de coït.

d. Le séjour habituel d'un pessaire de quelque nature qu'il soit.

e. La propagation à la membrane muqueuse du col, d'une vaginite chronique.

On peut ajouter que toutes les causes étudiées précédemment agissent sur cet organe avec une énergie modérée et pendant un temps un peu long et tendent à produire l'inflammation chronique.

Début. — Le début de l'inflammation chronique est, en général, lent, sourd et obscur; quelquefois même il passe tout à fait inaperçu et on ne peut soupçonner son existence qu'en voyant se développer l'état anémique spécial, si caractéristique chez les femmes atteintes de ce genre d'affection. Dans d'autres cas, ce début est un peu plus manifeste; soit que la maladie se développe d'emblée, soit qu'elle succède à une inflammation aiguë, les femmes accusent dans le bassin des douleurs sourdes et profondes. Ces symptômes, bien qu'un peu vagues, développés en même temps qu'un écoulement spécial, viennent encore appeler l'attention de la malade et du médecin sur l'origine du mal.

Symptômes. — La symptomatologie ne saurait nous occuper ici de nouveau, car ce sont les symptômes de l'inflammation chronique que nous avons pris pour type de notre description générale et ce résumé aurait peu d'intérêt. Nous renvoyons le lecteur à la description générale des symptômes.

Je me borne à signaler les points suivants :

1° La durée de l'inflammation chronique du col de l'utérus est en général très longue; cette maladie se prolonge des mois et même des années;

2° L'inflammation chronique de l'utérus a très peu de tendance à guérir spontanément. Elle conduit bien souvent, quand elle est négligée, à l'engorgement hypertrophique, dont la guérison est plus difficile, et se prolonge souvent jusqu'à l'âge critique;

3° Les symptômes de l'inflammation chronique du col présentent fréquemment une exacerbation qui peut se rattacher à deux types : 1° exacerbation régulière; 2° exacerbation irrégulière. La première est liée au retour mensuel des règles; elle les précède, les suit quelquefois, et cesse après. L'exacerbation irrégulière est liée au renouvellement ou à l'action plus vive des causes qui l'ont produite au début;

4° L'inflammation chronique peut-elle conduire au cancer de cet organe? C'est une question que nous avons longuement agitée dans l'historique, et que nous discuterons de nouveau en traçant l'histoire de cette dernière maladie. Je puis cependant affirmer dès maintenant que je ne crois pas à la possibilité de cette transformation.

Telles sont les deux formes principales de l'inflammation du col de l'utérus. Il s'agit maintenant d'examiner l'influence des cinq grands états physiologiques et pathologiques que cette maladie vient souvent compliquer. M. Bennet en a fait des formes spéciales. C'est aller, je pense, un peu loin, mais l'importance du sujet et le talent avec lequel il a été traité par lui, nous engagent à examiner ces questions avec grand soin.

1° *Influence de la virginité.* M. Bennet a décrit cette influence sous le titre d'*inflammation du col de l'utérus chez les filles vierges.* C'est à lui qu'on doit d'avoir le premier appelé l'attention des médecins sur cette maladie et d'avoir bien étudié l'inflammation du col de l'utérus chez les filles vierges, quoique Lisfranc l'eût déjà décrite sous le nom d'*engorgement inflammatoire.* Depuis, M. Aran a eu l'occasion d'en rencontrer quelques cas, et il en a fait le sujet d'une de ses conférences cliniques. Je vais présenter l'histoire de cette affection en m'appuyant sur la description qui en a été donnée par ces deux auteurs, et en particulier par M. Bennet.

D'après le médecin anglais, l'inflammation du col de l'utérus chez les filles vierges est une maladie commune et qui est l'origine d'une des formes les plus rebelles de dysménorrhée, de leucorrhée et de débilité générale.

Cette inflammation peut se développer chez les jeunes filles chez lesquelles la menstruation n'est pas encore développée ou bien est en voie de formation, et les congestions utérines qui se produisent alors peuvent être invoquées pour en expliquer la production.

Lorsqu'on se doute de l'existence et du développement de cette affection, M. Bennet, de même que M. Aran, sont d'avis que le médecin doit lever tous les obstacles de quelque côté qu'ils viennent, et qui s'opposeraient à ce qu'on examinât librement les parties malades. Cependant ils ont soin d'ajouter que pour en arriver là, il faut être à peu près sûr ou du moins avoir de fortes présomptions relativement à l'existence de cette affection.

Les causes que l'on peut assigner à l'inflammation du col de l'utérus chez les filles vierges sont encore assez mal déterminées. On regarde les influences suivantes comme les seules qui soient jusqu'ici bien connues : le tempérament sanguin, la force de la constitution, l'état pléthorique, une susceptibilité utérine spéciale, la difficulté de l'établissement du flux menstruel. Mais cette étiologie est toute théorique, car l'observation n'a pas pu jusqu'à présent être suffisamment interrogée sur ce point.

Les symptômes qui la traduisent sont à peu près les mêmes que ceux des inflammations du col après le mariage. La pesanteur, la gêne, les douleurs de diverses espèces, les écoulements pathologiques, tous ces phénomènes ne se présentent pas avec d'autres caractères que dans l'inflammation commune du col utérin. Le col s'abaisse-t-il en pareil cas et se rapproche-t-il de la vulve? Deux opinions sont ici en présence.

Pour M. Bennet, l'étroitesse et la constriction du vagin à cet âge opposent une résistance à l'abaissement de l'utérus et de son col, et ce phénomène pathologique ne se produit pas.

M. Aran, dans un cas qu'il a observé, a trouvé au contraire le vagin dilaté, plus lâche, et le col de l'utérus très abaissé et rapproché de la vulve. Des observations ultérieures feront sans doute connaître ce qu'il en est réellement.

Les symptômes généraux décrits par M. Bennet sont les suivants : un sentiment de faiblesse générale, un abattement moral uni à une agitation nerveuse, la perte du sommeil, parfois de véritables symptômes hystériques et, en tous cas, des troubles digestifs parfaitement caractérisés.

Cette maladie suit en général une marche beaucoup plus aiguë chez les filles vierges que quand elle se développe dans d'autres conditions.

Pour établir avec certitude le diagnostic, M. Bennet, et plus tard M. Aran, ont établi, ainsi que je l'ai dit plus haut, que l'examen physique était indispensable. Cet examen, d'après eux, serait facile, car dans le cas d'inflammation du col de l'utérus la membrane hymen est plus lâche, plus distendue et en même temps plus extensible; il en résulte qu'avec un peu de précaution et sans de grandes difficultés, on peut introduire le doigt d'abord, et ensuite un petit spéculum. En procédant ainsi, le toucher montre le col tuméfié, plus gros, plus dur et ent'rouvert.

Le spéculum employé par M. Bennet est un petit spéculum bivalve d'une construction spéciale; il peut être introduit assez souvent par la simple dilatation de la membrane hymen, dilatation pratiquée avec les plus grands ménagements. Quand cette dilatation ne peut s'opérer, il faut, suivant lui, inciser hardiment cette membrane. Cette opération devient de toute nécessité chez les filles vierges d'un certain âge, car alors l'hymen n'est plus extensible ni dilatable, et elle opposerait un obstacle invincible à l'introduction du petit spéculum.

Pour pratiquer cette incision, il faut suivre les règles que voici : l'incision de la membrane hymen peut être faite circulairement, aussi bien que dans le sens longitudinal et dans la direction du raphé. On laisse cicatriser la surface de la section avant d'introduire le spéculum, et si cette cicatrisation tardait à se faire, on toucherait les lèvres de l'incision avec le nitrate d'argent.

Cet examen au spéculum serait non-seulement utile pour établir le diagnostic, mais encore indispensable pour appliquer le traitement.

Telle est la description de l'inflammation du col de l'utérus que nous avons empruntée en partie à M. Bennet. Cette description, toutefois, ne saurait être admise sans discussion, et il est plusieurs objections fort sérieuses qu'on peut lui adresser.

D'abord cette maladie n'est pas aussi commune que le médecin anglais le prétend. Ainsi, après avoir établi sa grande fréquence au commencement du chapitre qu'il consacre à sa description, il la signale à la fin comme une affection assez rare, et finalement il base sa description sur quatre observations.

Les causes qu'il lui assigne sont bien vagues et n'ont rien de positif.

Les symptômes qui la caractérisent, sauf un peu plus d'acuïté, sont exactement les mêmes que ceux qu'on observe chez les femmes déflorées.

Quand à la nécessité de l'examen direct, je suis loin d'être de l'avis de M. Bennet.

D'abord, relativement au diagnostic, il peut, en général, être établi sans avoir recours au toucher et au spéculum. L'affection est aiguë ou subaiguë, et elle s'annonce toujours par des symptômes caractéristiques. D'un autre côté, les écoulements morbides sont très caractéristiques, et ils contribuent à établir le diagnostic. Si on veut absolument examiner plus à fond, je pense qu'on peut se contenter de pratiquer le toucher. Il est probable qu'en s'y prenant avec beaucoup de précaution et en y mettant de grands ménagements, il sera toujours possible de le pratiquer, et qu'on arrivera ainsi à établir un diagnostic plus positif.

Quant à l'introduction d'un petit spéculum, le but que l'on peut désirer atteindre doit être relatif au diagnostic ou au traitement.

Pour le diagnostic, je viens de démontrer que cela était à peu près inutile.

Pour le traitement, il sera surabondamment démontré plus tard qu'on peut s'en dispenser. En effet, dans quel but de traitement peut-on chercher à introduire le spéculum en pareil cas; c'est évidemment pour pratiquer des cautérisations. Or, l'inflammation dont il s'agit est, en général, aiguë ou subaiguë, et les cautérisations sont peut-être moins utiles dans ces formes que dans les inflammations chroniques. Je démontrerai plus bas qu'en pareil cas ces cautérisations peuvent être remplacées avec avantage par le traitement hydrothérapique.

Relativement aux incisions à pratiquer sur la membrane hymen, je veux bien admettre qu'elles sont parfois de quelque utilité, mais il faut à cet égard établir une distinction :

Chez les jeunes filles vierges en âge d'être mariées, ou qui sont dans l'intention de l'être, je crois qu'on doit s'opposer formellement à ce qu'on pratique la section de la membrane hymen. Chez les filles non mariées, mais qui ont atteint ou dépassé la trentaine, il peut y avoir quelque utilité de pratiquer cette section en raison des trois motifs suivants : 1° l'inextensibilité de la membrane hymen; 2° le passage de l'inflammation du col à l'état chronique; 3° l'impossibilité de pratiquer en pareil cas la cautérisation.

Ces trois raisons peuvent seules engager à pratiquer la section de l'hymen.

Je n'ai observé qu'un seul cas d'inflammation du col de l'utérus chez une jeune fille vierge. Voici ce fait, qui me semble bien net et bien tranché :

Une jeune fille de dix-huit ans, dont les parents sont concierges rue Saint-Denis, robuste et bien constituée, présentait depuis trois mois à peu près tous les caractères d'une inflammation subaiguë du col de l'utérus.

Il existait des douleurs hypogastriques, lombaires et inguinales; la menstruation était plus difficile et plus douloureuse, les règles moins abondantes, enfin il y avait un écoulement mucoso-purulent verdâtre et tachant le linge; ces sécrétions révélaient l'existence de la maladie.

En 1851, je faisais, à l'hôpital de la Pitié, le service de M. Serres. J'eus l'occasion de parler à mes conférences cliniques de l'ouvrage de M. Bennet qui venait de paraître, et spécialement de la description qu'il avait donnée de l'inflammation du col de l'utérus chez les femmes vierges. Un des élèves, qui m'avait entendu et qu'on avait indirectement consulté pour la maladie de cette jeune fille, vint me prier d'aller la voir, et voici quel fut le résultat de mon examen :

Après avoir constaté l'existence des symptômes que j'ai énumérés plus haut, je proposai l'examen direct, qui ne me fut accordé qu'avec une grande difficulté. Cet examen révéla les lésions suivantes : Un écoulement mucoso-purulent existait à l'orifice vulvaire. L'ouverture de ce dernier était fort petit; j'essayai d'y introduire le petit doigt et je pus, en allant très doucement, le faire pénétrer aux deux tiers; il ne rencontra pas le col. Après l'avoir retiré, j'essayai bien doucement encore de faire pénétrer l'index, mais la première phalange seule y pénétra, et la résistance que j'éprouvai me fit immédiatement y renoncer. Je fis alors pénétrer par cette ouverture une sonde de caoutchouc d'un fort calibre, et j'arrivai jusqu'au col, qui était sensible et douloureux au contact de la sonde. Je renonçai à tout examen ultérieur et je conseillai des injections d'eau fraîche, des bains de siége répétés soir et matin, quelques grands bains et le repos. Les symptômes s'amendèrent peu à peu sans disparaître tout à fait. Quatre mois après, la jeune fille fut mariée, et je n'en entendis plus parler.

2° *Influence de la grossesse.* — Cette influence est décrite par M. Bennet comme une forme spéciale, et il lui a donné le nom suivant : *inflammation et ulcérations du col de l'utérus chez les femmes enceintes.*

Cette inflammation doit être étudiée avec soin, car elle a une certaine importance et elle donne la clef d'un certain nombre de phénomènes morbides qu'on observe pendant la grossesse.

M. Boys de Loury paraît être un des premiers qui se soit livré à cette étude, et M. Costilhes, son élève, s'en est également occupé dans sa thèse. M. Bennet leur a consacré un chapitre entier dans son *Traité de l'inflammation de l'utérus.*

Pour M. Bennet, en effet, c'est à l'inflammation du col de l'utérus pendant la grossesse qu'on doit attribuer la plupart des maladies de la gestation : les grossesses laborieuses, les vomissements rebelles, les môles, les avortements et la plupart des hémorrhagies utérines.

Je suis porté à croire singulièrement exagérées ces prétentions. Néanmoins, il faut tenir largement compte de l'opinion de

M. Bennet, qui a une grande expérience relativement au sujet qui nous occupe.

Constatons d'abord que l'inflammation du col de l'utérus pendant la grossesse reconnaît deux origines différentes. Dans une première variété, cette inflammation existait avant la fécondation. Cette fécondation, tout en étant difficile chez les femmes atteintes de cette maladie, n'est cependant pas impossible et l'enfantement s'opère. La phlegmasie n'en continue pas moins sa marche et exerce l'influence que nous allons étudier dans un instant.

Dans une seconde variété, l'inflammation du col de l'utérus est un phénomène consécutif à la grossesse; elle survient un certain temps après son début. Dans cette deuxième variété, il faut bien faire attention de ne pas prendre pour une inflammation du col ce qui n'est autre chose qu'une modification physiologique de cet organe. Le col, en effet, chez beaucoup de femmes enceintes, est plus gros, plus volumineux, mollasse, rougeâtre et légérement ramolli. En même temps il est entr'ouvert, et donne une sensation de velouté. Or, un pareil état est tout à fait normal et peut être confondu avec une inflammation réelle.

Les symptômes d'inflammation du col chez les femmes enceintes sont absolument semblables à ceux de cette maladie développée en dehors de cette condition; ce sont les mêmes douleurs à l'hypogastre, au pubis, dans les régions ovariques; c'est la même pesanteur dans le bas-ventre et dans le bassin.

Le toucher peut indiquer une différence dont il est bon de se souvenir.

L'inflammation du col dans la grossesse se distingue en effet de cette modification physiologique dont nous parlions. Lorsqu'il existe un état phlegmasique de cet organe, on le trouve induré, et le ramollissement normal de la grossesse manque tout à fait. Cela est vrai, mais si l'on tombe sur un cas dans lequel l'inflammation chronique soit accompagnée de ramollissement et d'état fongueux, la distinction n'est plus possible. C'est ce qui m'est arrivé plusieurs fois.

Du reste, d'après l'auteur anglais, lorsque cette inflammation chronique s'accompagne d'état fongueux, le col est plus entr'ouvert, la surface semble fongueuse, pultacée et moins résistante que dans le gonflement physiologique du col dans la grossesse. Au milieu de ces fongosités, on trouve sous le doigt de petites indurations mobiles, indices de cryptes muqueux enflammés et indurés (Bennet).

Le spéculum démontre l'existence d'un col tuméfié, entr'ouvert, couvert de granulations fongueuses plus volumineuses, en général, que celles qu'on trouve dans l'inflammation chronique développée en dehors de la grossesse. Le col est saignant, inégalement développé; il est couvert d'un muco-pus plus ou moins abondant et souvent d'ulcérations plus ou moins profondes.

C'est en général de trois à quatre mois que l'inflammation chronique du col de l'utérus pendant la grossesse prend le caractère fongueux.

D'après M. Bennet, le col enflammé et fongueux pendant la grossesse verse beaucoup plus souvent du sang que dans cette même inflammation chronique développée sans cette condition. C'est, suivant lui, le sang produit dans cette circonstance qui en a imposé à tant de femmes pour un écoulement menstruel, et qui leur a fait penser qu'elles avaient conservé leurs règles pendant la grossesse. M. Bennet donne les caractères suivants pour distinguer ces écoulements de sang, ces hémorrhagies, des véritables flux menstruels :

Ces hémorrhagies sont en général peu abondantes; elles surviennent spécialement après le coït ou après une fatigue, un exercice quelconque.

Les accidents que M. Bennet met sur le compte de l'inflammation du col de l'utérus pendant la grossesse sont les suivants :

1° Sous l'influence de l'inflammation du col pendant la grossesse, les nausées, les vomissements, sont en général plus tenaces, plus opiniâtres, et persistent quelquefois jusqu'à l'instant de la parturition.

Quand on se trouve en face de vomissements incoercibles, il faut donc examiner immédiatement avec soin, avec le toucher et à l'aide du spéculum, la femme qui en est atteinte. On est presque toujours certain, d'après le médecin anglais, de trouver une inflammation du col de l'utérus dont le traitement méthodique permettra de faire disparaître consécutivement les vomissements.

2° L'inflammation du col chez les femmes enceintes produit très souvent l'avortement.

3° Dans d'autres cas, ce même état morbide détermine un arrêt de développement du fœtus, des hémorrhagies utérines, des maladies diverses du placenta, des môles.

4° C'est par une inflammation du col qu'on peut expliquer, d'après M. Bennet, ces fausses couches répétées qu'on observe avec tant de persistance chez certaines femmes.

5° Enfin si les femmes atteintes de l'inflammation du col utérin arrivent jusqu'au terme de leur grossesse, c'est encore une circonstance fâcheuse, car elle prédispose ces mêmes femmes au développement ultérieur d'une métro-péritonite.

J'ai dû exposer les idées de M. Bennet avec soin, car elles présentent les inflammations du col pendant la grossesse sous un nouveau jour et elles conduisent à leur accorder une très sérieuse importance. Si ces idées sont vraies, elles permettront de donner une explication simple, et de traiter d'une manière plus rationnelle un certain nombre des accidents de la grossesse, accidents considérés encore à présent comme graves et difficiles à faire disparaître. Malgré le tableau complet et logique en apparence qu'en a présenté M. Bennet, je ne pense pas que tout ceci soit démontré. J'y ai donc insisté pour appeler sur ce sujet l'attention des praticiens, et pour solliciter des travaux qui auraient pour conséquence de confirmer une théorie nouvelle expliquant d'une manière vraisemblable la plupart des accidents de la grossesse.

La grossesse étant arrivée à son terme prématuré ou naturel, quelle peut être l'influence d'un avortement ou d'un accouchement à terme sur ces inflammations et ces ulcérations; de quelle manière cet acte mécanique modifie-t-il ces lésions, et quelle influence, à son tour, cette inflammation exerce-t-elle sur ces deux grands actes, avortement ou accouchement?

Cette question a été peu étudiée. M. Bennet est peut-être le seul qui l'ait traitée *ex professo* et complétement dans son *Traité de l'inflammation de l'utérus*. Je vais résumer sa pensée à cet égard.

L'inflammation du col de l'utérus, accompagnée ou non d'ulcérations, ne peut modifier en quelque manière l'accouchement qu'autant qu'elle s'accompagne d'induration; cette induration, quand elle existe, constitue alors une forme de rigidité du col qui peut avoir une certaine importance. Voici qu'elles en sont les conséquences:

La dilatation du col devient difficile, l'expulsion du fœtus est notablement retardée, et ce retard peut aller à quelques jours; il en résulte une hémorrhagie continue qui peut affaiblir la femme par sa persistance et sa durée: tôt ou tard, il est vrai, le col induré finit toujours par se dilater, mais non pas toujours de la même manière. Quelquefois la conséquence de cette induration est une rupture de l'utérus; dans des cas moins graves et plus nombreux, des déchirures de diverse nature.

On peut objecter à M. Bennet qu'il doit être assez difficile de distinguer ces rigidités par inflammation du col de l'utérus des rigidités simples et sans inflammation, et que des déchirures, des lacérations du col peuvent avoir lieu sans qu'il y ait d'inflammation préalable de cet organe, ce que démontre l'absence de phénomènes morbides du côté du col avant l'accouchement.

Aussi M. Bennet n'a t-il pu lui-même s'empêcher de reconnaître la vérité de ce fait. Quant à nous, nous appuyant sur les faits que nous avons observés, nous admettrons comme démontré que la plupart des inflammations du col, avec ou sans ulcérations, qu'on observe à la suite de l'avortement ou de l'accouchement, sont toujours la suite de blessures, de contusions, de déchirures du col de l'utérus survenues pendant ces actes et produites tantôt sur le col parfaitement sain, tantôt sur cet organe préalablement enflammé et malade.

3° *Influence de l'avortement et de l'accouchement sur les inflammations et ulcérations du col de l'utérus qui se développent à leur suite.* — Cette variété est une des plus fréquentes, et cependant nous n'en ferons pas ici une description à part; ce serait retomber dans des répétitions incessantes, car elle ne diffère en rien de la forme typique ordinaire, de celle que nous avons prise comme modèle de notre description. Nous nous bornerons à signaler quelques faits dont il n'a pu être question dans la description générale que nous en avons donnée.

Toutes les fois que l'inflammation et l'ulcération du col suivent un avortement ou un accouchement naturel, c'est en général par la membrane muqueuse de la cavité du col qu'elle débute; de là elle s'étend au tissu du col, à son orifice, et enfin à sa surface externe.

Il est un caractère qui permet de reconnaître, dans beaucoup de cas, que l'avortement et l'accouchement ont laissé à leur suite une inflammation du col de l'utérus. Ce caractère consiste dans la persistance d'une petite hémorrhagie continuelle, bien que peu abondante. Ce flux sanguin va, vient, cesse, puis reparaît; il est mélangé presque toujours de muco-pus, qui le précède, le suit ou l'accompagne.

A ce caractère, on peut joindre les douleurs de l'hypogastre, de la région lombo-sacrée et des aines qui, au lieu de cesser, présentent au contraire une intensité nouvelle, ou paraissant pour la première fois quand elles n'existaient pas avant.

Une observation que l'on doit à M. Bennet, mais qui aurait besoin d'être confirmée par des faits bien constatés pour être admise, est la suivante : suivant lui, l'existence avant l'avortement ou l'accouchement d'une inflammation du col utérin, avec ou sans ulcérations, prédispose les femmes qui en sont atteintes à la métrite aiguë du corps, à la métrite chronique consécutive du corps, à l'inflammation des ligaments larges, à la fièvre puerpérale. Tout cela est possible, mais non encore démontré.

4° *Influence de l'âge critique sur l'inflammation du col de l'utérus.* — Cette inflammation, à vrai dire, ne peut, en aucune manière, être considérée comme formant une variété spéciale; elle peut donner lieu à quelques considérations particulières qu'il est utile d'avoir présentes à l'esprit quand on traite des femmes qui se trouvent dans cette position.

On doit d'abord noter qu'il est très rare d'observer des inflammations et des ulcérations du col de l'utérus chez des femmes qui ont cessé d'être réglées. La plupart du temps, lorsqu'on en rencontre, c'est que cette inflammation existait avant que la menstruation eût cessée et que l'époque critique fût arrivée. Bien plus, il n'est pas très rare même de voir l'âge critique amener la guérison spontanée d'inflammations du col même anciennes qui existaient avant.

Lorsque, malgré l'âge critique, la maladie persiste, on peut noter seulement les faits suivants : les symptômes de l'inflammation du col sont moins nets, moins tranchés, moins accentués. Les douleurs deviennent moins vives, l'abaissement du col de l'utérus est peut-être moins commun (Bennet) ; les fongosités sont plus rares. La modification anatomique qu'il a subie est la suivante : il est plus petit, quelquefois lobulé, plus dur ; les granulations y sont fréquentes, les ulcérations rares. L'orifice, ainsi que la cavité du col utérin, sont moins dilatés et moins ouverts. Enfin, d'après M. Bennet, cette affection résiste beaucoup plus aux agents thérapeutiques que celle qui se développe à un âge moins avancé.

J'ai eu plusieurs occasions d'examiner des inflammations chroniques du col chez des femmes ayant dépassé l'âge critique, et j'avoue ne pas avoir trouvé ces différences aussi nettes et aussi tranchées que le dit M. Bennet. C'est un sujet qui réclame encore de nouvelles observations.

Telles sont les formes principales que peut présenter l'inflammation de l'utérus. Nous allons, avant de passer au traitement, examiner quelques-unes des questions qui se rattachent au diagnostic et au pronostic de cette maladie si commune.

ARTICLE IV. — Diagnostic des inflammations du col de l'utérus.

Le diagnostic de l'inflammation du col de l'utérus est très facile dans le plus grand nombre des cas. Cependant il est quelques circonstances dans lesquelles il peut être entouré de difficultés sérieuses. Ce sont ces cas, les plus rares il est vrai, qui nous obligent d'entrer dans des détails un peu étendus sur la question du diagnostic.

Trois questions se présentent à discuter : 1° y a-t-il inflammation du col de l'utérus? 2° quelle est la nature de cette inflammation? 3° quelle est sa cause?

1° *Y a-t-il inflammation du col de l'utérus?* — L'existence d'une inflammation du col de l'utérus peut être annoncée par des symptômes locaux seuls, par des symptômes locaux et généraux à la fois, enfin par des symptômes généraux seuls.

Ces trois cas présentent des difficultés bien différentes pour le diagnostic. Dans les deux premiers, c'est-à-dire lorsqu'il existe des phénomènes locaux, avec ou sans troubles sympathiques, le médecin est guidé tout de suite vers le point, vers l'organe où il doit aller chercher la maladie, c'est vers le col de l'utérus. Il doit interroger la malade avec le plus grand soin, pratiquer le toucher et l'examen au spéculum; mais quand il s'agit de la troisième circonstance, c'est-à-dire lorsqu'il n'y a de saillants que les phénomènes généraux, et que les symptômes locaux sont tout à fait dans l'ombre, la chose est plus difficile. Deux cas peuvent alors se présenter : 1° il s'est développé un état anémique spécial; 2° les troubles sympathiques sont localisés vers un seul organe, une seule fonction.

a. Il existe un état anémique spécial. — Il a été décrit plus haut avec soin. Toutes les fois qu'on le rencontre chez une femme mariée ou placée dans une position analogue, et qu'on ne trouve pas de cause à cette anémie, il faut de suite se méfier de l'existence d'une inflammation chronique du col de l'utérus et examiner immédiatement la malade au moyen du toucher et du spéculum si toutefois elle y consent. La chlorose, l'anémie essentielle, sont rares et tout à fait exceptionnelles chez les femmes mariées; il est même douteux qu'elles puissent s'y développer.

b. Il existe des troubles sympathiques d'un seul organe et sans état anémique spécial. — Ce cas, le plus rare du reste, est certainement le plus difficile pour établir le diagnostic. Quand il y a quelques indices même vagues du coté de l'utérus, il faut saisir cette indication fugace pour examiner avec soin cet organe. Mais quand cette indication fugace n'existe pas, on est à peu près certain de se tromper, à moins que la femme à laquelle on donne des soins n'ait une confiance assez grande dans son médecin pour se laisser examiner par lui, même quand il n'existe rien qui puisse faire soupçonner à ce dernier l'existence d'une inflammation du col de l'utérus. Heureusement que ces cas sont fort rares et tout à fait exceptionnels. C'est à la sagacité du médecin à le guider en pareille circonstance.

L'examen du col de l'utérus étant obtenu, peut-on encore se tromper dans la détermination de la maladie? Oui, certainement. On peut confondre cette inflammation avec un cancer du col de l'utérus. C'est la question que nous allons maintenant examiner.

Il y a ici plusieurs cas à poser : 1° il existe une inflammation du tissu du col de l'utérus, sans granulations ni ulcérations de la membrane muqueuse; 2° il y a une inflammation chronique du tissu du col, accompagnée d'ulcérations et de fongosités.

On conçoit que, quand il n'y a qu'une simple inflammation de la membrane muqueuse sans que le tissu du col soit malade et hypertrophié, la confusion est impossible.

Reprenons ces deux ordres de faits : 1° inflammation avec hypertrophie du tissu du col, la muqueuse étant sans granulations et sans ulcérations. Deux cas ici peuvent se présenter : *a.* il y a inflammation chronique avec induration; *b.* il y a inflammation chronique avec ramollissement (état fongueux).

a. Inflammation chronique avec induration. — Cette maladie peut être confondue avec un état squirrheux du col de l'utérus non ulcéré. Voici comment on peut arriver à établir le diagnostic.

État squirrheux.	*Inflammation chronique avec induration.*
Col très dur, inégal, bosselé, non toujours entr'ouvert ; quelquefois à pourtour à plis froncés.	Col moins dur, développé régulièrement dans chacune de ses lèvres, toujours entr'ouvert.
Col squirrheux, envahissant souvent le vagin. — Immobilité et enclavement de l'utérus.	Col malade, ne s'étendant jamais au vagin. — Conservation de la mobilité.
L'hérédité exerce souvent une influence.	Hérédité sans influence.
Douleurs très vives, très intenses, souvent lancinantes et non influencées par le mouvement, la marche.	Douleurs moins vives, plus sourdes, et notablement influencées par la marche, le mouvement.
Toucher non douloureux.	Toucher douloureux.
Écoulement quelquefois absent, dans certains cas, très abondant et constitué par une forte proportion de sérosité albumineuse.	Écoulement constant et caractérisé par du mucus transparent, du muco-pus ou du mucus purulent.
Menstruation augmentée, n'étant ni plus ni moins douloureuse, et passant souvent à l'état de véritable hémorrhagie.	Menstruation plus douloureuse, souvent retardée, règles presque toujours moins abondantes.
Absence d'un état anémique spécial, quand le squirrhe a envahi le vagin et le corps de l'utérus. Cachexie cancéreuse.	État anémique spécial décrit plus haut.
Marche incessamment progressive.	État souvent et longtemps stationnaire.

M. Bennet a émis, touchant le cancer de l'utérus, des idées qui ne sont pas celles de tous les médecins, et que j'aurai plus tard occasion de discuter en traitant du cancer de l'utérus. Je me bornerai ici à les résumer brièvement, parce qu'elles intéressent la question du diagnostic.

Pour le médecin anglais, les productions cancéreuses de l'utérus, dans la première période de leur développement et avant l'ulcération, sont toujours ou presque toujours indolentes et ne donnent lieu à aucun symptôme suffisant pour appeler l'attention du médecin.

Pour lui encore, le cancer de l'utérus, au lieu d'être lent dans sa marche et de rester longtemps à sa première période, est, au contraire, très rapide dans sa marche et dans son accroissement, surtout chez les femmes qui sont encore menstruées. Les congestions sanguines mensuelles, et probablement l'excitation sexuelle, favorisent sans doute le développement du cancer.

M. Bennet pense que l'on a pris bien souvent des inflammations du col de l'utérus pour des cancers de cet organe et *vice versâ*. Il croit que l'on n'a jamais vu encore le cancer à sa première période et il préjuge, d'après ce qu'on voit en étudiant les parties ulcérées et celles qui ne le sont pas d'un cancer utérin, qu'on trouverait les altérations suivantes : des indurations pâles, indolentes, semblables à des grains de plomb, peu sensibles à la pression, disséminées irrégulièrement à la surface du col, ou une tumeur véritable, dure, irrégulière, offrant les mêmes caractères et développée à sa surface.

J'ai pu observer un cancer tout à fait au début, je l'ai fait dessiner et on le trouvera dans les *planches de notre Atlas ;* il n'y avait rien de semblable à la description précédente de M. Bennet. C'était une petite tumeur dure, violacée, de la grosseur d'une petite noisette, inégale, bosselée et faisant une saillie notable à la surface du col ; il n'y avait pas moyen de se tromper. La malade présentait des hémorrhagies utérines abondantes.

b. Inflammation chronique avec ramollissement (*état fongueux*). — Cette variété de l'inflammation chronique a pu être confondue avec le cancer et en particulier avec le cancer encéphaloïde, ulcéré ou non. Je dis a pu être confondue, je devrais plutôt dire a été prise pour un cancer encéphaloïde, car je n'admets pas que ce dernier puisse se montrer au col de l'utérus avec les caractères suivants, que je vais résumer ; son existence, de toute manière, peut même y être contestée.

A l'état de non-ulcération, voici les caractères de l'inflammation avec ramollissement du tissu utérin : tuméfaction du col utérin. Cette tuméfaction, assez inégalement répartie, donne au col une forme irrégulière, lobée, et qui la fait paraître bosselée.

La surface est tantôt blanche et pâle, d'autres fois rouge, violacée ou bien couverte partiellement de granulations. Le col est largement entr'ouvert et il suinte un liquide mucoso-purulent, quelquefois sanguinolent, assez abondant. Le caractère essentiel de ce col enflammé, c'est de présenter une telle mollesse de tissu, un tel ramollissement, que le toucher peu ménagé, le simple frottement du spéculum, le moindre effort tenté avec la sonde utérine, déchire le tissu malade. Ce tissu fournit d'assez fréquentes hémorrhagies, ou plutôt l'écoulement menstruel se prolonge tellement au delà de sa durée ordinaire, qu'il atteint quelquefois presque l'époque suivante. Si le cancer encéphaloïde du col existe, on ne peut l'étudier quand il n'est pas encore ulcéré. Voici les caractères qui permettraient d'en distinguer l'inflammation chronique avec ramollissement : mollesse très grande du tissu, dilatation de l'orifice, mobilité du col et du corps de l'utérus, absence de douleurs lancinantes violentes, absence de grandes hémorrhagies et développement à un âge beaucoup moins avancé que le cancer.

Dans le cas où l'inflammation chronique avec ramollissement est accompagnée d'ulcérations et que ces ulcérations sont profondes, sanieuses, le diagnostic est plus difficile. Voici les caractères sur lesquels il faudra se baser :

Inflammation chronique avec ramollissement (état fongueux).	*Cancer ulcéré.*
1. Développement à un âge beaucoup moins avancé.	1. Développement spécialement à l'âge critique.
2. Non précédé d'hémorrhagies et de pertes.	2. Précédé d'hémorrhagies ou de pertes sanguines.
3. Douleurs sourdes, profondes.	3. Douleurs vives, lancinantes, aiguës.
4. A l'examen : développement régulier du col avec apparence lobée.	4. Développement essentiellement inégal et irrégulier. Bosselures.
5. Absence complète d'adhérences, mobilité du col et du corps.	5. Adhérences dès que le cancer est ulcéré.
6. Tissu du col mollasse, facilement destructible.	6. Superficie seulement un peu ramollie et tissu cancéreux, dur, résistant.
7. Ulcérations, quand elles existent, peu profondes, quoique à bords tuméfiés et ramollis.	7. Ulcérations profondes, inégales, essentiellement irrégulières, à bords volumineux et indurés.

8. Granulations accompagnant souvent les autres lésions.	8. Jamais de granulations.
9. Écoulement peu abondant, constitué par du muco-pus seul ou accompagné d'un peu de sang, sans aucune odeur.	9. Écoulement extrêmement abondant, constitué par une sérosité purulente et souvent sanguinolente, d'une odeur fade et nauséabonde, souvent fétide.
10. Jamais de grandes hémorrhagies, mais une prolongation souvent longue de l'écoulement menstruel.	10. Grandes hémorrhagies de temps en temps.
Ulcérations simples.	*Ulcérations cancéreuses.*
Ulcérations sur un tissu souvent sain ou présentant les traces d'une des deux variétés d'inflammation chronique signalées plus haut.	Ulcérations développées sur un col hypertrophié et atteint de transformation squirrheuse ou encéphaloïde s'étendant presque toujours assez loin.
Ulcérations plus superficielles, moins profondes, à bords moins développés et plus réguliers au fond, ne saignant pas toujours facilement, et ne donnant alors que peu de sang.	Ulcérations plus profondes, plus vastes, à bords hypertrophiés, à fond inégal, grisâtre, et très facilement saignantes.
Rien de semblable dans l'inflammation chronique.	Surface ulcérée, dure, présentant de nombreux lobules, des tubercules, des bosselures disséminés inégalement et d'une dureté notable.
Ulcérations n'amenant jamais de pertes de substances.	Ulcérations amenant souvent d'énormes pertes de substances.
Col et corps de l'utérus mobiles.	Col et corps de l'utérus immobiles dans le bassin à cause des adhérences.
Écoulement de muco-pus ou de mucus purulent, toujours peu abondant.	Écoulement sanieux, fétide, sanguinolent, d'une odeur insupportable et caractéristique.
Anémie spéciale.	Cachexie cancéreuse constante.

ARTICLE V. — Pronostic des inflammations du col de l'utérus.

Le pronostic de l'inflammation chronique du col de l'utérus est subordonné à des conditions bien différentes les unes des autres, et dont il faut largement tenir compte pour l'établir d'une manière convenable. Nous allons examiner successivement ces conditions diverses.

1° *Nature de la maladie*. — Ainsi que j'ai déjà eu occasion de le dire, l'inflammation chronique du col de l'utérus tend peu à la guérison spontanée. Elle a plutôt de la tendance à s'aggraver dans certaines proportions, mais jamais à un point extrême. La disposition la plus fréquente de cette affection est de rester stationnaire et de persister jusqu'à l'âge critique, époque à laquelle elle guérit souvent d'une manière spontanée.

2° *Ancienneté de la maladie et degré auquel elle est parvenue.* — Plus la maladie remonte à une époque éloignée, plus, par conséquent, elle est devenue une habitude morbide de l'organisme; plus elle est tenace et plus la guérison en est difficile et longue.

3° *Degré auquel l'inflammation du col est parvenue.* — Il est incontestable que plus la maladie aura atteint un haut degré, plus les lésions anatomiques qu'elle aura produites seront profondes, et la guérison longue et difficile. Il est d'observation que l'inflammation chronique accompagnée de ramollissement (état fongueux) est rebelle et plus difficilement curable que l'inflammation chronique avec induration.

4° *Cause qui a produit l'inflammation du col.* — Si la cause est passagère, accidentelle, comme les premières approches conjugales, les excès accidentels de coït, il est probable que la maladie sera elle-même de peu d'importance et sans gravité. Si, au contraire, il s'agit d'une cause qui a profondément modifié le tissu du col de l'utérus, comme la grossesse, l'avortement, l'accouchement, l'inflammation chronique sera caractérisée par des lésions profondes, graves, dont la guérison sera par conséquent beaucoup plus difficile.

5° *Age des malades.* — Plus la maladie se développera à une époque voisine de l'âge critique, plus les femmes qui en sont atteintes auront la chance de la voir guérir spontanément, mais plus aussi la maladie sera rebelle et difficile à modifier par les diverses espèces de traitement rationnel qu'on pourra lui appliquer. Toutes conditions égales d'ailleurs, elle guérit d'autant plus facilement que les malades qui en sont atteintes sont plus jeunes.

6° *Constitution, tempérament.* — Plus une femme est solide, robuste, et jouit d'ailleurs d'une bonne santé, moins l'inflammation du col de l'utérus a de gravité, et plus facilement on pourra s'en rendre maître ;

7° *Symptômes généraux concomitants.* — Plus les symptômes généraux qui accompagnent une inflammation du col de l'utérus sont caractérisés, énergiques et intenses, plus fâcheux seront les effets produits par cette maladie sur la santé, et plus difficile en sera la terminaison.

L'inflammation du col de l'utérus peut-elle se terminer par la mort? C'est l'avis de quelques médecins, et en particulier de M. Bennet, qui attribuent la terminaison fatale à l'influence de cette maladie sur la santé générale et à la perturbation profonde qu'elle peut y déterminer. Je suis loin de penser que les choses se passent ainsi; ce que j'admets seulement, c'est que, sous l'influence du trouble de la santé générale, les organes de la femme sont plus faibles, plus débiles, plus impressionnables, et par conséquent qu'ils sont plus accessibles aux causes morbifiques. Il en résulte que ces organes peuvent devenir facilement le siége de complications qui emportent les malades. Je ne pense pas que l'inflammation du col seule entraîne la mort.

ARTICLE VI. — Traitement des inflammations du col de l'utérus.

L'inflammation du col de l'utérus, considérée comme une maladie rebelle et qui fait le désespoir des médecins, est cependant bien facilement curable, dans un grand nombre de cas, quand on s'appuie sur des principes fixes et sur des règles bien déterminées. C'est ce que nous allons essayer d'établir en nous occupant du traitement de cette affection.

Traitement de l'imflammation aigue. — Pour laisser le champ libre aux discussions que soulèvera nécessairement l'exposé de toutes les méthodes de traitement successivement préconisées, nous nous occuperons d'abord du traitement de l'inflammation aiguë du col, que cette inflammation soit survenue d'emblée, ou bien qu'elle soit le résultat de l'exacerbation d'une inflammation chronique. Voici les règles à suivre en pareil cas :

1° *Suppression de la cause productrice quand on peut le faire.* — Ainsi le coït, l'introduction d'un corps étranger, l'application d'une cautérisation trop énergique, etc., etc. Il est évident, en effet, que si la cause persiste, tout traitement devient inutile, car la même influence continuant d'agir reproduirait sans cesse la maladie.

2° *Suppression de toutes les fatigues physiques.* — Ainsi la marche, les sauts, la danse, l'équitation, les mouvements violents, doivent être complétement supprimés ; ils augmentent la maladie, l'entretiennent, et empêchent l'action des agents thérapeutiques ; bien plus, ils déterminent souvent des accidents, et en particulier des douleurs très vives qui, en leur absence, ne se seraient probablement pas développées.

3° *Repos.* — Les malades doivent rester au lit, ou au moins étendues sur une chaise longue.

4° *Bains.* — Un des meilleurs moyens et des plus sûrs à employer pour combattre l'inflammation aiguë du col, consiste dans l'emploi des bains entiers, soit simples, soit au son, à l'amidon, à la gélatine. Ces bains, émollients et calmants, en un mot, doivent être prolongés, autant que possible, pendant deux heures, et toujours être suivis d'un nouveau séjour au lit.

On augmente singulièrement l'efficacité des bains en faisant faire aux malades qui y sont plongées des injections incessantes avec l'eau même du bain et une seringue à injections munie d'une canule en caoutchouc.

Les bains de siége émollients sont souvent employés ; ils peuvent l'être soit seuls, soit alternés avec les bains entiers ; leur efficacité est beaucoup moindre que ces derniers. Ils doivent être réservés particulièrement pour les femmes à poitrines faibles et délicates, et sujettes à s'enrhumer. Les grands bains pourraient, en effet, avoir pour elles des inconvénients assez sérieux.

5° *Injections.* — Les injections émollientes souvent renouvelées viennent puissamment en aide au traitement de l'inflammation aiguë du col utérin. On peut employer indifféremment les injections faites avec les décoctions de guimauve, de têtes de pavots, de feuilles de morelle (variétés les plus généralement employées).

6° *Cataplasmes vaginaux.* — M. le professeur Cruveilhier recommande quelquefois, dans ces inflammations aiguës, des sachets émollients. Ce sont de petits sacs allongés, en mousseline fine, et que l'on remplit de farine de lin délayée dans l'eau bouillante. La grandeur du sac doit être en rappport avec la largeur présumée du vagin, et la farine de lin délayée doit être encore assez consistante pour que ce sachet, enduit d'huile d'olive ou d'huile d'amandes douces, puisse pénétrer dans le vagin. M. Cruveilhier dit s'être souvent bien trouvé de ce mode d'administration des émollients. J'avoue avoir toujours trouvé une très grande difficulté à les introduire, et voici ce que j'ai imaginé pour y parvenir : je fais confectionner le cataplasme de la grandeur d'un spéculum plein, je place d'avance dans le spéculum le cataplasme cylindrique et j'introduis l'instrument ainsi préparé. Cet instrument ayant pénétré jusqu'au col, je le retire en maintenant avec le doigt le cataplasme et l'empêchant ainsi d'accompagner le spéculum, il y reste alors parfaitement placé. L'ennui que cause aux femmes ce moyen émollient m'y a fait renoncer à peu près complétement.

7° *Régime.* — Les boissons délayantes, le régime doux, modérément substantiel, viennent en aide au traitement émollient de l'inflammation aiguë du col utérin.

8° Est-il convenable, comme quelques médecins l'ont conseillé, de combattre cet état aigu par des applications de sangsues au périnée, à l'hypogastre, à la partie interne des cuisses et à l'anus? Je pense que si l'on est obligé de recourir à ce moyen, ce ne peut être que dans des cas exceptionnels. Dans la grande majorité des cas, et à moins d'inflammation très aiguë, on peut se dispenser d'appliquer des sangsues. Je préfère encore, lorsque les douleurs sont très intenses et accompagnées d'un peu de fièvre, conseiller une petite saignée du bras.

Faut-il songer à appliquer des sangsues sur le col, comme l'a d'abord conseillé M. Duparcque, et plus tard beaucoup d'autres médecins, et en particulier M. Aran? Je ne le pense pas, et je suis tout à fait opposé à l'emploi de ce moyen. Indépendamment de son utilité fort contestable, de l'ennui et du dégoût qu'il cause aux femmes, de la répulsion et du refus formel qui serait fait par beaucoup d'entre elles, cette application a de sérieux inconvénients que je développerai plus loin. Parmi ces inconvénients, je me bornerai à signaler ici qu'on peut voir développer à la suite de leur application de véritables hémorrhagies utérines et des ulcérations difficiles à cicatriser. Une application de quinze à vingt sangsues aux cuisses produit du reste à peu près le même effet.

Sous l'influence du traitement antiphlogistique et émollient proportionné à l'énergie et à l'intensité de l'inflammation du col, et prolongé le temps nécessaire, voici les résultats que l'on obtient :

a. Dans un bon nombre de cas, une résolution complète qui met de dix à vingt jours à s'effectuer.

b. On observe souvent aussi le passage de l'état aigu à l'état chronique ; c'est alors à cette dernière affection que l'on a affaire et qu'il faut combattre. C'est la question que nous allons maintenant examiner.

Traitement de l'inflammation chronique. — Il est nécessaire, pour exposer méthodiquement l'histoire du traitement de l'inflammation chronique du col, d'étudier d'abord d'une manière générale les principales médications qui ont été successivement proposées. Nous examinerons ensuite les modifications que pourront lui imprimer les différentes variétés de cette affection.

Avant d'exposer ces diverses modifications, je dois faire quelques observations générales qui dominent toute cette question du traitement.

L'inflammation de la membrane muqueuse de la cavité et celle de la surface du col, soit réunies, soit isolées, sont, dans un très grand nombre de cas, accompagnées de l'inflammation chronique du tissu même du col. Or, dans ces cas divers, c'est sur la membrane muqueuse seule que l'on peut faire agir les agents médicateurs. Mais en opérant ainsi, et il serait difficile de faire autrement, on combat en même temps l'inflammation de la membrane muqueuse et celle du tissu sous-jacent.

On accorde très souvent une attention sérieuse à l'inflamma-de la membrane muqueuse de la surface externe du col, et quelquefois à celle du pourtour de l'orifice, tandis qu'on s'occupe à peine de celle qui tapisse la surface de la cavité cervicale. Il en résulte, en agissant ainsi, que le traitement que l'on applique exclusivement à la surface externe du museau de tanche combat cette dernière seule, tandis qu'on ne modifie en aucune manière l'altération analogue qui existe à peu près constamment sur la membrane muqueuse de la cavité du col. On trouve dans ce fait l'explication des récidives si fréquentes et si faciles qu'on observe lorsqu'on a cru être maître de la maladie, en traitant exclusivement la surface externe du col utérin.

Un fait digne de remarque dans le traitement de l'inflammation chronique du col utérin, c'est que des médications, en apparence fort différentes les unes des autres, peuvent réussir aussi bien et aussi rapidement dans certains cas vraisemblablement analogues, sinon identiques. On se rend compte de ce résultat en observant d'abord que ces cas, en apparence si semblables, peuvent au fond différer d'une manière notable, et que l'état général des femmes, atteintes en apparence d'une affection analogue, peut différer sensiblement. Mais, sans invoquer ces raisons, ne peut-on aussi admettre que des moyens différents peuvent conduire au même résultat, et qu'on amène, par exemple, aussi bien la guérison d'une inflammation chronique du col avec des astringents qu'avec des caustiques ou de l'eau froide. N'observe-t-on pas des faits analogues dans bien d'autres circonstances? Ainsi, par exemple, certaines ophthalmies peuvent guérir par les astringents, de légers caustiques ou des antiphlogistiques, et, sans nous occuper de l'explication, constatons seulement ce fait positif et incontestable, que des médications en apparence fort différentes peuvent guérir une même inflammation chronique du col.

Une autre observation non moins importante que la précédente, c'est que des affections en apparence fort différentes les unes des autres peuvent guérir par la même médication. Ainsi l'inflammation chronique du col avec induration, la même inflammation avec ramollissement, l'inflammation catarrhale, guérissent toutes par les caustiques. Ce fait s'explique facilement : il y a dans toutes ces affections un lien commun, l'inflammation chronique ; on peut donc comprendre l'heureuse influence du traitement dans des cas en apparence même dissemblables.

Dans le traitement de l'inflammation chronique du col utérin, il y a un certain nombre de principes, de règles, qu'on peut appliquer à tous les cas, à toutes les variétés ; tandis qu'il en est d'autres, et le nombre en est assez grand, dans lesquels telle ou telle médication ne s'applique qu'à telle ou telle variété d'inflammation. Voici, par exemple, un certain nombre de règles applicables à peu près à tous les cas :

1° On fera disparaître la cause productrice lorsqu'on l'aura découverte ou qu'on aura cru la découvrir, sans cela la plupart des médications sont inutiles.

2° Il faut enlever, à l'aide d'injections, les sécrétions morbides à mesure qu'elles se produisent ; elles contribuent, par leur contact incessant avec les tissus malades, à augmenter et perpétuer leur état inflammatoire.

3° On évitera tout exercice violent, tels que sauts, courses trop longues à pied ou en voiture, danse, équitation, et surtout on repoussera d'une manière absolue, quand faire se peut, le coït.

Quant aux modifications que doivent subir les diverses médications dans les diverses formes de l'inflammation chronique du col, elles ne peuvent se prêter à aucune règle fixe, et elles seront indiquées à mesure que se montreront les cas auxquels elles sont applicables.

Les diverses médications qu'on peut employer pour combattre l'inflammation chronique du col peuvent se rattacher aux catégories suivantes : médications *émolliente*, *révulsive*, *astringente*, *hydrothérapique*, *caustique* ou *substitutive spécifique*.

I. *Médication émolliente.* — Un certain nombre de médecins traitent encore l'inflammation chronique du col de l'utérus par la médication émolliente qui peut se résumer assez brièvement de la manière suivante :

1° *Bains entiers.* — On a très souvent recours aux bains entiers d'eau simple ou aux bains émollients, tels que les bains de son, d'amidon, de guimauve, de gélatine.

Ces bains, prolongés d'une heure à une heure et demie de durée, renouvelés tous les jours, sont accompagnés d'injections utérines, pratiquées dans le bain même avec l'eau du bain pendant toute sa durée.

2° *Bains de siége.* — Ces bains sont composés de la même manière ; lorsqu'on en fait usage, on en prescrit deux par jour d'une demi-heure à trois quarts d'heure chacun.

3° *Injections émollientes.* — Elles se font avec des décoctions de guimauve, de têtes de pavots, de feuilles de morelle, et on y revient à deux ou trois reprises par jour.

4° *Sachets émollients.* — Sous ce titre je comprends les cataplasmes *intravaginaux* dont il a été question en nous occupant du traitement de l'inflammation aiguë (voy. p. 327).

5° *Repos.* — On doit conseiller aux femmes de se reposer le plus possible, de faire un long séjour au lit, et dans la journée de rester étendues sur une chaise longue.

6° *Régime.* — Il doit être léger, doux et peu excitant.

Effets du traitement. — Ce traitement, employé pendant très longtemps, de longues semaines, des mois, a certainement pu réussir, je suis loin de le nier, mais s'il réussit, ce n'est qu'au prix de sujétions énormes, d'une débilitation très grande des femmes, et d'un régime qui ne peut qu'exalter encore l'état nerveux qui se développe si facilement sous l'influence de l'inflammation chronique du col.

Si l'on admet la possibilité du succès du traitement émollient, il serait également difficile de nier, qu'employé comme méthode générale, il n'échoue très souvent. Voici, suivant moi, les circonstances pour lesquelles il faut le réserver.

Tout en repoussant la médication émolliente comme méthode générale, je pense toutefois qu'il est certaines formes de l'inflammation chronique du col dans lesquelles on peut la mettre à profit; telles sont les circonstances suivantes :

1° Toutes les fois que l'inflammation chronique du col présente une exacerbation notable et passe momentanément à l'état aigu, les émollients peuvent rendre de grands services, et doivent être continués tant que dure cette aggravation passagère;

2° Lorsque les femmes présentent les exacerbations mensuelles dues au retour de l'époque menstruelle et qui précèdent de quelques jours leur apparition, on se trouve souvent très bien d'employer les émollients jusqu'à l'apparition du sang;

3° L'exacerbation produite sous l'influence des causes physiques telles que la fatigue, les courses en voitures, etc., réclame momentanément l'emploi de la médication émolliente;

4° L'application de caustiques trop énergiques ou l'emploi de caustiques d'une force ordinaire chez certaines femmes plus impressionnables que d'autres, réclame l'emploi des émollients les deux ou trois jours qui suivent chaque cautérisation.

II. *Médication révulsive.* — La médication révulsive que l'on peut employer contre l'inflammation chronique du col n'est pas toujours la même. Je vais rattacher ici à quatre variétés principales les différentes espèces que la thérapeutique nous présente ; médication révulsive : 1° par saignées générales ; 2° par saignées locales; 3° par purgatifs; 4° par exutoires.

a. Médication révulsive par saignées générales. — Ce mode de dérivation, employé par Lisfranc d'abord, et mis en usage dans presque tous les cas et, avec une persistance remarquable, par un médecin distingué des hôpitaux, M. Nonat, consiste dans l'emploi de petites saignées du bras renouvelées souvent.

La quantité de sang tirée par la veine est variable; elle est en général faible : 80, 100, 125 à 150 grammes au plus pour chaque saignée ; quelquefois on les renouvelle tous les mois, toutes les quinzaines, parfois toutes les semaines. Telle est la base du traitement, auquel on ajoute quelques moyens adjuvants et en particulier les émollients.

Effets de cette médication. — Cette méthode a peut-être pu guérir quelques inflammations chroniques du col, cela est possible et même probable, mais cette médication présente des inconvénients nombreux. D'abord c'est un traitement très long, et qui me semble plutôt prolonger et éterniser la maladie qu'en abréger la durée. Il aggrave d'une manière à peu près constante l'état général; il augmente l'anémie, épuise les malades, affaiblit leur constitution, et enfin développe outre mesure l'état nerveux.

En présence de tels inconvénients, une semblable médication, à mon avis du moins, doit être tout à fait rejetée. Un certain nombre d'essais que j'ai faits et les résultats que j'ai obtenus, m'autorisent à avoir une opinion aussi nette.

Observons toutefois que ce traitement par les émissions sanguines employé par Lisfranc, plus récemment conseillé par M. Nonat, ont été plutôt appliqués à des métrites du corps de l'utérus, qu'à de simples inflammations chroniques du col.

b. Médication révulsive par saignées locales. — Cette médication consiste dans l'emploi de sangsues ou de ventouses scarifiées placées dans le voisinage de l'organe malade ou sur l'organe lui-même. Les points où les sangsues peuvent être appliquées sont les suivants : le périnée, l'hypogastre, la partie interne et supérieure des cuisses, le pourtour de l'anus.

Le nombre varie, il est proportionné à l'ancienneté et au degré de la maladie, à la force de la constitution et à l'intensité des douleurs. La fréquence de leur application est également subordonnée aux mêmes conditions.

Le sang qu'on soustrait ainsi au moyen des sangsues doit toujours être en quantité assez notable. Cette soustraction doit non-seulement faire disparaître la congestion pathologique, qui est un des caractères essentiels de l'inflammation chronique, mais encore la congestion additionnelle que produit toujours une application de sangsues.

Les sangsues employées comme méthode générale constituent une mauvaise médication et on doit rarement les conseiller. J'en fais bien peu usage, et j'y ai tout au plus recours dans quelques cas de sensibilité très vive et de douleurs d'irradiation très intenses du col utérin.

Le reproche le plus sérieux qu'on puisse adresser aux applications de sangsues est de produire ces congestions utérines dont il était question précédemment, et qu'il est à peu près impossible d'éviter. On peut donc avoir à redouter, en appliquant des sangsues dans l'inflammation chronique du col utérin, non-seulement qu'elles soient inefficaces, mais encore souvent nuisibles, en augmentant l'état phlegmasique de l'organe malade.

Il ne saurait être question ici des sangsues qu'on pourrait appliquer directement sur le col utérin. Si je conseille de ne pas les employer contre les inflammations aiguës du col, à plus forte raison dois-je les proscrire dans l'inflammation chronique.

Les ventouses scarifiées sont rarement employées comme méthode révulsive complète. On en fait usage, et avec raison, contre certaines formes d'inflammation dans lesquelles il existe des douleurs d'irradiation très vives, et spécialement quand ces douleurs occupent les régions lombaires; c'est un moyen adjuvant qui peut alors être de quelque utilité.

c. Médication révulsive purgative. — La révulsion opérée au moyen des purgatifs ne constitue pas une médication exclusive, mais une médication adjuvante. Elle devient alors un auxiliaire dont le médecin habile sait tirer parti, et avec lequel il peut aider l'action des autres agents médicamenteux. Les purgatifs, employés pour combattre l'inflammation chronique du col utérin, permettent surtout de remédier à la constipation si souvent opiniâtre et rebelle dans ces maladies. Elle constitue aussi un moyen révulsif utile et qui n'est pas à dédaigner.

Les purgatifs, qu'on doit prescrire en pareille circonstance, doivent toujours être doux et d'une activité modérée. Les purgatifs salins, l'huile de ricin, sont ceux qu'on doit généralement préférer. On peut les employer de temps en temps, tous les huit ou tous les quinze jours, par exemple, pendant la durée du traitement.

L'administration des purgatifs drastiques doit être rejetée formellement. Ce n'est pas que je leur adresse le reproche d'être insuffisants, mais en vertu de leur action spéciale, ils pourraient produire en même temps une congestion sanguine des vaisseaux hémorrhoïdaux, congestion sanguine qui, se propageant à l'utérus et à son col, aurait pour résultat d'aggraver la maladie.

Dans un article publié récemment dans le *Bulletin de thérapeutique* (15 mars 1858), M. Aran vient de préconiser l'emploi des lavements purgatifs dans le traitement des catarrhes utérins. Ce moyen a déjà été vanté contre l'aménorrhée par Schoenlein, professeur de clinique à l'Université de Berlin. Il consiste dans l'administration répétée de lavements contenant 10 grammes d'aloès pour 30 grammes de mucilage. M. Aran ayant essayé ce remède dans un cas de chloro-anémie avec aménorrhée, il n'en résulta aucun effet apparent sur la menstruation, mais un écoulement abondant et datant déjà de plusieurs années se tarit complétement. M. Aran fait prendre aux malades, tantôt tous les jours, tantôt tous les deux jours, le soir en se couchant, d'abord un lavement évacuant d'eau tiède, puis le lavement suivant :

R. Aloès	5 à 10	grammes.
Savon médicinal	5 à 10	grammes.
Eau bouillante	100	grammes.

C'est après des essais assez nombreux qu'il préféra l'aloès à la scammonée et à la résine de jalap. Ces lavements peuvent être continués plusieurs jours sans provoquer des douleurs trop vives au rectum et à la vessie.

Les succès de M. Aran ont été assez variables ; il a vu cependant les lavements d'aloès réussir surtout chez les femmes traitées par lui ou par d'autres pour des catarrhes utérins par des moyens variés sans grand succès. Les lavements d'aloès, administrés pendant quatre ou six jours de suite, ont fait disparaître jusqu'à la dernière trace de l'écoulement.

Il est difficile de juger pour l'instant cette médication ; il faut qu'elle soit essayée par un certain nombre de praticiens avant d'être admise par la science. C'est un moyen, du reste, qui, d'après la note même publiée par M. Aran, est loin de réussir dans tous les cas.

d. Médication révulsive par les exutoires. — On a rarement employé cette médication comme méthode exclusive de traitement ; en faire usage dans ce sens est une exagération. Les exutoires sont de simples moyens adjuvants dont on peut quelquefois tirer un bon parti. A mon avis, cependant, dans le traitement de l'inflammation chronique du col utérin, on peut, dans la grande majorité des cas, se dispenser d'y avoir recours.

Les vésicatoires volants appliqués à l'hypogastre, aux cuisses ou sur la région lombaire, sont assez souvent dirigés contre les douleurs prédominantes dans ces régions. Quelquefois ils les calment, mais la plupart du temps ce symptôme reparaît ensuite.

On a appliqué, dans les mêmes régions et avec les mêmes intentions, des cautères ; ce moyen, beaucoup plus énergique, peut être considéré comme produisant une révulsion utile par la suppuration qu'il détermine ; je l'ai trouvé d'une activité notable dans les phlegmasies du corps de l'utérus. On peut aussi placer avec avantage de petits sétons composés d'un fil ordinaire triple ou quadruple. Ces petits sétons donnent lieu à une circulation au moins aussi énergique que celle des cautères, sans laisser des cicatrices aussi apparentes ; je n'y ai jamais eu recours, mais je sais que M. Huguier les emploie fréquemment et qu'il s'en applaudit. Quand on doit en faire usage dans les inflammations chroniques du col, c'est un moyen bien énergique et que, d'après ce chirurgien, il est le plus souvent utile d'employer en pareil cas.

On peut ranger, jusqu'à un certain point, dans la même médication les vésicatoires conseillés en application directe sur le col utérin par M. Aran, et les cautères également appliqués sur le même point à l'aide du caustique de Vienne.

On s'est beaucoup préoccupé, dans ces derniers temps, de l'application des vésicatoires sur le col de l'utérus. M. Aran, en France, a publié ses idées dans le *Bulletin de thérapeutique.* M. Robert Johns a fait paraître les siennes en Angleterre, et un journal français, le *Journal de médecine de Bordeaux* (1857), en a donné un extrait. Nous publierons succinctement le résumé des travaux de ces deux auteurs, résumé que nous allons emprunter aux journaux en question. Voici d'abord la note relative au traitement de M. Aran :

« Le col utérin est mis à découvert dans les examens ordinaires au spéculum. On l'absterge avec soin des mucosités qui le tapissent, ou du sang qui est fourni quelquefois par les excoriations dont il est le siége. Si le médecin a déjà examiné plusieurs fois l'organe, et s'il a bien apprécié ses dimensions, il a pu tailler préalablement une rondelle de la grandeur du col dans un taffetas vésicant bien adhésif et suffisamment chargé du principe actif. Sous ce rapport, le vésicatoire dit d'Albespeyres, est celui qui atteint le mieux le but. Il ne reste plus alors qu'à placer la rondelle du vésicatoire et à l'y maintenir. On obtient ce dernier effet en portant une grosse boulette de charpie sèche, ou mieux encore trempée à l'une de ses extrémités dans le collodion ordinaire, en contact avec la rondelle au fond du spéculum.

» Le vésicatoire ainsi disposé est laissé en place pendant vingt-quatre ou quarante-huit heures, suivant les circonstances. Il convient de recommander aux malades le repos au lit, sur une chaise longue, pendant les huit ou dix premières heures.

22

On lève le vésicatoire en se servant, comme pour le placer, du spéculum, en saisissant le tampon de charpie et la rondelle emplastique avec des pinces. On panse avec de l'amidon en poudre. Le même pansement est renouvelé pendant deux, trois ou quatre jours, en faisant faire à la malade des injections émollientes ou légèrement astringentes.

» Par suite de l'adhérence intime de l'épithélium au tissu du col, et peut-être à cause de son peu d'épaisseur, il est rare de trouver sur le col une véritable vésication en tout semblable à celle qu'on observe sur la peau. A peine observe-t-on quelquefois de petites ampoules séreuses; mais en revanche l'épithélium est épaissi, foncé, opaque; il se détache dans certains cas facilement, mais moins que l'épiderme, et la limite de l'application du vésicatoire est indiquée par un liséré d'un rouge vif, qui contraste avec la coloration rose clair du reste du col.

» En général, il faut attendre que l'épithélium soit reformé, c'est-à-dire six ou sept jours au moins, avant de venir à une seconde application vésicante.

» Le vésicatoire a pour premier effet de calmer les douleurs, s'il en existe, soit au col, soit dans le système utérin tout entier. Il a, en outre, une action résolutive très puissante sur les engorgements, une action modificatrice incontestable sur les inflammations chroniques et les ulcérations superficielles. »

L'auteur a recueilli déjà un grand nombre d'observations favorables à l'emploi de ce moyen. Il en rapporte quatre avec détail dans son mémoire, et termine par les conclusions suivantes :

« 1° Les vésicatoires peuvent être appliqués sur le col de l'utérus, et leur application y détermine des phénomènes analogues à ceux dont elle est suivie sur les parties extérieures du corps;

» 2° L'application des vésicatoires sur le col ne donne lieu à aucune espèce d'accident, ni vers l'utérus, ni vers les organes voisins, pas même vers la vessie;

» 3° Appliqués sur le col, les vésicatoires peuvent rendre des services dans la thérapeutique des affections utérines, principalement dans les affections chroniques, comme moyen de calmer la douleur, de faire diminuer ou même disparaître les engorgements, de modifier topiquement et de cicatriser vite les surfaces malades du col (érosions, ulcérations, granulations). »

Voici les conclusions d'un travail que le docteur Robert Johns vient de publier sur ce sujet, d'après de nombreuses expériences. « Des affections idiopathiques peu graves de l'utérus et des ovaires, notamment des ulcérations du col, peuvent être guéries par cette médication; celle-ci est également efficace contre les douleurs symptomatiques ou sympathiques, qui persistent souvent après la guérison d'affections plus ou moins graves de ces organes; cette méthode ne suffit pas contre l'hypertrophie de la matrice, mais elle constitue un adjuvant utile. »

Pour produire la vésication, l'auteur se sert d'une solution de cantharides dans de l'éther sulfurique, mêlée avec une solution de gutta-percha dans du chloroforme, dans la proportion de deux parties de la première de ces solutions sur une partie de la seconde. Après avoir détergé et essuyé avec soin le col utérin au moyen du spéculum et de petites éponges molles, il y porte rapidement un pinceau imbibé de ce mélange. La malade ressent, pendant cette application, une douleur pongitive avec chaleur; mais ni l'une ni l'autre n'atteignent jamais une grande intensité et ne durent pas longtemps. Le plus souvent on voit apparaître immédiatement de petites phlyctènes, et, après une demi-heure, un écoulement séreux entièrement semblable à celui qui suit la vésication des téguments externes. Il dure ordinairement trois jours et est remplacé par une sécrétion purulente sans douleur. Pour les pansements ultérieurs, l'auteur se sert d'une forte solution de cantharides dans du chloroforme, en y ajoutant ensuite de la gutta-percha. Cette préparation n'excite presque aucune douleur, mais les effets sont plus faibles. L'application du collodion cantharidal, dont le docteur Johns se servait d'abord, est, au contraire, extrêmement douloureuse, et cet effet se prolonge beaucoup. Il n'a amais observé d'effets fâcheux sur le rectum, la vessie ou d'autres organes voisins, et notamment pas de strangurie.

N'ayant fait encore, au sujet de ces modes d'application des vésicatoires, que des essais fort incomplets, je n'oserais donner mon avis sur cette question d'une manière absolue. Le peu que j'ai vu ne m'a pas encouragé à continuer, et je suis tellement convaincu qu'il y a des moyens excellents et plus simples pour arriver au même résultat, que je n'ai pas vu la nécessité de me diriger dans cette voie.

Les cautères appliqués sur le col de l'utérus au moyen du caustique de Vienne ont surtout été conseillés par M. J.-H. Bennet, d'après M. Gendrin. Je les regarde ici comme exerçant une action caustique substitutive, et non pas une action dérivative. Je discuterai un peu plus loin leur convenance.

III. *Médication astringente.* — La médication astringente, dirigée contre l'inflammation chronique du col de l'utérus, a souvent pour résultat la guérison de cette maladie. Son emploi est rationnel, et on peut, jusqu'à un certain point, se rendre compte d'une manière satisfaisante de l'action des astringents sur le col enflammé. Les astringents appliqués sur la partie malade produisent d'abord une action locale, une véritable astriction ; il en résulte le resserrement des vaisseaux capillaires dilatés, l'accélération du cours du sang, et consécutivement une activité plus grande dans le mouvement organique, activité d'où résulte une tendance au retour à l'état normal. Les conséquences de cette astriction et de la stimulation consécutive qui en résulte, doivent nécessairement produire la diminution du volume de la partie enflammée, la décroissance et quelquefois la suppression presque complète de la sécrétion morbide, la diminution du volume des granulations, le resserrement des ulcérations et leur tendance à la cicatrisation, la diminution de la capacité de la cavité du col de l'utérus et de l'orifice externe de cette cavité.

Pour admettre de tels résultats, il faut nécessairement supposer que l'action astringente est exactement proportionnée au degré de l'inflammation chronique du tissu sur lequel on applique le médicament; mais il est difficile qu'il en soit ainsi. D'abord il y a mille nuances dans le degré de l'inflammation chronique, et le mode astringent qui convient à tel degré d'inflammation chronique ne convient pas à tel autre, puis tel mode utile aujourd'hui à un col malade ne l'est pas le lendemain.

D'un autre côté, il y a des nuances nombreuses entre les divers modes de la médication astringente. Ainsi entre les simples injections légèrement astringentes et les applications de médicaments astringents purs, il y a de très notables différences : les premières ont à peine une influence appréciable; les dernières, au contraire, exercent une action astringente tellement énergique qu'ils peuvent quelquefois ramener l'inflammation chronique à l'état d'inflammation aiguë.

En parcourant les divers modes d'application de la médication astringente, on trouve les variétés suivantes : 1° les injections astringentes; 2° les attouchements avec des substances astringentes énergiques en dissolution ; 3° le contact avec des crayons astringents solides.

a. Injections simples astringentes. — Ces injections peuvent être de différentes espèces. On emploie de préférence les suivantes : la décoction de roses de Provins, la décoction d'écorce de tan, que l'on peut faire plus ou moins forte, la dissolution de sulfate de zinc, 10 grammes pour 1000 grammes d'eau, la dissolution de sulfate de fer, d'acétate de plomb et de sulfate alcalin de cuivre aux mêmes doses, c'est-à-dire de 10 à 15 grammes de chacun de ces sels pour 1000 grammes d'eau. Une dissolution étendue de nitrate d'argent, 4 grammes de nitrate pour 1000 grammes d'eau, peut encore être considérée plutôt comme une injection astringente que comme un caustique. Ces injections de diverses espèces ont toutes à peu près le même mode d'action, seulement les deux décoctions végétales sont évidemment moins efficaces et ont une action astringente moins caractérisée que les dissolutions des sels métalliques.

On emploie souvent les injections comme seule méthode de traitement. On recommande d'y recourir plusieurs fois par jour, en faisant prendre à la malade une position convenable pour qu'une quantité assez considérable de dissolution astringente reste en contact avec le col enflammé le plus longtemps possible.

Cette méthode de traitement peut conduire à une guérison complète, et je ne mets pas en doute que l'on ne puisse en obtenir ainsi. Seulement le traitement est très long; il peut se faire qu'il dure plusieurs mois, mais aussi il peut échouer, et très souvent j'ai observé de pareils échecs et de fréquentes récidives. Aussi je ne conseillerai jamais cette médication d'une manière absolue; la chance de guérison est trop incertaine, et, lorsqu'elle a lieu, elle se fait trop attendre pour ne pas donner la préférence à d'autres.

Une méthode que je crois bonne consiste à faire suivre la cessation des cautérisations de diverses espèces par des injections astringentes continuées pendant un certain nombre de jours. Ces injections exercent alors une influence heureuse; elles terminent la guérison, en diminuant ou faisant disparaître les écoulements leucorrhéiques qui persistent si souvent après la guérison des inflammations chroniques du col de l'utérus.

b. Attouchements du col enflammé avec des susbtances astringentes en dissolution concentrée. — Les substances astringentes que l'on peut employer ainsi sont les suivantes :

Solution astringente tannique. — Eau, 100 grammes; tannin pur, de 25 à 50 grammes.

Solutions astringentes minérales. — On peut se servir de trois variétés qui sont les suivantes : 1° le sulfate de cuivre; 2° le sulfate de zinc; 3° l'acétate de plomb.

Ces sels sont employés isolément à la dose de 20 à 30 grammes chacun pour 150 grammes d'eau. On applique ces solutions astringentes sur le col enflammé avec un pinceau, ou mieux encore avec un morceau de charpie qui en est imbibé et qu'on peut laisser plusieurs heures en contact avec lui. Ce traitement est pour ainsi dire une variété de la médication caustique substitutive. Il peut réussir lorsqu'on y insiste très longtemps, mais il est en général insuffisant; de plus, il a les mêmes inconvénients que la cautérisation, sans en avoir les avantages. Il exige un examen complet des femmes, et l'usage du spéculum qu'il faut renouveler tous les jours, circonstance qui ne se présente dans aucune médication caustique.

c. *Applications des astringents en nature sous forme de crayons.* — Ce mode d'application a été imaginé par M. Rodier et par moi et mis à exécution pendant que j'étais médecin à l'hôpital de Lourcine. C'est encore une méthode à l'état d'essai et sur laquelle le dernier mot n'est pas encore dit. Je donnerai simplement un résumé encore inédit de nos recherches.

Dans la méthode que nous proposons, nous faisons confectionner de petits cylindres arrondis, du diamètre d'un crayon de nitrate d'argent de 3 centimètres de long en moyenne. Ces cylindres sont constitués par une poudre astringente agglutinée, agglomérée au moyen de gomme adragante additionnée d'une très petite quantité d'huile, pour donner un peu de souplesse à la pâte. Le mélange est composé de la plus petite quantité possible de gomme adragante et de la plus grande quantité possible de poudre astringente. Nous avons essayé successivement l'alun, le sulfate de cuivre, le sulfate de fer et le tannin pur, réduits tous en poudre très fine. Les crayons constitués avec ces poudres fines et la gomme adragante sont dénommés *crayons* de sulfate de cuivre, d'alumine, de fer, de tannin.

Voici quelle est la manière de les employer : on applique le spéculum, on enlève le mieux possible les liquides pathologiques qui remplissent la cavité cervicale et couvrent la surface du col utérin. On introduit ensuite complètement dans cette cavité, et à l'aide d'une pince métallique, un de ces crayons, et on le fait pénétrer jusqu'à ce qu'il y disparaisse complètement. On place alors un tampon de ouate muni d'un fil, que l'on arc-boute contre l'orifice utérin afin d'empêcher le crayon de quitter cet orifice. Ce tampon de ouate est muni d'un fil que l'on coupe à peu de distance de la vulve, ce qui permet de l'extraire à volonté.

Voici alors ce qui se passe : ce crayon astringent introduit dans la cavité est imbibé et pénétré par les liquides sécrétés par la partie malade. Ces liquides dissolvent la gomme adragante, et la poudre astringente peut alors agir sur la membrane muqueuse de la cavité du col et consécutivement sur le tissu même du col. Cette fusion met trois ou quatre heures à s'effectuer complétement, mais l'action astringente continue pendant douze à quinze.

Voici les effets que nous avons obtenus avec ces différentes espèces de crayons.

Crayons de sulfate de cuivre. — Nous avons essayé chez quatre malades les crayons de sulfate de cuivre et nous avons dû bientôt y renoncer. Voici pour quelle raison : d'abord, pendant la durée de l'application des crayons de sulfate de cuivre dans la cavité du col, les douleurs sont en général très vives et la malade est très fatiguée. Vingt-quatre heures après, si on examine au spéculum le col dans lequel on a introduit les crayons de sulfate de cuivre, on trouve l'orifice largement entr'ouvert, le col utérin tuméfié, gonflé, rouge ; l'orifice utérin laisse suinter un liquide d'abord blanc, filant, visqueux, très abondant ; ce liquide ne tarde pas à devenir jaunâtre. Bref, dans ces quatre cas, le résultat a été une inflammation aiguë du col utérin, qu'il a été parfois assez difficile de combattre, et qui a mis la partie malade dans un état beaucoup plus fâcheux que celui qu'elle présentait avant.

Nous n'avons donc pu songer à faire de nouvelles tentatives avec ce moyen.

Crayons de sulfate de zinc. — Les crayons de sulfate de zinc, constitués et employés comme les crayons de sulfate de cuivre, ont donné des résultats analogues, quoique moins énergiques. Le col de l'utérus a subi une augmentation sensible sous l'influence de leur application. Cinq fois seulement nous avons eu recours à leur application, et nous avons été obligés de passer à une autre médication, après avoir soumis quelques jours les femmes à une médication émolliente.

Crayons d'alun. — Les crayons d'alun n'augmentent pas très notablement l'inflammation chronique du col, mais ils la modifient d'une manière qui ne semble pas avantageuse. En effet, on trouve, le lendemain d'une application de crayons d'alun, une fausse membrane blanchâtre, épaisse, qui tombe au bout de vingt-quatre heures, se reproduit moins énergique, et ne cesse complétement de se former qu'au bout de trois à quatre jours. Lorsque ces fausses membranes cessent de se former, le col utérin se trouve en général ramené à ce qu'il était avant et quelquefois même il est un peu plus malade. Les crayons d'alun sont donc encore un moyen auquel on ne doit pas avoir recours.

Crayons de tannin. — Les résultats que nous avons obtenus avec les crayons de tannin ont été tout autres que ceux que nous avons eus avec les précédents. Voici ce que nous avons observé : vingt-quatre heures après l'application des crayons de tannin, l'orifice était entr'ouvert, le col un peu plus tuméfié et plus rouge, la sécrétion morbide un peu plus abondante ; les douleurs, la première journée, ne subissaient aucune augmentation, et les malades avaient à peine la conscience que leur col utérin fut soumis à une influence aussi vive que celle du tannin. A la suite de cette augmentation momentanée, la décroissance de l'excitation passagère commence à se faire, et elle met cinq à six jours à s'effectuer complétement. Au bout de cet espace de temps (le cinquième jour en général), on replace un deuxième crayon, le même travail s'effectue, et on recommence ainsi un certain nombre de fois, jusqu'à ce que la guérison définitive ait eu lieu. C'est ce que nous avons vu dans un assez grand nombre de cas dont voici le résultat statistique :

A l'hôpital de Lourcine et ensuite à l'hôpital Lariboisière, 54 femmes, atteintes d'inflammation chronique du col de l'utérus, ont été traitées par les crayons de tannin. Sur ces

54 femmes, 11 ont quitté l'hôpital sans que le traitement fût achevé ; il était plus ou moins avancé et elles étaient déjà notablement améliorées. Nous ne ferons cependant pas entrer ces 11 cas dans notre statistique.

Sur les 43 autres cas, 5 ne guérirent pas, malgré des applications qui allèrent de 8 à 11 fois, et la cautérisation au fer rouge, qui fut employée ensuite, amena chez ces 5 femmes la guérison.

Sur les 38 femmes restantes, toutes guérirent. Il leur fut fait de 5 à 15 cautérisations, c'est-à-dire que le traitement dura de trente à soixante-dix-huit jours. Il ne restait aucune trace de la maladie à leur sortie de l'hôpital. Sauf les vingt-quatre heures pendant lesquelles le crayon restait appliqué, les malades furent toujours, dans les jours intermédiaires, soumis à l'administration des douches utérines froides administrées matin et soir.

Les malades qui ne guérirent pas, celles qui eurent à subir les applications les plus répétées, furent les femmes atteintes d'inflammation chronique du col avec ramollissement (état fongueux). Celles, au contraire, qui guérirent le mieux, furent les femmes atteintes simplement d'une phlegmasie de la membrane muqueuse. Entre les deux cas se placent les inflammations chroniques avec induration.

Le résumé précédent est extrait d'un travail qui m'est commun avec le docteur Rodier. Voici l'impression que nous a laissée l'emploi des crayons au tannin. C'est une méthode excellente pour beaucoup de cas ; elle est facile à appliquer, ne cause aux femmes aucune douleur, en guérit un grand nombre, et n'a pas besoin d'être répétée plus souvent que les autres caustiques, si on en excepte le fer rouge.

Elle réussit très bien, dans toutes les inflammations chroniques de la membrane muqueuse interne et externe du col, un peu moins, dans le cas où existe l'inflammation chronique du tissu utérin avec induration, avec ou sans lésion de la membrane muqueuse. Enfin il y a très peu de chances de succès quand on l'emploie dans les cas d'inflammation chronique avec ramollissement (état fongueux); s'il réussit dans quelques cas rares, il faut un très grand nombre d'applications, mais la plupart du temps il échoue.

Pour résumer notre opinion sur la médication astringente, je dirai : on peut faire usage d'injections astringentes modérées après les cautérisations et pour terminer le traitement.

Quant aux crayons de tannin, ils constituent un excellent mode de traitement, peu douloureux, peu gênant, simple, rapide et sans inconvénients. Je désire vivement que, marchant sur mes errements, des praticiens veuillent bien essayer avec quelque suite cette médication qui convient spécialement aux inflammations chroniques peu anciennes et accompagnées de peu d'hypertrophie.

IV. *Médication hydrothérapique.* — On s'est encore peu occupé des applications de l'hydrothérapie aux maladies de l'utérus, et les premiers promoteurs de cette médication n'en ont guère fait mention dans l'annonce des maladies qu'ils guérissaient par ce moyen. C'est à M. Fleury, auquel l'hydrothérapie doit tant, et c'est dans son *Traité d'hydrothérapie* que l'on trouve les seuls documents positifs et sérieux sur le traitement d'un certain nombre d'affections de matrice par l'eau froide.

Avant de rapporter les résultats auxquels est arrivé ce médecin, un mot d'explication est nécessaire ici pour bien s'entendre sur la dénomination des maladies qui ont été traitées par ce moyen, et pour qu'il n'y ait pas confusion de langage à cet égard; je ne fais que rappeler du reste ce que j'ai déjà dit à propos des congestions sanguines.

M. Fleury range parmi les congestions chroniques de l'utérus la plupart des affections que nous considérons comme le résultat de l'inflammation chronique du col. Pour lui, ces congestions chroniques amènent, mais consécutivement, l'engorgement, l'hyperthrophie, l'abaissement, les déviations, les granulations et les ulcérations du col de l'utérus. Le traitement qu'il applique à ces congestions chroniques de l'utérus est donc absolument identique avec celui des inflammations chroniques du col, et il produirait les mêmes effets.

Ce qui ressort évidemment des observations de M. Fleury, c'est la possibilité de guérir par l'hydrothérapie ce qui pour lui est le résultat d'une congestion chronique de l'utérus, et pour nous le résultat d'une inflammation chronique du col; mais ce qui en ressort également et ce qui, en définitive, n'a que de légers inconvenients, c'est une assez grande longueur de traitement et l'assujettissement qu'il impose, toutes conditions qui pourraient arrêter peut-être beaucoup de femmes et les obliger de renoncer à s'y soumettre.

Voici, du reste, les conclusions de M. Fleury (1) :

« 1° L'hydrothérapie, les douches froides, locales ou générales, ne guérissent point *directement* les ulcérations du col utérin.

» 2° Les douches froides permettent d'obtenir la résolution complète d'engorgements soit hypertrophiques, soit indurés, de l'utérus, alors même que ces engorgements sont anciens, considérables, et qu'ils ont résisté aux différentes médications usuelles, et notamment à l'application du fer rouge.

» 3° En résolvant l'engorgement de l'utérus, les douches froides rendent facile la cicatrisation d'ulcérations qui, liées à cet engorgement et entretenues par lui, ont résisté à des applications réitérées de divers caustiques et même au cautère actuel; elles permettent également d'obtenir le redressement complet et définitif de la matrice, lorsque le déplacement est causé ou maintenu par l'augmentation de volume et de poids subie par la matrice.

» 4° L'action exercée par les douches froides est double; elle s'adresse simultanément aux accidents locaux et mécaniques, et aux symptômes généraux et sympathiques; elle combat directement et l'un par l'autre ces deux ordres de phénomènes, et arrive ainsi à une guérison solide.

(1) *Loco citato*, p. 498.

» 5° En faisant disparaître l'engorgement, en ramenant l'utérus à sa direction normale, les douches froides font disparaître une cause fréquente de stérilité.

» 6° Par l'action qu'elles exercent, d'une part, sur l'organe gestateur, et, d'autre part, sur l'organisme tout entier, les douches froides éloignent plusieurs causes fréquentes d'avortement.

» 7° Les douches froides, convenablement administrées, sont la meilleure modification que l'on puisse opposer à l'hyperesthésie utéro-vulvaire ;

» 8° Les douches froides générales peuvent être administrées pendant l'époque menstruelle non-seulement sans danger, mais encore avec avantage; elles exercent sur la circulation utérine et générale une action régulatrice qui a pour effet de ramener le flux cataménial à ses conditions physiologiques, toutes les fois qu'il s'en est écarté.

» 9° Les douches froides sont la médication la plus efficace que l'on puisse employer pour prévenir ou combattre la congestion utérine, cause si puissante et si commune des engorgements, des déplacements et des ulcérations de la matrice. »

Je m'associe complétement à tout ce que M. Fleury a résumé dans ses conclusions, je n'ai pas toutefois osé encore administrer l'eau froide pendant la période de l'écoulement menstruel, de sorte que je n'ai pu encore me faire une opinion à cet égard.

Ainsi que je l'ai dit tout à l'heure, le plus grand ou plutôt le seul inconvénient de ce traitement est sa longue durée, qui est quelquefois de plusieurs mois. Si tous les autres moyens avaient échoué, je conseillerai certainement d'y avoir recours, mais avant qu'il en soit ainsi, je pense qu'il faut en essayer d'autres. J'ai pris l'habitude de toujours combiner l'eau froide avec les cautérisations. Voici la méthode que j'emploie d'ordinaire :

Dans toutes les variétés d'inflammation chronique du col de

l'utérus, que cette inflammation se révèle par un simple engorgement du tissu, des granulations ou des ulcérations, quand il n'y a qu'un léger abaissement ou qu'une légère déviation du col de l'utérus, je conseille toujours les injections d'eau froide matin et soir au moins, et souvent trois fois le jour. Ces injections se font avec un instrument d'une certaine force, un irrigateur Éguisier, de la contenance d'un litre. A chaque injection, deux à trois litres d'eau sont introduits dans le vagin au moyen d'une sonde en caoutchouc terminée en olive et en arrosoir dans le commencement du traitement, et en jet dans la deuxième moitié.

Ces injections froides marchent en même temps et parallèlement aux cautérisations ; elles les précèdent, les suivent et les accompagnent. De telles injections présentent plusieurs avantages qui sont les suivants : d'abord elles enlèvent les sécrétions morbides qui sont fournies par les surfaces malades ; ensuite elles agissent comme un stimulant excellent, en raison de l'action du froid et de la réaction qui en est la conséquence ; enfin en raison de l'action astringente du froid et de l'impulsion que peut exercer sur le col le jet d'eau froide. On favorise ainsi l'élévation du col, le rétablissement de la position normale, enfin le redressement des légères déviations de l'utérus et de son col. Pour moi, l'emploi de ces injections d'eau froide abrége singulièrement la durée du traitement par les cautérisations ; elles diminuent le nombre de ces dernières, favorisent la disparition de l'engorgement chronique du tissu du col, enfin hâtent certainement la cicatrisation des petites plaies qui résultent de la chute des eschares produites par les applications des divers caustiques.

En même temps que les injections froides, lorsque les douleurs utérines directes et d'irradiation sont un peu vives et fatigantes pour les malades, je conseille toujours l'usage des bains de siége d'immersion. Le matin et le soir les femmes doivent se plonger dans un bain de siége froid dans lequel elles séjournent en moyenne une minute, quelquefois une minute et demie et rarement deux, à moins que ce ne soit en été. Ces bains de siége d'immersion sont suivis d'une réaction rapide et énergique, et sous cette influence les douleurs produites par l'inflammation chronique du corps perdent rapidement de leur intensité et quelquefois même disparaissent complétement.

Souvent je fais prendre, en même temps que les injections froides et les bains d'immersion, des lavements frais qui agissent médiatement sur l'utérus et son col, et ont l'avantage de contribuer à faire disparaître la constipation si constante chez les femmes atteintes de ces inflammations du col utérin.

Dans l'inflammation chronique ancienne et surtout lorsqu'elle est intense, dans les cas spéciaux et bien nombreux où elle est accompagnée de ramollissement (état fongueux), où l'abaissement du col de l'utérus est considérable, la déviation (antéversion ou rétroversion) un peu notable, dans les cas encore où l'inflammation chronique est à son maximum avec toutes ses conséquences, et le col notablement hypertrophié avec induration ou avec ramollissement, je conseille fortement de remplacer les simples injections d'eau froide par des douches modérées du même liquide.

Ces douches peuvent s'administrer avec trois appareils : le premier est l'irrigateur Éguisier, grand modèle, de la contenance de 5 à 6 litres d'eau ; le deuxième, l'appareil à douches portatif de M. Charrière, du prix de 95 francs ; le troisième, le petit appareil à douches du même fabricant et du prix de 35 francs. Ces appareils sont aussi bons et rendent le même service. Le premier et le troisième sont plus simples et la femme peut se donner la douche seule et sans aucun aide. Le premier a le seul inconvénient d'être d'un prix élevé et de se déranger un peu plus facilement. Le deuxième, l'appareil de M. Charrière, est assez simple, d'un prix moins élevé ; il n'est pas sujet à se déranger, mais il faut une main étrangère pour le manœuvrer quand la femme en fait usage. Quant au troisième (fig. 5), c'est celui que je conseille maintenant généralement. Je le répéte, du reste, on peut indifféremment faire usage de l'un ou de l'autre.

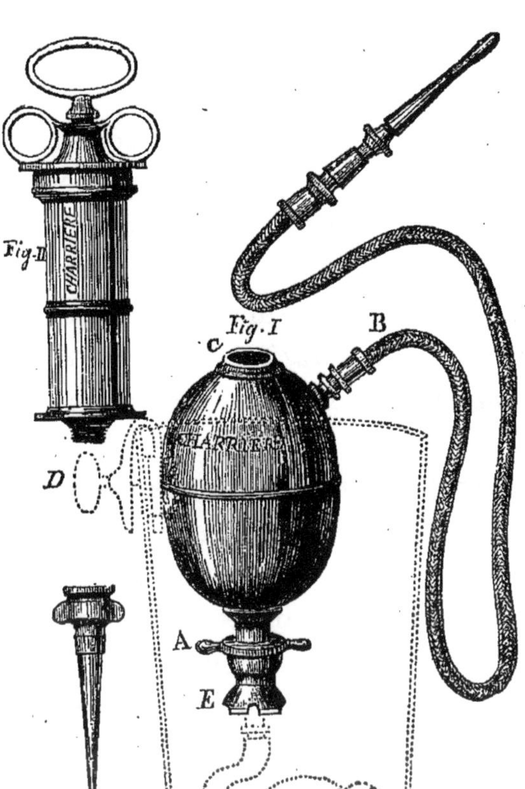

Fig. 5.

Les douches doivent être en moyenne de 10 litres d'eau. On les administre matin et soir.

Ces douches sont d'un puissant secours dans le traitement des inflammations chroniques du col utérin par les caustiques. Elles présentent les mêmes avantages que les injections froides, et, de plus, en raison de leur force d'impulsion, elles produisent une réaction plus énergique et favorisent le rétablissement de l'utérus dans sa position normale.

Dans un certain nombre de cas, il faut joindre le traitement hydrothérapique général aux douches froides utérines. Ces cas seront discutés plus loin.

J'ai été heureux de voir M. Fleury, dans un travail récent et très intéressant qu'il a publié dans son journal *le Progrès* sur le traitement des congestions chroniques de l'utérus, conseiller une médication qui a de l'analogie. Son traitement n'est plus borné à l'hydrothérapie; il y joint, quand cela est nécessaire, des cautérisations au fer rouge.

V. *Médication caustique ou substitutive.* — La qualification que j'ajoute à cette médication peut déjà montrer les propriétés qu'on est en droit de lui assigner et permet de rendre compte, d'une manière générale du moins, de l'action des caustiques.

Les caustiques qu'on peut employer pour combattre l'inflammation chronique du col de l'utérus sont nombreux. Les uns sont tombés dans un juste oubli, les autres sont actuellement les seuls employés.

Parmi les premiers, on trouve l'acide sulfurique, l'acide azotique, la potasse caustique, le chlorure d'antimoine, le chlorure de zinc, la dissolution de chlorure d'or dans l'acide nitro-chlorhydrique.

Les seuls caustiques employés sont les suivants : la *teinture d'iode*, le *nitrate d'argent solide*, la *solution de nitrate d'argent*, le *nitrate acide de mercure*, le *caustique de Vienne*, le *fer rouge*.

Le mode d'action de ces agents, sauf l'énergie, est le même pour tous. C'est ce qu'il s'agit d'abord de démontrer.

Un caustique quelconque, appliqué sur le col de l'utérus, agit toujours de même et ne peut agir autrement ; il produit une eschare plus ou moins profonde, à la suite de laquelle une inflammation éliminatrice s'établit autour et au-dessous d'elle ; ce travail d'élimination, se propageant au reste du tissu du col enflammé, y imprime une marche un peu plus aiguë, y rend la circulation plus active, favorise l'absorption des produits morbides déposés dans les mailles du tissu malade, et enfin prévient le dépôt ultérieur de molécules morbides nouvelles. Cette action est analogue à celle que nous avons vue se produire avec les astringents ; elle substitue une inflammation de cause externe à une inflammation de cause interne, et la première ayant une fois remplacé l'autre, disparaît lorsque la cause qui l'a produite (l'eschare) a disparu. C'est seulement de cette manière qu'on peut expliquer l'influence heureuse des cautérisations sur l'inflammation chronique du col de l'utérus, que cette inflammation soit caractérisée par une induration ou par un ramollissement.

L'action des caustiques ne consiste pas seulement dans la substitution d'une inflammation à une autre ; elle peut aussi détruire; lorsqu'on fait agir un caustique énergique sur une surface granulée ou ulcérée, la partie malade disparaît, et à la chute de l'eschare on trouve une surface de bonne nature, une plaie ordinaire qui guérit en général très bien.

Les choses ne se passent pas toujours ainsi; les granulations ou les ulcérations peuvent ne pas être comprises dans l'eschare ni détruites complétement, c'est ce qui arrive, par exemple, avec le nitrate d'argent, qui ne produit que des eschares superficielles; en pareille circonstance, la cicatrisation s'opère d'une autre manière. Une cautérisation superficielle étant faite, il en résulte une légère eschare qui, à sa chute, n'a pas détruit, il est vrai, l'ulcération tout entière, mais qui laisse du moins la surface dans la condition d'une plaie rouge, bourgeonnée, de bonne nature et tendant à se cicatriser, condition favorable qu'elle ne présentait pas avant.

Avant d'exposer l'histoire des caustiques, nous établirons quelques règles dont l'observation est utile dans l'application de ces agents.

1° *Ordre d'application des caustiques sur les membranes muqueuses du col.* — Quels que soient les caustiques employés, il faut toujours agir simultanément sur la membrane muqueuse de la cavité et sur celle de la surface du col. J'ai l'habitude de cautériser dans la même séance, d'abord la cavité du col, ensuite le pourtour de l'orifice, enfin la surface extérieure de cet organe; agir autrement serait rendre la cautérisation en partie inutile. M. Bennet a cherché à établir un fait qui ne s'accorde pas tout à fait avec la proposition que je viens d'émettre. Pour le médecin anglais, le travail de cicatrisation marche de l'extérieur à l'intérieur du col utérin; il commence par la membrane muqueuse de la surface, gagne le pourtour de l'orifice, et de là se continue et se termine sur la muqueuse de la cavité. Les observations nombreuses que j'ai pu faire ne me permettent pas de partager cette opinion, et je pense que les modes de cicatrisation suivants peuvent indifféremment se produire : 1° la cicatrisation commence partout simultanément à la fois; 2° la cicatrisation marche de l'intérieur de la cavité du col à l'extérieur; 3° la cicatrisation marche de l'extérieur du col utérin au pourtour et à la muqueuse de la surface.

2° *Espace de temps qui doit séparer chaque cautérisation.* — Deux opinions sont ici en présence. Pour les uns, on doit cautériser immédiatement après la chute de l'eschare et avant que la plaie qui en est le résultat soit guérie; pour les autres, il faut attendre que cette cautérisation soit complète ou à peu près achevée; je crois ce dernier mode préférable. On peut cependant, dans quelques circonstances, ne pas attendre tout à fait que cette cicatrisation soit complète, et avant cette époque renouveler la cautérisation; c'est ce que l'on peut faire lorsque la maladie est ancienne, intense, et qu'il existe, par exemple, une inflammation chronique avec ramollissement sous l'influence de laquelle se produit un flux sanguin continuel. Le temps qui doit séparer chaque cautérisation doit être du reste très variable; il dépend de l'énergie de la cautérisation, de la profondeur de l'eschare, de la nature du caustique employé.

3° *Nombre des applications caustiques.* — Le nombre des applications caustiques qu'il est nécessaire de faire dépend de beaucoup de causes, qui sont en particulier les suivantes : *a.* l'ancienneté de la maladie : plus elle est ancienne, plus il faudra de cautérisations; *b.* le degré auquel la maladie est parvenue et par conséquent son intensité; *c.* la profondeur de la lésion; *d.* la complication ou l'absence de l'inflammation chronique du tissu même du col; *e.* le degré auquel cette inflammation est parvenue.

4° *Durée totale du traitement.* — La durée totale du traitement est on ne peut plus variable. Cette durée dépend des circonstances suivantes : *a.* le degré et l'ancienneté de la maladie; *b.* l'état général de la santé des femmes qui en sont atteintes; *c.* l'observation rigoureuse de toutes les conditions réclamées par un traitement actif.

5° *Emploi simultané des douches froides.* — En même temps que la médication caustique, et quel que soit l'agent auquel on donne la préférence, il est indispensable, à mon avis du moins, de faire administrer des douches froides utérines ; elles favorisent la cicatrisation, combattent la congestion chronique, et abrégent notablement la durée de la maladie.

Divers caustiques. — 1° *Teinture d'iode*. — Cette solution n'est pas tout à fait un caustique. On peut la considérer comme un intermédiaire entre les astringents et les caustiques proprement dits. Elle s'applique avec un pinceau sur la surface du col et à l'intérieur de sa cavité. Cette application doit se faire tous les trois jours au moins, et se continuer longtemps. Voici le résultat des expériences que j'ai faites à l'hôpital de Lourcine avec cet agent :

Appliquée sur des ulcérations, la teinture d'iode imprime à ces dernières une marche plus aiguë, elle les avive et rend leur fond d'un rouge plus vif et bourgeonné ; enfin elle hâte leur cicatrisation ; sur les granulations, elle finit par les détruire, mais ce travail de destruction est assez long, et il faut continuer longtemps l'application du médicament ; sur un col dont le tissu est enflammé et a subi en même temps qu'une augmentation de volume une induration ou un ramollissement, elle m'a toujours semblé agir avec une lenteur désespérante. Elle a diminué quelquefois le volume du col simplement tuméfié, mais elle a été à peu près sans influence sur les indurations et les ramollissements phlegmasiques (état fongueux).

Pour résumer l'action de ce caustique, on peut dire que la teinture d'iode ne semble exercer une action que sur les altérations de la membrane muqueuse, non accompagnées de l'engorgement du tissu du col. Si cette influence a été favorable, elle m'a paru très longue à se produire et son action moins prompte et moins positive que celle des caustiques ordinairement employés en pareille circonstance. Malgré quelques résultats avantageux et pour les raisons que je viens d'exposer, je ne conseillerai pas d'avoir recours aux applications de teinture d'iode, son action étant trop superficielle et la nécessité d'en répéter les applications trop fréquente.

2° *Nitrate d'argent.* — Il peut être employé de deux manières différentes : ou bien à l'état solide (crayons de nitrate d'argent), ou bien à l'état de solution concentrée, 10 grammes de nitrate d'argent pour 20 grammes d'eau, et quelquefois parties égales de l'un et de l'autre. Je préfère beaucoup le nitrate d'argent solide à toute solution qu'on peut préparer avec cet agent ; on est beaucoup mieux maître de son action qu'on limite bien plus facilement, et la cautérisation peut être aussi nettement circonscrite qu'on le désire.

Le nitrate d'argent, solide ou liquide, doit être appliqué simultanément sur la membrane muqueuse de la cavité du col, au pourtour de l'orifice et à la face externe de cet organe. La cautérisation de la surface du col est en général indolente, celle de la cavité ne l'est pas toujours. Beaucoup de malades n'accusent aucune douleur pendant cette dernière cautérisation ; il est, au contraire, d'autres femmes qui se plaignent plus ou moins vivement ; il est rare, du reste, que ces douleurs soient très intenses. Chez un certain nombre de femmes, la douleur éclate quelque temps après la cautérisation, et alors elle peut durer plusieurs heures, un jour entier même.

Le crayon solide se casse quelquefois dans l'intérieur de la cavité du col ; on peut, sans trop d'inconvénients, l'y laisser, et cela m'est arrivé plus d'une fois sans que j'aie observé aucune conséquence fâcheuse ; il est cependant préférable d'enlever immédiatement le morceau de crayon fracturé ; cette opération est très facile à exécuter. Si on tient à la faire, on l'effectuera de suite, car en une ou deux minutes le crayon serait fondu complétement.

Les cautérisations au nitrate d'argent sont parfois suivies d'un écoulement de sang qui peut durer un jour ou deux et qui n'est jamais considérable. Quelquefois ces cautérisations, les premières surtout, hâtent le retour et la réapparition des règles. L'eschare résultant de l'application du nitrate d'argent tombe du deuxième au quatrième jour. Le cinquième ou sixième jour de la cautérisation, l'influence de cette dernière est à peu près disparue, et les ulcérations qui existaient et qui ont été cautérisées cessent de faire des progrès vers la cicatrisation, progrès que la cautérisation au nitrate d'argent avait déterminés. Il résulte de ces faits qu'on doit recommencer les cautérisations tous les cinq ou six jours. Je laisse, en général, cinq jours d'intervalle entre deux cautérisations.

Le nombre des cautérisations au nitrate d'argent est extrêmement variable ; il varie entre cinq et dix ; en moyenne, on est quelquefois obligé d'aller à quinze et vingt.

La cautérisation au nitrate d'argent constitue un excellent moyen pour combattre l'inflammation chronique du col utérin, mais elle convient plutôt à certaines formes qu'à d'autres. Ce traitement, du reste, est parfois assez long, et il n'est pas rare de le voir durer plusieurs mois. Parmi les reproches qu'on peut adresser à cet agent caustique, on doit signaler la production d'eschares trop superficielles.

D'après toutes ces données, il est assez facile d'énumérer les cas dans lesquels convient l'emploi du nitrate d'argent solide : c'est lorsque la membrane muqueuse est seule malade et qu'elle a subi une altération accompagnée de ramollissement, de granulations ou d'ulcérations, que le nitrate d'argent compte les plus beaux succès. Mais quand un engorgement un peu notable du tissu du col vient se joindre aux lésions de la membrane muqueuse, ce caustique est la plupart du temps insuffisant. Si l'on est obligé de s'en servir chez des femmes qui refusent des cautérisations plus énergiques, il faut alors l'employer pendant longtemps et avec une grande ténacité.

Lorsqu'il s'agit d'un engorgement chronique avec ramollissement du tissu du col (état fongueux), la cautérisation au nitrate d'argent, solide ou liquide, est à peu près constamment insuffisante, même lorsqu'elle est employée pendant un très long espace de temps.

3° *Nitrate acide de mercure.* — Les cautérisations avec le nitrate acide de mercure sont encore mises en usage par beaucoup de médecins.

Le nitrate acide de mercure s'applique à l'aide d'un pinceau que l'on fait pénétrer successivement dans la cavité du col et que l'on promène ensuite à sa surface externe. L'eschare que produit cette cautérisation est plus profonde que celle du nitrate d'argent; elle est blanche et tombe du sixième au septième jour. Il faut dix à quinze jours d'intervalle entre chaque cautérisation.

Les cautérisations avec le nitrate acide de mercure doivent être faites avec les plus grandes précautions. Il faut l'appliquer seulement sur la partie que l'on veut modifier et pas au delà. Une fois que la partie a été mise en contact avec le caustique, il est nécessaire, avant d'enlever le spéculum, d'absterger avec une boulette de charpie ce qui pourrait rester sur la partie malade de nitrate acide, car après l'ablation de l'instrument, il pourrait se répandre sur les parties voisines, les cautériser à leur tour, ou bien agir avec une trop grande énergie sur les parties malades sur lesquelles il a été appliqué.

Les cautérisations avec le nitrate acide de mercure sont en général suivies de coliques intenses, de douleurs vives qui se prolongent quelquefois plus de vingt-quatre heures après l'opération; elles sont presque toujours suivies d'un écoulement muco-purulent mêlé de sang. Elles ont quelquefois l'inconvénient de donner aux malades une sensation métallique dans la bouche et souvent même de produire une véritable salivation.

Le nitrate acide de mercure constitue un caustique manifestement plus énergique que le nitrate d'argent solide ou liquide. Il modifie plus profondément les tissus, détruit mieux les chairs fongueuses, et peut être considéré comme occupant un rang intermédiaire entre ce dernier caustique et le fer rouge.

Si on voulait en faire usage, il faudrait surtout le réserver pour les cas où existent des granulations et des ulcérations accompagnées d'un certain degré d'engorgement avec augmentation de volume du tissu du col; mais, à mon avis du moins, on peut s'en passer.

La plupart des médecins conseillent généralement l'emploi de ce caustique dans les ulcérations de mauvais aspect développées sur un tissu enflammé et ramolli. En pareil cas, on intercale quelquefois une cautérisation au nitrate acide de mercure qu'on place ainsi entre deux applications de nitrate d'argent : ce caustique modifie en général assez vite de tels ulcères; mais on peut s'en passer, car le nitrate d'argent suffit parfaitement toutes les fois que l'inflammation chronique est bornée à la membrane muqueuse, et le fer rouge est bien mieux applicable aux cas dans lesquels il y a une inflammation chronique du col avec induration ou avec ramollissement. Le nitrate acide est plus actif, plus douloureux que le nitrate d'argent, on ne maîtrise pas assez son action, il peut causer des accidents que ne produit pas la pierre infernale. D'un autre côté, l'emploi du fer rouge a de très grands avantages dans les inflammations du col avec ramollissement; il faut beaucoup moins de cautérisations; elles sont tout à fait indolentes et le traitement est infiniment moins long.

4° *Caustique de Vienne.*—Le caustique de Vienne en pâte, ou mieux encore en bâton solide, peut rendre quelques services dans les cas d'inflammation chronique du col; son application est toutefois assez difficile, et l'on peut redouter qu'en se liquéfiant il ne pénètre dans le vagin et n'agisse sur les parois de ce conduit.

Ce caustique a encore d'autres inconvénients, c'est qu'on ne peut toujours calculer son mode d'action; il agit quelquefois trop énergiquement, trop profondément, et produit des pertes de substance souvent irrémédiables.

La chute des eschares a lieu du cinquième au dixième jour, sans que cette époque soit bien constante ; cette chute est presque toujours accompagnée d'un peu d'hémorrhagie, qui toutefois n'est jamais bien considérable.

Il faut en général trente à quarante jours pour opérer tout l'effet d'une seule cautérisation.

D'après Rust, l'emploi de ce caustique affaiblit les forces vitales, en raison de son action trop énergique et de ses propriétés stupéfiantes ; c'est ce qui ne nous semble pas tout à fait démontré. Ce qu'il y a cependant de positif, c'est qu'à la suite de beaucoup de cautérisations faites avec cet agent, on observe un épuisement nerveux, un abattement moral, et les femmes sont obligées de garder le lit un ou plusieurs jours.

Il présente d'autres inconvénients plus positifs; ainsi, les eschares qu'il produit sont profondes; elles mettent un temps assez long à tomber; les plaies qui en résultent se cicatrisent, en général, avec beaucoup de lenteur. Quelquefois, au lieu de se cicatriser, elles prennent le caractère d'ulcérations de mauvaise nature, et il est alors très difficile de s'en rendre maître.

Quelques cautérisations que j'ai tentées avec le caustique de Vienne ne m'ont pas donné de résultats assez avantageux pour que j'aie cru devoir les continuer. J'y ai depuis longtemps tout à fait renoncé, convaincu du reste que dans les cas où ce caustique pourrait être mis en usage, on a dans le fer rouge un bien meilleur agent, et il me semble ne devoir être employé que dans les circonstances excessivement rares où les femmes opposeront une résistance invincible à l'application du cautère actuel.

5° *Potasse caustique.* — L'application de la potasse caustique constitue une médication qui a été beaucoup employée en France par M. Gendrin ; en Angleterre, M. J.-H. Bennet, son élève, en fait usage dans un grand nombre de cas. Il lui préfère cependant le caustique de Vienne, dont nous parlions il y a un instant, ou, mieux encore, le *caustique de Filhos*. Les effets que produit la potasse caustique sont, du reste, plus énergiques que ceux de ces derniers ; c'est surtout la difficulté de modérer, de modifier cette action si énergique de la potasse, qui a engagé ces médecins à la remplacer par le caustique de Vienne.

6° *Fer rouge.* — L'emploi du fer rouge dans les maladies de l'utérus n'est pas nouveau. Percy, Larrey, avaient déjà conseillé d'y avoir recours, mais sans ériger cette opération en traitement spécial. C'est bien à M. Jobert que l'on doit d'avoir introduit cet agent caustique dans le traitement des maladies de l'utérus, et spécialement dans les inflammations chroniques du col.

C'est à l'année 1830 que remontent les premières tentatives de M. Jobert ; et c'est en s'appuyant sur l'insensibilité du col, démontrée par lui d'une manière plus positive, qu'il a formulé sa méthode. Il a démontré, en effet, que l'application du fer rouge est tout à fait indolente ; qu'elle n'est, en général, accompagnée d'aucun accident, enfin qu'elle abrége singulièrement le traitement d'un certain nombre d'inflammations chroniques, soit de l'utérus, soit du col.

Cette pratique est tombée dans le domaine de la thérapeutique ordinaire. Beaucoup de médecins, quelques-uns même de ceux qui critiquent le plus cette opération, y ont souvent recours.

M. Bennet, dans son ouvrage, s'en montre fort partisan, bien qu'il lui adresse quelques critiques.

Nous allons exposer ici le résultat de notre pratique relativement à l'emploi de la cautérisation avec le fer rouge dans la maladie qui nous occupe.

Cautérisation profonde. — La cautérisation profonde est surtout celle mise en pratique par M. Jobert. Elle s'applique à l'aide d'un cautère aplati et arrondi, placé à l'extrémité d'une tige métallique. Ce cautère peut avoir des formes différentes ; sa largeur est à peu près celle d'une pièce de 1 franc. Les formes qu'il est préférable d'employer sont les suivantes (fig. 6) :

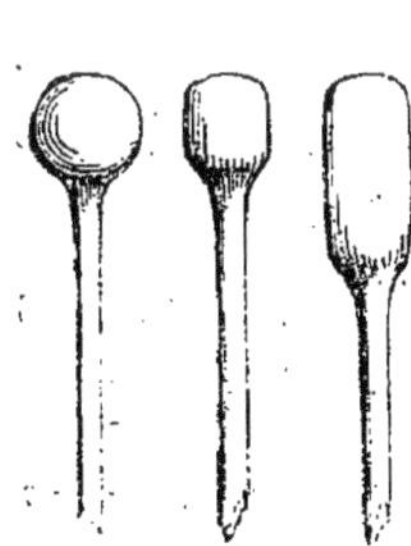
Fig. 6.

Pour cautériser, on conseille généralement d'employer un spéculum soit d'ivoire, soit de porcelaine, corps mauvais conducteurs du calorique et qui, en vertu de cette propriété, empêchent la chaleur de se propager aux parois du vagin. L'emploi de ces spéculums me paraît parfaitement inutile. Je me suis toujours servi des spéculums métalliques, et jamais je n'ai vu la cautérisation durer assez longtemps pour que les parois du vagin s'échauffent d'une manière notable, et par conséquent à un degré assez élevé pour que leur cautérisation puisse avoir lieu.

Le spéculum introduit, la surface est abstergée, essuyée, puis on applique le cautère avec énergie, en l'appuyant sur la partie que l'on veut cautériser et en la refoulant en haut en même temps qu'on appuie sur elle. C'est ce refoulement en haut et cet appui vigoureux du fer rouge qui sont quelquefois un peu douloureux. Le fer doit être rougi à blanc ; car s'il était alors d'une température moins élevée, les tissus qui ne seraient pas suffisamment calcinés à son contact lui adhéreraient, et il en résulterait des déchirements douloureux. On fait quelquefois une seule cautérisation ; quand le col est très volumineux et très hypertrophié, on peut en faire deux, trois au plus, dans la même séance.

On n'emploie jamais la cautérisation profonde et énergique pour la cavité du col de l'utérus ; on pourrait agir trop profondément et sur des parties qu'on ne voit pas.

La manière de pratiquer cette cautérisation a été exposée avec le plus grand soin par M. le docteur de Laurès, dans son excellente thèse inaugurale ; il en a fait une histoire complète à laquelle nous renverrons le lecteur qui voudra des détails plus circonstanciés.

Cautérisation superficielle. — C'est cette cautérisation que j'emploie de préférence et d'une manière à peu près exclusive. Je suis convaincu qu'elle suffit dans la grande majorité des cas, si ce n'est même dans tous ; de plus, elle n'a jamais été suivie d'accidents, de quelque genre que ce soit, dans les nombreuses guérisons que j'ai obtenues avec elle.

La cautérisation superficielle se fait : 1° au moyen de l'un des fers indiqués précédemment. On peut choisir indifféremment un des trois pour la cautérisation de la surface du col ; 2° au moyen d'un cautère destiné à être introduit dans la cavité du col de l'utérus et qui présente une des deux dispositions suivantes (fig. 7) :

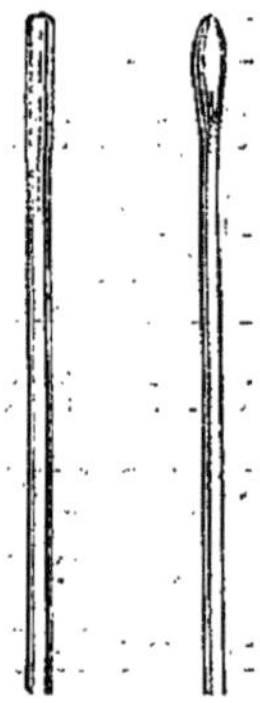

Fig. 7.

Pour appliquer la cautérisation superficielle, il faut, comme dans le cas précédent, faire chauffer les deux cautères qu'on a choisis au rouge blanc; l'un, le cautère aplati, l'autre, le cautère allongé.

On se sert, avec beaucoup plus de raison encore que dans l'autre cas, d'un spéculum métallique. Un spéculum de porcelaine ou d'ivoire serait parfaitement inutile ici, le cautère n'étant jamais laissé assez longtemps pour que le calorique se propage aux parties molles ambiantes.

La partie étant bien abstergée et bien essuyée, tant à la surface du col que dans sa cavité même, on commence par introduire avec rapidité dans la cavité du col le fer rouge allongé qu'on retire presque aussi rapidement. Il ne doit y avoir qu'un contact rapide et presque instantané, on peut dire, entre le fer rougi à blanc et la membrane muqueuse qui tapisse cette cavité.

Une fois cette première cautérisation effectuée, on cautérise, également superficiellement et en n'appuyant que très légèrement, toute la surface extérieure du col utérin. Avec deux ou trois de ces attouchements superficiels, on peut, en général, cautériser la surface du col.

Après l'opération, on fait en général une injection d'eau fraîche sur la partie que l'on vient de cautériser et l'on fait coucher la malade; elle doit rester au lit toute la journée de la cautérisation.

Effets du fer rouge. — Appliqué d'une manière énergique et profonde ou bien superficiellement, le fer rouge, sauf l'intensité de l'effet, produit le même résultat : c'est la formation d'une eschare plus ou moins profonde. Cette formation a lieu sans douleur, et aucune augmentation de sensibilité ne se manifeste immédiatement après ni les jours suivants. C'est, en un mot, une opération aussi insensible à l'instant où on la pratique que dans ses suites.

On observe seulement une augmentation notable de l'écoulement habituel. Quelquefois il est simplement plus abondant sans être changé de qualité; d'autres fois, en même temps que le liquide pathologique est augmenté de quantité, il devient plus verdâtre et est mélangé d'un peu de sang.

L'eschare produite est plus ou moins profonde ; quant à l'activité du travail inflammatoire qui se développe autour de la partie cautérisée, elle est subordonnée à l'étendue de la surface cautérisée, à la profondeur à laquelle elle a été portée, au temps qu'on a laissé le cautère actuel appliqué sur la partie malade. La chute de l'eschare commence le quatrième ou le cinquième jour ; elle est complète du septième au huitième. La plaie qui en résulte n'est en général cicatrisée qu'au quinzième ou vingtième jour ; quelquefois elle se fait attendre bien plus longtemps.

Si l'on fait une deuxième cautérisation, une troisième, il faut quinze jours d'intervalle entre chacune d'elles. J'ai rarement eu besoin, même avec des cautérisations superficielles, d'aller au delà de cinq ou six. Leur nombre variera suivant la nature et l'étendue du mal, l'altération de la santé générale, etc.

La cicatrisation de la plaie qui résulte de la chute de l'eschare commence en général à la circonférence, elle gagne peu à peu le centre et la cicatrice qui lui succède présente une forme étoilée ou rayonnée. Quelquefois, quand il a fallu plusieurs cautérisations et que le pourtour de l'orifice du col a été chaque fois compris dans la formation de l'eschare, cet orifice, après la cicatrisation, finit par présenter un infundibulum plus ou moins bien caractérisé, résultat de la perte de substance éprouvée.

Dans tous les cas où je crois devoir pratiquer la cautérisation au fer rouge, j'ai toujours employé simultanément les douches froides et les bains de siége d'immersion froide, tels que je les ai décrits plus haut. Je n'ai jamais eu qu'à m'en louer.

Cas dans lesquels on doit employer le fer rouge. — La cautérisation énergique et profonde, telle que la pratique M. Jobert, s'applique surtout dans les cas suivants, dont je donne l'énumération d'après M. de Laurès : 1° les ulcérations exubérantes fongueuses, compliquées d'hémorrhagies et d'hypertrophie soit simple, soit avec induration, soit avec ramollissement ; 2° l'hypertrophie considérable avec catarrhe utérin sans ulcération ; 3° les ulcérations autour de l'orifice du col, ayant détruit une partie de ce pourtour ; 4° les ulcérations à fond induré.

M. de Laurès établit que la présence des menstrues ne doit pas empêcher l'application du cautère actuel. Les règles continuent malgré l'application du fer rouge ; elles conservent les mêmes caractères, la même régularité ou la même irrégularité, mais je crois qu'il est toujours plus prudent d'attendre la cessation de l'écoulement menstruel ; il n'y a du reste aucun inconvénient à temporiser ainsi quelques jours, et pour ma part je m'abstiens toujours de faire cette opération pendant la durée des règles.

D'après ce médecin distingué, la cautérisation avec le fer rouge ne doit être appliquée en règle générale que lorsque différents autres caustiques ont échoué. C'est un moyen qui, suivant lui, doit réussir, et, par conséquent, doit être employé là où autrefois on pratiquait l'amputation du col de l'utérus.

M. Bennet, qui se montre assez partisan, quoique avec restriction, du cautère actuel, formule son opinion générale sur la cautérisation avec le fer rouge en disant qu'elle n'est pas toujours exempte de dangers, et qu'elle ne doit être employée que quand elle est instamment réclamée par l'état des malades. Je présume que M. Bennet entend par là, comme M. de Laurès, quand les autres caustiques ont complétement échoué, et que la maladie continue de présenter les mêmes caractères.

La cautérisation superficielle n'aurait probablement pas conduit M. de Laurès d'une part, M. Bennet de l'autre, à une conclusion analogue, c'est-à-dire à n'employer le fer rouge que quand les autres agents caustiques ont échoué. Je conseille d'employer le cautère actuel et les cautérisations superficielles d'emblée dans un certain nombre de cas, et sans chercher à avoir recours avant à d'autres caustiques. Ces cas sont les suivants :

1° Inflammation chronique du col de l'utérus avec hypertrophie notable et induration très caractérisée, qu'il y ait ou non catarrhe utérin, granulations et ulcérations.

2° Inflammation chronique du col de l'utérus avec hypertrophie notable, soit que cette inflammation existe seule, soit qu'elle soit accompagnée de ramollissement, de granulations ou d'ulcérations de la membrane muqueuse. Dans ce deuxième cas, il faudra nécessairement des cautérisations plus énergiques, plus profondes et plus répétées que dans le premier.

On peut établir en général que, dans les hypertrophies inflammatoires chroniques avec ramollissement, l'emploi du cautère actuel est beaucoup plus impérieusement exigé que dans les cas d'induration.

On peut guérir encore les indurations avec d'autres caustiques. Cela devient beaucoup plus difficile quand il y a ramollissement, c'est-à-dire état fongueux.

Dans ces deux grandes catégories de cas, j'ai très souvent pratiqué d'emblée les cautérisations superficielles; mais fréquemment aussi je n'en ai fait usage qu'après avoir épuisé les autres caustiques. Pour les hypertrophies inflammatoires chroniques avec ramollissement et état fongueux caractérisé, j'ai toujours employé d'emblée le cautère actuel. Pour les hypertrophies inflammatoires chroniques avec induration, au contraire, ce n'est souvent qu'après avoir essayé un certain nombre de fois l'application du nitrate d'argent et avoir complétement échoué que j'ai eu recours à l'emploi du feu.

Dans tous les cas, j'ai administré simultanément l'eau froide en douches ou en immersions (bains de siége).

Les cautérisations n'ont jamais dépassé le nombre de six, et encore n'a-t-il fallu en venir là qu'une seule fois.

3° La cautérisation au fer rouge est encore indiquée lorsque le nitrate d'argent est impuissant à guérir des granulations très développées ou des ulcérations profondes et rebelles.

Le nombre des cautérisations au nitrate d'argent qu'il faut employer en pareil cas avant d'employer le fer rouge varie nécessairement, et il est difficile d'établir quelque chose de positif à cet égard. Je crois cependant que quand on a pratiqué de huit à dix cautérisations au nitrate d'argent, et que les granulations ou les ulcérations ne sont pas déjà profondément modifiées, il faut cesser d'y insister et employer alors le cautère actuel.

La cautérisation au fer rouge exerce une action tout à fait semblable à celle des autres caustiques, action que nous avons étudiée plus haut avec soin. Elle remplit un des trois buts suivants : 1° le travail d'élimination de l'eschare imprime une certaine activité à l'inflammation chronique, active la circulation et favorise la résorption des produits pathologiques ; 2° elle détruit complétement les parties malades, et leur substitue une plaie simple résultant de la chute d'une eschare ; 3° elle change la nature de la surface des ulcérations, et, sans détruire complétement ces dernières, elle rapproche l'état de leur surface de celle d'une plaie simple de bonne nature.

Voilà le résumé statistique des cautérisations au fer que j'ai tentées pendant un espace de temps déterminé. Ces faits sont extraits d'une statistique que j'ai remise sur sa demande à M. Jobert, et que j'extrais d'un travail publié par un de mes externes les plus distingués, M. Chalvet (*Gaz. médicale*, année 1857, p. 453); depuis l'instant où s'arrête cette statistique (1er juillet 1857) il y a eu au moins quarante-cinq à cinquante nouvelles cautérisations, je n'ai pas encore soumis les résultats à une analyse raisonnée ; je dois cependant dire que dans l'un des cas de cette dernière série, il y eut une métro-péritonite aiguë à la suite d'une cautérisation au fer rouge, et que cette métro-péritonite fut assez grave pour me donner des inquiétudes qui bien heureusement ne se réalisèrent pas, car la malade guérit, et se porte maintenant parfaitement bien.

Voici, du reste, ce résumé statistique qui porte sur 88 cas répartis de la manière suivante :

Hôpital de Lourcine, du 1er avril 1853 au 1er mai 1854..	14 cautérisations.
Hôpital Lariboisière, du 1er mai 1854 au 15 octobre 1855..	21 cautérisations.
Hôpital de la Pitié, du 15 octobre 1855 au 1er juillet 1857.	53 cautérisations.
Total....	88 cautérisations.

Les 88 cas précités ont été guéris, il n'y a eu aucun insuccès.

De cette statistique sont éliminées sept à huit cautérisations faites pour des affections cancéreuses, et qui n'ont amené aucune amélioration, et dix ou douze malades qui sont parties sans avoir laissé achever leur traitement.

C'est ce résultat qui m'a engagé à persévérer dans cette voie, et à continuer sur une large échelle les cautérisations au fer rouge ; sans doute la généralisation de cette méthode est difficile, surtout en ville, elle effraye beaucoup les malades, et on a souvent beaucoup de peine à les décider. Ce dernier obstacle sera levé, je l'espère du moins, par l'emploi de la galvanocaustique.

Cautérisation avec l'électricité (*galvanocaustique*). — La première idée d'utiliser pour la thérapeutique la galvanocaustique appartient à Fabré-Palaprat, on a donc eu tort de l'attribuer à Heider, de Vienne (1844).

D'autres tentatives faites successivement par MM. G. Crussel, de Saint-Pétersbourg (1846), Sédillot (1849), John Marshall (1850), Thomas Harding (1851), ont suivi ces essais ; mais ce n'était encore que des tâtonnements.

En 1850, M. Nélaton fit d'assez nombreuses applications de galvanocaustique avec une pile de Bunsen, qui avait été montée par M. Regnault.

M. Amussat fils, à la même époque, fit connaître à l'Académie des sciences (1853) le résultat de recherches qu'il avait tentées dans ce sens.

Middeldorpf (de Breslau) publia enfin un traité spécial sur le cautère électrique (1854). Ce fut lui qui donna le nom de *galvanocaustique* à cette espèce de cautérisation. Il la porta au point de perfection où elle est maintenant.

L'appareil construit par M. Middeldorpf est fort ingénieux mais très compliqué, et surtout d'un prix très élevé. Il est composé de quatre couples ou éléments de Grove (zinc et platine), disposés dans une boîte à quatre compartiments. Entre chaque couple est placé un communicateur destiné à faire varier la tension et l'intensité de la pile, « modification très-importante, fait remarquer M. Broca dans son rapport à la Société de chirurgie sur les travaux de M. Middeldorpf, puisqu'elle permet de chauffer à blanc des conducteurs de volume très variable, sans avoir besoin de recourir à des piles de tension et d'intensité différentes. »

Les deux réophores, mis en communication avec les pôles correspondants de l'appareil, s'engagent dans un manche percé de deux trous séparés par un diaphragme isolant. A l'extrémité antérieure de ces conducteurs se trouve un fil de platine qui sert à fermer le courant. L'un des conducteurs est brisé dans le manche de telle façon qu'un mécanisme de pression ou de glissement permet d'interrompre ou de rétablir le courant à volonté.

En changeant la disposition de l'armature de platine, M. Middeldorpf a pu varier la forme de ses cautères. C'est ainsi qu'en remplaçant le fil de platine par une lamelle de même métal, recourbée en anse sur l'un de ses bords, il a obtenu le galvanocautère ordinaire, propre à remplir le rôle du cautère en pointe, du cautère plat et du cautère cultellaire.

Une lamelle un peu plus large, placée sur l'une de ses faces, représente un cautère en cupule, pour toucher des surfaces plus étendues.

Il y a également un cautère olivaire, consistant en un fil de platine enroulé en spirale autour d'une olive en porcelaine, que la chaleur du fil rend incandescente en quelques secondes.

Depuis cette époque, on s'est beaucoup occupé des cautérisations électriques en France. Ayant désiré les appliquer sur une grande échelle au traitement des inflammations chroniques du col de l'utérus, je m'adressai à M. Charrière en l'engageant à consulter mon frère M. Edm. Becquerel relativement à la construction de la pile.

Cette construction fut confiée à l'un des plus habiles fabricants français, M. Rhumkorff, qui nous donna un appareil offrant toutes les heureuses modifications de la pile allemande. Cet appareil est facilement transportable, et peut être donné à un prix très modéré, ce qui permettra sa généralisation.

Les cautères sont des variétés des cautères olivaires en porcelaine de Middeldorpf; il y en a deux : l'un (fig. 8) en cône, assez mince, destiné à former un cautère qu'on peut porter dans la cavité cervicale, et qui sert à cautériser la membrane muqueuse; l'autre (fig. 9) est un cautère aplati présentant la forme nummulaire, et destiné à notre second genre de cautérisation, la cautérisation ordinaire de la surface du col utérin.

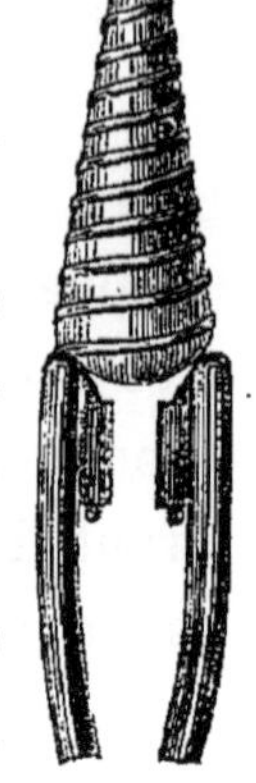
Fig. 8.

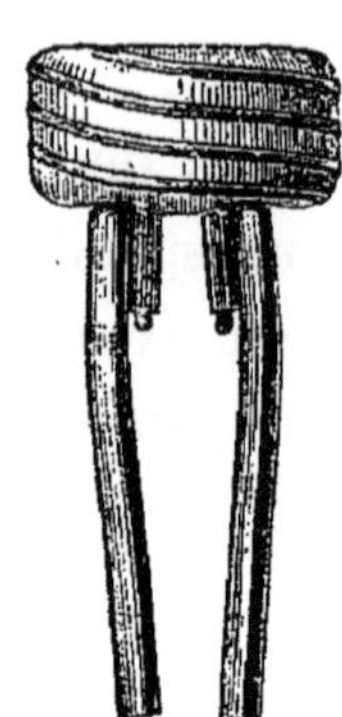
Fig. 9.

Ces cautères sont montés sur des appareils avec des isoloirs fort analogues à ceux de M. Middeldorpf.

La cautérisation électrique n'agit pas autrement que la cautérisation au fer rouge : comme cette dernière, elle produit des eschares qui ont une profondeur directement proportionnelle au temps de durée de l'application et qui tombent et se cicatrisent suivant les mêmes lois; cependant je suis profondément convaincu que l'avenir est réservé à la cautérisation électrique pour le traitement des inflammations chroniques du col, dans lesquelles ce traitement est applicab e.

Voici les raisons sur lesquelles je m'appuie:

1° La cautérisation électrique est plus facile à appliquer que la cautérisation au fer rouge. L'appareil, surtout le nouvel appareil construit par M. Charrière, est très simple, très commode et facile à charger; il se transporte avec une grande facilité et évite à l'opérateur de faire dans une maison particulière les préparatifs du chauffage des fers, souvent effrayants pour la malade ou ceux qui l'entourent.

2° On n'a pas besoin de l'effrayant appareil d'un fer rougi à blanc et souvent de plusieurs, qu'on apporte d'une chambre voisine ou d'un fourneau placé dans la chambre de la malade entre les mains de l'opérateur, qui est obligé de se dépêcher s'il ne veut pas voir la température du fer s'abaisser de manière à nuire à l'opération. Les choses se compliquent davantage quand il faut passer deux cautères au lieu d'un.

Avec le cautère électrique, on introduit l'appareil à froid sans aucune précaution, on pousse le bouton de communication, il rougit et donne une lumière si vive qu'elle éclaire parfaitement le col, qu'on peut ainsi examiner et scruter avec soin une dernière fois.

3° La cautérisation électrique peut se faire méthodiquement et avec lenteur. On a surtout l'avantage de pouvoir laisser le cautère appliqué aussi longtemps qu'on le juge convenable. La température ne s'abaisse pas, elle reste toujours la même et identique : le foyer, qui est la pile, étant toujours le même. Il arrive très souvent qu'avec le fer rouge, la fumée empêche l'opérateur, et cela dans le premier moment, de rien voir à ce qu'il fait. Il est obligé alors de cesser momentanément l'opération pour attendre que la fumée soit dissipée et pour recommencer. Pendant ce temps, le fer rougi au feu est refroidi et la température reste insuffisante pour continuer l'opération.

Avec le cautère électrique, il ne se passe rien de semblable. Si la fumée vient masquer les parties malades, on suspend la cautérisation ; le cautère garde absolument sa même température et l'on peut reprendre ensuite.

4° La cautérisation électrique, enfin, pourra être acceptée par toutes les femmes ; elle ne leur inspirera pas la même terreur que toute autre cautérisation, et spécialement celle au fer rouge. J'avoue que, pour ce dernier moyen, sur soixante et dix à quatre-vingts fois que je l'ai offert dans ma clientèle particulière, je n'ai pu le faire accepter que sept fois, et j'ai maintenant l'espérance de faire consentir bien plus souvent les femmes à la cautérisation électrique.

Il est une circonstance dont je dois dire ici un mot et qui a son importance. Voici ce dont il s'agit : les partisans des cautérisations électriques ont répété sur tous les tons qu'un des avantages de ces procédés consistait à mettre les cautères à froid en contact avec les parties que l'on voulait cautériser et de ne les échauffer qu'après le contact établi. Dans une des expériences publiques que j'ai faites à l'hôpital de la Pitié, je me suis laissé aller à écouter la demande d'un de mes auditeurs, j'ai introduit dans la cavité du col atteint d'inflammation chronique avec ramollissement un cautère conoïde froid, et je n'établis la communication que quand il fut placé. Or il faut un certain temps, 15 à 20 secondes, pour que le cautère devienne rouge; pendant cet espace de temps, les douleurs furent vives et telles que je fus obligé de retirer l'instrument; chez deux femmes, les choses se passèrent de la même manière : j'achevai, comme à l'ordinaire, la cautérisation de la surface du col. Ces deux femmes furent atteintes d'une métrite aiguë très intense et d'un début de péritonite. On fut obligé de les traiter par des sangsues, des bains, etc., et la guérison ne fut pas obtenue sans m'avoir laissé quelques craintes.

Comment ces accidents se sont-ils produits chez les deux seules femmes sur lesquelles j'ai essayé ce mode de chauffer les cautères sur place? Est-ce par l'application plus longue de la chaleur? Est-ce par la cautérisation avec des fers non encore arrivés au rouge? Est-ce alors une cautérisation d'une nature particulière qui est produite? C'est ce qu'il est difficile de dire.

Les conséquences à tirer des faits précédents sont que, si l'on applique les cautères à froid sur les parties malades afin de ne les faire rougir qu'au moment du contact, on peut voir survenir les accidents suivants : *a.* des douleurs très vives; *b.* une métrite aiguë, ou même une métro-péritonite.

Résumé du traitement. — Si maintenant nous cherchons à résumer le traitement de l'inflammation chronique du col utérin, voici de quelle manière nous pensons qu'on peut le formuler.

1° Inflammation chronique isolée de la membrane muqueuse, de la cavité et de la surface du col, se traduisant par les trois modes : ramollissement, granulations, ulcérations :

Cautérisations au nitrate d'argent, injections froides matin et soir, ou bien crayons de tannin, pour les cas plus légers, avec les mêmes injections froides.

2° Inflammation chronique de la même membrane, accompagnée d'un peu d'hypertrophie inflammatoire du tissu du col, qui cependant n'est encore qu'au premier degré :

Cautérisations au nitrate d'argent plus énergiques et plus profondes; injections froides, bains de siége d'immersion froids.

Si un abaissement ou une déviation la complique, substituer la douche froide aux simples injections froides.

3° Inflammation chronique avec hypertrophie un peu considérable et induration notable, accompagnée ou non d'altérations de la membrane muqueuse (ramollissement, granulations, ulcérations) :

Cautérisations superficielles au fer rouge; injections froides, bains de siége d'immersion froids.

S'il y a abaissement ou déviation, douches froides.

4° Inflammation chronique avec hypertrophie considérable et ramollissement du tissu du col (état fongueux), accompagnée ou non d'altérations de la membrane muqueuse (ramollissement, granulations, ulcérations) :

Cautérisations énergiques et profondes avec le fer rouge, injections froides, bains de siége d'immersion froids, et, en cas d'abaissement ou de déviation, douches froides.

5° Granulations ou ulcérations du col ayant résisté, sans être notablement modifiées, à huit ou dix cautérisations au nitrate d'argent, et de même toute affection du col de l'utérus rebelle aux cautérisations susdites :

Cautérisations superficielles au fer rouge; injections froides, et, en cas d'abaissement ou de déviation, douches froides.

Eaux minérales. — Les eaux minérales sont appelées à rendre de grands services, spécialement dans le traitement de l'inflammation du col de l'utérus.

Un certain nombre d'eaux minérales peuvent être très avantageuses dans ces maladies.

Parmi ces eaux, nous trouvons spécialement les suivantes : Néris, Saint-Sauveur, les Eaux-Chaudes, Cauterets, Ax, Bagnères-de-Luchon, Ussat, Bagnères-de-Bigorre, Sainte-Marie, Ems.

Les circonstances dans lesquelles doivent se placer les femmes qu'on y envoie sont les suivantes :

L'inflammation du col doit avoir perdu tout caractère aigu ; elle ne doit pas non plus être accompagnée de vives douleurs : une chronicité positive, voici une bonne condition.

Lorsque les autres moyens, et en particulier les caustiques et les astringents, ont échoué pendant longtemps et que la maladie est ancienne, il y a indication positive de conseiller les eaux minérales, surtout si l'on a échoué en employant en même temps un traitement hydrothérapique.

Chez les femmes qui sont guéries de la lésion matérielle, mais qui ont conservé, comme reliquat de l'inflammation du col, une leucorrhée rebelle, l'infécondité, un sentiment de faiblesse générale, une menstruation irrégulière, les eaux minérales conviennent parfaitement.

Lorsque les femmes sont dans une position sociale ou de fortune qui leur donne toute liberté, je regarde comme essentiellement utile, après un traitement d'inflammation du col utérin, de leur conseiller, quand même il ne leur reste rien, absolument rien, une des eaux minérales susdites. Elles ont pour avantage de consolider la guérison et de préserver des rechutes.

Voici de quelle manière il est utile, je crois, de faire le choix des eaux :

A Néris, on peut envoyer les inflammations chroniques peu intenses et n'ayant encore subi aucun traitement, celles qui présentent un léger signe d'acuité, ou qui sont accompagnées de douleurs assez vives.

D'après M. Fontan, en pareil cas, ce n'est pas Néris qui conviendrait seul; on aurait surtout beaucoup à se louer de Saint-Sauveur et des Eaux-Chaudes.

Saint-Sauveur convient surtout aux femmes atteintes d'inflammation chronique du col, dans laquelle le tissu et la membrane muqueuse sont simultanément atteints et accompagnés d'une sécrétion pathologique abondante. On les conseille encore dans les hypertrophies consécutives avec inflammation chronique. Les femmes qui présentent, en même temps que ces lésions, des déplacements utérins et une constitution lymphatique ou débilitée par la maladie antérieure, s'en trouvent également très bien.

Selon M. Fontan, ce choix devrait être fait autrement. Après avoir mis Saint-Sauveur à la place que nous avions donnée à Néris, il établit qu'il faut traiter les cas que nous envoyons à Saint-Sauveur par les eaux de Cauterets, d'Ax et de Bagnères-de-Luchon. Ces deux eaux conviennent surtout quand il existe en même temps un vice herpétique.

Je viens de prononcer l'expression de *vice herpétique*, c'est une question sur laquelle je reviendrai plus tard ; mais j'avais besoin d'en dire un mot ici, en raison de l'importance du rôle que M. Fontan, qui a rendu tant de services à l'histoire des eaux minérales, lui fait jouer dans l'inflammation chronique du col de l'utérus. C'est en raison de ce rôle, en effet, qu'il accorde une influence si heureuse aux eaux minérales sulfureuses des Pyrénées dans le traitement de ces phlegmasies chroniques. Ainsi que je l'ai dit, c'est à Ax, Cauterets, Bagnères-de-Luchon qu'il faut envoyer la plupart des inflammations chroniques du col, que les malades qui en sont atteintes aient ou n'aient pas sur un point quelconque de la peau ou des muqueuses d'autre signe de la diathèse herpétique; s'il n'y en a pas, c'est qu'elle ne se traduit exclusivement que par sa localisation à la surface du col.

Cette manière de raisonner évite toute discussion, et j'avoue que je ne la partage en aucune manière.

Mais il y a d'autres eaux minérales dans les Pyrénées, et elles sont également sulfureuses. M. Fontan les réserve pour les inflammations chroniques qui ne sont pas liées au vice herpétique, ce qu'il faut nécessairement admettre, mais qui sont accompagnées d'un état névrosthénique général, d'accidents nerveux plus ou moins graves et d'une détérioration de la constitution. Ces eaux sont, d'après ce savant médecin, Ussat, Bagnères-de-Bigorre et Sainte-Marie. Les maladies pour lesquelles il faudrait y envoyer sont beaucoup moins nombreuses que les précédentes.

Quant à moi, les essais nombreux que j'ai faits me font accorder une partie de mes sympathies aux eaux d'Ems. Elles me semblent jouir de toutes les propriétés qu'on accorde aux autres. Ce sont des eaux d'une température de 28° centigrades. Elles ont produit d'excellents effets chez toutes les personnes que j'y ai envoyées, et jamais il n'y a eu d'accidents. Du reste, d'après l'avis de presque tous les médecins, elles conviennent dans tous les cas, mais spécialement quand l'infécondité des femmes a accompagné ou suivi l'inflammation chronique du col.

La manière d'administrer ces différentes eaux doit être, à mon avis, la suivante :

Bains entiers prolongés ou bains de piscine, lorsqu'il y en a une, comme à Néris et à Saint-Sauveur ;

Douches révulsives sur les membres et sur la région lombaire ;

Douches utérines très douces et très modérées.

Ces trois manières doivent être administrées chaque jour. On peut prendre ces différentes eaux à l'intérieur ; toutefois je crois peu à leur action.

On a aussi fortement conseillé les eaux de Vichy dans les maladies de l'utérus. Il est presque inutile de dire que le livre de M. Willemin (1) est destiné à l'exaltation de ces eaux. En voici le résumé relativement à la métrite chronique ou du moins aux états morbides qui, bien que dénommés autrement par l'auteur, peuvent y être rangés.

« Le traitement de Vichy jouit d'une efficacité remarquable contre les engorgements chroniques de l'utérus. Sur quinze cas d'engorgement avec antéversion, dont quelques-uns étaient compliqués d'excoriations et de granulations du col, nous

(1) Willemin, *Eaux de Vichy dans les affections chroniques de l'utérus*, 1857, 1 vol. in-8.

avons obtenu douze fois une guérison complète des souffrances, deux fois une grande amélioration, et, dans un cas où le traitement a été incomplet, il y a eu néanmoins un commencement d'amélioration.

» Dans tous les cas où la constatation nous a été possible après la cure, l'engorgement avait disparu. Quant au déplacement, nous avons pu nous assurer que cinq fois sur neuf il avait cessé en même temps que l'engorgement.

» Lorsqu'au contraire il existe encore un élément phlegmasique, dans des cas d'ailleurs semblables aux précédents par la plupart des symptômes, le résultat du même traitement est moins favorable ; la guérison est l'exception. Nous avons obtenu une amélioration dans la moitié seulement des cas. L'amélioration a été plus marquée et plus fréquente quand les symptômes avaient perdu de leur intensité. »

Plus loin, l'auteur dit :

« Cette différence d'action du même traitement dans deux états morbides (les engorgements simples et les métrites chroniques) en apparence assez semblables, mais qu'il est possible de reconnaître à des signes propres, montre que cette distinction, quelquefois difficile dans l'espèce, est réelle et fondée.

» Dans les cas de métrite chronique, avant de recourir aux eaux de Vichy, il importe donc de combattre par un traitement approprié l'élément phlegmasique. »

J'ai retranscrit les conclusions de l'auteur parce qu'elles sont la critique la plus vive de ses opinions.

Qu'est-ce que c'est que cet engorgement de l'utérus, distinct de la métrite chronique ? En vérité, il faut que l'anatomie pathologique ait bien reculé pour qu'on vienne, à notre époque, employer encore cette expression. Dans la première partie de son travail, M. Willemin essaye de faire comprendre ce qu'il entend par cette expression engorgement, et il s'exprime ainsi :

« On le voit, l'engorgement de cet organe peut résulter de causes diverses, et ne constitue pas, au point de vue scientifique, une seule et même maladie ; c'est plutôt un état organique, dû à des éléments histologiques variables et incomplétement déterminés, état grossièrement caractérisé par l'augmentation de volume. »

Il n'y a pas de critiques plus vives de l'engorgement que cette phrase de l'auteur. Eh bien ! c'est cet engorgement qu'il guérit par les eaux de Vichy, tandis qu'il ne peut rien ou pas grand'chose contre la métrite chronique. Je n'ai pas besoin de faire observer ici de nouveau que ce qu'on appellait *engorgement* comprend trois lésions du corps et du col de l'utérus, qui s'accompagnent toutes trois d'une augmentation de volume de ces parties, la congestion sanguine, les diverses variétés d'inflammations chroniques, l'hypertrophie simple du tissu utérin. Or, contre la congestion sanguine et l'état phlegmasique, les eaux de Vichy ne conviennent pas, et il faut qu'ils aient été traités avant par d'autres moyens. Quant à l'hypertrophie simple, si c'est là ce qu'il appelle engorgement, je ne saurais croire qu'en vingt à vingt-cinq bains de Vichy il fasse disparaître cette lésion.

Du reste, la plupart des observations de M. Willemin ne sont pas rapportées avec des détails suffisants pour se faire une opinion à cet égard ; il avoue lui-même que, dans beaucoup de cas, il n'a pu vérifier la guérison par l'examen direct, et, comme il ne donne pas les signes qui lui ont permis de distinguer l'engorgement de la métrite chronique, qu'il trouve deux états morbides en apparence assez semblables, nous attendrons pour nous prononcer, et nous ne pensons pas que les documents présentés par M. Willemin soient suffisants pour conseiller les eaux de Vichy aux femmes atteintes d'inflammation chronique du col utérin.

Traitement des complications. — *Complications ou phénomènes prédominants.* — Quelques-unes de ces complications constituent des maladies spéciales qui n'ont pas encore été étudiées, et dont il sera question plus tard. Nous nous bornerons ici à signaler sans développement l'histoire du traitement qui leur convient.

1° *Vaginite aiguë ou chronique.* — Lorsqu'elle existe dans

des cas ou l'on cautérise le col utérin avec le nitrate d'argent solide, on doit regarder comme une chose indispensable d'étendre la cautérisation à toute la muqueuse vaginale enflammée. Il suffit, en effet, d'un même nombre de cautérisations pour se rendre maître de la complication de vaginite. Il faut par conséquent, en moyenne, six à huit cautérisations.

Quand la vaginite existe comme complication dans des cas où l'on cautérise le col utérin au fer rouge, on doit traiter de préférence la phlegmasie vaginale avec des injections astringentes, et, en particulier, avec des injections de tannin ou de sulfate de zinc, ces injections étant faites avec une solution de 10 grammes de ces médicaments dans 1000 grammes d'eau.

2° *Leucorrhée vaginale abondante.* — Les injections d'eau froide suffisent en général; si elles résistent, il faut attendre la fin du traitement de l'inflammation de l'utérus pour agir sur ce flux d'une manière spéciale.

3° *Déviation notable (antéversion, rétroversion) ou bien abaissement de l'utérus.* — Lorsque ces déviations coïncident avec une inflammation chronique du col de l'utérus, c'est de cette dernière seule qu'il faut s'occuper ; mais la coexistence de cette complication indique la nécessité de substituer les douches d'eau froide aux simples injections. J'ai suffisamment indiqué plus haut les deux appareils dont on pouvait faire usage en cette circonstance.

Douleurs utérines très vives. — Cette complication est une des plus fréquentes, et l'on est souvent obligé de la combattre d'une manière spéciale.

Dans un très grand nombre de cas, les simples injections froides, aidées de bains de siége, d'immersions froides répétées matin et soir, suffisent pour les faire disparaître complétement. Lorsque ces douleurs résistent au traitement froid, on peut alors avoir recours aux moyens suivants :

Bains entiers d'eau de son, de gélatine ou d'amidon, en recommandant à la malade de passer la plus grande partie de son temps dans le bain à se faire des injections avec l'eau dudit bain ; injections émollientes d'abord d'eau de guimauve, de son, de gruau, de lin, et plus tard injections narcotiques avec décoction de belladone, de pavot, de jusquiame, etc.

Crayons narcotiques constitués par des cylindres de gomme adragant rendus un peu souples par l'addition d'une petite quantité d'huile, et dans lesquels on peut incorporer de l'opium, de la belladone ou de la jusquiame. Ces crayons sont introduits dans la cavité du col de l'utérus. On les y maintient avec un peu de coton. Ils mettent plusieurs heures à fondre, et leur action a lieu complétement; j'ai eu plusieurs fois occasion de m'en louer beaucoup.

Constipation opiniâtre. — On peut employer les lavements froids, les douches ascendantes d'eau tiède ou d'eau fraîche, avec les mêmes instruments qui servent à donner des douches utéro-vaginales.

Si l'on a recours à des purgatifs, je conseille à peu près exclusivement la magnésie, l'huile de ricin, la manne. Les purgatifs en pilules étant en général des purgatifs drastiques capables de congestionner les vaisseaux hémorrhoïdaux, il est bon, je crois, de s'en abstenir.

Irritation ou léger degré d'inflammation de la muqueuse du col de la vessie. — Si le traitement à froid n'améliore pas cet état, qui s'observe comme complication dans beaucoup de cas d'inflammations chroniques du col, il serait utile d'avoir recours aux moyens suivants : bains entiers émollients avec eau de son, amidon, gélatine ; cataplasmes camphrés la nuit sur l'abdomen ; boissons émollientes ou délayantes ; repos ; éviter la marche.

Anémie spéciale. — L'anémie, qui survient comme complication chez un si grand nombre de femmes atteintes d'inflammation du col de l'utérus, ne constitue pas, la plupart du temps, l'indication d'un traitement spécial. Dans la plupart des cas, lorsque l'état phlegmasique a été combattu avec succès, l'anémie disparaît presque toujours spontanément, et cette disparition est parfois assez rapide pour qu'on puisse s'abstenir d'avoir recours à des moyens spéciaux.

Si toutefois cet état général persistait et si la femme restait anémique, ce qui, en définitive, peut arriver, il faudrait insister surtout sur une bonne hygiène, le séjour à la campagne, les bains de rivière, les bains de mer et surtout les bains d'eaux minérales, telles que Néris, Ems, Saint-Sauveur. C'est en pareil cas qu'un traitement hydrothérapique serait parfaitement indiqué ; c'est celui qu'il faudrait employer si la malade ne pouvait quitter la ville, ou s'il existait encore quelques accidents obscurs, il est vrai, mais qui réclameraient la surveillance du médecin.

Accidents sympathiques prédominants. — Ces accidents, qui consistent spécialement dans des névroses ou des névralgies de diverses espèces, ne sauraient être combattus d'une manière spéciale, tant que la cause sous l'influence de laquelle elles se sont produites existe encore ; il faut donc attendre, dans la plupart des cas, avant de prendre une décision à cet égard. Souvent, ces névroses et ces névralgies disparaissent spontanément lorsque l'inflammation chronique du col est guérie, ainsi que l'anémie qui l'accompagnait. Si toutefois elles persistaient, il faudrait diriger contre elles les médications qui leur sont appropriées.

TRAITEMENT DES SUITES DE L'INFLAMMATION CHRONIQUE DU COL DE L'UTÉRUS. — Six états morbides peuvent persister après la disparition de l'inflammation chronique du col de l'utérus. Il serait en effet difficile de ne pas considérer cette maladie comme étant le point de départ de ces affections, qui sont les suivantes : 1° l'abaissement et les déviations de l'utérus ; 2° l'irrégularité de la menstruation ; 3° la stérilité ; 4° la persistance d'un état général d'anémie ; 5° une névralgie utérine ; 6° la leucorrhée.

Plusieurs de ces états morbides seront étudiés plus loin avec soin, ils font l'objet de chapitres particuliers et nous y renvoyons le lecteur, ce sont les déviations, les névralgies utérines et la leucorrhée.

Un mot sur le traitement des trois autres états morbides.

Irrégularité de la menstruation. — L'irrégularité de la

menstruation persiste quelquefois après la cessation complète de toute trace de l'inflammation chronique du col de l'utérus. Si cette irrégularité est liée à la persistance de l'état anémique général, il faut nécessairement attendre que ce dernier ait disparu, puisqu'il en est le point de départ. Mais si elle persiste encore après la disparition de cet état général, il faut alors s'en occuper d'une manière spéciale.

Les moyens auxquels on peut avoir recours en pareil cas sont :

En été, les bains froids de rivière, les bains de mer, certaines eaux minérales dont il a été précédemment question, ou bien encore le traitement hydrothérapique complet.

En hiver, on peut conseiller les douches salines et chaudes sur la région lombaire, les hanches, la partie interne des cuisses. De plus, à l'époque du retour des menstrues, on y joindra des applications soit de quelques sangsues, soit de ventouses sèches ou scarifiées à la partie supérieure des cuisses. On peut encore avoir recours à la gymnastique raisonnée et à des purgatifs de temps en temps.

On doit avouer, du reste, qu'il est rare qu'après la guérison de l'inflammation chronique du col et l'amélioration de l'état général des malades, la menstruation ne reprenne pas ses caractères normaux, ou plutôt les caractères qu'elle avait avant le développement de la maladie de l'utérus.

Cette irrégularité de menstruation peut encore être due à l'oblitération partielle des orifices interne et externe de l'utérus ou au rétrécissement de la cavité du col, soit par des brides, des adhérences, des cicatrices, soit par la condensation du tissu du col, etc., etc. Lorsqu'il en est ainsi, cette cause est la même que celle de la stérilité ; il faudra la combattre par les mêmes procédés.

Stérilité. — Cette question sera traitée à part d'une manière spéciale ; je veux seulement établir ici qu'à la suite de l'inflammation chronique du col de l'utérus, traitée ou non par des caustiques de quelque genre que ce soit, il arrive souvent de voir les femmes cesser d'être infécondes; mais il n'en est pas toujours ainsi, et on voit souvent persister l'infécondité qui existait avant. Cette stérilité est due, en général, à une oblitération partielle ou complète de l'orifice externe de la cavité du col, de cette cavité elle-même ou enfin de son orifice interne. Cette oblitération complète ou partielle peut être due à des brides, des adhérences, des cicatrices vicieuses, enfin, comme je le disais il y a un instant, à la condensation du tissu du col revenu à son état normal.

Lorsqu'il en est ainsi, cet état morbide coïncide presque toujours avec une menstruation irrégulière et le traitement en est absolument le même dans tous les cas; on pratiquera la dilatation du col de l'utérus qui s'opère facilement à l'aide de procédés décrits plus loin. Les eaux d'Ems jouissent d'une grande célébrité pour rendre la fécondité aux femmes qui l'ont perdue à la suite d'une inflammation chronique du col de l'utérus. Mais on est en droit de se demander si cet heureux résultat doit être attribué à l'influence des eaux elles-mêmes, plutôt qu'au changement de vie auquel sont soumises les femmes qui fréquentent les établissements thermaux.

État général : anémie persistante. — Lorsque l'anémie persiste après la guérison d'une inflammation chronique du col de l'utérus, on doit peu compter sur l'influence curative du fer ou du quinquina; c'est à un autre ordre de moyens, à l'hygiène, qu'il faut demander des secours qui ne manquent jamais.

Les bains froids de rivière, les bains de mer, quelques eaux minérales, celles de Spa en particulier; les voyages, l'habitation à la campagne: voici ce qui produit le plus de guérisons.

Joignez à cela une habitation saine, aérée, une nourriture substantielle et convenable, un exercice suffisant; voilà encore des moyens qui, dans une autre classe de la société, peuvent bien souvent suffire.

Enfin, dans quelques cas qui semblent rebelles, même à ces excellents moyens fournis par l'hygiène, je ne saurais trop recommander un traitement hydrothérapique simple par les douches froides.

SECTION II.

INFLAMMATIONS DU CORPS DE L'UTÉRUS.

I. Métrite aiguë simple.

La métrite aiguë simple est une maladie fréquente, qu'on a souvent occasion d'observer, et dont l'histoire est cependant entourée encore de bien des obscurités.

On trouve la description de la métrite simple aiguë dans la plupart des ouvrages de pathologie interne, et dans les traités généraux des maladies de l'utérus.

Le *Traité de l'inflammation de l'utérus* de M. J.-H. Bennet contient de nombreux documents utiles à consulter. Il n'existe pas toutefois de description bien complète ni bien détaillée de cette maladie. Mettant à profit ces documents, surtout en m'appuyant sur les faits qu'il m'a été donné de recueillir, je vais essayer de tracer l'histoire de cette affection.

ARTICLE I. — Anatomie pathologique de la métrite aiguë.

L'anatomie pathologique de la métrite aiguë est la partie la moins bien connue de son histoire. La métrite aiguë puerpérale est la seule, en effet, qui soit quelquefois suivie de mort ; aussi est-ce dans ce dernier cas seulement qu'on a pu étudier les lésions anatomiques. Les altérations que l'on trouve dans la métrite puerpérale, ne sont probablement pas celles qui doivent exister dans la métrite aiguë simple.

Les abcès, l'infiltration purulente, la gangrène superficielle, la phlébite et la lymphangite utérine se trouvent presque constament dans la métrite puerpérale et ne sont, en aucune manière des lésions anatomiques habituelles de la métrite aiguë simple. Je suis loin de nier que cette dernière maladie ne puisse aboutir à la suppuration ; mais le fait est au moins rare et tout à fait exceptionnel.

En dehors de l'état puerpéral, la métrite aiguë simple ne se termine pas par la mort. Les lésions anatomiques que l'on décrit comme propres à cette maladie sont donc admises bien plus par induction que par l'observation directe. Voici cependant ce qu'on sait de plus certain à ce sujet :

Le siége de la métrite aiguë simple peut beaucoup varier; dans quelques cas elle est générale et occupe le corps et le col utérins en même temps. Quand l'inflammation occupe le corps seul de la matrice, il est extrêmement commun de trouver aussi le col atteint de la même affection; mais l'inverse n'a pas lieu, c'est-à-dire que le col est souvent malade seul d'une manière isolée sans que le corps de l'organe présente aucune altération.

L'inflammation aiguë peut être partielle et circonscrite; dans ce dernier cas, on la voit occuper le fond de l'organe, ou bien c'est la paroi antérieure, mais beaucoup plus fréquemment la paroi postérieure.

Cette division est celle qui est admise par les divers auteurs; il reste à savoir si elle est réelle, car elle n'a pas été démontrée à l'autopsie.

On distingue encore l'inflammation aiguë du tissu même du corps de l'utérus de celle de sa surface interne. La première est la *métrite proprement dite*, la seconde la *métrite catarrhale* du corps de l'utérus.

La *métrite aiguë* du tissu du corps doit être caractérisée par les lésions suivantes, c'est du moins ce qu'on peut admettre par induction : gonflement de la partie malade, augmentation de la densité, mais en même temps friabilité plus grande et ramollissement du tissu enflammé; enfin, rougeur plus ou moins intense. Quant à la présence du pus infiltré, et se montrant en gouttelettes au milieu de ce tissu malade, le fait est possible, mais il doit être fort rare. On n'a, du reste, occasion de faire l'anatomie pathologique de la métrite aiguë et parenchymateuse que dans des cas extrêmement rares; mais pourtant on a vu quelquefois des utérus enflammés traumatiquement, par suite de violences pratiquées dans un but coupable, pour provoquer un avortement, par exemple. Dans ces cas, le corps de l'utérus est quelquefois perforé par une tige métallique, sans que l'hypérémie inflammatoire s'étende à une grande distance du point lésé directement. On voit seulement un peu de rougeur dans un rayon de 1 à 2 centimètres au plus.

La *métrite catarrhale* est l'inflammation aiguë de la membrane muqueuse de la cavité du col. Cette membrane est épaissie, plus rouge, mais en même temps plus friable, et notablement ramollie. Je ne sache pas qu'on y ait noté des granulations ou des ulcérations. Si ces deux lésions existent, ce qui est possible, on n'en possède pas certainement des exemples bien réels et bien authentiques.

Lorsque la membrane interne de la cavité du corps de l'utérus est enflammée, celle de la cavité du col l'est presque toujours également ; mais ce que nous avons vu pour l'inflammation du tissu du corps est également vrai pour la phlegmasie de la membrane muqueuse, c'est-à-dire que l'inverse n'a pas lieu.

ARTICLE II. — Étiologie de la métrite aiguë.

Les causes qui peuvent produire la métrite aiguë simple sont assez nombreuses : la plupart du temps il est assez facile de déterminer la filiation des phénomènes, c'est-à-dire la cause d'une part, et de l'autre les phénomènes morbides qui l'ont suivie.

L'âge, la constitution, le tempérament ne semblent pas exercer d'influence sur le développement de cette affection. Il en est tout autrement des causes suivantes, qui agissent surtout mécaniquement.

Les coups sur l'hypogastre, les contusions, les chutes d'un lieu élevé qui peuvent ébranler les organes du petit bassin et en particulier l'utérus, toutes les tentatives pour provoquer l'avortement, toutes les opérations chirurgicales faites sur l'utérus, l'usage de pessaires, l'abus du coït, les excès immodérés de cet acte, la disproportion du pénis, peuvent encore produire la métrite aiguë simple, en même temps qu'ils déterminent également l'inflammation aiguë du col utérin.

Les injections trop froides, répétées très fréquemment, sont considérées par Valleix comme cause de métrite aiguë simple; j'en doute beaucoup. Il en est autrement des causes suivantes, dont l'influence est bien plus manifeste : les injections astringentes ou caustiques dans la cavité du col utérin ; les tentatives de redressement avec la sonde utérine; l'introduction et le séjour à demeure du redresseur utérin.

Les influences suivantes ont une action moins évidente : ainsi la suppression brusque des menstrues produit quelquefois la métrite aiguë, mais elle détermine plutôt et plus facilement une congestion utérine. Du reste, cette congestion peut n'être que le premier degré d'une inflammation aiguë et la transformation de l'une à l'autre se produit avec une grande facilité.

La rétention du sang menstruel dans la cavité utérine peut encore produire une métrite aiguë simple.

Si toutes les inflammations aiguës dont l'utérus est le siége restent bornées, dans la grande majorité des cas, au col de l'utérus et ne se propagent pas au delà, il n'en est pas de même dans tous. Cette dernière altération s'étend parfois soit au tissu du corps, soit à la membrane muqueuse qui tapisse sa cavité ; c'est en particulier ce qui arrive dans quelques cas d'application de caustiques trop énergiques à la surface interne ou externe du col. Il n'est pas rare, en pareille circonstance, de voir se développer une métrite aiguë simple.

La métrite aiguë peut encore être le résultat de la propagation d'une inflammation siégeant dans un organe voisin : c'est ce qui peut arriver lorsqu'il existe une inflammation des ligaments larges, une ovarite, etc.

ARTICLE III. — Symptomatologie de la métrite aiguë.

Mode de début. — La métrite aiguë simple peut débuter de plusieurs manières fort différentes; ainsi on la voit survenir chez des femmes déjà atteintes d'une inflammation aiguë ou chronique du col utérin. D'autres fois, elle vient succéder à une métrite chronique. En pareille circonstance, on voit simplement les symptômes qui existaient déjà prendre une intensité nouvelle, et la maladie suivre une marche plus aiguë.

En dehors de ces cas, la métrite aiguë peut se déclarer chez une femme en bonne santé; sous ce rapport, nous pouvons admettre deux modes de début. Dans une première variété, qui s'observe surtout quand la métrite aiguë est légère, on voit fréquemment la maladie se développer peu à peu et progressivement. Les symptômes locaux paraissent tout d'abord; puis consécutivement la fièvre s'allume et les symptômes généraux se produisent. Dans une seconde variété, qui se rapporte aux métrites plus aiguës et plus intenses, le début a lieu comme dans les affections aiguës. On observe d'abord des frissons, puis de la chaleur, de la courbature, des douleurs vagues du bassin, et ce n'est qu'après ces phénomènes généraux que les signes locaux se manifestent.

Considérée sous le point de vue de la symptomatologie, la métrite aiguë doit être envisagée à un double point de vue ou plutôt elle présente deux variétés bien distinctes, qui doivent être étudiées à part : la première est l'inflammation du tissu utérin accompagnée ou non de celle de la membrane muqueuse; la seconde est l'inflammation de la membrane muqueuse isolée (métrite catarrhale).

Symptômes de l'inflammation du tissu utérin, accompagnée ou non de celle de la membrane muqueuse.

Phénomènes locaux. — *Douleur.* — Elle est le symptôme le plus commun et le plus caractéristique de la métrite aiguë simple. On doit la considérer, sous le rapport de son siége, de son caractère, de son intensité, des modifications qu'elle éprouve sous les influences étrangères, enfin de sa durée.

Siége de la douleur. — La douleur siége dans le corps même de l'utérus, et la malade l'y rapporte toujours parfaitement. C'est en effet là qu'elle a son point de départ, son siége principal, et de là qu'elle s'irradie dans les autres points. Ce siége est en général l'hypogastre ; de ce point elle s'étend et elle s'irradie vers les régions lombaires, les cuisses, les aines, le périnée.

Caractères de la douleur. — La douleur est spécialement caractérisée par un sentiment de pesanteur, de poids, une douleur gravative avec redoublement et élancements. Quelquefois, mais plus rarement, la douleur est très aiguë, violente, lancinante : cette douleur diffère notablement de celle de la congestion utérine, qui se manifeste sous forme de crises ou de coliques utérines plus ou moins violentes et séparées par des intervalles de calme complet.

Influence des impulsions étrangères sur la douleur. — La douleur utérine augmente par la pression hypogastrique, qui est quelquefois intolérable et arrache des cris aux malades. Les mouvements, les efforts, la marche, la course, l'action d'uriner, les efforts de défécation, augmentent beaucoup la douleur qui, en pareille circonstance, devient parfois tellement vive que ces actes ne peuvent être exécutés qu'avec une grande difficulté.

Toute impulsion communiquée à l'utérus augmente la douleur ; le toucher rectal et le toucher vaginal, pratiqués de manière à imprimer quelque mouvement à la matrice, y développent immédiatement une sensibilité morbide.

Durée de la douleur. — Elle est en général subordonnée à celle de la maladie elle-même. Elle dure autant qu'elle, commence, reste stationnaire et décroît avec l'inflammation elle-même, en suivant toutes ses phases d'augmentation, d'état stationnaire et de décroissance.

On peut résumer les caractères de la douleur en établissant d'une manière générale que son intensité, sa persistance, sa durée sont en rapport direct avec l'étendue, l'acuïté et l'intensité de la phlegmasie utérine.

Augmentation de volume de l'utérus. — L'utérus enflammé est habituellement augmenté de volume. La tuméfaction de l'organe est en général régulière et ne présente ni bosselures ni saillies. L'utérus donne la sensation d'une tumeur ovoïde régulière, que le toucher vaginal et le toucher rectal, ainsi que la palpation abdominale, permettent de constater facilement.

Augmentation de consistance de l'utérus. — L'augmentation partielle de volume d'un utérus qu'on suppose enflammé partiellement est généralement admise ; mais, suivant nous, elle est encore à démontrer, et il y a tout lieu de penser que les cas dans lesquels on a cru la rencontrer ne sont autre chose que des exemples de phlegmon péri-utérin, comme M. Gallard l'a établi à propos de quelques-unes des observations de Lisfranc, de madame Boivin et de Dugès. L'utérus enflammé, bien que plus friable, donne cependant la sensation d'une dureté plus grande qu'à l'état normal ; la palpation et le toucher permettent de s'en assurer.

Augmentation de la température de l'utérus. — L'accroissement de chaleur de l'utérus, dans la métrite aiguë, est souvent accusée par la femme atteinte de cette maladie. On peut surtout s'en assurer à l'aide du toucher vaginal et du toucher rectal.

Déplacements de l'utérus. — L'utérus augmenté de volume et de poids se déplace souvent. Il ne s'abaisse pas toujours comme dans les inflammations du col, mais il peut se dévier de différentes manières. C'est ainsi qu'une antéversion ou qu'une rétroversion se produit, suivant la disposition naturelle de l'organe, et s'incurve dans tel ou tel sens. On observe quelquefois aussi en particulier des déviations latérales.

Palpation et percussion. — La palpation et la percussion de l'hypogastre permettent, en général, de bien apprécier le volume et la forme de l'utérus. L'application de ces deux procédés doit être exécutée avec la plus grande précaution, car, dans un grand nombre de cas de métrite aigue, ils déterminent des douleurs très vives, et parfois même assez intenses pour arracher des cris aux malades. La palpation et la percussion, pratiquées méthodiquement, démontrent : *a.* l'augmentation de volume de l'utérus ; *b.* la dureté plus grande de son tissu ; *c.* la sensibilité devenue plus vive; *d.* enfin la forme ovoïde de l'utérus et sa position au milieu de l'hypogastre; en se développant ainsi, l'organe dépasse à peine le bord supérieur de la symphyse pubienne, et la position qu'il occupe permet au médecin de repousser la supposition d'une ovarite aiguë ou d'une inflammation des ligaments larges.

Toucher vaginal. — Le toucher, dans la métrite aiguë, fournit des renseignements précieux, mais il doit être pratiqué avec de grandes précautions, car l'impulsion que le doigt imprime au col ou au corps de l'utérus est extrêmement douloureuse et augmente beaucoup les souffrances des malades.

Le toucher permet de constater les faits suivants : *a.* si le corps de l'utérus est seul malade ou si le corps et le col le sont en même temps; *b.* l'état de sensibilité morbide de l'organe enflammé; *c.* l'augmentation de volume et de consistance de la partie malade; *d.* les déviations qui peuvent être la conséquence de l'augmentation de poids et de volume de l'utérus; *e.* le siége plus exact de la phlegmasie de l'utérus. Il permet encore de conclure avec plus de certitude à l'exclusion d'une ovarite, d'une inflammation des ligaments larges, d'un phlegmon périutérin, etc.

Toucher rectal. — Dans le plus grand nombre des cas, la palpation, la percussion et le toucher vaginal permettent de diagnostiquer l'état de l'utérus avec une exactitude assez grande pour qu'on n'ait pas besoin de recourir au toucher rectal, petite opération toujours assez désagréable pour les femmes.

Si l'on jugeait à propos d'y avoir recours, ce mode d'exploration ne pourrait avoir du reste que de l'utilité, et rendrait le diagnostic plus certain encore. L'augmentation de volume, de poids, de consistance, de chaleur et de sensibilité, est parfaitement bien appréciée par le toucher rectal. Il y a cependant quelques circonstances dans lesquelles cette exploration pourrait devenir en quelque sorte nécessaire, c'est dans les cas où l'on a supposé que la métrite aiguë occupait spécialement le fond ou la partie postérieure de l'utérus, et dans ceux où il existe une antéversion ou une rétroversion.

Écoulements. — Existe-t-il un écoulement dans la métrite aiguë simple? Cette question est si naturelle, qu'on est étonné de voir la plupart des auteurs ne pas même y avoir songé. Valleix, d'une part, M. Bennet, de l'autre, ont émis à ce sujet des opinions bien différentes sur lesquelles je vais revenir. Pour résoudre la question, il faut établir une distinction. En effet, si la membrane muqueuse de la cavité utérine est malade en même temps que le tissu même de l'organe, la solution est tout autre que si elle ne l'est pas, car, dans le premier cas, l'existence d'une sécrétion pathologique ne saurait être contestée.

Le tissu du corps de l'utérus peut-il être seul malade, la muqueuse restant saine et intacte? Cela est douteux, mais cependant le fait est possible. S'il existe, on conçoit qu'il ne doive y avoir aucune espèce d'écoulement, ou bien, s'il y en a un, il ne peut être que la conséquence d'une sécrétion exagérée des cryptes muqueux restés cependant intacts. Dans ce dernier cas, on aurait pour sécrétion un mucus clair, transparent et visqueux.

Hâtons-nous d'ajouter que ceci est de la théorie. Aucune observation dans ce genre n'a été faite, et l'on n'a pas fait mention de l'écoulement dans les observations qui ont été publiées, ou bien, quand on en a parlé, on est resté dans un vague complet.

La plupart du temps la membrane muqueuse est malade en même temps que le tissu du col, et elle produit un liquide sur la nature duquel les auteurs ne sont pas d'accord.

Chomel (*Dict. de médecine en* 30 *vol.*) parle d'un écoulement roussâtre, M. Bennet d'un écoulement sanguinolent, Valleix d'un écoulement mucoso-purulent; ce dernier est le seul que j'aie observé. Il y a de nouvelles études à faire à cet égard.

Une difficulté vient encore compliquer cette question et la rendre à peu près insoluble pour l'instant, c'est que la métrite aiguë survient souvent chez des femmes atteintes de leucorrhée ou bien d'une inflammation catarrhale de la membrane muqueuse de la cavité du col ; or, l'écoulement peut être la conséquence de ces deux dernières lésions et on ne peut le mettre sur le compte de la métrite aiguë.

Menstruation. — Que devient la menstruation chez des femmes atteintes de métrite aigue? Il règne un silence à peu près complet parmi les auteurs sur cette question. Voici, quant à moi, ce que j'ai observé :

Quand la métrite aiguë survient immédiatement après une époque menstruelle, l'état aigu est en général dissipé quand l'époque suivante arrive ; cette dernière, du reste, n'arrive jamais aussi régulièrement ; elle est assez souvent retardée ; si l'état aigu n'est pas dissipé, la maladie est passée à l'état chronique. C'est une question que nous examinerons plus loin.

Si la métrite aiguë survient quelque temps avant l'époque menstruelle et qu'elle ne soit pas encore dissipée quand cette dernière arrive, les règles, en général, sont rares et peu abondantes ; quand elles sont abondantes, elles servent de crise à la maladie.

Influence de la métrite aiguë sur les organes voisins. — La métrite aiguë exerce une influence sur deux fonctions importantes, la miction et la défécation.

La miction est en général troublée, le besoin d'uriner est plus fréquent, plus vif, quelquefois impérieux ; pendant l'accomplissement de cette fonction, elle est accompagnée de douleurs ; les souffrances de la métrite aiguë sont notablement augmentées. Dans d'autres cas, la métrite aiguë du corps détermine, comme celle du col, une irritation de la vessie, une sécrétion exagérée de mucus vésical qui produit, comme conséquence, une modification de la composition chimique des urines, consistant, ainsi que nous l'avons démontré, dans l'alcalinisation de ce liquide.

Du côté du rectum, on observe, en général, une constipation opiniâtre ; de plus, les efforts pour aller à la selle sont toujours accompagnés d'une augmentation des douleurs dont l'utérus est le siége. Quelquefois cette exagération est telle que les malades aiment mieux se retenir que d'aller à la garderobe.

Phénomènes généraux. — La métrite aiguë simple non puerpérale n'est pas une affection qui produise des phénomènes réactionnels intenses, quelquefois même elle semble rester toute locale, et l'on observe à peine un léger mouvement de fièvre. Voici toutefois les phénomènes généraux qu'il est donné assez souvent d'observer :

Circulation. — La métrite aiguë s'accompagne, en général, d'un mouvement fébrile, faible ou fort, manquant rarement. La fréquence du pouls et le degré de chaleur de la peau sont subordonnés à l'étendue de l'inflammation utérine, à son degré, à la marche plus ou moins aiguë qu'elle suit, enfin à l'idiosyncrasie des malades. Un fait qu'on ne doit pas perdre de vue en raison de son importance, c'est que dans la grande majorité des cas, sinon dans tous, la peau est plus chaude et le pouls plus fréquent et plus fort que dans l'état normal.

Tube digestif. — On observe quelquefois des nausées et des vomissements; ces accidents toutefois sont rares, et leur existence semble presque toujours indiquer un commencement de participation du péritoine à l'état phlegmasique. La soif est en général augmentée, l'appétit nul, les digestions pénibles et difficiles, la constipation opiniâtre et rebelle.

Système nerveux. — Les seuls troubles que présente en général le système nerveux dans la métrite aiguë sont les suivants : de la céphalalgie, de la courbature quelquefois, de l'agitation, parfois quelques symptômes hystériques; les phénomènes hystériques s'observent surtout lorsque la malade, à une époque antérieure, a déjà présenté quelques-uns des caractères de la névrose qu'ils traduisent ; mais les troubles nerveux n'ont ici rien de spécial, ils manquent souvent et ils ne sauraient servir en aucune manière à caractériser la maladie.

Gonflement du sein. — Ce symptôme, sur lequel M. Bennet a insisté, se rencontre, en effet, dans quelques cas, mais il est loin d'être constant ; et, du reste, il s'observe dans une foule d'autres maladies des organes génitaux de la femme, principalement dans les hématocèles péri-utérines.

ARTICLE IV. — Marche, durée, terminaison et complications de la métrite aiguë.

MARCHE. — Elle est en général assez simple ; cette affection n'est cependant pas exempte d'exacerbations qui se produisent soit spontanément, soit sous l'influence de mouvements, de causes mécaniques, d'émotions morales, etc.

DURÉE. — Elle est assez souvent courte ; elle dépasse rarement douze à quinze jours, et quand elle s'étend au delà de ce terme, on peut conjecturer que la maladie est passée à l'état chronique.

TERMINAISON. — Si l'on met de côté la métrite puerpérale, qui constitue une maladie à part, au même titre que la péritonite puerpérale, on peut affirmer que dans l'immense majorité des cas, si ce n'est dans tous, la métrite aiguë simple se termine d'une manière favorable. On a avancé qu'à la suite de cautérisations trop énergiques au fer rouge, il y avait eu des métrites aiguës mortelles ; cela est certainement possible, cependant j'en doute beaucoup, et les cautérisations très nombreuses que j'ai faites sans accident justifient mon doute. Il n'est pas question ici des métrites aiguës qui se développent à la suite d'opérations plus ou moins graves.

Du reste, si la maladie ne se termine pas d'une manière fâcheuse, le mode de guérison ne se fait pas toujours de la même manière. Dans certains cas, la métrite se termine simplement par résolution ; les accidents décroissent peu à peu, spontanément ou sous l'influence des agents thérapeutiques employés.

Un autre mode de terminaison fréquent de la métrite aiguë simple est son passage à l'état chronique. On observe surtout cette terminaison dans les cas où la maladie semble d'abord de peu d'importance, est négligée, traitée mollement et presque abandonnée à elle-même.

Complications. — Dans un grand nombre de cas, la métrite aiguë simple, comme son nom l'indique, est une maladie sans complications et sans gravité, mais quelquefois aussi ces complications existent et elles peuvent devenir alors une circonstance très fâcheuse pour la malade.

La péritonite aiguë, mais plus souvent locale que générale, est une des complications de la métrite aiguë qu'on peut observer; il est rare qu'elle se généralise et qu'elle compromette la vie des femmes qui en sont atteintes ; mais cependant cela arrive quelquefois. L'inflammation des ligaments larges, l'ovarite aiguë, le phlegmon péri-utérin, sont souvent des complications qui présentent plus de gravité que l'inflammation primitive aiguë de l'utérus qui en a été le point de départ. Nous reviendrons plus loin sur ce sujet.

La vaginite aiguë est fréquemment une complication de la métrite aiguë, soit qu'elle la précède, soit qu'elle la suive. Cette complication est peu fâcheuse.

Une cystite catarrhale, qui ne présente en général aucune gravité, vient quelquefois aussi compliquer la métrite aiguë.

ARTICLE V. — Variétés de la métrite aiguë.

La métrite aiguë simple ne présente pas toujours les mêmes caractères ; de là plusieurs variétés, qu'on a peut-être un peu multipliées et qui toutes ne méritent pas ce nom. Voici les principales espèces :

1° La première, la plus commune, est la *métrite aiguë générale;* elle occupe en entier le corps et le col utérins ; ses symptômes ont, en général, une intensité et une énergie beaucoup plus grandes, ce qui s'explique par la grande étendue du mal.

2° La *métrite aiguë du corps de l'utérus seul* est celle que nous avons prise comme type de notre description, celle à laquelle nous pouvons rattacher toutes les autres variétés, en signalant seulement les différences qui les séparent de cette dernière.

3° La *métrite aiguë de la paroi postérieure de l'utérus.* —

Voici les symptômes que les auteurs qui l'ont décrite lui assignent : l'utérus est la plupart du temps en rétroversion ; les phénomènes morbides qui la caractérisent s'observent plutôt au sacrum et au coccyx ; les malades accusent des sensations douloureuses au périnée. Il existe une constipation souvent invincible.

4° La *métrite aiguë de la partie antérieure* serait moins fréquente, elle s'accompagnerait presque nécessairement d'antéversion ; elle produirait surtout des phénomènes morbides du côté de la vessie. Son existence isolée est au moins aussi problématique que celle de la précédente.

Ces deux dernières variétés doivent à peine être signalées ; elle ne méritent véritablement pas de description à part, et nous croyons, avec M. Gallard, que les exemples qu'on en a cités se rapportent bien plutôt à de véritables phlegmons péri-utérins.

Inflammation aiguë isolée de la membrane muqueuse de la cavité du col de l'utérus (métrite catarrhale, métrite interne).

L'inflammation aiguë isolée de la membrane muqueuse de l'utérus est très rare, comparée à celle de la cavité du col. D'après M. Bennet, qui en a donné une bonne description, sa proportion serait à peine de 1 cas sur 19 de cette dernière. Elle est plutôt chronique qu'aiguë. C'est de cette dernière seule que nous nous occuperons ici.

Anatomie pathologique. — Elle n'a pas été faite, c'est par induction uniquement que nous admettons, avec M. Bennet, que la membrane muqueuse de cette cavité est rouge, tuméfiée et couverte de muco-pus. Peut-être existe-t-il des granulations ou des ulcérations, cela est possible, mais on l'ignore complétement ?

Causes. — Les causes qui peuvent produire cette maladie sont toutes celles de la métrite aiguë simple et il n'y a absolument rien de particulier à en dire. On doit toutefois observer que la cause la plus manifeste de cette variété est l'extension d'une vaginite aiguë qui, se propageant successivement à la surface du col utérin, à la membrane muqueuse de la cavité, passe ensuite à celle du corps de l'organe.

Dans d'autres cas, la métrite interne est le résultat de la propagation de l'inflammation aiguë de la cavité du col, sans que la vaginite y soit pour rien.

L'avortement, l'accouchement, peuvent encore être considérés comme causes de cette maladie, mais ce n'est pas toujours la forme aiguë qu'ils produisent, et la forme chronique en est également souvent la conséquence.

Symptômes. — L'inflammation aiguë de la membrane muqueuse de la cavité du corps coïncidant la plupart du temps avec celle du tissu de l'organe, il devient fort difficile de faire la part de la symptomatologie de l'une et de l'autre. Je ne suis pas bien certain d'avoir observé cette phlegmasie isolément ; aussi me bornerai-je à exposer les symptômes que M. Bennet lui assigne.

L'orifice interne du col utérin est largement ouvert, une sonde y pénètre facilement et entre beaucoup plus loin que quand il existe une simple affection de la muqueuse de la cavité du col; elle pénètre et se meut facilement dans tous les sens de la cavité du corps.

La cavité du corps, dans laquelle pénètre la sonde, est très douloureuse au contact de cet instrument, quelquefois ce contact produit des nausées et des vomissements.

Indépendamment de cette douleur provoquée; il y a une douleur sourde et profonde qui se développe spontanément.

Il existe un écoulement séro-sanguinolent auquel le médecin anglais attache beaucoup d'importance, qui est pour lui le caractère essentiel de l'inflammation aiguë de la membrane de la cavité du corps de l'utérus, tandis qu'il ne se rencontrerait pas dans l'inflammation aiguë de la muqueuse du col. C'est un fait à vérifier.

Un symptôme fort important ici, et on le conçoit facilement, est l'absence de gonflement de l'utérus. Lorsque la palpation, la pression, le toucher vaginal et rectal, auront démontré l'absence de cette tuméfaction de l'utérus, et qu'en même temps on constatera les signes que nous venons de passer en revue, on aura de grandes chances de ne pas se tromper dans le diagnostic de la maladie.

La métrite interne s'accompagne en général de fièvre.

Elle se termine quelquefois par résolution, plus souvent par le passage à l'état chronique, et alors elle se traduit par des caractères particuliers que nous étudierons plus tard.

Si tous ces faits sont exacts, on peut facilement arriver au diagnostic de cette affection ; mais, je ne saurais trop le répéter, malgré cette possibilité, il est nécessaire d'avoir des faits positifs pour démontrer son existence. Une description, tout ingénieuse qu'elle soit, ne suffit pas pour faire admettre que les choses se passent ainsi.

Ce n'est qu'après avoir recueilli des observations exactes et détaillées que l'on pourra essayer de faire la description de la métrite interne.

ARTICLE VI. — Diagnostic de la métrite aiguë.

Nous avons déjà traité, à plusieurs reprises, la question du diagnostic de la métrite aiguë simple, il est donc inutile d'y revenir longuement ici. Je résumerai seulement, dans le tableau suivant, le diagnostic de la congestion utérine aiguë et de la métrite aiguë simple, deux états morbides que l'on pourrait peut-être confondre.

Congestion utérine aiguë.	*Métrite aiguë simple.*
1. Début presque toujours subit, rapide, et succédant souvent à une suppression brusque des menstrues.	1. Début plus lent, plus progressif, quelque rapide qu'il soit.
2. Gonflement de l'utérus moins grand.	2. Gonflement de l'utérus plus caractérisé.
3. La plupart du temps, absence de sensibilité de l'utérus à la palpation, à la pression, au toucher vaginal et rectal.	3. Augmentation très vive de la sensibilité sous l'influence de ces modes divers d'exploration.

4. Douleurs se manifestant sous forme de coliques ou de tranchées (tranchées utérines).	4. Douleur continue, moins vive et s'irradiant seulement lorsque les palpations, la pression et le toucher l'exagèrent momentanément.
5. Absence d'écoulement, à moins qu'il n'en existât un auparavant.	5. Écoulement bien caractérisé.
6. Absence de fièvre.	6. Fièvre et phénomènes de réaction.
7. Guérison souvent brusque et rapide comme le début.	7. Rien de semblable ; la résolution, quelque rapide qu'elle soit, met toujours un certain temps à se faire.
8. Phénomènes critiques assez fréquents et caractérisés par le rétablissement des menstrues, ou même par une hémorrhagie utérine.	8. Phénomènes critiques rares, au moins fort douteux.

ARTICLE VII. — Pronostic de la métrite aiguë.

Le pronostic de la métrite aiguë simple ne présente pas en général de gravité. C'est une maladie qui, dans l'immense majorité des cas, se termine par la résolution ou par le passage à l'état chronique.

On peut établir que la gravité du pronostic est subordonnée aux conditions suivantes : l'étendue, l'intensité et le degré de l'inflammation, la cause qui l'a produite, la bonne ou mauvaise constitution de la femme, la circonstance qu'elle est primitive ou qu'elle a succédé à une inflammation chronique, enfin la négligence qu'on a mise à la traiter dès le début.

ARTICLE VIII. — Traitement de la métrite aiguë.

Le traitement de la métrite aiguë ne présente pas de grandes difficultés; il est des plus simples à formuler, car il est entièrement basé sur la médication antiphlogistique et émolliente.

Saignées générales. — Une saignée du bras, quelquefois deux sont assez souvent utiles pour combattre une métrite aiguë simple. L'indication de ces saignées générales est basée sur la force de la constitution des malades, leur bon état de santé antérieure, l'activité de la maladie et le degré d'intensité de la fièvre. Ces saignées sont surtout utiles au début de la maladie quand on est appelé à temps pour la combattre, c'est-à-dire à l'instant où elle commence.

Il est un grand nombre de cas dans lesquels on peut parfaitement ne pas avoir recours aux saignées générales; ainsi on doit les rejeter chez les femmes qui se trouvent placées dans les conditions opposées à celles que nous venons d'indiquer. La quantité de sang qu'on doit tirer de la veine doit être également subordonnée aux mêmes conditions.

Saignées locales. — Les sangsues appliquées sur l'hypogastre constituent le traitement local le plus généralement employé, celui sur lequel il faut le plus insister pour combattre la métrite aiguë. On place ordinairement de vingt à trente sangsues, puis on en réitère l'application deux et trois fois suivant l'intensité du mal, et en raison de l'amélioration qu'elles ont produite.

Ce traitement très énergique a d'abord pour avantage d'empêcher l'inflammation de se propager de la matrice au tissu péri-utérin; ensuite de prévenir le passage de la maladie à l'état chronique.

La quantité de sang qui doit être enlevée par les sangsues ne peut être déterminée d'une manière fixe; elle doit être subordonnée au degré de tuméfaction et de sensibilité de l'utérus, ainsi qu'à la résistance de la maladie.

On applique quelquefois les sangsues au périnée, aux cuisses, à l'anus. J'ai déjà fait connaître les raisons pour lesquelles je n'étais pas partisan de ces applications. Les sangsues appliquées à la partie interne des cuisses ou à l'anus peuvent avoir pour effet de favoriser la congestion utérine qui accompagne l'inflammation. Elles s'opposent à ce que l'écoulement sanguin qu'elles produisent exerce une action favorable contre cette dernière. A part cette circonstance, il n'y aurait pas très grand inconvénient à les appliquer dans ces points divers si on en met une quantité suffisante.

Les sangsues sur le col, conseillées par un certain nombre de médecins, ne me semblent pas plus convenables dans la métrite aiguë que dans les autres états morbides de l'utérus pour lesquels on les emploie. Cependant, malgré mon peu de sympathie pour ce mode d'application, si j'avais à les conseiller dans une circonstance, la métrite aiguë serait peut-être la seule affection dans laquelle j'aurais moins de répugnance à les prescrire.

Émollients. — Les applications émollientes sur l'abdomen conviennent parfaitement ; elles peuvent être employées sous forme de cataplasmes simples ou arrosés de laudanum de Sydenham.

Les fomentations émollientes sont encore bonnes à mettre en usage.

Les frictions mercurielles appliquées sur l'abdomen et recouvertes de cataplasmes pour favoriser l'absorption du médicament sont un des meilleurs moyens qu'on puisse employer contre la métrite aiguë.

Bains généraux. — Les bains entiers sont, avec les émissions sanguines locales, les meilleurs moyens de combattre la métrite aiguë. On y placera les malades tous les jours au moins une fois, et souvent même plutôt deux qu'une. On ne doit pas hésiter à leur donner une durée de deux heures.

Les laxatifs légers, les purgatifs doux sont encore utiles dans le traitement de la métrite aiguë ; ils agissent d'une double manière : d'abord ils contribuent à vaincre la constipation, ensuite ils produisent une dérivation toujours utile.

II. Métrite chronique.

La métrite chronique est une maladie fréquente, et cependant les descriptions que nous en possédons sont incomplètes, confuses, et il est difficile de se reconnaître au milieu de la divergence d'opinions des médecins.

Parmi les auteurs qui ont écrit spécialement sur cette maladie, nous mentionnerons M. Duparc, M. Velpeau, Lisfranc et la plupart des médecins qui se sont occupés des maladies de l'utérus. Au nombre des meilleurs travaux que nous possédons sur ce sujet, nous citerons ceux de Valleix (*Guide du médecin praticien*), des auteurs du *Compendium de médecine*, enfin de M. Bennet qui lui consacre un article important dans son *Traité de l'inflammation de l'utérus.*

J'ai dit qu'il régnait une confusion assez grande dans la description de la métrite chronique. En effet, pour quelques-uns, la métrite chronique n'existe pas, tous les symptômes qu'on lui attribue doivent être mis sur le compte des déplacements ou des déviations de l'organe.

Les auteurs du *Compendium* regardaient la métrite chronique comme un état à part, un engorgement auquel, dans l'état actuel de la science, on ne saurait donner d'autre dénomination que cette expression vague.

Valleix et M. Bennet pensent que tous ces engorgements sont dus à la métrite chronique, tandis que pour M. Duparc, la plupart des hypertrophies de l'utérus, qu'elles soient dues à la métrite chronique, aux tumeurs, au cancer, etc., etc., de cet organe, doivent être attribuées à l'inflammation chronique.

En tentant la description de la métrite chronique, je vais essayer de mettre un peu d'ordre dans cette confusion.

ARTICLE I. — Anatomie pathologique de la métrite chronique.

Quand nous nous sommes occupé de la partie anatomique de la pathologie générale, nous avons déjà fait connaître les principales variétés qu'il était nécessaire d'établir dans les lésions anatomiques de l'inflammation de l'utérus à l'état chronique; nous avons rapporté à trois types principaux l'inflammation chronique du tissu de l'utérus. Ces trois types ou ces trois variétés sont : 1° l'inflammation chronique avec induration du tissu utérin; 2° l'inflammation chronique avec ramollissement du même tissu; 3° l'engorgement hypertrophique.

Nous nous bornerons à résumer en quelques mots les caractères de chacune de ces variétés.

L'inflammation chronique avec induration occupe fréquemment le corps de l'utérus; elle se traduit par les phénomènes suivants : augmentation de volume de la partie enflammée, coloration rougeâtre ou gris rougeâtre, augmentation de consistance et de densité du tissu, qui cependant présente une certaine friabilité. Ces modifications physiques sont dues aux lésions élémentaires que voici : développement du système vasculaire, stase sanguine, infiltration interstitielle de substance albumino-fibrineuse demi-concrète, et qui finit par s'organiser et se transformer en tissu fibroïde.

L'inflammation chronique avec ramollissement est moins fréquente que la précédente ; elle siége beaucoup moins souvent du reste dans le corps de l'utérus que dans le col de l'organe. Cette lésion se traduit par les modifications physiques suivantes : augmentation du volume de la partie enflammée ; la tuméfaction est en général plus forte que dans le cas précédent ; diminution de consistance et demi-ramollissement du tissu enflammé ; coloration grisâtre ou gris rougeâtre de la partie malade. Cet état fongueux est le résultat de la destruction à peu près complète du tissu normal de l'organe, due aux lésions suivantes : développement du système vasculaire, stase sanguine, destruction d'un certain nombre de fibres musculaires, infiltration, dans les mailles du tissu restant, d'un liquide albumineux de couleur rougeâtre.

D'après M. de Laurès, dans cette variété le tissu utérin est imprégné de sang ; il offre une couleur rouge uniforme plus ou moins foncée ; il crépite sous le doigt, on dirait du tissu érectile ; sa consistance est diminuée. A une période extrême, on ne reconnaît plus la structure de l'organe ; le tissu utérin représente une masse homogène, pultacée, violacée, noirâtre.

L'engorgement hypertrophique est dû à l'hypertrophie simultanée du tissu musculaire et du tissu vasculaire. Cette lésion est plutôt le résultat des deux altérations précédentes, leur mode fréquent de terminaison, qu'une lésion primitive élémentaire, caractéristique de l'inflammation chronique du tissu.

Le siége de ces trois variétés d'inflammation chronique doit être pris en sérieuse considération.

La métrite chronique peut, en effet, occuper tout le corps de l'utérus. Cet organe est alors doublé, triplé de volume, globuleux, son développement se fait d'une manière régulière, et il n'offre ni saillie, ni bosselures.

D'après les idées généralement admises, la lésion peut être partielle. On doit distinguer la métrite chronique bornée au fond de l'utérus, la métrite chronique de la paroi postérieure de l'utérus, celle de la paroi antérieure.

Une distinction non moins importante est celle qui consiste à séparer l'inflammation chronique du tissu utérin lui-même de celle de la membrane muqueuse de la cavité du corps. Lorsque cette dernière est atteinte de phlegmasie, elle est, en général, augmentée d'épaisseur, plus rouge et cependant plus friable ; quelquefois aussi elle est ramollie d'une manière notable et décollée. L'existence de granulations et d'ulcérations à sa surface est encore fort incertaine, et il faut de nouvelles observations pour y admettre ces lésions.

La conséquence de l'inflammation chronique de la membrane muqueuse de la cavité du corps est l'agrandissement de cette cavité et la dilatation de l'orifice qui la fait communiquer avec celle du col utérin. Ce fait est incontestable, on a donc lieu de s'étonner que Lisfranc ait signalé la diminution de capacité, l'étroitesse plus grande, enfin quelquefois l'oblitération à peu près complète de cette cavité.

A la surface interne de la membrane muqueuse ainsi enflammée, existent toujours des sécrétions sanguinolentes, et en particulier du muco-pus quelquefois mêlé à du sang.

L'inflammation de la membrane muqueuse accompagne à peu près constamment, sinon toujours, celle du tissu utérin lui-même. Elle peut aussi se développer d'une manière parfaitement isolée et tout à fait distincte. L'inflammation chronique du corps de l'utérus se montre en général beaucoup moins souvent isolée de la phlegmasie de la membrane muqueuse que celle du col.

ARTICLE II. — Étiologie de la métrite chronique.

Elle est encore fort mal connue, malgré la fréquence assez grande de la maladie. Il est cependant un certain nombre de causes qui se montrent avec assez de constance pour qu'on ait pu en étudier le mode d'action, ce sont celles dont nous allons parler.

La métrite chronique peut être la suite d'une métrite aiguë. Cette opinion n'est point celle de Valleix et des auteurs du *Compendium*, qui regardent la transformation d'une métrite aiguë en métrite chronique comme très rare et nullement démontrée. On ne saurait admettre une semblable conclusion ; cette transformation n'est peut-être pas très commune, mais au moins elle s'observe dans un certain nombre de cas.

La métrite chronique est quelquefois le résultat de congestions sanguines aiguës, répétées et renouvelées souvent. Les congestions chroniques, si elles existent, peuvent exercer la même influence. Il faut se rappeler, en effet, que cette espèce de congestion est confondue très souvent avec la métrite chronique et, mieux encore, que la plupart des cas considérés comme des congestions chroniques ne sont autre chose que des métrites.

La métrite chronique peut être le résultat de la propagation de l'inflammation du col de l'utérus au tissu du corps de l'organe. Cette propagation est loin d'être rare.

La suppression complète des menstrues, la simple dysménorrhée, la rétention du sang menstruel dans la cavité utérine sont regardées avec raison comme des causes assez communes de métrite chronique.

Les tumeurs fibreuses, les polypes de l'utérus s'accompagnent parfois aussi d'une métrite chronique, qui survient comme complication.

La métrite chronique reconnaît souvent pour point de départ un avortement ou un accouchement ; c'est en particulier lorsque ce dernier a été laborieux et pénible, et surtout lorsqu'on a été obligé de se livrer à des manœuvres obstétricales ou à quelque opération, qu'on voit cette maladie se développer. On peut expliquer jusqu'à un certain point le rôle que jouent soit la grossesse, soit les accouchements laborieux provoqués, dans la production d'une métrite chronique.

Pendant la grossesse, l'utérus ne subit pas une hypertrophie seulement pure et simple ; il se forme des fibres musculaires nouvelles, des vaisseaux nombreux se développent, et la membrane muqueuse se transforme complétement et présente une organisation toute nouvelle.

Après l'accouchement, l'utérus pour revenir à son état normal doit subir une marche rétrograde, les éléments physiologiques nouveaux doivent être résorbés en partie, la membrane caduque doit s'amincir et se détacher, les muscles se transformer en graisse puis être absorbés. Si ce travail rétrograde est arrêté par une cause quelconque, l'utérus peut rester tuméfié, développé (engorgement hypertrophique). Or, une inflammation aiguë survenant à cet instant, ce travail rétrograde s'arrête, l'utérus reste tuméfié, et l'état aigu, au lieu de disparaître complétement sous l'influence du repos et du traitement, se transforme avec une très grande facilité en état chronique.

On doit encore citer parmi les causes évidentes de métrite chronique les circonstances suivantes :

1° Toute tentative de redressement opérée sur cet organe, soit avec la sonde utérine, soit avec le redresseur de Simpson ou celui de Valleix ;

2° Toute opération faite sur l'utérus, surtout quand cette opération exige des manœuvres qu'il faut renouveler souvent ;

3° L'application continue des pessaires.

ARTICLE III. — Symptômes de la métrite chronique.

Avant d'étudier la symptomatologie de la métrite chronique, il est une observation que je dois faire et qui ne manque pas de valeur. M. Bennet, dans son excellent ouvrage, a accordé peut-être une importance trop grande à l'inflammation chronique du corps de l'utérus. Il lui a attribué une partie des symptômes que l'on doit mettre sur le compte de la phlegmasie chronique du col de l'organe. C'est donc une petite restriction qu'il faut avoir présente à l'esprit en lisant sa description, si complète du reste. D'un autre côté, il est souvent fort difficile de faire la part des symptômes qui appartiennent à chacune de ces deux inflammations. Si la phlegmasie chronique du col existe très souvent seule, isolée, et indépendante de celle du corps, l'inverse n'a pas lieu, c'est-à-dire que lorsque l'utérus est enflammé, son col l'est presque toujours en même temps ; au moins en est-il ainsi dans la grande majorité des cas. Dans la description que nous allons faire, nous serons donc souvent obligé d'admettre cette simultanéité. Nous tâcherons seulement de choisir pour cette description les cas dans lesquels l'inflammation chronique du col n'existe pas. Ces cas étant peu communs, nous devrions aussi accepter ceux dans lesquels l'inflammation chronique du col, bien qu'accompagnant celle du corps, est beaucoup moins intense et ne joue qu'un rôle secondaire.

DÉBUT. — Le mode de début de la métrite chronique n'est pas toujours le même. On peut observer les variétés suivantes : 1° Lorsque la métrite chronique est la conséquence d'une métrite aiguë ou d'une série de congestions utérines aiguës, on voit les symptômes qui la caractérisent succéder peu à peu à ceux de ces deux derniers états morbides, et la maladie se développer d'une manière insensible ; 2° dans d'autres cas, on voit à la suite d'une cause évidente et appréciable, et quelquefois sans cause connue, les phénomènes locaux débuter insensiblement, et ce n'est que plus tard que les symptômes généraux se développent et que la santé générale s'altère ; 3° dans d'autres circonstances, les symptômes locaux et les phénomènes généraux débutent simultanément et leur développement est lent et progressif ; 4° dans quelques cas, le développement de la maladie est insidieux, les signes locaux sont obscurs, à peine appréciables, tandis que les phénomènes généraux jouent le rôle principal et attirent toute l'attention des médecins qui seraient peut-être induits en erreur, si cette attention n'était aussi attirée par quelques douleurs lombaires ou hypogastriques vagues.

Pour bien étudier toutes les variétés de la métrite chronique, il est nécessaire d'établir les divisions suivantes qui correspondent aux lésions morbides différentes qui ont été étudiées :

1° Métrite chronique caractérisée par l'induration du tissu malade et accompagnée, dans la plupart des cas, d'une altération analogue du tissu du col et d'une inflammation chronique de la membrane muqueuse ;

2° Métrite chronique caractérisée par le ramollissement du tissu utérin (état fongueux) accompagnée, la plupart du temps, d'un état analogue du col et d'une inflammation chronique de la membrane muqueuse ;

3° Métrite interne ou catarrhale chronique.

De ces trois variétés la première est bien connue ; elle est la seule dont on puisse faire une description complète. Elle comprendra donc à elle seule la plus grande partie de l'histoire de la maladie que nous décrivons. Quant aux deux autres variétés, nous nous bornerons à discuter si elles peuvent être admises, et dans ce cas nous résumerons leurs principaux caractères.

Métrite chronique avec induration. — Cette forme, la plus commune certainement, présente plusieurs sous-variétés qui ne méritent pas une description à part, mais qui ne doivent pas moins être mentionnées ici. Ce sont les suivantes : 1° métrite chronique avec induration du tissu du corps seul ; 2° métrite chronique avec induration du tissu du corps et du col ; 3° métrite chronique accompagnée de l'inflammation de la membrane interne ; 4° engorgement chronique hypertrophique. Ce n'est que sous le point de vue anatomo-pathologique qu'il est de quelque utilité de tenir compte de ces variétés, car sous le rapport des symptômes, il n'y a entre elles que des différences légères dont nous aurons cependant à tenir compte.

PHÉNOMÈNES LOCAUX. — *Douleur.* — La douleur est le symptôme le plus constant et le plus habituel de la métrite chronique que nous décrivons ici. Elle est en général profonde, sourde et obscure.

La douleur a son siége le plus habituel à l'hypogastre. Elle s'irradie de là vers le pubis, dans le reste de l'abdomen, au périnée, aux aines et aux cuisses. Ces douleurs d'irradiation ont souvent beaucoup plus d'intensité que celles qui siégent dans l'utérus lui-même. Le médecin doit en être prévenu, afin de ne pas s'en laisser imposer et de remonter toujours à leur point de départ véritable.

Ces douleurs augmentent par la marche, l'exercice, les mouvements, les efforts, la miction, la défécation, par tout ébranlement physique en un mot. C'est sous l'influence de ces causes physiques ou mécaniques qu'on les voit quelquefois présenter une très grande intensité, devenir lancinantes et s'irradier avec plus d'énergie vers les régions lombaire et lombo-sacrée.

La douleur de la métrite chronique devient toujours plus intense pendant la période menstruelle. La cause est que pour cette affection de même que pour l'inflammation chronique du col, le retour de chaque époque produit une exacerbation momentanée de la maladie.

La palpation et la pression de l'abdomen, le toucher vaginal et le toucher rectal augmentent encore cette douleur.

Il y a une augmentation réelle de la température de l'organe enflammé. Cette augmentation est beaucoup moins tranchée que dans la métrite aiguë; elle peut quelquefois même, comme dans l'engorgement hypertrophique, être tout à fait nulle.

Augmentation de volume de l'utérus. — Elle est un des symptômes les plus constants et les plus tranchés de la métrite chronique. Si l'organe est malade dans sa totalité, il présente une forme régulière, ovoïde, plus volumineuse à la partie supérieure que du côté du col où il va en diminuant. La forme de l'utérus tuméfié est, au contraire, irrégulière; et on peut y constater des déformations qui semblent anormales, lorsque l'inflammation chronique est partielle et lorsqu'elle occupe isolément le fond, la paroi postérieure ou la paroi antérieure.

L'inflammation isolée de la paroi postérieure est plus commune que les autres espèces, et c'est peut-être la seule dont l'existence est un peu mieux démontrée. Les inflammations isolées du fond de la paroi antérieure sont plutôt admises théoriquement que bien prouvées.

Augmentation de poids. — Elle est une conséquence nécessaire de l'augmentation de volume; elle existe à peu près constamment dans la métrite chronique.

Déplacements. — L'utérus, tuméfié, volumineux et plus lourd dans la maladie qui nous occupe, se déplace toujours ou du moins à peu près toujours.

1° D'abord il s'abaisse, c'est là le fait le plus constant. Cet abaissement est quelquefois porté à un degré considérable. Souvent, en même temps qu'il s'abaisse, il tombe en antéversion ou en rétroversion. Il y a là plusieurs différences importantes à signaler. Quand le corps et le col de l'utérus sont enflammés ensemble et qu'il y a normalement une disposition à l'inclinaison dans un de ces deux sens, l'augmentation de poids et de volume force la direction normale, qui s'exagère de plus en plus, et la rétroversion ou l'antéversion se produit à des degrés divers.

2° Lorsque les parois supérieure et postérieure du corps de l'utérus sont spécialement malades, en même temps que le col a subi un certain degré d'inflammation, il se produit une rétroversion; le corps de l'utérus est porté et incliné en arrière.

3° Lorsque la paroi antérieure, ce qui est beaucoup plus rare, est isolément malade et que le col participe à l'état phlegmasique, une antéversion de l'utérus a de la tendance à se produire en partie. Cette tendance est le résultat de l'augmentation de poids de la paroi antérieure de l'organe, qui le fait incliner et basculer en avant.

L'existence de ces deux états, qu'il est si simple d'admettre théoriquement, est encore toute à démontrer.

4° Lorsque le corps de l'utérus est seul malade et que le col est resté à l'état normal, on observe quelquefois le développement d'une antéflexion ou d'une rétroflexion. Le développement de l'une plutôt que de l'autre de ces modifications est probablement la conséquence d'une disposition normale de l'utérus, qui rend la flexion plus facile dans un sens que dans l'autre. Il est difficile de se rendre compte de cette prédisposition, on ne peut que constater le fait.

L'existence du développement des deux états suivants est plus problématique.

5° Lorsque la paroi postérieure de l'utérus est seule enflammée et le col sain, on observe en général la tendance au développement d'une rétroflexion.

6° Lorsque la paroi antérieure seule est enflammée (fait beaucoup plus rare), c'est une antéflexion qui peut être le résultat de la conservation du col à l'état sain.

Ces divers états pathologiques ne peuvent être étudiés avec soin et constatés d'une manière positive qu'à l'aide de la palpation, de la pression, de la percussion, du toucher vaginal et du toucher rectal.

a. La palpation, la pression et la percussion hypogastriques permettent de constater l'augmentation de la sensibilité de l'utérus et l'augmentation de son volume.

b. Le toucher vaginal fait reconnaître l'augmentation de sensibilité, le degré plus élevé de la température, la tuméfaction, le poids plus considérable de l'utérus, et enfin les divers déplacements que cet organe a pu subir.

c. Le toucher rectal peut indiquer l'augmentation de la sensibilité, de la température, du volume et du poids, ainsi que certains déplacements, et en particulier la rétroversion et la rétroflexion.

La métrite chronique détermine presque toujours quelques phénomènes morbides du côté de la vessie et du côté du rectum.

Du côté de la vessie, ce sont des envies fréquentes d'uriner, qui deviennent surtout fortes et impérieuses lorsqu'il y a un certain degré d'antéversion. Les urines sont souvent troubles, c'est ce qui arrive quand un léger degré de cystite chronique vient se joindre à la métrite chronique. Les urines contiennent alors une notable quantité de mucus et ce mucus produit ses résultats habituels : il détermine ou favorise la décomposition de l'urée en carbonate d'ammoniaque, décomposition dont la conséquence est la production de phosphates ammoniaco-magnésiens, de phosphates et de carbonates de chaux, qui se précipitent en même temps au sein de l'urine devenue alcaline.

Du côté du rectum, on constate une constipation opiniâtre qui fatigue beaucoup les malades.

Menstruation. — On peut observer du côté de la menstruation les troubles les plus divers, et souvent il est difficile de se rendre compte de ces variétés.

Tantôt les règles sont avancées et plus abondantes, tantôt retardées et moins abondantes; elles sont simplement avancées ou retardées, sans avoir subi un grand changement dans leur quantité.

Le fait principal des troubles de la menstruation, celui qu'on observe le plus souvent dans la forme d'inflammation chronique que nous étudions actuellement, est le suivant : les règles sont, en général, moins abondantes, leur sortie plus pénible, plus douloureuse et souvent accompagnée de vives coliques utérines. Signalons enfin, comme dernier caractère, une grande tendance à retarder.

Il est bien entendu que pour apprécier à leur juste valeur de telles modifications, il faut comparer ce qui arrive pendant la maladie avec l'état habituel de la menstruation chez la femme qui en est atteinte.

Écoulements. — *a.* Lorsque le tissu seul du corps et du col est enflammé sans que leur membrane muqueuse le soit en même temps, les trois cas suivants peuvent se présenter, sous le rapport de l'écoulement :

1° Il n'y a aucune espèce d'écoulement;

2° Il y a écoulement de mucus clair, transparent et visqueux. Ce mucus est le produit de la sécrétion des cryptes muqueux, sécrétion exagérée sous l'influence de l'inflammation chronique du tissu utérin voisin, avec lequel ils sont en contact;

3° Il y a un simple écoulement leucorrhéique.

b. Lorsque la membrane muqueuse du corps de l'utérus seul ou du corps et du col ensemble est enflammée, il y a une sécrétion qui présente des caractères variés que nous étudierons plus loin en traitant de la métrite interne. Établissons seulement ici qu'en pareil cas c'est, en général, du muco-pus, parfois mêlé d'un peu de sang, qui est sécrété.

PHÉNOMÈNES GÉNÉRAUX. — Chez les femmes atteintes de métrite chronique, on voit quelquefois les troubles sympathiques manquer complétement ; on doit avouer cependant qu'il est rare qu'il en soit ainsi. Il existe à peu près constamment des troubles sympathiques bien caractérisés qui sont les suivants,

Dans la plupart des cas on voit se développer une anémie qui ne présente aucune différence avec celle qui a été décrite à propos de l'inflammation chronique du col. Cette anémie, toutefois, offre quelques caractères particuliers que voici : la face est plus pâle, plus amaigrie que dans la simple anémie ; les yeux sont plus excavés, souvent entourés d'un cercle noir ; le corps entier est amaigri, quelquefois à un point assez considérable ; la langue est assez souvent saburrale, l'appétit bizarre, irrégulier ; quelquefois la soif un peu augmentée. La gastralgie, sous toutes ses formes et avec ses nuances nombreuses, est un des symptômes les plus caractéristiques de cet état morbide. La constipation manque rarement et devient généralement rebelle.

Un bruit de souffle intermittent existe au premier temps du cœur et se propage dans les carotides ; son intensité est proportionnelle au degré de diminution de proportion des globules du sang. Quelquefois il y a un peu de fièvre nocturne et des sueurs le matin ; j'ai rencontré plusieurs cas de ce genre où cette fièvre ressemblait singulièrement à celle qui accompagne le ramollissement des tubercules.

On observe fréquemment, comme phénomènes sympathiques de la métrite chronique, des accidents nerveux. Ainsi, la céphalalgie sous toutes ses formes, la migraine, les névralgies les plus diverses, les névroses de divers organes, sont des phénomènes qu'on voit fréquemment et dont le développement est subordonné à l'idiosyncrasie, au tempérament nerveux ou aux maladies antérieures que les malades ont pu avoir ; quelques cas d'hystérie peuvent se présenter en même temps.

L'hystérie, toutefois, n'offre ici rien de particulier ; elle peut survenir comme complication de la métrite chronique, mais les deux affections sont parfaitement indépendantes l'une de l'autre. Je serais plutôt porté à être de l'avis de M. Aran, quand il dit, à propos des accidents hystériformes : « Je crois, au contraire, à part cette névrosité générale que l'on retrouve dans les maladies chroniques, que l'affection hystérique est beaucoup plus fréquente chez les femmes qui n'ont jamais eu d'affections utérines. »

L'anémie, compliquée ou non des accidents nerveux qui se développent à peu près constamment chez les femmes atteintes de métrite chronique, est évidemment liée à la diminution de proportion des globules du sang. J'ai eu maintes fois l'occasion de pratiquer de petites saignées aux malades qui en étaient atteintes; ces petites saignées étaient destinées à combattre des exacerbations ; j'ai fait rechercher le poids des globules, et il a été toujours trouvé notablement diminué. La moyenne du chiffre des globules se trouvait à peu près constamment entre 100 et 110.

ARTICLE IV. — Marche, durée et terminaison de la métrite chronique.

La *marche* de la métrite chronique est en général continue; il arrive souvent cependant qu'elle présente des exacerbations, liées tantôt au retour de chaque période menstruelle, tantôt à des imprudences, d'autres fois à des complications accidentelles. Il n'est pas rare également de voir ces exacerbations momentanées survenir spontanément.

La *durée* de la métrite chronique est, en général, longue ; c'est une affection essentiellement chronique et qui peut durer plusieurs années.

Terminaison. — La résolution est un mode de terminaison qui se rencontre assez souvent, surtout lorsqu'on a employé une médication rationnelle et suivie avec persévérance. On voit quelquefois la guérison spontanée s'opérer à l'époque de l'âge critique sans qu'on ait fait subir à la malade aucun traitement.

La terminaison a souvent lieu par le développement d'un engorgement hypertrophique simple. Dans d'autres cas, c'est par le passage à l'état de métrite aiguë qu'elle a lieu.

La métrite chronique peut-elle aboutir à un cancer de l'utérus? Je répondrai ici ce que j'ai déjà dit au sujet de l'inflammation chronique du col. Cela est possible, surtout si la diathèse cancéreuse héréditaire existe chez une femme atteinte de métrite chronique. Mais, à part cette circonstance, on peut dire que la plupart des auteurs sont actuellement d'accord pour rejeter cette transformation dans la très grande majorité des cas.

Diagnostic. — Le diagnstic de la métrite chronique soulève plusieurs questions qui sont en particulier les suivantes : 1° la métrite chronique est-elle simple ou accompagnée d'un déplacement ou d'une déviation quelconque de l'utérus? 2° la phlegmasie du corps de l'utérus est-elle accompagnée de l'inflammation chronique du col? 3° quelle est la cause de cette métrite chronique; est-elle accompagnée ou non d'induration du tissu malade?

Les détails dans lesquels nous sommes entré, et en particulier ceux qui concernent le toucher vaginal et le toucher rectal guident le médecin dans la solution de ces questions d'une importance notable pour le diagnostic.

Le diagnostic de la métrite chronique soulève encore d'autres questions, relatives à la possibilité de confondre cette affetion avec trois maladies, qui sont : 1° le phlegmon des ligaments larges; 2° les tumeurs fibreuses du corps de l'utérus; 3° le cancer du corps de l'utérus.

1° *Phlegmon des ligaments larges, phlegmon péri-utérin.* — La confusion est d'autant plus possible, que fréquemment la métrite chronique s'accompagne soit d'un phlegmon des ligaments larges, soit d'un phlegmon péri-utérin également à l'état chronique. De même ces derniers se compliquent souvent consécutivement d'une métrite chronique. La distinction est fort importante à faire, et parfois elle est assez difficile.

Le toucher vaginal et le toucher rectal, aidés de la palpation hypogastrique, permettent d'établir le diagnostic et de reconnaître s'il existe une métrite chronique simple ou compliquée de phlegmons péri-utérins, et font distinguer la métrite simple du phlegmon péri-utérin simple.

Voici les renseignements qu'on obtient ainsi : Dans la métrite chronique simple, il y a mobilité de l'utérus, le doigt peut lui imprimer diverses directions, la tumeur occupe en général le milieu du petit bassin ; dans le phlegmon péri-utérin simple, le doigt rencontre la matrice au milieu du bassin, sans tuméfaction ni sensibilité, tandis que sur un des côtés existent les tumeurs phlegmoneuses. Quelquefois l'utérus est englobé par le tissu cellulaire enflammé ; il est alors enclavé et rendu immobile.

Dans la métrite chronique compliquée de phlegmon péri-utérin, le toucher permet de constater la tumeur utérine au milieu du bassin, le phlegmon autour ou sur l'un des côtés ; il y a, de plus, immobilité de l'utérus enclavé par le tissu cellulaire enflammé ; le phlegmon péri-utérin passe souvent à l'état de suppuration, tandis que la métrite chronique ne présente rien de semblable. Or, lorsqu'il en est ainsi, il se développe des frissons, une exacerbation de la fièvre, des sueurs, indiquant le nouveau travail qui s'établit ; ce qui n'existe pas dans la métrite chronique simple.

L'incertitude du diagnostic a, du reste, peu d'inconvénients dans un grand nombre de cas, car le traitement est le même.

2° *Tumeurs fibreuses du corps de l'utérus.* — Dans le plus grand nombre des cas la distinction est facile ; d'abord les tumeurs fibreuses mettent un temps très long, quelquefois plusieurs années, pour se développer ; une fois produites et après leur développement progressif et insensible, le volume de l'utérus est beaucoup plus augmenté que dans la métrite chronique simple ; il n'y a augmentation ni de sensibilité ni de température du tissu utérin. On observe enfin dans les tumeurs fibreuses, comme un des symptômes les plus caractéristiques, les pertes utérines considérables qui affaiblissent et épuisent les malades.

La distinction devient plus difficile quand la tumeur fibreuse est accompagnée d'un certain degré de métrite chronique, car alors il y a augmentation de sensibilité de l'utérus. On pourra néanmoins établir cette distinction en s'appuyant sur les considérations suivantes : les pertes utérines existent déjà depuis un certain temps ; le volume de l'utérus est beaucoup plus considérable que dans la métrite chronique simple ; du reste, lorsque la métrite concomitante aura disparu, on pourra établir avec beaucoup plus d'assurance le diagnostic.

3° *Cancer du corps de l'utérus.* — On établira facilement le diagnostic en s'appuyant sur les caractères suivants du cancer, qu'on ne retrouve pas dans la métrite chronique : le développement très lent de la maladie, les douleurs lancinantes qui accompagnent souvent son évolution, l'absence de douleur à la palpation et au toucher, les hémorrhagies utérines qui préparent sa manifestation et accompagnent sa production ; les écoulements séreux et séro-sanguinolents qui existent pendant toute sa durée, le développement inégal et les bosselures de l'utérus, enfin la cachexie caractéristique.

ARTICLE V. — Pronostic de la métrite chronique.

Dans la grande majorité des cas, la métrite chronique est une affection rebelle, tenace et de longue durée, mais à la suite de laquelle il est très rare qu'il y ait une terminaison fâcheuse à redouter. Elle guérit d'une manière à peu près certaine à l'aide d'un traitement approprié et suivi avec persévérance.

La circonstance d'une métrite aiguë venant s'enter sur une métrite chronique développée chez une femme dont la santé est détériorée et épuisée, est en général fâcheuse et fait parfois redouter une mauvaise terminaison.

Les maladies intercurrentes peuvent encore singulièrement

en aggraver le pronostic, surtout quand la santé générale est déjà épuisée.

On peut admettre comme formule du pronostic de cette maladie qu'elle constitue une affection rebelle et tenace.

Métrite chronique avec ramollissement du tissu (état fongueux), accompagnée ou non d'un état analogue du col et d'une métrite interne. — L'existence de cette maladie est certainement beaucoup plus rare que la précédente, et on en trouve peu d'exemples dans les auteurs. Elle a été beaucoup plus étudiée dans le col de l'utérus que dans le corps de cet organe, et on en trouve de bonnes descriptions dans la thèse de M. de Laurès (1844) et dans celle de M. Bennett (1845).

On peut dire que l'état fongueux du corps de l'utérus n'est jamais une maladie primitive, mais un état consécutif à une lésion analogue du col de cet organe. Il est donc difficile de séparer les deux descriptions l'une de l'autre. Aussi serons-nous souvent obligé de revenir sur des détails qui ont déjà été donnés en faisant l'histoire de l'inflammation chronique du col.

L'inflammation chronique avec ramollissement (état fongueux) du col et du corps de l'utérus paraît donner lieu, dans un grand nombre de cas, à une altération générale de la santé. C'est elle qui se montre de préférence chez les femmes d'une mauvaise constitution, scrofuleuses, tuberculeuses, cachectiques, scorbutiques, débilitées par la misère ou par des maladies antérieures. « Il semble, disent les auteurs du *Compendium*, que le sang a perdu ses qualités plastiques ; il séjourne dans le tissu utérin en conservant sa fluidité ; la fibrine et l'albumine ne se coagulent point ; la consistance de l'organe est donc diminuée au lieu d'être augmentée. » Je laisse à ces auteurs l'exactitude de cette explication.

Symptomatologie. — Les symptômes n'ont pas de caractères aussi nets et aussi tranchés que dans les cas d'induration. Le premier fait à constater est l'existence de l'état fongueux du col, qui présente pour caractères essentiels les phénomènes suivants dont j'ai déjà parlé, mais que je dois résumer ici.

Le toucher du col (Bennett) donne une sorte de crépitation, il semble qu'on fait mouvoir une masse gélatineuse renfermée dans une faible enveloppe. La consistance de cette partie est plus ou moins ramollie, souvent comme pultacée. Le coït, le toucher, l'introduction du spéculum, y provoquent constamment un écoulement sanguin plus ou moins abondant. Le spéculum démontre l'existence de granulations, d'ulcérations, d'une tuméfaction notable du col et l'inégalité de son boursouflement; quelquefois on voit sourdre de toute la surface du museau de tanche une couche de sang qui semble avoir été exprimé avec une éponge.

L'état fongueux se propage bien rarement au corps entier de l'organe; il se développe plutôt aux parties suivantes : à la partie inférieure du corps utérin, à celle qui est en rapport immédiat avec le col; à la paroi postérieure de l'utérus surtout.

Lorsqu'on étudie la symptomatologie de l'inflammation chronique avec ramollissement du corps de l'utérus, on peut constater qu'il est des cas dans lesquels il n'y a pas augmentation de sensibilité de l'organe, et où les douleurs caractéristiques sont remplacées par un sentiment de pesanteur, une gêne, qui, parfois, manquent complétement.

L'augmentation de volume n'est pas toujours facile à constater, car l'utérus n'étant pas tout entier malade, le fond surtout restant presque toujours à l'état sain il est rare, que cet organe se développe d'une manière anormale et qu'il vienne faire saillie au-dessus du pubis; il en serait autrement si l'utérus entier était malade.

Il arrive souvent que la malade n'est avertie de l'affection dont elle est atteinte que par un écoulement sanguin peu considérable, il est vrai, mais qui se montre d'une manière presque continuelle. Les causes physiques les plus légères, la marche, les mouvements, une course en voiture un peu dure, les différents efforts, le coït, amènent souvent des métrorrhagies assez considérables.

Dans la métrite chronique avec ramollissement, les symptômes généraux se montrent d'une manière à peu près constante : il y a un amaigrissement assez rapide, une anémie développée avec tous ses caractères ordinaires, mais en général beaucoup plus intense et beaucoup mieux caractérisée que dans la métrite chronique avec induration. Cette anémie plus forte est nécessairement due aux écoulements sanguins incessants qui se produisent, et à la diminution plus considérable de globules qui en est nécessairement la conséquence.

L'inflammation chronique du corps unie à celle du col utérin peut avoir de graves conséquences. D'après les auteurs du *Compendium*, celle du col seul pourrait avoir les conséquences suivantes :

« Aussitôt que la consistance du col est notablement diminuée, la maladie fait des progrès rapides ; les hémorrhagies, qui se succèdent à des intervalles de plus en plus rapprochés, jettent la femme dans l'anémie, et souvent il suffit de quelques mois pour amener un état général fort grave. Si l'art n'intervenait point avec énergie, la mort serait certainement la terminaison ordinaire de cette altération. »

Cette description montre combien nous sommes loin de posséder tous les documents indispensables pour tracer une histoire complète de cette forme de métrite chronique. Les observations bien recueillies manquent complétement, et l'on serait presque en droit de se demander si la description précédente ne s'applique pas plutôt à un cancer encéphaloïde du col de l'utérus.

Je ne suis point aussi pessimiste à cet égard, et voici ce que je pense de la métrite chronique avec ramollissement, opinion que je puis baser sur plusieurs cas observés par moi :

La métrite chronique est une affection de longue durée, qui peut persister plusieurs années, mais il est difficile de croire qu'elle puisse débiliter assez l'organisme pour causer la mort. Si, dans quelques cas, elle a abouti à une terminaison fâcheuse, il faut certainement l'attribuer au développement de quelques complications ou de quelque maladie intercurrente. On doit reconnaître, toutefois, que la métrite chronique avec ramollissement retentit d'une manière beaucoup plus fâcheuse sur l'organisme entier que la métrite chronique avec induration, qu'elle fait maigrir beaucoup plus vite les femmes, et qu'elle produit une anémie plus prompte et plus complète, mais voilà tout.

Métrite interne, métrite catarrhale. — L'inflammation chronique de la membrane muqueuse du corps de l'utérus, sans être une maladie fréquente, n'est pas cependant non plus très rare. On peut établir comme une règle qui souffre peu d'exceptions, que toutes les fois que la muqueuse du corps de l'utérus est malade, celle du col l'est également, tandis que l'inverse n'a pas lieu; c'est-à-dire que la membrane muqueuse de la cavité du col est très souvent enflammée d'une manière isolée; cette inflammation est, ainsi que nous l'avons dit, une maladie très fréquente.

Lorsque la membrane muqueuse du corps et celle du col de l'utérus sont simultanément enflammées, la conséquence la plus habituelle est le développement des modifications suivantes : dilatation de l'orifice extérieur et intérieur du col de l'utérus, agrandissement de la cavité du col, enfin dilatation légère de la cavité utérine.

La membrane muqueuse est épaissie, rouge, plus friable, quelquefois décollée d'une manière partielle et souvent inégale; on peut y observer des granulations. Quant aux ulcérations, elles ne sont pas en général signalées par les auteurs, et je suis porté à croire que, si elles existent, elles doivent être très rares.

Les symptômes de la métrite interne sont les suivants : douleurs sourdes, profondes, obscures, cependant un peu influencées par l'exercice, les mouvements, les efforts, etc., etc; le volume et le poids du corps de l'utérus n'ont pas subi de variation; on ne constate pas les déviations, les versions et inflexions qui sont si fréquentes dans les inflammations chroniques où le tissu sous-muqueux du corps et celui du col de l'utérus sont malades.

Une sonde introduite dans la cavité du col franchit son orifice interne et pénètre dans la cavité du corps de l'utérus, où elle peut se mouvoir librement dans tous les sens et avec une grande liberté. Cette pénétration est souvent douloureuse, surtout quand on fait promener avec une certaine énergie l'extrémité de la sonde sur les parois enflammées de la muqueuse de la cavité du corps de l'utérus ; on produit souvent des nausées, des vomissements, et parfois des syncopes.

La menstruation est en général retardée, moins abondante et plus douloureuse que dans l'état normal ; c'est du moins ce que j'ai remarqué et ce qui diffère notablement de ce qui est admis par M. J.-H. Bennett. D'après cet auteur, les règles sont plus abondantes, plus douloureuses et durent plus longtemps ; elles apparaissent à des intervalles plus courts.

L'écoulement est constitué par une quantité notable de muco-pus ; la quantité sécrétée en vingt-quatre heures est en général beaucoup plus considérable que quand il n'y a que simple inflammation de la cavité du col utérin. Cet écoulement de muco-pus diffère notablement de l'écoulement sanguinolent qui est plutôt un des caractères de la métrite interne aiguë.

Dans quelques cas plus rares et, d'après M. H. Bennett, dans les cas spéciaux où il existe des ulcérations de la membrane muqueuse de la cavité du corps, il arrive parfois que la cavité de cet organe se dilate d'une manière très notable et qu'il s'accumule à son intérieur du mucus, du muco-pus, du pus et parfois du sang ; nous avons déjà fait observer que l'existence des ulcérations à la surface du col était toute entière à démontrer.

La métrite catarrhale s'accompagne souvent d'un état anémique bien caractérisé ; cependant la production de cette anémie n'en est pas une conséquence absolument nécessaire ; et il y a des femmes atteintes de métrite catarrhale chronique qui ont encore un bon état de santé générale ; mais une longue durée de cette maladie débilite notablement la constitution. Cette maladie guérit, en général, spontanément à l'époque de l'âge critique.

On reconnaît que l'inflammation de la membrane muqueuse de la cavité du corps est venue se joindre à celle du col, lorsque les phénomènes suivants viennent se joindre aux symptômes de cette dernière affection : douleurs plus profondes et en même temps plus générales ; écoulement muqueux ou mucoso-purulent beaucoup plus abondant, quand toute la muqueuse est malade ; influence notable sur la santé générale, qui se débilite et s'épuise beaucoup plus facilement dans l'inflammation de toute la muqueuse utérine que dans celle du col isolément.

ARTICLE VI. — Traitement de la métrite chronique.

Ce traitement a beaucoup occupé les médecins qui se sont occupés d'une manière spéciale des maladies de l'utérus. C'est qu'en effet il s'agit d'une affection rebelle, tenace, et contre laquelle les médications les plus rationnelles échouent souvent d'une manière complète. Nous allons passer en revue les médications qu'on a successivement préconisées contre cette maladie.

Émissions sanguines. — Les émissions sanguines mises en usage contre la métrite chronique peuvent être générales ou locales ; leur mode d'action, dans l'un et l'autre cas, est loin d'être identique.

Saignées générales. — Les saignées dérivatives peu copieuses et renouvelées souvent ont été érigées en méthode complète et à peu près absolue, ainsi que j'ai déjà eu occasion de le dire. Ces petites saignées dérivatives, dont la quantité doit être de 100 à 150 grammes, renouvelées quelquefois tous les mois, sont encore employées avec une rare persévérance par un certain nombre de praticiens de nos jours.

J'ai déjà discuté cette question en parlant du traitement de l'inflammation chronique du col, si j'y reviens ici, c'est pour dire encore, que, comme méthode générale, cette médication doit être formellement écartée. Elle épuise les malades, augmente la débilité et l'anémie des femmes atteintes de métrite chronique, enfin elle tend plutôt à éterniser la maladie qu'à la faire disparaître.

On ne peut toutefois disconvenir que la saignée générale ne produise presque toujours un soulagement momentané et une diminution notable des douleurs utérines, c'est probablement ce qui engage encore beaucoup de praticiens à l'employer avec persévérance. On peut dire, du reste, que dans la métrite chronique générale les petites saignées générales sont plus souvent indiquées que dans l'inflammation bornée au col. S'il est certaines circonstances dans lesquelles ces petites saignées du bras peuvent être utiles, ce sont les suivantes :

1° Lorsque l'utérus est très volumineux, très sensible au toucher et à la palpation, et le siége de douleurs spontanées, vives ; dans ce cas, une ou deux petites saignées du bras de 150 grammes en moyenne et répétées à huit ou dix jours d'intervalle, sont parfois très utiles et aident singulièrement le traitement.

2° Lorsque la métrite chronique se traduit par un mouvement de fièvre soit continu, soit périodique, comme la nuit, par exemple, et accompagné d'une augmentation de chaleur ; en pareil cas, une saignée de 150 à 200 grammes est encore fort utile, car elle fait très souvent disparaître cet état fébrile. On peut renouveler deux ou trois fois cette petite saignée, mais il faut se garder d'y revenir trop souvent.

Saignées locales, sangsues. — Les applications de sangsues sont souvent très utiles dans la métrite chronique, surtout lorsqu'on en fait usage à une époque peu éloignée du début de la maladie. On les fait mettre de préférence à l'hypogastre, quelquefois cependant aux régions inguinales ou bien encore au périnée. Le nombre des sangsues appliquées doit toujours être en quantité convenable ; il en faut une vingtaine au moins et les faire saigner d'une manière suffisante, afin de ne pas avoir à redouter, si l'on n'opérait pas une soustraction suffisante de sang, de produire une congestion sanguine de l'utérus, et d'augmenter ainsi, plutôt que de diminuer, les accidents de la métrite chronique.

La sensibilité très vive de l'utérus, les douleurs spontanées, la tuméfaction un peu notable de l'organe, sont les accidents qui réclament spécialement les applications locales de sangsues. Il est encore une circonstance dans laquelle on peut se trouver très bien de leur emploi, c'est lorsque les règles sont retardées, pénibles, douloureuses et moins abondantes que dans l'état normal. On peut alors placer les sangsues, au nombre de dix ou douze, au périnée, à l'anus, ou à la partie interne des cuisses : elles sont alors destinées à favoriser l'écoulement menstruel, à augmenter sa quantité, enfin à le suppléer, s'il n'arrive pas ou s'il est insignifiant.

Il est un mode particulier d'appliquer les sangsues qui est adopté par beaucoup de médecins, et qui demande quelques explications; c'est leur application sur le col de l'utérus. Ces applications conseillées par M. Duparcque, qui y a fortement insisté, ont été également adoptées et vantées par Valleix, les auteurs du *Compendium*, MM. H. Bennett et Aran.

D'après M. Duparcque, leur premier effet est de calmer, comme par enchantement, les douleurs sacro-lombaires, les élancements, enfin toutes les sensations pénibles, compagnes ordinaires des altérations légères ou profondes de la matrice. Il conseille de proportionner le nombre de sangsues au volume de l'engorgement, au degré de prédominance des symptômes inflammatoires et à l'état des forces. M. Duparcque pense, de plus, que cette saignée directe produit moins de faiblesse, toute proportion gardée, que la saignée générale.

J'ai eu plusieurs fois occasion d'essayer ces applications de sangsues sur le col, et je n'ai jamais eu beaucoup à m'en louer. D'abord l'application en est très difficile et très désagréable pour les femmes, que l'on décide difficilement à y avoir recours; puis elles ne me semblent avoir aucun avantage sur les sangsues appliquées à l'hypogastre et au périnée, ou sur les petites saignées générales ; ensuite elles sont loin d'être exemptes d'accidents.

On peut en effet admettre qu'elles sont capables de produire les trois espèces d'accidents suivants :

1° Des hémorrhagies parfois considérables, qui se font soit par les piqûres de sangsues, soit par l'utérus lui-même, et dont on n'a pu se rendre maître qu'en pratiquant le tamponnement ; ces hémorrhagies ont, dans quelques cas, débilité fortement les malades et augmenté d'une manière notable leur anémie habituelle.

2° Appliquées sur des cols mous et fongueux, elles peuvent y être suivies d'ulcérations difficiles à guérir et ayant pour point de départ les piqûres des sangsues.

3° M. H. Bennett insiste beaucoup sur la possibilité de l'introduction d'une sangsue dans la cavité du col. Il pense que cette introduction peut être suivie de douleurs extrêmement violentes et agir d'une manière fâcheuse sur les malades. M. Aran, qui a eu beaucoup recours aux applications de sangsues sur le col, ne croit guère à la possibilité d'un pareil accident, et n'a jamais eu occasion d'observer rien de semblable.

L'application de sangsues sur le col utérin peut être faite, d'après les partisans de ces applications, dans deux circonstances différentes : lorsqu'il s'agit d'une métrite développée simultanément dans le corps et dans le col de l'utérus. C'est particulièrement à ce cas que s'applique ce qui vient d'être dit. Mais s'il arrivait, ce qui n'est pas le fait le plus commun, qu'il y eut une métrite chronique du corps de l'utérus et que le col fût sain, il n'y aurait pas lieu, suivant moi, de discuter même cette question. Je pense qu'il ne faudrait en aucune manière songer à appliquer des sangsues sur un col sain dans le but de dégager un utérus malade.

On a quelquefois remplacé l'application des sangsues sur le col par des scarifications faites avec une lancette sur cet organe. M. Bennett dit avoir eu beaucoup à se louer en maintes circonstances de cette manière de faire. Je ne puis être de son avis, et je ne pense pas qu'il soit jamais utile de pratiquer des scarifications sur le col de l'utérus sain ou malade, sur l'organe sain pour une métrite chronique du corps seul, sur le col malade pour une métrite chronique du corps et du col.

Traitement émollient. — L'emploi des émollients est très souvent mis en usage pour combattre la métrite chronique; cette médication comprend les moyens suivants :

Bains entiers émollients au son, à la guimauve, ou à la gélatine qui doivent être prolongés et souvent renouvelés.

Bains de siége fréquents ; je suis tout à fait opposé aux bains de siége, et je ne les conseille en général qu'aux femmes qui ont la poitrine susceptible, délicate, et que de grands bains prolongés pourraient enrhumer ; j'ai fait connaître (p. 237 et 326) les raisons qui m'empêchent de faire usage des bains de siége.

Injections émollientes, narcotiques, répétées souvent.

Cataplasmes liquides de farine de graine de lin ou de fécule de pomme de terre, portés jusqu'à l'utérus, soit à l'aide d'une seringue à canule d'un gros calibre soit à l'aide d'un spéculum.

Sachets émollients de M. Cruveilhier, qui ont été décrits (p. 327).

Éponges imbibées de liquides émollients.

Tampons de charpie imbibés de pommades émollientes ou narcotiques. Ce moyen dont M. Mélier a beaucoup vanté les bons effets consiste dans l'application de plumasseaux de charpie enduits de cérat frais, simple, opiacé ou saturné, selon qu'il s'agit d'abattre l'inflammation, de calmer les douleurs, ou de chercher à opérer la résolution de l'engorgement. M. Mélier place ses plumasseaux de charpie à l'aide d'un spéculum plein, et il les pousse jusqu'au col avec un mandrin ou avec de longues pinces.

On a enfin conseillé la glace portée au fond du vagin jusqu'au col de l'utérus. Lisfranc avait reconnu que ce moyen était fort désagréable aux femmes et ne leur était pas très utile. M. Aran a rappelé l'attention sur son emploi ; il recommande spécialement la glace pilée ou des mélanges réfrigérants, leur attribue au contraire une grande efficacité, et pense qu'ils calment très bien la douleur ; cela est possible, je les ai peu conseillés, et il me serait difficile de formuler une opinion à cet égard.

Telles sont les bases du traitement émollient ; voici les cas dans lesquels, suivant moi, on peut en faire usage : employés d'une manière exclusive comme traitement rationnel, les émissions sanguines et les émollients ne sauraient convenir ; cependant, quand la métrite chronique est à l'état subaigu et qu'elle s'accompagne de gonflement considérable de l'utérus, de vives douleurs et d'un mouvement de fièvre, on peut y avoir recours, et ils rendent d'excellents services ; mais, à part ces cas, lorsqu'une métrite est franchement chronique et que les phénomènes inflammatoires ne sont pas très marqués, cette double médication ne saurait amener des guérisons bien positives.

Traitement révulsif. — Le traitement révulsif se compose de différents agents qui sont les suivants :

Frictions avec l'huile de croton ou avec la pommade stibiée sur l'hypogastre et sur la région lombaire. Ce moyen, qui produit une révulsion assez énergique est très désagréable, et en général peu apprécié des femmes.

Vésicatoires volants à l'hypogastre, aux lombes, aux cuisses.

Cautères volants appliqués avec le caustique de Vienne dans les mêmes parties.

Employé comme méthode exclusive, le traitement par les révulsifs ne saurait être mis en usage ; néanmoins, quand une métrite chronique est rebelle, j'y ai toujours recours, mais en même temps que je fais usage d'autres moyens. Je commence d'abord par des vésicatoires volants sur l'hypogastre ; s'ils ne paraissent pas produire d'effets positifs, je conseille d'appliquer des cautères volants sur la même région et de les renouveler plusieurs fois si la maladie résiste.

Traitement résolutif ou fondant. — Le traitement résolutif se compose de deux sortes d'agents thérapeutiques : les *mercuriaux* et les *iodures*.

On emploie les *mercuriaux* de la manière suivante : frictions d'onguent mercuriel sur l'hypogastre, le périnée, à la partie antérieure interne et supérieure des cuisses ; applications d'onguent mercuriel directement sur le col de l'utérus ; à l'intérieur, pilules de calomel ou d'onguent mercuriel.

Cette médication a été prescrite dans deux buts différents ; dans le premier, elle a été conseillée parce qu'on se basait sur l'idée fausse que la métrite chronique était souvent de nature vénérienne. Je ne sache pas qu'on ait obtenu ainsi beaucoup de guérisons, du moins il n'en a été publié aucune observation. Le deuxième but qu'on s'est proposé était d'employer les mercuriaux comme agents résolutifs ou fondants ; mais les succès n'ont été signalés que dans les traités de pathologie, et non dans les observations particulières. Cependant je pense qu'on peut avoir recours à cette médication en la considérant comme un moyen adjuvant et non comme la base principale du traitement.

Les *iodures*, et spécialement l'iodure de potassium, peuvent s'appliquer d'abord en pommade sur l'hypogastre, le périnée, les lombes, les cuisses, ou bien être portés directement à l'aide de plumasseaux de charpie sur le col même de l'utérus. A l'intérieur, l'iodure de potassium s'administre aux doses ordinaires.

J'ai eu quelquefois recours à ce dernier moyen, et je n'ai jamais observé aucune amélioration, aucun effet avantageux, tant qu'il a été employé seul. C'est aussi l'avis de M. H. Bennett qui l'a expérimenté ainsi que les mercuriaux.

Narcotiques. — L'emploi de différents narcotiques n'a, en général, d'autre but que de combattre le symptôme douleur. On a donc quelque raison de s'étonner que des praticiens distingués aient pu ériger en méthode leur administration ; avec la meilleure volonté possible, on ne peut les considérer que comme des agents thérapeutiques accessoires.

Lisfranc, Récamier, M. Duparcque regardent cependant la ciguë (extrait en commençant par 5 centigr. et allant jusqu'à 15 ou 20 centigr.) comme ayant amené des guérisons de métrite chronique. Cela est possible, et cependant cette médication est tombée dans un oubli complet.

Injections dans la cavité de l'utérus. — Les injections dans la cavité de l'utérus ont été surtout préconisées par Vidal (de Cassis), qui prétendait n'avoir jamais observé d'accidents en en faisant usage. On employait ainsi des injections émollientes d'abord, puis plus tard des injections astringentes, et enfin des injections caustiques, avec une solution plus ou moins étendue de nitrate d'argent par exemple.

Malgré les assertions de Vidal, ces injections ont conduit la plupart des praticiens à des accidents plus ou moins graves qui sont les suivants : augmentation des douleurs, exacerbation de l'inflammation, développement d'une péritonite aiguë.

Il y a quelques années, en 1850, je fis quelques essais à l'hôpital de la Pitié touchant l'emploi des injections intra-utérines. Je m'étais entouré des précautions les plus grandes. Trois ou quatre fois, elles n'avaient été suivies d'aucun accident ; mais, chez une jeune malade, une injection d'une solution de nitrate d'argent très étendue, cependant, détermina une péritonite des plus graves, à la suite de laquelle la malade faillit succomber. Je ne recommencerai pas de semblables tentatives, et tout médecin sage et prudent doit proscrire d'une manière absolue les injections intra-utérines.

Raclement de la surface interne de l'utérus. — Ce moyen employé par Récamier et encore mis à exécution par quelques-uns de ses élèves, m'a toujours semblé barbare. En le mettant en usage on a pour but de détruire les granulations, les fongosités, les accroissements que l'on suppose s'être développées à la surface interne de l'utérus, et qui entretiennent ainsi des sécrétions pathologiques. D'abord, il faudrait démontrer l'existence de ces prétendues altérations, existence fort problématique, si l'on en excepte à peine les granulations dont l'histoire ici est encore fort obscure. Ensuite est-il possible de croire qu'un pareil raclement sur une surface enflammée puisse s'opérer sans déterminer une exacerbation plus ou moins notable de l'inflammation, et sans que les produits ne se renouvellent. Ce raclement s'opère avec une curette d'acier spéciale. Je n'ai jamais moi-même pratiqué cette opération que je regarde comme irrationnelle et cruelle; mais je l'ai vu appliquer, j'en ai suivi les résultats, je les ai trouvés ou nuls et sans aucune efficacité ou dangereux. De plus, ce moyen m'a semblé exaspérer constamment les phénomènes morbides de la maladie. Tout praticien sage doit, à mon avis, s'en abstenir.

Cautérisation de la surface interne de l'utérus. — Cette cautérisation a été employée pour la première fois par Récamier, qui se servait pour cet usage d'une sonde porte-caustique. M. Chassaignac, qui a employé le même moyen, se sert d'un simple crayon de nitrate d'argent dont il a rendu la brisure inoffensive en lui donnant pour axe un fil de platine.

On manque d'observations bien recueillies et bien complètes pour asseoir une opinion relativement à de semblables médications. Il est possible qu'elles réussissent; mais je ne les regarde pas comme parfaitement innocentes, et, jusqu'à ce que des travaux sérieux aient été publiés à cet égard, je conseillerai toujours de s'en abstenir.

Cautérisation de la surface externe et de la surface interne de la cavité du col de l'utérus. — Lorsque le col de l'utérus est malade en même temps que le corps, on comprend très bien que des cautérisations doivent être employées pour se rendre maître de l'un des deux éléments morbides au moins; c'est-à-dire de l'inflammation chronique du col. Une pareille médication est non-seulement rationnelle; mais elle est de plus très utile. L'observation a démontré en effet qu'en pareil cas, les cautérisations agissaient, non-seulement sur le col malade, mais encore produisaient une autre dérivation utile sur la métrite chronique elle-même.

D'après ces données, nous basant sur notre propre expérience, nous conseillons donc cette médication dans les deux cas suivants :

1° Toutes les fois qu'il existera une métrite chronique avec induration et hypertrophie occupant à la fois le corps et le col de l'utérus, qu'il y ait ou non sur ce dernier des granulations ou des ulcérations, et à la condition qu'il n'y aura pas de douleurs très vives, de sensibilité exagérée et de réaction fébrile, on devra avoir recours à la cautérisation des surfaces interne et externe du col de l'utérus.

2° Toutes les fois qu'il existe une métrite chronique avec ramollissement (état fongueux) d'une partie du corps de l'utérus, accompagnée d'un état semblable du col, il y a une indication plus positive encore que dans le cas précédent de cautériser les surfaces interne et externe du col de l'utérus.

Dans ces deux circonstances, la cautérisation qu'il faut préférer est, à mon avis, la cautérisation superficielle au fer rouge de la surface externe et interne du col et de sa cavité ; elle devra toutefois être plus profonde dans le deuxième cas que dans le premier.

Une seconde circonstance peut se présenter, que faut-il faire lorsqu'il existe une métrite chronique simple et que le col de l'utérus est sain ? Les cautérisations doivent-elles être appliquées sur ce dernier organe ? Oui, d'après M. H. Bennett ; elles sont aussi bien indiquées dans ce cas que dans le précédent. La seule différence c'est qu'au lieu d'appliquer les caustiques sur un col utérin malade, on l'applique sur un organe sain ; l'action dérivative se produit comme dans l'autre cas, et l'on améliore notablement, si même on ne guérit complétement, l'inflammation chronique du corps de l'utérus.

M. Bennett conseille indifféremment, en pareil cas, la cautérisation, soit au fer rouge, soit au caustique de Vienne, soit avec d'autres caustiques.

Il m'est difficile d'avoir une opinion bien déterminée à ce sujet ; je n'ai pas encore employé cette méthode, et je suis peu porté à la mettre en usage. Pour être convaincu il ne faut pas de simples assertions, mais des faits bien observés et recueillis avec soin ; jusqu'alors je pense qu'il faut s'abstenir, et, en pareil cas, j'ai recours à d'autres médications ; et je pense que les caustiques n'agissant dans des cas semblables qu'à titre de révulsifs, il y a tout autant d'avantages à produire une révulsion cutanée.

Traitement hydrothérapique. — Je pourrais me borner ici à renvoyer le lecteur à ce qui a été dit de l'hydrothérapie au sujet du traitement de l'inflammation chronique du col de l'utérus, mais il est utile de revenir sur quelques détails qui trouvent ici une application spéciale.

Pour me faire comprendre, je rappellerai seulement que nous appelons, avec la plupart des auteurs, *métrite chronique* ce que M. Fleury considère comme *congestion chronique.*

D'après les observations de M. Fleury, il est incontestable que le traitement hydrothérapique, tel qu'il l'emploie, a guéri des cas rebelles et invétérés de métrite chronique. Ce sont les faits dont j'ai été témoin qui m'ont conduit à expérimenter à l'hôpital, sur une large échelle, l'hydrothérapie dans la métrite chronique. Voici quel a été le résultat de mes observations et la manière dont j'ai procédé.

Une métrite chronique étant donnée et n'étant pas accompagnée de douleurs très vives, de symptômes inflammatoires bien marqués et de réaction fébrile, voici le traitement que je mets en usage :

Tous les jours, douches froides utérines matin et soir avec un des deux appareils décrits (voy. p. 351). Cette douche introduit 15 à 20 litres d'eau froide dans le vagin. A la suite de cette douche froide, immersion d'une à deux minutes dans un bain de siége froid.

Tous les deux jours, le soir, deux douches froides simultanées : une en pluie sur tout le corps ; une en jet, également sur tout le corps, mais particulièrement appliquée aux lombes.

Tous les deux jours, le soir, par conséquent le jour intermédiaire aux précédents, un bain de transpiration en plaçant la malade sous une couverture avec une lampe à alcool; et, lorsque la transpiration a été considérable, les deux douches froides simultanées sur le corps (procédé de M. Fleury).

Cette médication m'a toujours donné les résultats les plus avantageux, jamais je ne l'ai vue suivie d'accidents, et toujours les maladies se sont améliorées rapidement. J'y ai donc constamment recours et je ne saurais trop en recommander l'emploi.

Son seul inconvénient est sa longueur; il faut, en effet, s'attendre à un traitement de six semaines à trois mois de durée, et quelquefois plus.

Eaux minérales. — Ce qui a été dit sur ce sujet dans le traitement de l'inflammation chronique du col s'applique ici de tous points et je n'ai rien à y ajouter (voy. p. 245).

Repos, position horizontale. — La métrite chronique exige, en général, beaucoup de repos, un long séjour au lit et la position horizontale; de plus on évitera les longues courses, les voitures dures, les secousses, les efforts, les mouvements violents. Tout en faisant cette recommandation, nous convenons cependant qu'on a un peu abusé de ces moyens, et qu'il n'est pas indispensable de priver les malades de tout mouvement, de tout exercice, et de les clouer au lit ou sur une chaise longue pendant des semaines, des mois, des années même. On doit conseiller aux malades le plus de repos possible, la position horizontale le plus souvent qu'elles le peuvent, mais on peut leur permettre quelques mouvements, quelques promenades à pied à pas lents, quelques courses dans une voiture bien douce et dans la position horizontale.

Anémie, état général. — Pour beaucoup de médecins, on doit faire une attention assez sérieuse à l'état général, à l'anémie qui accompagne si fréquemment la métrite chronique. Ils s'appuient sur ce que cette métrite est très souvent entretenue par un état général d'appauvrissement du sang, de débilitation de l'organisme, qui en sont plutôt la cause que la conséquence. Cette opinion me semble empreinte d'exagération; l'anémie est neuf fois sur dix la conséquence, le résultat de l'état local de la matrice. L'affection utérine combattue et guérie, l'anémie et les troubles qu'elle entraîne avec elle ne tardent pas à guérir spontanément. C'est donc à l'état local seul que doit s'adresser toute la médication; puis, si l'état général persiste après la guérison de ce dernier, on pourra alors s'en occuper. Ce sera surtout l'instant de conseiller une hygiène convenable, etc., l'emploi des eaux minérales ou de l'hydrothérapie. Je regarde donc comme à peu près inutile l'emploi du fer et du quinquina tant que l'inflammation chronique de l'utérus existe.

Résumé du traitement de la métrite chronique. — 1° Lorsque la métrite chronique présente quelques phénomènes aigus, quelque exacerbation dans les symptômes, un gonflement un peu considérable de l'utérus, une sensibilité vive de l'organe, des douleurs d'irradiation un peu intenses, enfin une réaction fébrile continue ou intermittente, on doit employer les émissions sanguines locales ou générales très modérées, le traitement émollient, les révulsifs modérés, quelques purgatifs.

2° Les accidents aigus dissipés, lorsque le col de l'utérus est malade en même temps que le corps, il faut avoir recours à deux ou trois cautérisations superficielles au fer rouge. Ces cautérisations, qui portent sur la surface externe et sur la surface interne du col, sont tout à fait indispensables et doivent être beaucoup plus énergiques dans les cas où le col est fongueux, que lorsqu'il est simplement induré. On favorisera l'action de ces cautérisations par l'usage de l'hydrothérapie.

3° Dans tous les autres cas, je donne le conseil formel d'avoir recours d'une manière absolue à la médication hydrothérapique telle que je l'ai formulée. Elle n'est, du reste, qu'une variante de celle conseillée par M. Fleury, dans son *Traité d'hydrothérapie*.

SECTION III.

INFLAMMATION DU TISSU CELLULAIRE DU PETIT BASSIN ET DES LIGAMENTS LARGES OU PHLEGMON PÉRI-UTÉRIN.

La maladie dont il est question ici n'a été bien décrite que depuis un petit nombre d'années, et cependant elle est entourée encore de beaucoup d'obscurités, et bien des points de son histoire restent à étudier. Récamier est un des médecins qui ont le plus fait pour la faire connaître et en préciser le traitement; M. Bourdon, un de ses élèves, s'en est occupé dans son *Mémoire sur les tumeurs fluctuantes du petit bassin;* M. Bennett, dans son *Traité des inflammations de l'utérus*, en a donné une bonne description; M. Nonat en a fait le sujet de leçons cliniques à l'hôpital Cochin, ces leçons ont été publiées dans la *Gazette des hôpitaux*; plusieurs de ses élèves ont traité ce sujet dans leurs thèses inaugurales, et n'ont fait autre chose que reproduire les idées et surtout le traitement de ce médecin; Valleix lui a consacré un mémoire spécial qu'il a reproduit presque textuellement dans la troisième édition de son *Guide du médecin praticien*, après l'avoir publié dans l'*Union médicale*, en 1853; enfin son élève, M. Gallard, a repris ce sujet, d'abord en publiant dans l'*Union médicale* (janvier 1855) des leçons professées par M. Gosselin à l'hôpital Cochin, puis en le traitant lui-même *ex professo* dans sa thèse inaugurale (29 janvier 1855); M. Aran en a fait depuis le sujet d'une de ses conférences cliniques (*Gazette des hôpitaux*) ; mais depuis lors un travail fort important, publié par MM. Bernutz et Goupil dans les *Archives de médecine* en 1856, est venu remettre en question l'existence de cette maladie qui était généralement admise, et la présenter comme étant une péritonite partielle limitée au cul-de-sac péritonéal utéro-rectal.

On a souvent établi une distinction entre l'inflammation dont il s'agit, survenant à la suite des couches, et la même inflammation se développant en dehors de cette circonstance. Cette distinction, à laquelle M. Gallard attache une importance capitale, me semble ne pas devoir être maintenue. Les phénomènes sont à peu près les mêmes, et il n'y a guère de différence que dans la marche plus rapide dans un cas que dans l'autre. L'inflammation du petit bassin n'est pas du reste une maladie puerpérale proprement dite, mais une inflammation post-puerpérale, ce qui n'est pas la même chose. Nous confondrons donc les unes et les autres dans la même description, en faisant cependant saillir les différences qui peuvent les séparer.

ARTICLE I. — Anatomie pathologique du phlegmon péri-utérin.

L'inflammation du tissu cellulaire du petit bassin peut occuper des siéges fort différents les uns des autres. Elle se localise ou bien elle occupe une étendue plus ou moins considérable de ce tissu.

Le tissu cellulaire des ligaments larges est le siége le plus commun de cette inflammation. Vient ensuite le tissu péri-utérin, soit dans tout le tour de l'utérus, soit spécialement à la partie postérieure de l'organe et dans l'intervalle qui sépare l'utérus du rectum.

Quelquefois on voit l'inflammation du tissu cellulaire du petit bassin se propager à la fosse iliaque de l'un ou l'autre côté; elle s'empare simultanément du tissu cellulaire et des organes qu'il entoure, qu'il sépare et qu'il circonscrit. L'utérus lui-même est souvent le siége d'une métrite aiguë; les ovaires et les trompes participent souvent à la phlegmasie. Dans quelques circonstances enfin l'inflammation se propage au péritoine lui-même, et, dans ce dernier cas, c'est plutôt une péritonite localisée qu'une péritonite générale qui se produit.

La nature de l'altération que nous étudions varie beaucoup. A la première période, on ne connaît guère les lésions qui la caractérisent. Il est très rare qu'on succombe à cette époque; aussi admet-on la nature de ces lésions plutôt par induction et analogie que par une étude exacte et positive.

Il est évident qu'à ce premier degré le tissu cellulaire enflammé doit être tuméfié, plus volumineux et engorgé. Il est rouge, gonflé, plus dense, plus friable et plus facile à déchirer.

A une seconde période, ce même tissu enflammé est le siége d'une suppuration qui peut se présenter sous deux états, infiltration et collection purulentes. L'infiltration est plus ou moins étendue ; le tissu infiltré est ramolli, blanc jaunâtre ou blanc verdâtre, plus friable ; il y existe de petites gouttelettes de pus disséminées et en grand nombre.

Les collections sont uniques ou multiples. Il est rare que les abcès qu'elles forment soient réguliers, arrondis ; essentiellement irréguliers, anfractueux, ils présentent des prolongements dans différentes directions. Les collections purulentes présentent une forme appropriée à celle de la disposition du tissu cellulaire au milieu duquel elles se sont formées. Lorsqu'elles s'approchent d'un organe creux elles forment en général une saillie, et la considération de cette saillie a une très grande importance pour le diagnostic. On a ainsi des collections purulentes qui font saillie sous le rectum, dans le vagin, dans l'utérus, dans la vessie, dans la peau, et peuvent s'y ouvrir une issue. C'est une question que nous étudierons plus loin avec détails.

Les abcès s'ouvrent quelquefois ou bien viennent se montrer assez loin des points où ils se sont primitivement formés. C'est dans ces cas qu'on voit la formation des trajets fistuleux, des clapiers, des décollements plus ou moins étendus, et qu'on ne doit pas négliger, car ce sont eux qui retardent bien souvent les guérisons, dans les cas où les abcès viennent à s'ouvrir dans un point quelconque.

Les lésions que nous venons de décrire en dernier lieu se rencontrent surtout à la suite de couches ; en dehors de l'état puerpéral, elles sont, comme nous l'avons déjà dit, tellement rares, que M. Gallard, qui a fait sa thèse sur un relevé de 53 observations analysées avec le plus grand soin, n'a pu en recueillir un seul exemple. Aussi, se demande-t-il si la description qu'en donne M. Nonat est tracée d'après nature ou simplement d'après une vue de l'esprit, en se rappelant ce qu'on sait des produits de l'inflammation dans les autres tissus. C'est sur l'existence de ces inflammations, survenues chez les jeunes femmes en dehors de la parturition, ou même quelquefois sur des filles vierges, comme M. Nonat en a cité un cas, que MM. Bernutz et Goupil élèvent des doutes qui sont justifiés, en partie, par la relation de deux observations intéressantes où on a constaté pendant la vie tous les signes, tant rationnels que physiques, dont nous allons donner la description et qui caractériseraient le phlegmon péri-utérin, et où on n'a trouvé aucune trace de phlegmasie dans le tissu cellulaire, qu'on aurait pu croire envahi ; on a rencontré tout simplement une péritonite circonscrite du petit bassin (1). A cette occasion, les auteurs dont je parle font remarquer que le tissu cellulaire séparant les culs-de-sac du péritoine et du vagin, en avant et en arrière de l'utérus, est si rare, si peu abondant, que sa présence peut à peine être constatée, et ils se demandent si, *à priori*, on ne devrait pas nier

(1) Les recherches de MM. Bernutz et Goupil ayant eu du retentissement et leurs idées n'étant pas généralement bien connues, j'ai voulu présenter ici un résumé complet de leur manière de voir. Je me suis adressé, à cet effet, à mon ami, le docteur Bernutz, qui m'a remis la note suivante que je suis heureux de faire connaître au public.

« Sous les noms d'engorgement de l'utérus, de métrite chronique partielle, et enfin, plus récemment, sous celui de phlegmon péri-utérin, on a décrit une affection très commune, et si pénible que souvent elle empoisonne pendant de longues années l'existence des malheureuses femmes qui en sont atteintes. Cependant il est rare que cette affection, malgré cette longue persistance des douleurs et la fréquence des retours d'acuïté qu'elle présente, entraîne directement la mort ; ce qui explique, jusqu'à un certain point, la divergence d'opinions, souvent contradictoires, dont elle a été cause.

» Nous n'avons pas l'espérance, sans doute, de pouvoir les concilier toutes, mais celle, du moins, basée dans notre travail sur des faits nombreux et soigneusement observés, dissipera bien des incertitudes et permettra une plus saine appréciation non-seulement de cette affection, mais aussi des déviations utérines qui ont avec elles d'intimes connexions. Pour y arriver, nous avons pris pour base l'étude anatomique que trois faits malheureux nous ont permise.

» Dans cette première partie de notre travail, la seule publiée, nous avons comparativement étudié, d'une part les lésions trouvées après la mort, d'autre part les symptômes observés pendant la vie, pour tirer du rapprochement de ces deux ordres de faits

la possibilité de son inflammation, en n'admettant, à titre de phlegmons péri-utérins, que les phlegmons ou abcès des ligaments larges. D'autres autopsies, rares en effet et cependant très probantes, sont venues démontrer que non-seulement le tissu cellulaire des ligaments larges, même celui qui sépare le péritoine du vagin, tant en avant, entre l'utérus et la vessie, qu'en arrière, entre l'utérus et le rectum, peut parfaitement s'enflammer et suppurer. M. Demarquay en a présenté, il y a peu de temps un fort bel exemple à la *Société de chirurgie*, et plus récemment encore il a été présenté un cas extrêmement probant à la *Société anatomique* par M. Ed. Simon.

ARTICLE II. — Étiologie du phegmon péri-utérin.

Ainsi que je l'ai dit, on ne saurait séparer l'inflammation post-puerpérale du tissu cellulaire du petit bassin de celle qui se développe en dehors de toute cause puerpérale ; c'est qu'en effet cette cause est la plus fréquente.

la signification pathologique de cette affection. Le résultat des dissections minutieuses auxquelles nous nous sommes livrés, nous a tout d'abord forcé, à notre grand regret, à avouer que nous nous étions grandement trompés pendant la vie, en attribuant la tumeur que nous avions perçue à une tuméfaction du tissu cellulaire péri-utérin, et reconnaître, pièces anatomiques en main, que cette sensation de tumeur était donnée par des viscères abdominaux réunis entre eux par des adhérences péritonéales. Puis, opposant l'intégrité absolue du tissu cellulaire qui double l'utérus aux stigmates si nombreux d'un état inflammatoire que présentait le péritoine pelvien, nous avons dû rapporter à celui-ci le plus grand nombre des symptômes observés pendant la vie. Enfin l'analyse de ceux-ci a rendu si manifeste l'identité des symptômes des prétendus phlegmons péri-utérins et des péritonites partielles, que nous avons dû mettre en doute l'existence de la première de ces affections, c'est-à-dire mettre en doute l'existence des prétendus phegmons péri-utérins. De l'ensemble de tous ces faits, nous avons conclu que les phlegmons péri-utérins doivent être assimilés aux autres péritonites partielles, dont ils ne diffèrent que par le siége particulier qu'occupe l'inflammation péritonéale et par les états morbides des organes intrapelviens qui la produisent.

» Avant de passer en revue l'étiologie de ces péritonites pelviennes (non publiée), nous devons, pour qu'on ne donne pas à notre opinion une généralisation qui est loin de notre pensée, faire remarquer que le doute que nous avons émis sur l'exis-

L'inflammation du tissu cellulaire du petit bassin est une affection primitive ou consécutive, et, dans ces deux cas, elle ne présente pas toujours les mêmes caractères.

Cette inflammation est consécutive aux lésions, ou plutôt aux maladies suivantes : la métrite aiguë ou chronique, l'inflammation aiguë ou chronique du tissu du col de l'utérus, une péritonite circonscrite et localisée dans le petit bassin, une ovarite aiguë, une inflammation du tissu cellulaire de la fosse iliaque, quelquefois même une vaginite aiguë.

Dans beaucoup d'autres cas, l'inflammation du tissu cellulaire du petit bassin est primitive, et ce n'est que consécutivement qu'elle vient à se compliquer des diverses phlegmasies que nous venons de passer en revue. Les causes qui peuvent lui donner naissance sont alors les suivantes :

L'accouchement est une des plus communes et une de celles dont on peut le mieux reconnaître l'influence ; l'inflam-

tence des phlegmons péri-utérins, s'applique seulement à ceux qui méritent légitimement cette dénomination. Nous n'avons pas entendu nier l'existence des phlegmons des ligaments larges, ni des péri-rectites, quoiqu'il soit cependant assez rare que ces phlegmons n'aient point sur le péritoine des retentissements qui rendent très difficile d'établir la préexistence des phlegmons par rapport à l'inflammation péritonéale.

» Les pelvi-péritonites sont toujours consécutives à un état morbide, d'ailleurs variable, d'un des organes intrapelviens, le plus souvent de l'utérus, des trompes et des ovaires. Mais, en présence de la difficulté d'arriver à une détermination exacte de celui des organes génitaux dont l'état morbide a retenti sur le péritoine, nous avons cru préférable de l'étudier dans les circonstances pathologiques dans lesquelles nous l'avons vu survenir.

» L'analyse de 97 de nos observations, qui contiennent l'indication détaillée des circonstances pathologiques qui ont précédé le développement de la péritonite, établit que :

48 étaient puerpérales ; { 35 après un accouchement,
8 après un avortement ; }

28 blennorrhagiques ;

20 menstruelles ;

6 traumatiques.

» L'étude de chacune de ces variétés des pelvi-péritonites constitue autant de chapitres distincts encore inédits. »

mation survient, à une époque variable, tantôt assez rapidement et quelques jours après la parturition, tantôt une, deux ou trois semaines après, et elle mérite alors bien véritablement le nom d'*inflammation post-puerpérale*.

Lorsque l'accouchement a été long, pénible, difficile, accompagné de déchirures, de lésions traumatiques ; lorsque des manœuvres obstétricales, et surtout des opérations chirurgicales, ont été pratiquées, il y a beaucoup plus de chances pour que cette inflammation survienne, et surtout quand les malades se sont levées trop tôt, ou se sont livrées prématurément à des exercices pénibles et fatigants.

L'avortement peut être aussi souvent que l'accouchement la cause de l'inflammation du tissu cellulaire du petit bassin, c'est particulièrement quand des manœuvres coupables sont venues provoquer cet avortement, qu'on a négligé de le soigner et qu'on a continué la vie ordinaire, comme le font tant de femmes. Du reste, cette inflammation peut se développer spontanément à la suite de l'avortement, sans que ces causes spéciales aient eu lieu.

Les excès de coït sont regardés, par M. Gallard et par M. Aran, comme une des causes les plus fréquentes et les mieux démontrées de cette maladie.

On range la suppression des règles au nombre des causes de l'inflammation du tissu cellulaire péri-utérin, mais M. Gallard ne paraît pas disposé à admettre l'efficacité d'une semblable cause comme parfaitement démontrée. Il convient très bien que, fort souvent, on la voit précéder l'apparition des autres phénomènes morbides, mais il se demande si, loin d'être considérée comme cause dans des cas semblables, elle ne devrait pas plutôt être rangée au nombre des premiers symptômes qui annoncent le début de la maladie déjà imminente, ou même confirmée.

La suppression du flux menstruel ou sa quantité trop peu considérable, produit tantôt une congestion utérine aiguë, tantôt une métrite aiguë, mais quelquefois aussi une simple inflammation aiguë du tissu cellulaire du petit bassin. Fréquemment les choses se passent ainsi ; d'autres fois, c'est en même temps l'inflammation du tissu cellulaire et une métrite aiguë qui se développent spontanément à la suite de cette suppression. Je suis fort disposé à admettre cette influence, seulement je n'en ai pas encore observé d'exemples.

Les cautérisations trop énergiques ou intempestives, les injections astringentes ou caustiques dans l'intérieur de la cavité utérine causent l'inflammation du tissu cellulaire utérin ; quelquefois on l'a vue se développer à la suite de pessaires trop volumineux, mal placés ou laissés trop longtemps ; Valleix a cité lui-même une observation dans laquelle elle aurait été la conséquence de l'emploi de son redresseur intra-utérin.

ARTICLE III. — Symptomatologie du phlegmon péri-utérin.

Début. — Il ne sera pas évidemment le même, suivant que l'inflammation du tissu cellulaire du petit bassin sera primitive ou consécutive.

a. Primitive. — Elle peut débuter d'une manière différente ; il y a sous ce rapport deux modes distincts : ou bien le début a lieu d'une manière aiguë, c'est-à-dire à la suite d'un frisson plus ou moins violent, la fièvre et les symptômes locaux se manifestent ensuite ; ou bien ce début est lent, chronique, insensible et sans frisson bien appréciable ; les symptômes se développent progressivement et ne sont que peu à peu caractéristiques.

b. Consécutive. — Les symptômes de l'inflammation du tissu cellulaire du petit bassin viennent se enter sur une autre maladie dont le diagnostic a pu être déterminé auparavant. C'est alors qu'on voit, après ces phénomènes morbides préexistants, se developper d'abord un frisson, puis des symptômes nouveaux du côté du petit bassin.

La maladie, une fois développée, se traduit par un ensemble de phénomènes plus ou moins caractéristiques.

§ 1. Première période. — Phlegmon non suppuré.

Symptômes locaux. — Douleur. — La douleur se rapproche, à beaucoup d'égards, de celle qu'on observe dans la métrite aiguë ; ce sont des douleurs vives, aiguës, quelquefois lancinantes et siégeant dans l'hypogastre ; il existe en même temps une sensation de pesanteur plus ou moins grande et de gêne dans le petit bassin. Cette douleur s'irradie dans les régions lombaires, inguinales et périnéales, mais on peut toujours remonter à l'origine, c'est-à-dire dans la cavité même du petit bassin ; elle augmente par la marche, les mouvements, l'exercice et tous les efforts quelconques.

Lorsque l'inflammation siége dans les ligaments larges, la tumeur qu'elle forme et que l'on découvre quelquefois au-dessus du pubis, du côté malade, est elle-même très douloureuse ; la douleur alors existe souvent dans ce seul côté du ventre.

La plupart des femmes atteintes d'inflammation du tissu cellulaire du petit bassin, surtout lorsque cette inflammation présente quelque connexion avec la vessie, éprouvent des envies fréquentes d'uriner qui, lorsqu'elles sont satisfaites, augmentent en général la douleur du petit bassin. Quelquefois l'influence est plus positive et une irritation vésicale, plus ou moins bien caractérisée, vient compliquer cette inflammation dont la constipation est encore un des symptômes les plus constants et les plus habituels.

La palpation et la pression du ventre démontrent la sensibilité vive de la région hypogastrique, et, quand on déprime la région hypogastrique, on perçoit non seulement la sensibilité plus profonde, qui est augmentée sous l'influence de cette cause mécanique, mais encore les tumeurs inflammatoires, dures, résistantes, dans les points où elles se sont développées. C'est spécialement dans l'inflammation de l'un ou des deux ligaments larges que la palpation permet de percevoir la sensation des tumeurs inflammatoires.

Le toucher vaginal fait connaître les modifications suivantes :

1° au fond du vagin une augmentation très notable de la température; 2° l'immobilité ou la presque immobilité de l'utérus et de son col, et, quand on veut essayer de lui imprimer des mouvements, la production de douleurs plus ou moins vives; 3° la perception de l'induration inflammatoire là où elle siége.

Cette perception se montre dans le tissu cellulaire péri-utérin, dans les ligaments larges, etc. On apprécie celle qui se forme entre le rectum et le vagin, ou l'utérus, en introduisant à la fois un doigt dans le rectum et un doigt dans le vagin. Quelquefois pour percevoir la tumeur abdominale, il faut pratiquer simultanément le toucher vaginal et la palpation abdominale.

Le toucher rectal vient presque toujours encore aider au diagnostic; il permet d'apprécier l'élévation de température, l'immobilité de l'utérus et le siége de la tumeur, surtout quand elle est placée autour et au bas de l'utérus en arrière.

On sent par le toucher des battements artériels manifestes, qui ont été signalés d'abord par M. Nonat, puis par M. Gallard.

Symptômes généraux. — A la suite d'un frisson, il se développe constamment une chaleur vive et âcre de la peau, une accélération du pouls, enfin un mouvement de fièvre bien caractérisé et plus ou moins intense. La langue est blanche, saburrale, la soif augmentée, l'appétit presque toujours nul; il n'y a pas en général de vomissements, ou bien, quand ils se montrent, ils indiquent presque toujours l'existence simultanée d'un certain degré de péritonite. Les malades se plaignent de céphalalgie, de courbature, de constipation; il y a presque toujours un état de prostration, d'abattement et de découragement, qui est assez caractéristique dans ce genre d'affection.

La durée de cette première période est variable de huit à quinze jours. Elle peut se terminer par résolution, ce qui n'est pas très rare. M. Gallard a constaté 27 fois cette terminaison sur les 53 observations qu'il a analysées, et 3 fois seulement il a vu la maladie se terminer par suppuration, comme cela a lieu si fréquemment à la suite de couches (1). Cette différence dans le mode de terminaison, suivant que la maladie est ou non post-puerpérale, forme même un des principaux arguments que cet auteur invoque pour justifier, avec M. Bennett, la description en deux chapitres séparés du phlegmon péri-utérin post-puerpéral, et du phlegmon en dehors de l'état puerpéral. C'est de ce dernier seulement que s'est occupé M. Gallard, considérant le premier comme suffisamment étudié et connu par les auteurs qui l'avaient précédé. La terminaison la plus habituelle dans les cas qu'il a décrits est, ainsi que je viens de le dire, la résolution, 27 fois sur 53. 6 fois il n'a pas pu suivre les malades assez longtemps pour constater le mode de terminaison, et 16 fois il a observé qu'elle avait lieu par induration ; dans 13 de ces 16 derniers cas, l'induration, au lieu de se faire en masse, avait lieu par petit noyaux isolés, que M. Gosselin a le premier décrits, et qui semblent être un intermédiaire entre l'induration et la résolution complète, à laquelle ils conduisent par une sorte de dégradation insensible. La terminaison par suppuration, qui est très rare lorsqu'on se borne, comme M. Gallard, à étudier le phlegmon en dehors de l'accouchement (puisqu'il ne l'a vu que 3 fois d'une manière manifeste, et 1 fois à l'état douteux sur ses 53 malades), est au contraire extrêmement fréquente, lorsqu'on envisage la maladie d'une manière générale. Elle constitue même la règle pour les phlegmons survenus à la suite de couches ; on observe alors les phénomènes suivants.

(1) Voici du reste un extrait de son tableau statistique :

Sur 53 cas, résolution complète...........	27
Suppuration évidente..........	3
— douteuse..........	1
Induration...................	16
Mode de terminaison non constaté.	6
Total.....	53

§ 2. Deuxième période. — Formation de collections purulentes.

La suppuration est annoncée par des phénomènes locaux ou généraux.

a. Les douleurs locales n'éprouvent quelquefois aucune modification; elles restent ce qu'elles étaient, et il n'y a pas de changements qui puissent mettre sur la voie de cette transition à un nouvel état. Mais ce cas est peut-être le moins fréquent, et ce changement est annoncé précisément par une modification dans la nature de la douleur. Ici deux choses peuvent arriver : quelquefois les douleurs deviennent plus sourdes, plus obscures; dans d'autres cas, les douleurs continues, tout en devenant plus sourdes et moins vives, sont entremêlées ou mélangées de douleurs lancinantes, dont le développement à cette période indique précisément le passage à la suppuration.

Les irradiations de la douleur, les envies plus fréquentes d'uriner, la constipation, n'éprouvent pas en général de modifications bien appréciables.

Le toucher vaginal et rectal, ainsi que la palpation, peuvent rendre de grands services en faisant reconnaître la présence de tumeurs inflammatoires fluctuantes dans des points quelconques du petit bassin.

Ces derniers modes d'exploration indiqueront surtout la suppuration lorsque le pus se rassemblera en collection; tandis qu'ils seront insuffisants quand le pus restera à l'état d'infiltration. Ces tumeurs ou ces abcès du petit bassin peuvent se former dans les points suivants :

Les ligaments larges : en pareil cas, on ne peut toujours arriver à percevoir la fluctuation. Soit qu'on essaye de plonger dans le petit bassin par la palpation hypogastrique bien ménagée, soit qu'on essaye d'y arriver par le toucher vaginal ou rectal, il restera toujours un doute très grand. On percevra plutôt une sorte d'empâtement, de ramollissement; mais on hésitera toujours à conclure qu'il y ait là une véritable fluctuation.

Le toucher vaginal démontrera la saillie d'une tumeur fluctuante saillante dans un point quelconque du vagin, et spécialement à sa partie supérieure et postérieure. Le toucher rectal fera connaître l'existence d'une tumeur saillante dans le rectum. Le toucher rectal et vaginal, pratiqué en même temps, permettra surtout de constater la formation d'une collection purulente existant dans la paroi recto-vaginale.

Enfin on pourra constater la formation de collections purulentes sous la peau, et en particulier du côté de la fosse iliaque, au-dessous de la paroi abdominale, à la partie supérieure de la cuisse, dans les régions inguinales et dans les grandes lèvres.

Dans ces cas, une circonstance peut s'opposer à la constatation aussi facile des collections purulentes, c'est l'induration inflammatoire qui existe autour des foyers qui les entoure dans une certaine étendue, et qui peut aller jusqu'à masquer la fluctuation dont on aurait pu constater l'existence.

J'emprunte à M. Aran les détails suivants relativement à l'importance du toucher vaginal et aux résultats qu'il fournit :

« Dans le cul-de-sac vaginal, au lieu de la souplesse qui y existe ordinairement, on éprouve une résistance ; on sent une tuméfaction plus ou moins volumineuse, tantôt régulière, arrondie, tantôt irrégulière et bosselée, presque toujours douloureuse à la pression ; tantôt cette tumeur est située en arrière, et alors elle donne l'idée d'une rétroflexion de l'utérus ; tantôt elle est sur les côtés et bien limitée, ou bien elle envoie des prolongements en avant, en arrière de l'utérus, qui peut être pris dans un anneau complet. D'autres fois ce n'est plus un anneau, mais une masse dure, napiforme, dans laquelle l'utérus est complétement enveloppé et immobilisé avec ses annexes comme dans une véritable gangue.

» Ces tumeurs sont toujours adhérentes à l'utérus, lorsque ce dernier a conservé sa mobilité ; elles sont entraînées dans les mouvements communiqués à l'organe. »

b. Lorsque la suppuration arrive, la malade accuse de petits frissons irréguliers, revenant tantôt plusieurs fois par jour, d'autres fois plus particulièrement le soir. Ces frissons sont en général suivis d'une exacerbation de chaleur qui se termine par une sueur plus ou moins abondante.

Le pouls devient en même temps plus petit et plus serré. La peau est habituellement plus chaude et plus sèche, la face pâle, quelquefois jaunâtre ; la langue est en général saburrale; l'appétit se perd, s'il était conservé; il y a de l'insomnie et de la prostration.

§ 3. Troisième période. — Terminaison.

Le pus une fois formé, il peut arriver trois choses : 1° la résolution pure et simple ; 2° l'évacuation du pus par une voie quelconque; 3° la terminaison par la mort. Examinons avec soin ces trois modes.

1° *Résolution pure et simple.* — Le pus, rassemblé en abcès ou à l'état d'infiltration, peut-il être résorbé et la malade guérir à la suite? Cela est possible et au moins fort rare ; nous devons rester dans un doute très grand à cet égard.

2° *Évacuation du pus.* — Le pus, rassemblé en collection, peut être évacué dans une des trois directions suivantes : 1° dans un organe communiquant lui-même à l'extérieur ; 2° au dehors, par une ouverture à la peau; 3° dans une partie ne communiquant pas au dehors.

Établissons d'abord que les collections purulentes ne s'ouvrent pas dans un seul point, mais quelquefois dans plusieurs à la fois, circonstance qui n'est pas très rare.

Dans ces différents points, l'ouverture se fait tantôt largement, facilement; dans d'autres cas, par des petits pertuis qu'il est quelquefois difficile de découvrir.

Souvent, lorsque l'ouverture de la collection purulente se fait dans une des parties que nous venons de mentionner, les malades accusent une sensation de lacération, de déchirure, qui les prévient en quelque sorte de ce qui arrive.

L'ouverture des abcès ne se fait pas toujours d'une manière évidente, appréciable. Quelquefois les pertuis de communication sont tellement petits, que l'écoulement est très faible et peut passer inaperçu.

Ceci posé, examinons les divers modes d'ouverture.

1° *Ouverture dans les organes communiquant à l'extérieur.* — L'ouverture se fait dans ces organes au moyen de la formation d'adhérences inflammatoires préalables ; elle a lieu tantôt dans le vagin à sa partie supérieure et postérieure spécialement ; tantôt dans le rectum ; ces deux communications sont très favorables pour les malades. L'ouverture dans la vessie n'est pas commune, cependant il en existe un certain nombre d'exemples dans la science. On rapporte également quelques cas d'ouverture dans la cavité de l'utérus ; cette terminaison est au moins rare, et il y a lieu de se demander si, dans ces cas, il n'existait pas en même temps une métrite aiguë.

2° *Ouverture au dehors.* — L'ouverture des collections purulentes du petit bassin à l'extérieur se fait dans un certain nombre de cas. Elle est, en général, beaucoup plus lente et beaucoup plus tardive que lorsqu'elle a lieu ailleurs ; on l'attend quelquefois pendant un temps très long ; elle est précédée d'une tuméfaction et d'une induration inflammatoire des tissus environnants et de la peau en contact avec eux. Les points divers dans lesquels s'ouvrent ces collections sont les suivants : dans certains cas, l'ouverture se fait dans les grandes lèvres ; dans d'autres circonstances, c'est à la partie supérieure de la cuisse, d'autres fois dans la paroi abdominale, issue qui se fait attendre le plus longtemps. On la voit quelquefois au-dessus de l'arcade crurale ou même de la fosse iliaque.

Les deux espèces d'ouvertures que nous venons d'étudier ne constituent pas une terminaison définitive, et les malades sont loin d'être guéries à la suite d'une pareille évacuation.

La quantité de pus qui sort par l'ouverture des collections purulentes est très variable et dépend de la longueur des trajets fistuleux qu'elle a dû parcourir, et de la largeur de l'orifice d'ouverture ; quelquefois cette évacuation a lieu en masse, tandis que dans d'autres cas, elle est lente et presque insensible, surtout les pertuis étant très petits.

L'ouverture des collections purulentes est presque toujours suivie d'une détente des symptômes inflammatoires et d'une sensation de bien-être éprouvée par les malades, mais tout n'est pas terminé pour cela et plusieurs obstacles peuvent arriver.

a. L'écoulement diminue progressivement, la maladie s'améliore, et la guérison arrive naturellement et sans accidents par la cicatrisation des foyers purulents. Cette terminaison, la plus heureuse, n'est pas, tant s'en faut, la plus commune.

b. L'écoulement de pus devient chronique, il continue très longtemps, tout en diminuant de quantité, et il faut un temps très long pour conduire à la cicatrisation et à une terminaison heureuse.

c. L'écoulement de pus, devenu chronique, est interrompu par de véritables poussées inflammatoires, par des exacerbations momentanées de l'inflammation et de la suppuration; exacerbations produisant toujours un mouvement de fièvre et une augmentation de la quantité de pus; ce qui peut arriver à plusieurs reprises et assez souvent.

d. Dans quelques cas, l'écoulement de pus s'arrête de temps en temps, les ouvertures de communication se ferment, puis un nouveau travail d'inflammation ou de suppuration a lieu; il est alors annoncé par des frissons et une réapparition de la fièvre, et ces nouvelles collections purulentes s'ouvrent de nouveau pour se refermer encore une fois ou s'écouler d'une manière continue.

e. Les tumeurs phlegmoneuses, au lieu de se résoudre complétement ou de passer à la suppuration, marchent très lentement vers la résolution. Elles sont un peu douloureuses et donnent à peine aux malades une sensation de poids et de gêne quand elles marchent ou exécutent des mouvements. Chaque mois, à l'époque menstruelle, il survient presque toujours une exacerbation, que l'on observe aussi à la suite de la marche, d'imprudences, de mouvements violents, d'excès de coït, etc.

Cette forme est appelée par M. Gosselin, *forme chronique avec redoublements inflammatoires.*

f. Dans un certain nombre de cas, l'écoulement de pus ne s'arrête pas, les malades s'affaiblissent, s'épuisent de plus en plus, une fièvre hectique se déclare, et elles succombent dans le marasme.

Ces divers modes de terminaisons s'observent avec le même degré de fréquence à peu près, et ils sont loin de présenter les mêmes conditions favorables pour la guérison.

3° *Ouverture dans une cavité close.* — Les collections purulentes du petit bassin peuvent s'ouvrir dans le péritoine. Ce mode d'ouverture n'est pas commun; lorsqu'il a lieu, une péritonite mortelle en est à peu près la conséquence nécessaire.

4° *Suppuration sans ouverture au dehors ou dans une cavité organique quelconque.* — Ce mode de terminaison des abcès est loin d'être un des plus communs. La plupart du temps, lorsque la suppuration se forme, elle ne reste pas à l'état d'infiltration; des collections purulentes se forment, et doivent être évacuées au dehors par une voie quelconque; mais les abcès qui se déclarent ainsi peuvent ne pas s'ouvrir extérieurement, ou bien le faire trop tardivement, les malades succombent alors prématurément et avant que les ouvertures aient eu le temps de se faire.

Lorsque les choses se passent ainsi, c'est en général au milieu des symptômes d'une infection purulente ou putride que la mort a lieu; elle survient plus ou moins rapidement. Je le répète, il est rare que les choses se passent ainsi, et l'ouverture des collections purulentes a presque toujours le temps de se faire avant la terminaison fatale.

ARTICLE IV. — Diagnostic du phlegmon péri-utérin.

Le diagnostic des phlegmons des ligaments larges et du tissu cellulaire du petit bassin, constitue certainement un des points les plus obscurs et les plus difficiles à résoudre de la clinique.

On a confondu le phlegmon des ligaments larges avec la plupart des maladies de l'utérus, bien plutôt qu'on n'a pris les maladies de l'utérus pour des phlegmons du petit bassin.

Voici les maladies qui ont pu être confondues avec les tumeurs phlegmoneuses du petit bassin :

1° *Métrite aiguë.* — Ce diagnostic est souvent d'autant plus difficile que la métrite aiguë existe en même temps que des tumeurs phlegmoneuses du petit bassin.

On peut établir le diagnostic en remarquant que la mobilité de l'utérus est conservée et qu'il existe une tuméfaction régulièrement placée au milieu du petit bassin, ne pouvant appartenir à un autre organe que la matrice. La palpation et le toucher aident beaucoup à établir ce diagnostic.

2° *Ovarite aiguë.* — Dans l'ovarite aiguë le diagnostic est souvent d'autant plus difficile que cette inflammation accompagne les phlegmons du petit bassin, bien plus souvent encore que la métrite aiguë. Du reste, l'ovarite aiguë donne naissance à une tumeur arrondie, peu volumineuse en général, parfaitement mobile et ne siégeant que d'un côté du ventre.

3° *Tumeurs des ovaires ou de la trompe.* — On peut établir le diagnostic en invoquant, dans ce dernier cas, la mobilité de la partie malade, son siége d'un seul côté, son volume beaucoup plus considérable que quand il y a simple tuméfaction inflammatoire des ligaments larges.

4° *Métrite chronique générale ou partielle.* — La métrite chronique générale ou partielle a été prise quelquefois pour des phlegmons des ligaments larges ou du tissu cellulaire du petit bassin. On pourra établir le diagnostic en observant que dans la métrite chronique la sensibilité est beaucoup moindre, les symptômes inflammatoires beaucoup moins caractérisés, et la fièvre nulle ou à peu près nulle ; de plus la mobilité de l'utérus est parfaitement conservée ; la palpation, le toucher vaginal et le toucher rectal le démontrent d'une manière évidente.

5° *Grossesse extra-utérine.* — Le diagnostic n'est pas, en général, extrêmement difficile. Dans cette affection, le volume de la tumeur est beaucoup plus considérable; elle s'accroît très lentement, ne s'accompagne pas de fièvre et il n'y a pas de sensibilité anormale, caractères assez tranchés pour que la confusion n'ait pas lieu.

6° *Accumulation de matières fécales dans le gros intestin et spécialement dans l'S iliaque et dans le cæcum.* — Le diagnostic ne présentera pas non plus de grandes difficultés; on pourra l'établir en observant la localisation de cette accumulation d'un seul côté, soit à droite, soit à gauche; la situation de la tumeur beaucoup plus haut que le siége habituel des tumeurs inflammatoires du tissu cellulaire du petit bassin; l'absence complète de sensibilité, de fièvre; enfin la constipation qui les accompagne.

7° *Rétroflexion de l'utérus.*—On distingue facilement la rétroflexion utérine des phlegmons du petit bassin en redressant, à l'aide d'une sonde utérine, cette flexion. Ces tumeurs sont du reste mobiles, peu sensibles et non accompagnées de fièvre.

8° *Tumeurs fibreuses de l'utérus.*—Les tumeurs fibreuses de l'utérus occupent en général un siége plus élevé; elles sont volumineuses, plus dures, sans augmentation de sensibilité, sans fièvre et sans phénomènes inflammatoires; la maladie suit enfin une marche extrêmement lente et s'accompagne de pertes utérines.

9° *Hématocèles.* — Les hématocèles siégent assez souvent dans la cavité péritonéale, quelquefois dans l'ovaire ou même dans le tissu cellulaire du petit bassin. Mais ces tumeurs débutent en général brusquement, sans cause appréciable et en même temps qu'ont lieu des troubles de la menstruation. Elles sont souvent précédées soit d'une hémorrhagie, soit d'une suppression du flux menstruel. Aucun de ces phénomènes n'existe dans les phlegmons des ligaments larges ou du bassin.

Du reste, ces hématocèles débutent par une douleur brusque d'un seul côté de l'abdomen. Il y a des nausées, des vomissements et une sensation d'engourdissement dans le membre pelvien correspondant; une pesanteur périnéale, enfin un sentiment de débilité générale presque instantané; une teinte anémique bien caractérisée de la peau; en dernier lieu apparaît une tumeur qui s'élève quelquefois au-dessus du pubis.

En pratiquant le toucher, on trouve une tumeur mollasse, indolente, qui comprime le vagin et empêche assez souvent de pénétrer jusqu'au col de l'utérus, noyé ainsi que son corps au milieu d'une masse presque fluctuante ou au moins beaucoup moins dure que le phlegmon péri-utérin.

Il y a encore des éléments de diagnostic dans la marche ultérieure de l'hématocèle : ces tumeurs deviennent de plus en plus dures à mesure qu'on s'éloigne du début; non-seulement elles s'indurent, mais encore elles se rétractent avec une grande rapidité; quelquefois elles disparaissent en quinze à vingt jours.

10° *Kystes hydatiques entre l'utérus et le rectum.* — Ces petits kystes, décrits par M. Charcot, pourraient peut-être en imposer pour des phlegmons péri-utérins ou rétro-utérins; ils ne déterminent, du reste, aucun accident, et ne sont accompagnés d'aucune sensibilité.

11° *Kystes de l'ovaire.* — M. Aran parle de petits kystes de l'ovaire qui, au lieu de s'élever dans l'abdomen, tombent derrière le rectum. Le diagnostic n'en serait pas plus difficile que le précédent.

ARTICLE V. — Marche du phlegmon péri-utérin.

Dans les cas où la maladie se termine par suppuration et surtout à la suite de l'accouchement, la marche est progressive et peut être parfaitement tracée en suivant pas à pas la description que nous avons donnée des symptômes. Mais lorsque la terminaison a lieu par résolution, et plus encore lorsqu'elle se fait par induration, la maladie a une très longue durée; non qu'elle se prolonge d'une façon continue, mais parce qu'elle présente des récidives ou plutôt des rechutes qui surviennent principalement aux époques menstruelles. C'est encore un des points sur lesquels insiste M. Gallard, dans le travail que nous avons déjà si souvent cité, et, comme à son habitude, il appuie sa manière de voir sur des relevés statistiques. Ainsi, sur 53 cas, il a vu 30 fois la maladie se terminer après une seule attaque; tandis que 18 fois il y avait eu ou il a vu de 2 à 4 attaques, et 5 fois il y en a eu un nombre indéterminé; même dans les 30 cas où il n'a constaté qu'une seule attaque, il ne regarde pas la maladie comme exempte de rechute, car dans 13 cas il n'y a pas eu résolution complète, mais induration plus ou moins persistante. Les cas les plus favorables dans lesquels il y a une résolution bien complète, et qui, dans les relevés de M. Gallard, ne sont au nombre que de 16 sur un total de 53 observations, ne sont pas complétement exempts de récidive. En comptant toutes ces récidives, la durée de la maladie peut être considérée comme illimitée; en général, elle est de six semaines à trois mois, mais elle a pu se prolonger jusqu'à six, douze mois et au delà. M. Gallard cite un cas dans lequel la résolution n'a été obtenue d'une façon satisfaisante qu'au bout de deux ans.

ARTICLE VI. — Pronostic du phlegmon péri-utérin.

Le pronostic du phlegmon péri-utérin est subordonné : 1° à la cause de la maladie; 2° à l'étendue du phlegmon; 3° aux complications; 4° à la rapidité avec laquelle se produit la suppuration; 5° au point par lequel s'ouvre la collection purulente; 6° à la marche que suit la suppuration; 7° à l'état général des sujets.

1° *Cause de la maladie.* — La cause qui a produit le phlegmon du tissu cellulaire du petit bassin ou des ligaments larges influence nécessairement le pronostic. Ainsi, quand cette maladie survient en dehors de l'état puerpéral, elle est en général moins grave, moins étendue, et elle se termine beaucoup moins facilement par la suppuration. Dans l'état puerpéral, au contraire, elle est plus fâcheuse parce qu'elle est plus étendue, qu'elle marche beaucoup plus vite à la suppuration, qu'elle se complique plus souvent de métrite ou de métro-péritonite, enfin parce qu'elle s'accompagne plus souvent de symptômes généraux et quelquefois d'infection purulente, que lorsqu'elle est développée dans toute autre circonstance. M. Gallard surtout a parfaitement fait ressortir la différence de gravité que présente le pronostic, suivant qu'il y a ou non parturition antérieure, et il a d'autant plus insisté sur ce point que, sur ses 53 cas, il n'a pas vu survenir la mort une seule fois, tandis qu'on sait combien elle est à redouter dans les cas d'abcès des ligaments larges à la suite de couches.

2° *Étendue du phlegmon.* — Il est évident que plus le phlegmon sera étendu, plus il occupera une partie considérable du tissu cellulaire péri-utérin, plus il présentera de gravité, et plus il y aura de chances de complications. Là encore se présentent les considérations que nous avons fait valoir plus haut, d'après le travail de M. Gallard; car, à la suite de couches, l'inflammation s'étend presque toujours aux ligaments larges et quelquefois à la fosse iliaque, tandis qu'en dehors de l'état puerpéral elle est presque toujours limitée au tissu cellulaire véritablement péri-utérin, et plus particulièrement au tissu rétro-utérin.

3° *Complications.* — Les complications qui existent dans le cas de phlegmon péri-utérin viennent singulièrement aggraver le pronostic de cette affection. Parmi ces complications, nous citerons la métrite aiguë, l'ovarite aiguë, le phlegmon iliaque, la cystite aiguë, et surtout la péritonite aiguë qui constitue une complication si fâcheuse.

4° *Rapidité avec laquelle survient la suppuration.* — Plus vite survient la suppuration, moins en général elle occupe d'étendue, cela est vrai, mais à côté du pronostic qui en ressort, comme les suppurations rapides n'arrivent guère que sous l'influence de l'état puerpéral, son étiologie, dans ce cas, domine le pronostic et empêche la maladie d'être moins grave.

5° *Point vers lequel s'ouvre la collection purulente.* — La considération du point ou s'ouvre l'abcès est très importante pour le pronostic. L'ouverture dans le vagin et le rectum est certainement moins grave que celle qui peut se faire dans la vessie et la cavité utérine.

L'ouverture qui se fait directement à l'extérieur est, en général, une circonstance beaucoup plus fâcheuse que l'ouverture vers un organe communiquant à l'extérieur, la suppuration dure plus longtemps, épuise davantage les malades et se complique plus souvent d'altération du pus et d'infection putride.

L'ouverture dans le péritoine, beaucoup moins fréquente qu'on ne le pense, est nécessairement mortelle en raison de la péritonite suraiguë qui se développe.

6° *Marche que suit la suppuration.* — Lorsque la suppuration suit une marche aiguë et passe successivement par une période ascendante et par une période décroissante, la tendance à la cicatrisation est plus grande, et ce travail se fait plus facilement.

La suppuration chronique avec des exacerbations et avec une longue durée est toujours une circonstance fâcheuse qui conduit fréquemment à la fièvre hectique et à l'épuisement des malades.

7° *État général des sujets.* — Plus les individus sont placés, avant le développement de la maladie, dans un état de santé défavorable, plus l'affection qui se développe est fâcheuse et a de chances d'épuiser rapidement les malades; plus le phlegmon péri-utérin a fortement débilité les sujets, plus il y a de chances pour que la suppuration se prolonge et conduise à une fièvre hectique.

En somme, le phlegmon péri-utérin n'est pas une affection des plus graves; elle se termine très souvent et après des péripéties diverses, il est vrai, par la guérison; les cas mortels sont certainement les moins nombreux.

ARTICLE VII. — Traitement du phlegmon péri-utérin.

Le traitement de l'inflammation du tissu cellulaire des ligaments larges du petit bassin ne saurait donner naissance à beaucoup de discussion; mais s'il est simple et facile à formuler, bien souvent il se trouve insuffisant et inefficace.

1re *periode.* — *Inflammation.* — Le traitement antiphlogistique est le seul applicable dans cette affection ; il doit être un peu modifié, suivant que cette phlegmasie est simple ou qu'elle vient compliquer l'état puerpéral.

Saignées générales. — Les saignées du bras ne donnent pas toujours de bons résultats, elles sont bien souvent au moins inefficaces ; leur emploi est cependant justifié dans les cas suivants : toutes les fois que l'inflammation suit une marche très aiguë, qu'elle occupe une étendue un peu considérable du tissu cellulaire, qu'elle s'annonce par des douleurs très vives et qu'elle détermine des symptômes de réaction très intenses, tels qu'un pouls fort et fréquent, la peau très chaude ; il y a toujours utilité de pratiquer une ou deux saignées du bras qui diminuent certainement l'intensité des phénomènes inflammatoires.

Quand la suppuration est établie et qu'il y a de nouvelles poussées inflammatoires, une petite saignée du bras, lorsqu'on voit cette dernière arriver, en modère presque toujours l'intensité, en diminue les effets fâcheux, enfin l'annihile quelquefois complétement.

La suppuration une fois établie, quand il n'y a pas de nouveaux symptômes réactionnels qui apparaissent, les saignées générales sont presque toujours nuisibles et ne produisent aucune influence sur la suppuration.

Les saignées générales peuvent se faire aussi bien dans l'état puerpéral qu'en dehors de lui ; seulement, dans le premier cas, on les pratiquera plus rapidement, en raison de la rapidité avec laquelle survient la suppuration ; on en sera plus sobre, en raison de l'affaiblissement antérieur que présentent déjà presque toujours les malades qui supportent moins bien alors les saignées générales que les saignées locales dont nous allons maintenant nous occuper.

Saignées locales. — Les saignées locales, c'est-à-dire les sangsues, doivent être largement employées dans le traitement du phlegmon qui nous occupe. Leur nombre, la quantité de sang qu'on doit faire sortir par leur application, la fréquence avec laquelle on doit les répéter, dépendent de l'intensité de l'inflammation, de son étendue, de la sensibilité très vive qu'elle détermine, enfin de la force des femmes que l'on traite.

On doit employer les sangsues non-seulement pour combattre l'inflammation primitive, mais encore pour neutraliser les poussées inflammatoires qui se montrent si fréquemment pendant la période de résolution ou de suppuration. Il ne faut pas craindre de les renouveler plusieurs fois en pareille circonstance, car on peut ainsi empêcher l'inflammation de se propager à d'autres sections du tissu cellulaire de ces parties, et de donner naissance à une suppuration intarissable.

Le point sur lequel les sangsues doivent être appliquées a donné naissance à quelques dissentiments. A mon avis, il faut les placer le plus près possible de la partie du tissu cellulaire enflammé; à l'hypogastre, s'il s'agit d'une inflammation des ligaments larges; au périnée, si le siége de la phlegmasie est dans le petit bassin; au niveau de l'une des deux fosses iliaques, si le phlegmon semble se propager dans cette direction.

M. Aran propose de combattre le phlegmon du tissu cellulaire des ligaments larges ou du petit bassin par l'application de sangsues sur le col de l'utérus conservé à l'état normal; il pense que l'on obtient toujours un écoulement considérable de sang, que l'on dégage beaucoup mieux les parties enflammées, enfin qu'on n'a eu qu'à s'en louer pour prévenir la suppuration et favoriser la résolution pure et simple.

M. Aran n'a encore expérimenté que sur un petit nombre de malades, et avant de se prononcer à cet égard d'une manière définitive, il faudrait des faits nouveaux et beaucoup plus nombreux.

La méthode antiphlogistique doit être accompagnée des moyens suivants :

Bains entiers simples et émollients; il faut y laisser les malades très longtemps, plusieurs heures par jour; il est même utile de les renouveler deux fois dans un jour. C'est un des meilleurs moyens auxquels on puisse avoir recours; ils calment les douleurs, diminuent l'intensité de l'inflammation et modèrent la fièvre; on ne saurait trop recommander leur usage.

Les bains de siége ne rempliraient ici en aucune manière la même indication; je pense qu'il est préférable de ne pas y avoir recours.

Les cataplasmes émollients, les lotions émollientes, les fomentations émollientes sur l'abdomen sont souvent un adjuvant utile.

Est-il besoin d'ajouter que les malades doivent être laissées au lit, immobiles, à la diète et aux boissons délayantes ou acidulées.

Deux moyens qui viennent puissamment en aide à la médication antiphlogistique, sont les *frictions mercurielles* et les *purgatifs*.

Les frictions mercurielles peuvent être appliquées à l'hypogastre, aux aines, à la partie supérieure des cuisses et au périnée. On favorise l'absorption par l'application de cataplasmes sur les parties qui en ont été enduites.

Les purgatifs, et spécialement les purgatifs doux, tels que l'huile de ricin, les purgatifs salins, etc., remplissent plusieurs indications et on ne doit pas craindre de les répéter souvent. Contrairement à l'opinion de M. Nonat, qui les proscrit d'une façon générale, M. Gallard les conseille fortement et dit avoir retiré de grands avantages de leur emploi; ils font cesser la constipation, et produisent en outre une action révulsive toujours utile; enfin, quand une collection purulente existe, ils peuvent contribuer à faire ouvrir cette collection purulente dans le rectum.

Les révulsifs externes ou cutanées peuvent avoir de très grands avantages, on emploiera de préférence, suivant M. Gallard, l'huile de croton tiglium pendant la période aiguë ou inflammatoire, et les vésicatoires volants ou même les cautères et les sétons dans la période d'induration. Il conseille aussi alors l'usage des pommades fondantes iodurées, de l'iodure de potassium à l'intérieur, et des eaux minérales alcalines, par exemple les eaux de Vichy, et M. Villemin, qui a employé ces dernières d'après les indications puisées dans la thèse de M. Gallard, nous dit en avoir retiré de bons effets.

2e *période. — Suppuration.* — Une fois la suppuration arrivée, que le pus soit à l'état d'infiltration, ou bien à celui de collections purulentes, il n'y a aucune indication spéciale à remplir, il faut attendre en continuant l'emploi des bains et des émollients. Si les symptômes inflammatoires existent encore, il faut être alors très réservé, très sobre d'émissions sanguines, générales ou locales. Une fois l'abcès formé, on ne doit jamais l'ouvrir, même dans les cas où sa proéminence dans un point quelconque semblerait y inviter le médecin. Il y a longtemps que j'ai adopté ce précepte, et je n'ai jamais eu à m'en repentir ; j'attends toujours l'ouverture spontanée, de quelque côté qu'elle veuille se faire. Il est bien entendu que si on redoutait une ouverture dans le péritoine, il faudrait avant tout ouvrir l'abcès dans un autre endroit ; mais il est absolument impossible de le savoir, et, d'un autre côté, l'ouverture dans le péritoine est tellement exceptionnelle, qu'on doit, je crois, peu la redouter.

3e *période. — Formation de l'abcès, ouverture de cet abcès soit au dehors, soit dans un organe communiquant à l'extérieur.* — En pareille circonstance, il faut simplement encore attendre, soutenir les forces des malades, les nourrir un peu.

Dans ces cas, comme dans ceux où la maladie est devenue chronique et où la résolution met trop de temps à se faire, M. Aran conseille fortement, comme méthode générale, la sudation avec une lampe à alcool sous une couverture de laine et les douches froides ensuite. Je serais assez porté à employer cette méthode ; je dois cependant avouer que je n'ai pas encore trouvé l'occasion d'en faire usage.

SECTION IV.

INFLAMMATION DES OVAIRES (OVARITE).

La description de l'inflammation des ovaires doit trouver ici sa place, et cependant ce n'est pas sans quelque hésitation que je me suis décidé à tracer ici son histoire. Rien n'est plus confus et plus obscur que les documents que l'on possède sur cette affection, et, de plus, il existe des difficultés presque insurmontables dans le collectionnement des faits.

Parmi ces difficultés, nous citerons en première ligne la rareté des faits d'ovarite simple et isolée. Presque toujours, en effet, il existe en même temps soit un phlegmon péri-utérin, soit plus spécialement un phlegmon du tissu cellulaire des ligaments larges dans lequel se trouve l'ovaire enflammé, soit enfin un phlegmon iliaque développé également du même côté que l'ovarite. D'autres fois, mais plus rarement, c'est une métrite aiguë ou chronique qui coïncide avec la phlegmasie ovarique. Voici encore d'autres difficultés : lorsque l'ovarite arrive à la suppuration, les abcès qui en résultent ne peuvent que bien difficilement être distingués des abcès des ligaments larges ou de ceux des fosses iliaques. Il y a là autant de circonstances qui rendent bien difficile une description complète de l'ovarite.

Des travaux nombreux ont été publiés sur l'ovarite. Parmi eux, nous citerons Kruger (1782), Clarus (1812), Montault (1827), Seymour (1830), Boivin et Dugès (1832), Lisfranc (*Clinique chirurgicale*). Parmi ceux qu'on consultera avec le plus de fruit, nous citerons un bon *Mémoire* de M. Chereau (1844) (1), quelques faits isolés que l'on doit à M. Andral, à M. Louis, l'ouvrage de M. Tilt, un bon article du *Compendium de médecine*, l'excellent chapitre de Valleix dans son *Guide du médecin praticien;* enfin les recherches de M. Ch. Bernard intitulées : *Des rapports réciproques qui existent entre les troubles de la menstruation et l'ovarite*, recherches présentées

(1) *Mémoire pour servir à l'étude des maladies des ovaires.* Paris, 1844.

à l'appui de sa candidature à la Société des hôpitaux, et sur laquelle M. Moutard-Martin a fait un bon rapport que nous avons consulté avec fruit.

ARTICLE I. — Anatomie pathologique de l'ovarite.

Siége.—L'ovarite peut siéger à droite, a gauche ou aux deux côtés à la fois. Voici une petite statistique qui peut donner une idée approximative de la fréquence de ces divers siéges : M. Chereau a rassemblé 40 cas d'ovarite. 4 fois l'ovarite était double, 11 fois elle siégeait à droite, 25 fois à gauche. L'ovaire gauche est donc manifestement plus souvent atteint; pourquoi cela? on l'ignore. Serait ce dû, comme le pensait Tanchou, au voisinage du rectum et à l'action mécanique des matières fécales? C'est possible.

L'inflammation des ovaires est caractérisée de la manière suivante :

1re *période.* — *Congestion inflammatoire.* — L'augmentation de volume, peu considérable d'abord, est souvent très forte ensuite; l'organe peut acquérir le volume d'un œuf; la surface de l'ovaire est distendue, rouge, luisante; la pression y détermine une sorte de crépitation.

A la coupe, rougeur intense, développement abondant de vaisseaux, vésicules augmentées de volume et paraissant comme entourées d'une espèce d'auréole rouge ou brune (Andral) (1).

Tissu ovarique mou, friable, ayant perdu une partie de sa consistance et infiltré d'une sérosité sanguinolente.

2e *période.* — *Suppuration diffuse.* — Le tissu ovarique est infiltré de pus; son tissu a perdu presque toute sa consistance; il se présente sous la forme d'une pulpe grisâtre, sanieuse, presque diffluente.

3e *période.* — *Abcès ovariques.* — Lorsque le pus se rassemble en collection dans l'ovaire enflammé, cette collection peut se faire de plusieurs manières : assez souvent le pus se ras-

(1) Andral, *Précis d'anatomie pathologique*, 1829, t. II, p. 703.

semble en cinq ou six petits foyers, plus ou moins, chacun d'eux isolé et ne communiquant pas les uns avec les autres. D'après M. Négrier, on observe quelquefois de petites loges purulentes disséminées et assez semblables entre elles, qu'on peut regarder comme des vésicules enflammées et remplies de pus; d'autres fois ces petites collections purulentes isolées communiquent les unes avec les autres; le plus souvent, enfin, il n'y a qu'une poche unique, qu'une seule collection purulente de volume variable : tantôt cette collection occupe un point partiel de l'ovaire et elle peut avoir tous les siéges possibles; dans d'autres cas, le pus a détruit tout le tissu ovarique et il le remplace complétement. Lorsque le tissu ovarique est ainsi complétement détruit, le pus continue de s'accumuler, il distend la membrane fibreuse propre de l'ovaire, qui se tapisse alors à sa face interne d'une fausse membrane albumino-fibrineuse, de consistance et d'épaisseur variables.

L'abcès développé ainsi constitue un véritable kyste purulent, plus ou moins volumineux.

Un abcès ovarique étant formé, contracte en général des adhérences avec les parties voisines; tantôt c'est avec la paroi abdominale, tantôt avec les organes voisins. Ses modes de terminaisons sont les suivants :

a. Absorption du pus. — Lorsqu'elle existe, ses conséquences sont le rapprochement des parois et la cicatrisation du kyste purulent. Cette cicatrisation, bien entendu, ne s'obtient qu'aux dépens de la perte de l'ovaire.

b. Ouverture du kyste purulent dans le tissu cellulaire du ligament large correspondant, également enflammé. — En pareil cas, il peut y avoir ultérieurement confusion complète entre l'abcès du ligament large et l'abcès ovarique; il devient alors très difficile de faire la part de l'un et de l'autre.

c. Ouverture dans la cavité abdominale et développement d'une péritonite suraiguë (Dupuytren, Négrier, Velpeau, Piorry, Bright). La mort en est la conséquence inévitable.

d. Ouverture de l'abcès à travers la partie abdominale (Lisfranc, Robert Lee). D'autres fois cette ouverture se fait ailleurs, le pus passe au-dessous du ligament de Poupart, et vient s'ouvrir à la partie supérieure de la cuisse (Ehrmann, Richter, Robert Lee, etc.).

e. Ouverture de l'abcès dans la cavité utérine. — Cette ouverture se fait, soit directement, soit par l'intermédiaire de la trompe de Fallope (Chereau, Boivin et Dugès).

f. Ouverture de l'abcès dans le vagin (Husson, Cruveilhier, Martin-Solon).

g. Ouverture de l'abcès dans l'intestin (Boivin et Dugès, Montault, Nauche).

h. Ouverture de l'abcès dans la vessie (Andral, Boivin et Dugès).

Voilà bien des modes de terminaison de l'abcès, et cependant tous ces cas ont été bien observés et sont bien réels.

ARTICLE II. — Étiologie de l'ovarite.

Connaît-on les causes de l'ovarite ? C'est une question qu'on est en droit de se poser en lisant la conclusion négative à laquelle est arrivé Valleix dans son article OVARITE. En effet, voici comment on peut résumer son opinion.

M. Chereau a donné comme causes l'arrêt de la menstruation et surtout sa suppression brusque, dont il rapporte deux observations.

Ces faits n'ont rien d'invraisemblable, mais ils ont besoin que de nouvelles recherches viennent les corroborer.

On a encore cité comme causes de l'ovarite : les coups, les chutes, les plaies, l'emploi des aphrodisiaques ; mais on n'a pas rapporté les faits à l'appui.

On ne saurait accepter d'une manière absolue cette conclusion de Valleix : il y a manifestement des cas dans lesquels l'étiologie de l'ovarite peut être établie.

Ainsi, le docteur Bourrand a signalé des cas d'ovarite dus à l'extension de l'inflammation blennorrhagique à un ovaire.

Il y a d'autres fois des causes évidentes ; ainsi l'inflammation des ovaires a lieu très facilement après l'accouchement, surtout lorsqu'il survient une métrite aiguë, une métro-péritonite, une inflammation du tissu cellulaire péri-utérin, enfin une fièvre puerpérale. Ce ne sont, il est vrai, que des ovarites consécutives ; mais enfin ce sont des ovarites.

Voici du reste une statistique empruntée à Boivin et Dugès, et, tout en n'admettant pas sans restriction de semblables résultats, il faut au moins en tenir compte.

Sur 686 cas de métro-péritonite l'inflammation de l'ovaire a été notée 37 fois.

Sur 56 femmes ayant succombé à la fièvre puerpérale, Robert Lee a presque toujours trouvé les ovaires rouges, gonflés et ramollis (32 fois).

Enfin, sur 222 cas de fièvres puerpérales observées par M. Tonnellé, on a trouvé 58 fois une ovarite.

M. Ch. Bernard attache une grande importance, comme causes de l'ovarite, aux troubles de la menstruation qu'il divise en *constitutionnels* et en *accidentels*. Les troubles, qu'il appelle constitutionnels, sont rattachés par lui, soit à un vice de la constitution (scrofules), soit à un état acquis, état nerveux, état hystérique, soit enfin à des lésions anciennes du péritoine et des annexes de l'utérus. Dans ces cas divers il y a constamment, suivant ce médecin, dysménorrhée, et il survient souvent une ovarite qui suit plutôt une marche subaiguë qu'aiguë.

Les troubles accidentels de la menstruation consistent surtout dans l'aménorrhée produite rapidement à la suite d'émotions morales vives ou de refroidissements subits survenus pendant l'époque menstruelle, et l'ayant supprimée. Dans cette circonstance, la suite de cette suppression est une ovarite, et spécialement une ovarite aiguë.

Quant à la métrorrhagie, M. Ch. Bernard croit, mais cependant il n'ose l'affirmer, que l'ovarite suit une marche très aiguë, surtout lorsqu'elle survient dans les cas où les règles sont brusquement troublées quelques jours après leur apparition.

Tout cela est fort vague et fort problématique ; on pourrait presque en dire autant de toutes les phlegmasies de l'utérus et de ses annexes. Je resterai donc dans un doute complet à l'égard de cette étiologie, doute que partage l'honorable rapporteur du travail de M. Ch. Bernard, M. Moutard-Martin, et qu'il exprime dans sa conclusion.

ARTICLE III. — Symptômatologie de l'ovarite.

Rien de plus obscur dans les auteurs que la description des symptômes de l'ovarite, et cette obscurité se conçoit jusqu'à un certain point.

L'ovarite, en effet, se développe si souvent en même temps que l'inflammation du tissu cellulaire péri-utérin, des ligaments larges, du tissu cellulaire de la fosse iliaque, ainsi que de l'utérus, que les symptômes de toutes ces affections se trouvent confondus, et qu'il est difficile de faire la part des unes et des autres.

Bien plus, dans plusieurs descriptions, on a fait un véritable roman, et les histoires d'ovarite qui ont été données ne se trouvent certainement que dans l'imagination de ceux qui les ont faites.

Il est facile de s'en convaincre en lisant l'article Ovarite du *Compendium de médecine*. Les auteurs, dans un article fort bien fait, se sont attachés à examiner ce que les médecins qui ont écrit sur l'ovarite ont dit touchant les symptômes de cette affection ; eh bien ! rien ne se ressemble moins que ces différentes descriptions ; rien non plus ne ressemble à ce que les observateurs sérieux ont vu dans les quelques cas d'ovarite, qu'on rencontre quand on est à la tête d'un service d'hôpital. Dans d'autres cas, on a tout à fait confondu les symptômes de l'ovarite, soit avec ceux du phlegmon des ligaments larges, soit avec ceux de l'inflammation du tissu cellulaire de la fosse iliaque.

Valleix, si exact dans ses descriptions, déplore également l'inexactitude des signes de l'ovarite donnés par les auteurs. Il m'a été donné d'en observer quelques cas, et c'est en m'appuyant sur eux que je vais essayer d'en faire la description.

Mode de début. — Je n'ai observé rien de spécial sous le rapport du début. Dans la plupart des cas, c'est une inflammation consécutive à celle de l'utérus ou du tissu cellulaire qui l'entoure. L'invasion de l'ovarite est alors annoncée par l'augmentation des accidents et l'intensité plus grande de la fièvre. Lorsque l'affection se développe après l'accouchement et au milieu des phlegmasies puerpérales ou post-puerpérales, c'est au milieu d'un appareil de symptômes qui appartient aussi bien à l'inflammation de l'utérus qu'à celle de ses annexes.

J'ai eu l'occasion d'observer, il y a peu de temps, une ovarite droite chez une femme qui se considérait comme enceinte de trois mois; l'utérus était en effet développé ; je suis resté incertain relativement à l'existence de la grossesse; mais il y avait une tumeur ovarique droite très douloureuse et qui disparut sous l'influence de deux applications de sangsues, de bains et de cataplasmes. Le début ne s'était annoncé que par des douleurs abdominales du côté droit.

Si nous mettons de côté les cas dans lesquels il existe simultanément un phlegmon du tissu cellulaire des ligaments larges ou de la fosse iliaque, nous arrivons au tableau symptomatologique suivant :

Symptômes locaux. — *Douleur.* — La douleur est un des symptômes principaux et des plus caractéristiques de l'ovarite; la douleur siége au point où se trouve l'organe malade, et elle correspond généralement à la tumeur qui existe. La douleur varie beaucoup d'intensité; il est rare qu'elle soit assez forte pour arracher des cris aux malades. Dans les 6 ou 7 cas que j'ai observés, je l'ai toujours trouvée d'une intensité médiocre, et devenant rapidement sourde et obscure après l'emploi des émissions sanguines.

La douleur ovarique se propage du côté qui est le siége de la maladie : c'est dans la région lombaire, dans le flanc, dans la hanche, à la partie supérieure de la cuisse. Valleix admet qu'elle peut gêner les mouvements de la cuisse et de la jambe du côté correspondant.

La douleur augmente notablement par la pression, la palpation, la percussion, et parfois ces trois actes causent de très vives douleurs aux malades; les mouvements, les secousses agissent absolument dans le même sens.

Il est rare que la douleur n'occupe exclusivement que l'ovaire; la palpation démontre qu'elle se propage toujours dans une certaine zone, mais sans qu'on trouve de tuméfaction inflammatoire du tissu ambiant.

C'est surtout au début que la douleur ovarique présente le plus haut degré d'intensité. Cette intensité décroît; je l'ai vue devenir presque nulle chez une jeune femme dont la maladie se termina par la suppuration et la mort.

Tumeur. — La manifestation d'une tumeur unie au symptôme douleur est le meilleur indice de l'existence d'une ovarite. La tumeur ovarique varie de volume, depuis celui d'une grosse noix jusqu'à un œuf de poule et quelquefois même davantage. Cette tumeur profonde, dure, siége en général au côté interne de la fosse iliaque et en arrière, et un peu au-dessus du pubis. Quelquefois elle est plus profonde, et il faut déprimer d'une manière un peu notable la paroi abdominale pour l'atteindre et l'explorer d'une manière convenable. Lorsque la tumeur se trouve plongée au milieu d'un tissu cellulaire enflammé comme l'ovaire lui-même, ce qui arrive dans bon nombre de cas, il est beaucoup plus difficile de l'isoler et de faire la part des deux phlegmasies concomitantes.

La tumeur doit être étudiée à l'aide de la palpation abdominale, pratiquée avec beaucoup de ménagement; la percussion peut encore venir en aide pour déterminer le volume de l'ovaire enflammé. A l'aide de ces moyens, on constate les caractères suivants : *a.* le volume et la forme de la tumeur; *b.* son siége positif et ses rapports avec l'inflammation d'un point quelconque du tissu cellulaire péri-utérin; *c.* la douleur que développent la palpation, la pression ou la percussion.

Le toucher vaginal et le toucher rectal doivent toujours être pratiqués avec soin dans l'ovarite; ils permettent de mieux préciser le siége et les divers caractères de la tumeur.

Chaleur. — Dans un des cas que j'ai eu l'occasion d'observer, la malade accusait une vive chaleur dans la région ovarique; je n'ai attaché toutefois aucune importance à cette sensation éprouvée dans les phlegmons péri-utérins.

Influence sur la menstruation. — L'influence de l'ovarite sur les règles n'a pas été étudiée avec soin. Il m'a semblé, dans les cas que j'ai observés, qu'elle avait produit de la dysménorrhée.

M. Ch. Bernard a été plus loin; après avoir fait jouer aux troubles menstruels un grand rôle dans l'étiologie de l'ovarite, il les considère aussi comme phénomènes symptomatiques de cette maladie, et comme causes de la dysménorrhée, de l'aménorrhée et de la métrorrhagie.

La dysménorrhée a été surtout étudiée par les auteurs anglais Oldham, Rigby, Caby, Tilt; elle s'observe plutôt dans l'ovarite subaiguë que dans l'ovarite aiguë.

L'aménorrhée n'est pas très rare dans l'ovarite.

Quant à la métrorrhagie, elle se montre de préférence, suivant Tilt, chez les femmes nerveuses, irritables et dont l'utérus paraît disposé à l'engorgement.

Tout ceci est la contre-partie de ce qui a été dit par M. Bernard au sujet de l'étiologie, et a besoin d'être vérifié. Il est au moins singulier que les mêmes phénomènes qui ont été invoqués pour constituer l'étiologie d'une affection sont ensuite donnés comme l'expression symptomatique de la même maladie.

Symptômes du côté des autres appareils. — *Tube digestif.* — La partie supérieure du tube digestif subit les mêmes modifications que l'on observe dans la plupart des états fébriles symptomatiques d'un état phlegmasique : la langue est blanche, la soif augmentée, l'appétit diminué. Les auteurs n'ont généralement pas noté l'existence de vomissements, que j'ai cependant vus dans un cas. La constipation est un phénomène que l'on observe presque toujours. M. Leroy (d'Étiolles), dans un petit opuscule publié il y a longtemps, a fait jouer à la constipation un rôle exagéré ; ce symptôme existe dans l'ovarite, mais au même titre que dans les diverses inflammations du tissu cellulaire péri-utérin et que dans la métrite. La situation des parties malades dans le voisinage du rectum, la douleur que causent les déjections, en sont les seules causes. Je dirai absolument la même chose des envies fréquentes d'uriner et de la difficulté d'émission des urines ; c'est un symptôme commun à toutes les inflammations des organes contenus dans le petit bassin.

Appareil circulatoire. — L'ovarite aiguë s'accompagne d'un mouvement de fièvre qui peut exister à des degrés très variables ; cette fièvre est plus ou moins forte et subordonnée à l'intensité de l'ovarite et à l'absence ou à la présence d'un phlegmon du tissu cellulaire ambiant. Lorsque l'ovarite se termine par suppuration, on observe en général, comme dans toute suppuration, des frissons plus ou moins prolongés, et les exacerbations du soir et de la nuit sont beaucoup plus caractérisées.

Système nerveux. — Le système nerveux ne présente, en général, aucune modification ; et s'il est donné de constater quelques troubles sympathiques du côté de cet appareil, ce sont de simples coïncidences, des complications, ou bien des symptômes spéciaux résultant de l'idiosyncrasie des femmes atteintes d'ovarite.

Clarus assure que dans l'ovarite les membres inférieurs sont souvent agités par des convulsions, et que les malades leur impriment alternativement et avec force des mouvements d'extension et de flexion ; de plus, les facultés intellectuelles seraient troublées d'une manière fort remarquable ; on observerait une espèce de délire érotique qui rappellerait tout à fait la nymphomanie.

Il est probable qu'il y a quelques erreurs dont nous ne pouvons nous rendre compte, car ici nous n'observons rien de semblable.

ARTICLE IV. — Marche, durée, terminaisons de l'ovarite.

Marche. — La marche de l'ovarite est ordinairement continue et régulière. C'est une maladie qui ne présente pas en général de périodes spéciales ; elle peut être toutefois soumise, comme toute phlegmasie, à des alternatives d'aggravation et de diminution.

La *durée* est variable. On a admis avec raison plusieurs formes qui sont les suivantes : 1° une ovarite aiguë, dont la durée est de quelques jours et qui doit se terminer rapidement par la résolution ou la suppuration ; 2° une ovarite subaiguë, dont la durée est plus longue et peut se prolonger jusqu'à trente ou quarante jours. Cette forme se termine assez souvent par suppuration ; 3° une ovarite chronique, forme fort rare ; l'ovaire étant en effet peu souvent atteint primitivement d'une inflammation chronique, elle est en général la conséquence de l'existence antérieure d'une inflammation aiguë.

Les symptômes de l'ovarite chronique sont mal connus, et par conséquent mal décrits ; il ne m'a pas été donné d'en observer. Il est probable que l'ovarite chronique manifeste son existence par le développement d'une tumeur ovarique, un peu sensible à la palpation et à la pression, et d'un volume variable. Mais, dans ces conditions mêmes, peut-on affirmer quelque chose de bien certain ? Cela ne peut-il pas être une tumeur de toute autre nature, et notamment un kyste de l'ovaire ? Du reste, je le répète, l'histoire de l'ovarite chronique est tout entière à faire.

Terminaisons. — Les terminaisons de l'ovarite peuvent avoir lieu de plusieurs manières différentes. Les suivantes sont celles qu'on observe le plus ordinairement :

1° *Résolution.* — La résolution est la terminaison la plus habituelle de l'ovarite ; sur sept cas que j'ai observés, cinq se sont terminés de cette manière, dans l'espace de dix jours à six semaines.

2° *Suppuration.* — Ce mode de terminaison ne paraît pas être bien rare, car presque tous les auteurs qui se sont occupés de l'ovarite en ont cité des exemples que j'ai résumés en m'occupant de l'anatomie pathologique; elle est surtout fréquente à la suite de couches.

Lorsque la suppuration arrive, et bien entendu nous ne parlons ici que des cas dans lesquels il n'y a pas simultanément inflammation ou suppuration du tissu cellulaire péri-utérin ou de la fosse iliaque, la douleur ovarique devient en général plus sourde; la malade se plaint de frissons plus ou moins violents, qui se répètent avec une certaine persistance; la fièvre ne cède pas, elle continue et présente en général une exacerbation notable le soir et la nuit.

Lorsque la suppuration existe et que le pus est à l'état de collection, il faut que ce liquide soit évacué; c'est du moins ce qui a lieu dans la plupart, sinon dans tous les cas, car je ne connais pas un seul fait qui démontre la possibilité de la résorption du pus formé dans l'ovaire. Le pus ainsi colligé peut s'ouvrir une issue dans une des parties suivantes : *a.* dans la trompe et de là dans l'utérus; *b.* dans l'utérus par une voie fistuleuse nouvelle; *c.* dans le vagin; *d.* dans le rectum; *e.* à l'extérieur, à travers une fistule cutanée; *f.* dans la vessie; *g.* dans le péritoine.

Parmi ces divers modes d'ouverture, une seule est nécessairement mortelle, c'est dans le péritoine. Il est évident qu'elle détermine une péritonite suraiguë. Les autres peuvent guérir, mais la guérison n'est nullement certaine. Dans le cas que j'ai observé et qui s'est terminé d'une manière fatale, il s'agissait d'une jeune femme de vingt-trois ans, et qui, un mois après ses couches, fut prise d'une ovarite aiguë qui parut d'abord marcher simplement et sans aucune gravité. La maladie résista cependant aux émissions sanguines locales, aux bains et aux vésicatoires. La suppuration arriva au bout de cinq semaines; le pus fut évacué par le rectum, et la tumeur s'affaissa. Je crus la malade en voie de guérison et je m'empressai de l'annoncer; mais je m'étais trompé. La fièvre continua, la malade ne cessa pas de rendre du pus par l'anus, et un mois après elle succombait dans un état de marasme effrayant. L'autopsie ne put même être demandée. Je n'avais pas constaté pendant la vie l'existence d'un phlegmon péri-utérin.

Passage à l'état chronique. — Ce mode de terminaison est fort possible, mais je répète encore ici qu'il n'en a encore été publié aucune observation bien authentique.

ARTICLE V. — Diagnostic de l'ovarite.

Le diagnostic de l'ovarite peut être envisagé sous trois points de vue suivants différents, et qui tous trois doivent être pris en considération :

1° Existe-t-il une ovarite? Cette question est difficile et souvent à peu près impossible à résoudre. S'il existe en même temps un phlegmon du ligament large ou du tissu péri-utérin, l'ovaire enflammé est noyé en quelque sorte dans un phlegmon d'une certaine étendue, et on ne peut faire sa part dans la partie tuméfiée. Le diagnostic est alors très incertain, et l'on peut même dire tout à fait impossible, mais peu importe, car le traitement est absolument le même, et il n'y aurait rien de changé à l'ensemble des moyens de traitement, si on savait que l'ovaire est ou non compris dans la tumeur phlegmoneuse.

2° Une tumeur ovarique existant d'un côté, cette tumeur est-elle une ovarite ou une tumeur d'une autre nature, telle qu'une tumeur fibreuse, un kyste, un cancer de l'ovaire? Il nous semble difficile qu'on puisse commettre une erreur si on observe que l'ovarite, au début surtout, suit une marche aiguë et s'accompagne d'un mouvement fébrile en général assez intense; de plus, la tumeur n'est jamais très volumineuse; elle est mobile, douloureuse par elle-même, et plus douloureuse encore par la pression et la palpation; avec ces caractères, il est difficile de se tromper. Je ne parle pas et pour cause d'un signe auquel certains auteurs anglais et allemands attachent une grande importance ; suivant ces auteurs, l'ovaire enflammé, devenu plus lourd, serait entraîné dans le cul-de-sac péritonéal utéro-rectal, et par le toucher vaginal on développerait, en pressant sur lui, une douleur comparable à celle que produit la pression exercée sur le testicule. C'est une assertion que rien ne saurait justifier.

Quant à l'ovarite suppurée, les symptômes qui se présentent alors et que nous avons décrits, permettraient encore moins de commettre cette erreur.

L'ovarite chronique serait plus difficile à distinguer de ces tumeurs. Nous ferons cependant observer que dans cette affection l'ovaire est le siége d'une sensibilité morbide spontanée et provoquée, que l'on ne retrouve pas dans les kystes, les tumeurs fibreuses et les cancers de l'ovaire ; de plus, il est probable qu'il existerait en même temps un état fébrile chronique.

ARTICLE VI. — Pronostic de l'ovarite.

Le pronostic de l'ovarite est subordonné à son état de simplicité ou de complication. Si elle est simple, si l'ovaire enflammé est libre et mobile, il est incontestable que le pronostic est moins grave que si elle est compliquée d'un phlegmon plus ou moins étendu du tissu cellulaire péri-utérin.

Lorsque la suppuration arrive, le pronostic de l'ovarite est en général fort grave, et, bien qu'une terminaison heureuse puisse encore avoir lieu, la certitude est loin d'être complète. J'ai cité plus haut un cas de mort survenu à la suite de l'ouverture d'un abcès ovarique dans le rectum.

ARTICLE VII. — Traitement de l'ovarite.

Nous devons laisser de côté tout ce qui est relatif au traitement de l'ovarite compliquée de l'inflammation du tissu cellulaire péri-utérin, et nous supposerons un instant une ovarite simple se traduisant par l'existence d'une tumeur plus ou moins volumineuse, libre et douée d'une certaine mobilité, douloureuse spontanément et à la pression, et accompagnée de fièvre. Au premier degré, lorsqu'il n'y a pas de suppuration, voici le traitement devant lequel il ne faut pas hésiter :

1° *Émissions sanguines locales.* On a spécialement recours

aux sangsues, dont le nombre sera proportionné à la force de la malade et à l'intensité de la phlegmasie. L'ovarite doit être poursuivie par deux ou trois applications de sangsues, jusqu'à ce qu'on soit maître de l'inflammation ; si l'ovarite persiste et si la malade est trop faible pour qu'on ait de nouveau recours à ce moyen, il faut employer la médication suivante.

2° *Vésicatoires volants* sur la tumeur et dans son voisinage. Il ne faut pas craindre d'y recourir et d'y insister.

3° *Purgatifs doux* souvent répétés.

4° *Cataplasmes* simples ou calmants sur le ventre.

5° *Bains* entiers fréquemment répétés.

Il est presque inutile d'ajouter qu'il faut recommander aux malades le repos avec séjour au lit et la position dans le décubitus dorsal ; la diète, s'il y a de la fièvre, et un régime doux quand cette dernière cède.

Si l'ovarite passe à l'état de suppuration, il faut attendre la suite des événements, on conseillera à la malade de garder le lit ou de rester étendue sur une chaise longue dans le décubitus dorsal, de prendre des bains entiers fréquemment répétés, d'appliquer des cataplasmes, et, de plus, de soutenir les forces par des toniques et un régime convenable.

L'ovarite chronique, si elle existe, devrait être combattue par l'application d'exutoires répétés, et surtout par des cautères appliqués au moyen du caustique de Vienne.

Examen des opinions de M. Négrier (1).

M. Négrier vient de publier un travail intitulé *Recueil de faits pour servir à l'histoire des ovaires et des affections hystériques de la femme* (1858, 1 vol. in-8). Nous devons au savant professeur de l'école d'Angers, au médecin qui, le premier vraisemblablement, a proposé la théorie de l'ovulation spontanée et l'a bien démontrée, un examen consciencieux de la partie pathologique de ce travail.

(1) Notre article sur l'*ovarite* était imprimé lorsqu'on nous a remis la brochure de M. Négrier. J'ai cru en devoir au lecteur une analyse raisonnée.

Pour M. Négrier, le rôle de l'utérus dans la pathologie de la femme a été singulièrement exagéré. « L'utérus en repos, dit-il, réduit à un petit volume par la contraction qui est inhérente à son tissu, est un organe qui ne conserve de propriétés vitales qu'autant qu'il lui en faut pour sa vie végétative. A cet état, il n'envoie sur les organes voisins, et encore moins sur l'économie entière, aucune influence, aucune autre action que celle qui tient à son volume, à son poids, et peut-être aussi à ses moyens de fixité. »

Selon M. Négrier, toutes les altérations les plus caractérisées, les plus intenses, les désordres les plus avancés de l'utérus, ne déterminent aucun symptôme remarquable, et en particulier aucun phénomène nerveux : « On brûle avec le fer rouge les lèvres de son orifice, on enlève toute la portion accessible du col utérin, on sonde sa cavité, on racle la muqueuse qui la tapisse, à peu près à l'insu de la patiente, sans que l'instrument laisse une impression douloureuse quelconque ; on sait même que l'on a enlevé l'utérus tout entier, et jamais ces graves opérations n'ont donné lieu à des accidents nerveux. »

Je me borne à ces citations, que je pourrais multiplier. Pour le médecin d'Angers, en effet, l'utérus n'est rien ou presque rien chez la femme, tandis que les ovaires sont tout, et que leurs maladies sont le point de départ, la source des maladies nerveuses les plus graves. En présence de cette exagération, le lecteur appréciera lui-même la valeur de ces assertions.

Quelles sont donc ces affections si graves de l'ovaire, ces lésions si peu connues qui peuvent causer tant de désordres ? Ce sont deux maladies qu'il appelle, l'une la *vésiculite ;* l'autre l'*ovarie ;* examinons ce que M. Négrier entend par là.

« J'ai rangé, dit-il, dans la première catégorie, sous le nom de *vésiculites*, tous les faits de phlegmasies partielles des ovaires résultant d'une altération ou modification morbide de l'ovulation : dans la deuxième, je désigne, sous la dénomination nouvelle d'*ovarie*, les affections, pour la plupart non inflammatoires ou plutôt subinflammatoires et essentiellement réactionnaires, dont le point de départ existe évidemment dans l'ovaire. »

J'avoue qu'il est assez difficile de bien se rendre compte de ce que l'auteur a voulu dire dans la seconde partie de sa définition ; cherchons cependant à mieux préciser les faits.

M. Négrier (p. 156) réunit sous la dénomination de *vésiculites :* 1° l'inflammation de la vésicule de Graaf; 2° celle de la portion de la coque ovarienne et du péritoine qui l'enveloppe ; enfin, 3° l'inflammation de la séreuse pelvienne environnante. L'existence de telle ou telle de ces lésions donnerait raison des différents degrés d'intensité et de gravité de la maladie.

Il y a loin de là à ce que nous pensons qu'on pourrait appeler *vésiculite;* pour nous cette dernière serait une simple inflammation de la vésicule de Graaf, et qui serait caractérisée par le gonflement, la distension d'une ou plusieurs vésicules, et le développement de la suppuration, etc. Mais continuons, la vésicule peut se développer avant ou après la rupture normale de la vésicule de Graaf.

La phlegmasie des organes ovulaires suit une marche rapide ; si la rupture n'a pas encore eu lieu, il y a de la douleur, un gonflement local instantané et très intense ; on observe la tuméfaction du ventre, la fièvre et le délire. Immédiatement, l'ovaire entre en suppuration et l'abcès qui se forme avec une très grande rapidité s'ouvre soit dans le péritoine, soit dans la trompe, qui le porte dans l'utérus et le fait évacuer par cette voie. Ces abcès peuvent aussi s'ouvrir dans le cæcum, le rectum, l'utérus ou le vagin, etc., etc.

Ces maladies ne produisent pas, en général, d'accidents nerveux, sauf quelquefois des suffocations.

La vésiculite suppurée et intense fait périr le tiers des malades qui en sont atteintes, quelles que soient l'opportunité et la bonne direction du traitement (p. 159).

Cette description, dont je me suis borné à présenter le résumé, ne diffère pas sensiblement de celle que la plupart des médecins ont donné de l'ovarite aiguë, aussi ne trouverons-nous rien à changer à celle que nous en avons donnée nous-même. Les faits rapportés par M. Négrier sont peut-être un peu trop succincts et un peu incomplets ; ils contribueront néanmoins à éclairer l'histoire de l'ovarite aiguë.

Examinons maintenant ce que M. Négrier entend par cette expression, *ovarie :* ce sera peut-être un peu plus difficile. Pour ce médecin, si j'ai bien compris son idée, on doit entendre par *ovarie* une maladie indéterminée de l'ovaire, qui se traduit, d'un côté, par des phénomènes appréciables du côté de l'hypogastre, et, d'un autre, par les accidents nerveux les plus graves, qui peuvent aller jusqu'à causer la mort des malades. Ces accidents nerveux sont représentés, dans leur forme la plus générale, par de violentes attaques d'hystérie, des accidents nerveux de tout genre, la manie érotique, etc., etc. Je vais transcrire le passage pour qu'il ne reste aucun doute dans l'esprit de personne, je retranche seulement quelques parties superflues.

« Les ovaires reconnaissent presque toujours pour cause essentielle une disposition organique spéciale, un développement exagéré des ovaires, ou bien, dans certains cas, la résistance anormale de la coque fibreuse de ces organes; toutes circonstances qui sont le plus souvent héréditaires. Ces ovarites ne font presque jamais courir les mêmes dangers que les vésiculites, parce que l'inflammation du stroma de l'ovaire n'est pas ordinairement la conséquence de l'affection ; la résistance de l'enveloppe ovarienne étouffe peut-être l'effet d'expansion générale. En somme, les faits prouvent que ces affections chroniques essentielles ne tuent jamais par les désordres locaux, et très rarement par ceux qu'elles font naître dans les autres organes. »

Plus loin : « Cette affection essentielle est souvent incurable. La vie sexuelle pourra être gravement compromise depuis la nubilité jusqu'à la vieillesse. Le repos bien court qui suit quelquefois une attaque hystérique n'est qu'un faible temps d'arrêt; la cause qui a produit cette attaque reste permanente. Chaque époque menstruelle sera difficile, douloureuse, terrible quelquefois ; elle peut même devenir mortelle par suite de l'affaiblissement, de l'innervation, que produit la persistance de l'étranglement ovarique. La mort serait préférable à cette existence douloureuse, à cet état de troubles nerveux perpétuels, à cette folie érotique quelquefois affreuse, désolante, à cet abrutissement auquel arrivent souvent les misérables jeunes filles que renferment nos hospices, etc., etc. »

Voici donc, en somme, les ovaires mis à la place de l'utérus comme causes de l'hystérie, et, bien plus, l'hystérie rendue incurable et faisant souvent périr les femmes qui en sont atteintes, parce que les affections indéterminées des ovaires qui causent cette maladie sont elles-mêmes incurables.

« Dans les cas d'affections hystériques regardées comme essentielles, dit encore M. Négrier, il existe encore des symptômes locaux à l'ovaire. On a constaté, dans la presque totalité des cas, que la pression développe une sensibilité exagérée et même plus souvent de la douleur, etc., etc. »

Pour guérir l'hystérie, il faut, suivant M. Négrier, combattre la distension, le gonflement, la tuméfaction des ovaires. Aussi emploie-t-il les saignées générales ou locales, les scarifications et les ventouses, les lavements et les injections vaginales glacées et additionnées de laudanum ou de belladone ; les sangsues au fond du vagin, la compression de l'abdomen avec des ceintures construites pour cet usage, enfin le mariage et la grossesse, sont les moyens les plus sûrs de guérir la *terrible ovarie.*

Tel est le résumé des idées de M. Négrier. Heureusement que son *ovarie* est encore jusqu'à présent un mythe contre lequel tous les faits connus viennent protester ; tout ici est dans l'imagination du médecin d'Angers, et la médecine exacte n'a rien à y voir. Nous laisserons donc au lecteur le soin de porter lui-même son jugement.

SECTION V.

INFLAMMATION DU VAGIN (VAGINITE).

La vaginite est l'inflammation de la membrane muqueuse du vagin. C'est une maladie fréquente, qui présente des variétés assez nombreuses. Connue depuis longtemps, elle a été décrite par presque tous les auteurs des traités de pathologie interne, et spécialement par ceux qui se sont occupés des maladies vénériennes; malgré la fréquence de cette maladie, elle présente encore bien des points obscurs à élucider.

ARTICLE I. — Anatomie pathologique de la vaginite.

Nous décrirons, sous ce titre, les caractères de la membrane muqueuse, visibles à l'œil nu ou à l'aide de l'examen au spéculum, et l'écoulement qui en est la conséquence.

A. *Siége.* — 1° La vaginite peut occuper plusieurs siéges fort différents. On l'observe d'abord à la vulve, c'est-à-dire à la surface interne de la vulve, surface qui comprend le clitoris et son prépuce, le vestibule, les petites lèvres et la face interne des grandes lèvres, les caroncules et ce qu'on appelle l'*anneau vulvaire*. Quelquefois une de ces parties seule est atteinte; le plus souvent elles le sont toutes simultanément.

2° Un siége bien plus fréquent et celui que la phlegmasie occupe en général primitivement, est la muqueuse intérieure du vagin dans toute l'étendue de sa surface interne; c'est même par là que débute, en général, la maladie, et c'est de là qu'elle s'étend soit à la membrane muqueuse de la surface de la cavité du col, et même du corps de l'utérus, soit à la vulve, soit à l'urèthre, dont le canal peut aussi être enflammé.

B. *Nature de l'altération.* — La membrane muqueuse du vagin, de la vulve ou de la surface du col, est, en général, légèrement tuméfiée, d'un rouge vif et franc, net et bien caractérisé. L'inflammation peut se borner à ce seul caractère, à cette seule lésion, mais il y en a souvent d'autres, et on peut observer en particulier les suivantes :

1° *Granulations.* — Ces granulations, décrites par M. Deville, sont rouges, en général assez volumineuses, indolentes, tantôt éparses et isolées, tantôt, et presque toujours, confluentes ; occupant soit une partie limitée, soit la totalité du vagin, depuis les caroncules myrtiformes jusqu'au col utérin, qu'elles envahissent même quelquefois. Ces granulations sont entièrement identiques avec celles que nous avons étudiées sur le col utérin ; elles sont constituées par l'hypertrophie inflammatoire des follicules muqueux de la membrane qui tapisse le vagin.

2° *De petits abcès sous-muqueux* existent quelquefois ; c'est surtout lorsque la vaginite occupe le voisinage de la vulve que l'on rencontre cette altération.

3° *Un œdème sous-muqueux*, bien caractérisé, vient soulever la membrane muqueuse du vagin et rétrécir d'une manière notable le calibre de ce conduit ; c'est en général au voisinage de la vulve que l'on observe le plus souvent cet œdème.

4° Un caractère de la vaginite que l'on a assez fréquemment occasion de rencontrer, consiste dans des *érosions superficielles*, en général peu nombreuses et peu profondes, se montrant particulièrement sur la vulve.

Telles sont les altérations anatomiques de la membrane muqueuse vaginale ; il est facile d'en constater les caractères pendant la vie de la femme.

Sécrétions morbides. — Dans la première période de la vaginite, on a rarement occasion d'étudier les caractères des sécrétions, car les femmes consultent peu à cette époque. Y a-t-il d'abord, comme pour les autres membranes muqueuses, de la sécheresse et une suppression de toute sécrétion ? Cela est probable, mais les auteurs ne s'expliquent pas à cet égard. Lorsque la sécrétion morbide commence à s'établir, elle est en général constituée par un mucus opalin et visqueux, qui augmente peu à peu et finit par se transformer d'une manière complète.

Cet écoulement, celui que l'on a le plus souvent occasion de constater, est constitué de la manière suivante : abondant, visqueux, de couleur jaunâtre ou jaune verdâtre ; c'est, en un mot, un muco-pus abondant, bien visqueux, et en quantité, en général, assez considérable. Ses caractères physiques et chimiques sont tout à fait analogues à ceux que nous avons assignés au muco-pus du col.

S'il existe quelque érosion, ce n'est plus du muco-pus, mais un mélange complexe ; c'est du pus véritable qui vient se joindre à ce dernier liquide pour sortir avec lui.

L'écoulement purulent de la vaginite est presque toujours odorant et quelquefois d'une fétidité insupportable. On observe spécialement ce dernier fait lorsque la vaginite a son siége dans le voisinage de la vulve.

On trouve quelquefois dans la matière de cet écoulement le *trichomonas vaginalis*. La présence de cet infusoire n'a aucune signification particulière ; elle indique seulement l'altération spontanée du liquide pathologique sécrété par la membrane muqueuse vaginale.

Lorsque la vaginite est devenue chronique, les caractères des altérations anatomiques sont un peu modifiés, la membrane muqueuse est d'un rouge moins vif, plus foncé et plus sombre ; elle semble quelquefois épaissie par places. C'est surtout dans la vaginite chronique que l'on observe les granulations que nous avons décrites, et qui sont le résultat du développement phlegmasique des cryptes muqueux.

La nature de l'écoulement dans la vaginite chronique a subi aussi quelques modifications : il est moins dense, moins visqueux et plutôt blanchâtre ou blanc jaunâtre que verdâtre.

ARTICLE II. — Étiologie de la vaginite.

La vaginite aiguë reconnaît deux sortes de causes spéciales, qui en font en quelque sorte deux variétés à part, bien distinctes l'une de l'autre.

Une première espèce est la vaginite dite *virulente*. Elle est toujours communiquée et elle résulte d'un coït impur, c'est-à-dire d'un coït avec un sujet affecté d'une uréthrite aiguë et virulente. Ce contact détermine dans la membrane muqueuse du vagin une véritable inoculation, une inflammation spécifique d'une nature analogue à celle qui a produit d'abord le virus, et susceptible de reproduire une maladie semblable. La phlegmasie spécifique qui la constitue n'est point capable de se développer spontanément, mais certaines causes semblent favoriser son développement ; tels sont les excès de coït, un affaiblissement antérieur de la santé, des affections antérieures analogues dans la même partie, etc., etc.

La deuxième espèce est la *vaginite non virulente* ou *non spécifique*. Cette variété est peut-être aussi fréquente que la précédente ; elle se développe sous l'influence d'un certain nombre de causes fort différentes les unes des autres et qui sont les suivantes : le coït trop fréquemment répété ou exécuté avec un membre trop volumineux ; la présence de corps étrangers dans le vagin, et spécialement de pessaires laissés à demeure ; les injections irritantes, les injections caustiques trop énergiques ; les opérations chirurgicales pratiquées sur le vagin ; les suites de l'accouchement ou de l'avortement.

La vaginite est parfois le résultat de l'extension d'une inflammation aiguë ou chronique du col de l'utérus, extension qui peut avoir lieu spontanément ou sous l'influence des agents qu'on emploie pour la combattre.

Enfin une vaginite peut se développer spontanément, ou du moins sans qu'on puisse remonter à une cause évidente appréciable.

ARTICLE III. — Symptomatologie de la vaginite.

La vaginite aiguë débute en général, sans être précédée de

symptômes généraux, d'une manière assez douce ; il n'y a ni frisson ni développement d'accidents qui annoncent une affection aiguë d'une certaine intensité. Les symptômes qui caractérisent son début, sont en genéral, les suivants :

S'il existe une douleur très vive qui occupe tout le conduit vaginal, elle augmente par la marche et est quelquefois assez vive pour rendre cet exercice douloureux. L'introduction du doigt, d'un membre viril ou d'un spéculum augmente beaucoup cette douleur, et il est quelquefois impossible de faire cette introduction.

Les envies d'uriner sont souvent fréquentes et incessantes ; la sortie des urines est très douloureuse quand le canal de l'urèthre est lui-même enflammé.

Il peut exister un écoulement qui prend une coloration blanc jaunâtre ou jaune verdâtre, d'abondance variable, et qui tache le linge de la nuance qui lui est propre.

Le siége occupé par la vaginite détermine quelques modifications dans les symptômes qui se développent. Voici quelles sont ces modifications :

1° *Blennorrhagie vulvaire.* — Dans la blennorrhagie vulvaire, il existe à la vulve un prurit très incommode, une chaleur vive, une rougeur très prononcée et de la tuméfaction ; quelquefois on y trouve des ulcérations, comme dans la balanite. Chez un certain nombre de femmes, on observe, au début de cette forme, des désirs vénériens assez prononcés ; ces désirs, développés au début, ne persistent pas, en général, lorsque la vaginite est tout à fait développée et qu'elle se prolonge. La marche échauffe la vulve et la rend douloureuse ; quelquefois la malade souffre en s'asseyant ; la miction est douloureuse, en l'absence même de toute uréthrite.

On observe un gonflement œdémateux et inflammatoire, accompagné d'un prurit très incommode qui peut aller jusqu'à déterminer l'oblitération momentanée du vagin, l'étranglement et une espèce de paraphimosis des nymphes.

L'urèthre est quelquefois comprimé, ce qui produit une douleur qui dure tout le temps de l'émission des urines, et peut conduire à la dysurie.

La vaginite vulvaire s'étend aussi à la peau de la vulve et à celle des parties voisines ; il en résulte de la rougeur, un prurit énervant et une odeur assez désagréable de toutes ces parties.

2° *Vaginite de toute la surface interne du vagin et de la surface externe du col de l'utérus.* — Cette espèce de vaginite est la plus commune, et on l'observe le plus habituellement. Il faut introduire le doigt ou le spéculum pour bien constater la nature de l'inflammation de la membrane muqueuse et les propriétés des liquides pathologiques sécrétés. Quelquefois, cette forme de vaginite aiguë s'accompagne d'un sentiment de pesanteur dans les aines, de douleurs plus ou moins marquées dans le bassin, d'un malaise général et de la courbature. La sensibilité très vive du vagin, les douleurs plus ou moins intenses et s'étendant aux parties voisines par lesquels se traduit la vaginite aiguë, sont presque toujours dues à la propagation de l'inflammation de la membrane muqueuse aux tissus sous-jacents.

C'est spécialement dans cette forme de l'inflammation qu'on observe la vaginite *papuleuse* ou *granuleuse*, bien étudiée par M. Deville. Ce médecin a considéré cette espèce de phlegmasie comme à peu près exclusive aux femmes enceintes ; mais des observations plus récentes ont démontré qu'elle pouvait tout aussi bien exister en dehors de la grossesse.

3° *Blennorrhagie uréthrale.* — La vaginite se propage souvent au canal de l'urèthre. Il se produit alors dans ce dernier conduit une véritable uréthrite, qui se traduit par les phénomènes suivants : il existe une démangeaison plus ou moins vive, une cuisson qui devient une douleur véritable, et parfois une douleur brûlante pendant la sortie des urines. On peut s'assurer de l'existence de cette variété en introduisant le doigt indicateur dans le vagin ; une fois introduit on tourne sa face palmaire contre le pubis, et on presse le canal de l'urèthre en allant du col de la vessie au méat. On trouve alors le cordon, formé par l'urèthre dans la paroi du vagin, plus tendu, plus dur, plus sensible à la pression, et on amène à l'extrémité une quantité plus ou moins considérable de muco-pus.

§ 1. Symptômes de la vaginite chronique.

Les symptômes qui caractérisent la vaginite chronique sont peu nombreux. Cette affection ne s'annonçant, dans la plupart des cas, que par des phénomènes morbides peu tranchés, il n'y a ni douleur ni sensibilité vaginale; il n'existe aucune irradiation douloureuse vers les organes voisins.

Le principal mode de manifestation de la maladie est un écoulement mucoso-purulent plus ou moins abondant; lorsqu'on examine le vagin au spéculum, on peut constater la coloration rouge un peu foncée et sombre de la membrane muqueuse de ce conduit.

La vaginite *granuleuse*, décrite par M. Deville, se manifeste de préférence sous cette forme chronique. En pareil cas, elle est en général indolente et se montre plus particulièrement chez les femmes enceintes. On observe cependant des démangeaisons et des cuissons; l'écoulement ne manque jamais; il est épais, visqueux, d'une couleur jaune verdâtre et d'une abondance variable.

L'examen au spéculum démontre « de petites saillies rougeâtres ou d'un rouge vif, d'un diamètre qui varie entre un demi-millimètre et deux millimètres; leur forme est le plus souvent celle d'une demi-sphère, adhérente par la base; mais quelquefois elles acquièrent un développement bien plus grand, s'allongent et prennent la forme de petits cylindres. La vaginite présente alors le degré le plus élevé qu'elle puisse atteindre. » (Deville.)

A l'aide du toucher, on peut encore éclaircir le diagnostic. « Le doigt introduit dans le vagin glisse entre deux parois dures, rugueuses, chagrinées, sensation qu'on n'éprouve que dans les cas de vaginite granuleuse. » (Deville.)

Marche, durée. — La vaginite chronique est une maladie d'une durée qui peut continuer pendant des mois et des années.

La vaginite granuleuse, accompagnée de la grossesse, est en général d'une durée limitée à celle de cet état physiologique lui-même. Quand elle existe en dehors de cette cause, elle peut se prolonger très longtemps.

§ 2. Des propriétés virulentes ou non virulentes de la vaginite.

Trois théories bien distinctes et bien nettes existent dans la science au sujet des propriétés virulentes ou non virulentes de la vaginite.

L'une, je dois le dire, la plus généralement adoptée par les syphiliographes modernes, peut se formuler en quelques lignes :

1° La vaginite se développe chez les femmes sous l'influence de causes bien diverses, fort différentes les unes des autres et qui peuvent être classées en deux séries.

Dans une première catégorie, on peut ranger la blennorrhagie virulente, qui se transmet à l'aide du virus blennorrhagique de l'homme dans un coït impur. En pareil cas, c'est la qualité virulente du liquide pathologique qui produit la vaginite. La maladie une fois développée chez la femme, cette dernière peut à son tour la transmettre à un autre homme par un contact semblable ; cette femme, en un mot, donne ce qu'elle a reçu.

Dans une deuxième catégorie, l'excès du coït, les injections astringentes, les pessaires, etc., etc., et bien d'autres causes produisent la vaginite, et la femme atteinte de cette affection peut à son tour transmettre une blennorrhagie qu'elle n'aura pas reçu, et qui, par le seul fait de son développement spontané chez elle, sera immédiatement devenue virulente. La femme, dans ce deuxième cas, pour me servir de l'expression de Vidal, donne ce qu'elle n'a pas reçu et ce qui s'est développé chez elle spontanément, ou sous l'influence des causes les plus diverses.

Dans cette théorie, toute vaginite développée chez la femme devient donc virulente, soit qu'elle reconnaisse une cause virulente, soit qu'elle se soit développée sous toute autre influence.

Il est difficile d'admettre que les choses se passent toujours de cette manière. Pour la vaginite virulente, il n'y a aucune difficulté; mais, pour celle qui reconnaît d'autres causes, la plupart des faits qu'on observe tous les jours lui sont opposés. Ne voit-on pas à chaque instant des vaginites se développer à la suite des causes mécaniques les plus diverses, telles que les excès de coït, les injections trop énergiques, les cautérisations de diverses natures, ou bien par la simple extension de l'inflammation du col utérin.

Eh bien! dans l'immense majorité des cas, ces vaginites ne sont pas virulentes. Elles peuvent, il est vrai, le devenir accidentellement; mais ce sont alors des cas très rares et tout à fait exceptionnels.

Je le répète, la plupart du temps toutes ces vaginites ne communiquent rien de semblable à l'homme dans l'acte du coït; en voici un exemple :

Dans les premiers temps de leur mariage, les excès de coït des jeunes époux déterminent fréquemment chez la femme une vaginite. Eh bien! voit-on ces vaginites transmettre à l'époux une blennorrhagie? Jamais, ou du moins presque jamais, et si cela a lieu c'est un fait fort rare et tout à fait exceptionnel.

Les excès du coït, qui ont lieu également chez beaucoup de femmes, déterminent aussi des vaginites, que cependant elles ne transmettent que bien rarement.

2° Dans une deuxième théorie, on ne saurait distinguer une blennorrhagie virulente d'une blennorrhagie non-virulente. Toute vaginite, quelle que soit la cause qui l'ait produite, est toujours susceptible de transmettre une maladie analogue à l'homme qui s'expose à ce contact. Le pus secrété exerce simplement une action irritante sur la muqueuse de l'urèthre, et c'est cette action irritante qui provoque sur cette dernière une maladie semblable.

Cette théorie, qui a la plus grande analogie avec la précédente, ne me semble pas soutenable pour les mêmes raisons. J'affirme toujours qu'il y a beaucoup de femmes atteintes de vaginite, et qui ne communiquent à l'homme aucune maladie semblable.

3° La troisième théorie est celle que je crois la mieux fondée et que j'adopte sans aucune hésitation. Dans cette théorie on admet deux espèces de vaginites : une virulente, et une non virulente.

La vaginite aiguë étant le résultat d'un coït impur avec un individu atteint de blennorrhagie, la maladie qui se développe alors chez la femme est une maladie contagieuse, virulente et susceptible de transmettre une maladie semblable; c'est elle seule que la femme peut communiquer, et, en changeant les termes de la phrase de Vidal, la femme donne et ne peut donner que ce qu'elle a reçu.

A côté de ces vaginites virulentes, il y en a beaucoup d'autres qui se développent spontanément ou à la suite de causes plus ou moins évidentes : ce sont celles qui se produisent sous l'influence des premières approches conjugales, des excès de coït, de l'extension d'une inflammation du col utérin, de l'introduction de corps étrangers, de pessaires, par exemple, et de bien d'autres causes.

Eh bien! ces vaginites, dans l'immense majorité des cas, ne sont pas susceptibles de communiquer à l'homme une maladie semblable. L'homme peut, dans la plupart des circonstances, avoir à peu près impunément des rapports avec les femmes atteintes de ces sortes de vaginite.

Je dis à peu près impunément, c'est qu'en effet il y a une petite réserve à faire. Oui, dans la plupart des cas, ces vaginites ne sont pas contagieuses, mais il y en a aussi quelques-uns, tout à fait exceptionnels, dans lesquels la virulence se développe d'une manière accidentelle. On ne connaît pas bien encore les circonstances qui peuvent produire une semblable transformation, et donner à un liquide des propriétés qu'il n'avait pas. On peut invoquer le peu de soin, la malpropreté de la femme, son mauvais état de santé générale, la persistance de la pratique du coït malgré le développement de la vagînite, ou bien les excès de cet acte; cela est possible, mais il n'y a rien de démontré à cet égard. On a encore dit que la vaginite développée sous l'influence d'une de ces causes pendant la fréquentation d'un même individu, n'était pas virulente pour lui, tandis qu'elle le devenait pour un autre; cela est possible, mais le fait n'est pas encore démontré d'une manière positive.

Quoi qu'il en soit, je regarde comme démontrées par les nombreux faits que j'ai eu occasion d'observer, les trois propositions suivantes:

1° La blennorrhagie virulente de l'homme transmet à la femme une maladie semblable à elle-même et qui peut se traduire par cette expression : *vaginite virulente.* Cette maladie est la seule que, dans l'immense majorité des cas, la femme puisse transmettre, car la femme ne peut donner que ce qu'elle a reçu.

2° La vaginite développée spontanément ou sous l'influence de causes diverses, mais sans contact préalable de muco-pus virulent, ne transmet pas, dans la très grande majorité des cas, une maladie analogue; c'est-à-dire qu'elle n'est pas *virulente.*

3° Cette même vaginite, développée spontanément et d'abord non virulente, peut le devenir ensuite. On ne connaît pas encore bien les causes sous l'influence desquelles s'opère cette transformation. La virulence, une fois développée, la maladie se comporte alors comme toutes les vaginites virulentes.

Pour bien comprendre ces diverses catégories de faits, souvent enveloppés d'une grande obscurité, il faut n'en pas perdre de vue certains autres, sur lesquels je crois devoir appeler ici l'attention des lecteurs.

a. La vaginite ou la blennorrhagie chez la femme ne devient virulente et ne reste virulente que pendant un certain temps. Lorsque la vaginite, d'origine virulente ou de virulence acquise, est franchement aiguë, subaiguë, ou bien encore lorsqu'il s'agit d'une vaginite chronique présentant des exacerbations, c'est dans ces trois circonstances qu'elle constitue une maladie susceptible de transmettre une affection analogue. La vaginite chronique, dans la grande majorité des cas, n'est plus virulente sous cette forme, tandis qu'elle l'était pendant la période aiguë ou la période subaiguë. Cette même affection, à l'état chronique, est encore susceptible de présenter de nouveau la virulence, quand elle repasse momentanément à l'état aigu par suite d'une exacerbation accidentelle.

b. Dans la communication d'une blennorrhagie de l'homme à la femme ou de la femme à l'homme, il faut largement tenir compte des immunités et des prédispositions. Il y a des sujets tellement prédisposés, qu'une simple vaginite chronique, inoffensive pour d'autres, devient pour eux le point de départ d'une blennorrhagie aiguë; tandis qu'il y en a d'autres chez lesquels la vaginite la plus aiguë et d'origine virulente ne transmettra absolument rien. Ces exceptions n'infirment en aucune manière les lois générales de la transmission des blennorrhagies virulentes.

c. Il y a certaines immunités pour l'homme qui fréquente habituellement la même femme, fût-elle même atteinte d'une vaginite d'une certaine acuïté ou subaiguë; cet homme n'en subira aucune influence et ne contractera pas de blennorrhagie; tandis que cette même femme, atteinte d'une blennorrhagie douée complétement d'immunité pour le premier sujet, venant à avoir des relations avec un nouvel individu, pourra très bien communiquer à ce dernier une maladie absolument semblable à la sienne.

d. Pour M. Ricord, le siége de la blennorrhagie indiquerait son étiologie; d'après ses recherches, l'uréthrite chez la femme serait toujours communiquée; tandis que la vaginite, quoique pouvant être communiquée, peut beaucoup plus souvent être considérée comme spontanée. D'après Vidal, des relevés faits sur une grande échelle constatent que chez les filles publiques, qui par métier s'exposent à l'infection, la blennorrhagie uréthrale est très rare.

Il règne donc ici sous ce rapport une grande obscurité. Vidal ajoute une phrase importante et que je crois devoir transcrire ici, car elle infirme un des points de la doctrine de M. Ricord, que ce chirurgien distingué regarde comme le mieux établi : « Mais une chose bien établie, c'est que, chez la femme, peuvent naître, sans rapports suspects, des écoulements très contagieux. Dire que les hommes qui puisent à cette source une blennorrhagie ne peuvent la communiquer à une autre femme, c'est, je crois, émettre une hypothèse qui a ses dangers. »

§ 3. Accidents que la vaginite virulente peut amener chez la femme.

Les accidents consécutifs de la vaginite aiguë chez la femme sont certainement beaucoup moins fréquents que ceux qui peuvent être produits dans la même circonstance par la blennorrhagie chez l'homme ; ces accidents sont les suivants :

L'ophthalmie et l'uréthrite blennorrhagique s'observent quelquefois chez la femme, mais beaucoup moins souvent que chez l'homme. L'inflammation du corps de la vessie, celle surtout du col de cet organe, est également beaucoup moins fréquente chez la femme que chez l'homme. L'ovarite a été observée quelquefois ; Vidal insiste beaucoup sur cette complication. On doit à M. Mercier d'avoir démontré par l'anatomie pathologique que l'inflammation du vagin pouvait envahir la membrane muqueuse du col de l'utérus, celle du corps, gagner les trompes, les ovaires, et aller jusqu'au péritoine ; dans ces cas, on observera alors des péritonites circonscrites qui produisent l'oblitération des trompes et deviennent ainsi une cause de stérilité.

ARTICLE IV. — Traitement de la vaginite.

Les traitements divers successivement prescrits pour combattre la vaginite sont rationnels ou empiriques. On doit comprendre sous cette dernière dénomination les diverses méthodes abortives ou substitutives, que l'on peut employer avec plus ou moins de succès dans les cas de vaginite aiguë ou chronique.

Médication rationnelle. — Elle s'adresse à la vaginite aiguë ou à la vaginite chronique.

Vaginite aiguë. — La médication rationnelle consiste ici dans l'ensemble des moyens émollients :

Bains entiers simples ou émollients longtemps prolongés ;

Injections répétées dans le bain et avec l'eau du bain ;

Repos, position horizontale le plus longtemps possible ;

Injections émollientes et narcotiques plusieurs fois le jour ;

Boissons délayantes pour diminuer l'âcreté des urines et rendre plus inoffensif leur passage sur la membrane muqueuse enflammée ;

Cataplasmes intra-vaginaux émollients, tels qu'ils ont été décrits (voy. p. 327).

Vaginite chronique. — Lorsque la douleur a disparu à peu près complétement, et que la vaginite est seulement caractérisée par un écoulement mucoso-purulent et par la coloration rouge de la membrane muqueuse du vagin, deux caractères qui indiquent l'existence de la vaginite chronique, il faut faire succéder aux émollients et aux adoucissants les applications astringentes locales, et à l'intérieur les balsamiques.

Les injections astringentes peuvent être de nature fort diverse.

Le tannin, le sulfate de fer, l'alun, le sulfate de zinc, le sulfate de cuivre à la dose de 10 à 12 grammes en dissolution pour 1000 grammes d'eau. Ces injections sont répétées trois à quatre fois le jour.

On emploie souvent simultanément le baume de copahu ou le poivre cubèbe aux mêmes doses que chez l'homme.

Examinons maintenant quels sont les résultats de l'application de la médication rationnelle dans les deux espèces de vaginites.

Relativement au traitement de la vaginite aiguë, je suis convaincu que lorsqu'on a le temps, lorsqu'on peut employer la médication émolliente, et surtout lorsque des circonstances impérieuses n'obligent pas le médecin de s'adresser à une médication plus rapide et plus héroïque, les émollients réussissent parfaitement ; ils font disparaître rapidement la douleur, la cuisson, la chaleur, et préparent parfaitement l'application de la méthode substitutive et de la méthode abortive.

Quant au traitement rationnel de la vaginite chronique par les astringents locaux et les balsamiques à l'intérieur, notre conclusion ne saurait être la même que pour le traitement de la vaginite aiguë. L'emploi des injections astringentes peut certainement guérir; mais elles constituent un traitement très long, très incertain, et il faut souvent y recourir pendant des mois entiers avant de voir la maladie disparaître d'une manière complète.

L'emploi du copahu ou du cubèbe chez les femmes m'a toujours semblé beaucoup moins efficace que chez l'homme, et j'ai presque toujours été obligé d'y renoncer.

Les observations nombreuses que j'ai recueillies à l'hôpital de Lourcine me permettent peu de croire à l'action heureuse du copahu et du cubèbe dans la blennorrhagie de la femme, et je suis convaincu que c'est tout à fait perdre son temps que d'y avoir recours dans la vaginite.

Médications empiriques (*substitutives ou abortives*). — Ces diverses médications peuvent être employées contre la vaginite aiguë ou contre la vaginite chronique. Elles conviennent surtout dans ces dernières; mais on ne doit pas moins y avoir recours dans les formes aiguës, surtout lorsque des circonstances impérieuses obligent le médecin d'essayer de guérir très rapidement cette affection.

Ces médications sont en particulier les suivantes : nitrate d'argent solide ou en dissolution, teinture d'iode, alun, sulfate de zinc, sulfate de cuivre, sulfate de fer, tannin.

Je me suis livré, à l'hopital de Lourcine, à de nombreuses expériences, qui me sont communes avec M. le docteur Rodier, et c'est sur ces expériences que je baserai la description de ces méthodes.

1° *Nitrate d'argent solide*. — Cette méthode, décrite la première fois par M. Ricord, employée depuis par un certain nombre de médecins, a été l'objet d'un travail spécial, publié dans l'*Union médicale*, le 8 septembre 1853 ; en voici les principaux éléments.

Pour bien apprécier l'influence thérapeutique du nitrate d'argent solide dans la vaginite, il faut étudier successivement : 1° les cas dans lesquels la cautérisation est applicable ; 2° le procédé et les précautions nécessaires dans son emploi ; 3° les résultats immédiats et consécutifs de la cautérisation.

A. *Cas dans lesquels la cautérisation de la membrane muqueuse vaginale est applicable.* — La vaginite aiguë simple, la vaginite spécifique, si tant est qu'on puisse la distinguer de la précédente, la vaginite chronique sans ulcération de la membrane muqueuse du vagin : voilà les trois cas dans lesquels nous avons appliqué la cautérisation directe.

Pour la vaginite aiguë deux circonstances se présentent : est-elle ou non accompagnée d'une uréthrite aiguë ? La coïncidence d'une uréthrite aiguë est beaucoup plus rare qu'on ne se l'imagine. Quant à moi, je n'en ai pu observer que quelques cas parmi le grand nombre de malades que j'ai traitées, ce qui se trouve en rapport avec les conclusions de Vidal que nous avons rapportées plus haut.

Je suis loin de nier cette uréthrite aiguë chez la femme ; mais je la considère au moins comme peu fréquente. La spécificité de la maladie peut-elle exercer une influence. Il y a des vaginites qui sont la suite d'un coït impur avec un sujet atteint de blennorrhagie aiguë ; il y en a d'autres qui sont la suite d'un simple excès de coït. Il est impossible de les distinguer au point de vue étiologique ou symptomatique, et, de même, on doit les confondre dans un mode identique de traitement.

Que la vaginite soit spécifique ou non, qu'elle soit subaiguë ou suraiguë, accompagnée de douleur ou indolente, qu'elle ait donné lieu à un écoulement abondant ou peu considérable, nous n'établissons aucune distinction, et nous pratiquons la cautérisation.

On peut avancer que plus la vaginite est aiguë et proche de son début, plus la chance de guérison est certaine ; mais aussi il faut avouer que plus cette vaginite est aiguë, et plus la cautérisation employée pour la combattre sera douloureuse. Pour la vaginite chronique dans laquelle il n'existe pas d'ulcérations, maladie la plus fréquente, et pour laquelle on est le plus souvent consulté, la muqueuse est rouge, parfois rugueuse, inégale, un peu épaissie, et fournit une sécrétion dont les caractères sont fort variables, tout en ayant les caractères fondamentaux du muco-pus. Nous n'avons jamais hésité à employer la cautérisation pour la vaginite chronique, mais nous pouvons établir, dès à présent, qu'il faut en général un plus grand nombre de cautérisations que pour la vaginite aiguë.

B. *Procédé à suivre pour cautériser la membrane muqueuse du vagin.* — Pour cautériser, la membrane muqueuse du vagin, il est d'abord indispensable d'introduire le spéculum, après qu'on a fait faire à la malade une injection d'eau tiède un peu prolongée, de manière à débarrasser le col et toute la muqueuse vaginale des produits de sécrétion qui les recouvrent. Chez les femmes atteintes de vaginite aiguë, l'introduction du spéculum est douloureuse et parfois même très douloureuse, et cependant il faut passer outre. Une fois le spéculum introduit, on consacre à la cautérisation un crayon de nitrate d'argent d'une longueur moyenne de trois centimètres. On cautérise d'abord l'arrière-fond du vagin, situé à la partie postérieure du col, puis on cautérise la surface du col ; enfin, en retirant tout doucement le spéculum, on cautérise à mesure et complétement la membrane muqueuse vaginale tout entière, et en promenant le crayon jusque sur l'orifice extérieur lui-même. Nous nous sommes toujours arrangé de manière à user le crayon employé dans cette opération.

Cinq minutes ordinairement après la cautérisation, on fait pratiquer des irrigations d'eau froide et pure, aussi abondantes que possible, irrigations que l'on répète le jour même de la cautérisation, ainsi que les jours suivants, en ayant soin de les multiplier quatre et cinq fois dans la même journée, en les subordonnant à la douleur éprouvée par la malade, douleur qui ne persiste pas, le plus ordinairement, après la première injection d'eau froide.

Ainsi que cela a été dit plus haut, le nombre des cautérisations qu'il faut pratiquer varie de deux à dix, et c'est seulement l'examen des résultats obtenus qui permet d'établir le nombre nécessaire. Je dois seulement faire observer ici que plus la vaginite sera aiguë, moins ce nombre sera considérable, et que l'intervalle des jours qui sépare chaque cautérisation ne peut être fixé que d'après la douleur éprouvée par les malades, ou d'après l'abondance et la nature de l'écoulement qui a suivi la cautérisation, et qui peut, jusqu'à un certain point, en être considéré comme la conséquence.

C. *Résultats de la cautérisation, effets curatifs.* — Nous étudierons successivement ces deux effets fort distincts : *a.* l'effet local sur la membrane muqueuse; *b.* l'effet consécutif comme moyen curatif, suite de la modification imprimée à la membrane muqueuse.

Effets primitifs de la cautérisation. — Le premier effet de la cautérisation est une douleur d'autant plus vive que la vaginite est plus aiguë; rarement elle a été assez forte pour arracher des cris à la malade ; elle n'a jamais été un obstacle à l'emploi de la cautérisation ; dans la vaginite chronique, elle est beaucoup moindre, parfois nulle.

La douleur ne dure, en général, qu'une heure ou deux, ensuite elle disparaît complétement ; dans la vaginite aiguë, elle dure quelquefois une journée entière ; jamais, enfin, elle ne nous a obligé de renoncer à l'emploi des caustiques.

Le second effet est l'augmentation de l'écoulement mucoso-purulent qui est toujours constant et dont l'abondance et la durée seules varient. Lorsqu'au bout de trois ou quatre jours la sécrétion mucoso-purulente a disparu complétement, c'est que la vaginite est complétement guérie ; lorsqu'elle persiste encore, c'est qu'il est besoin d'une ou de plusieurs nouvelles cautérisations.

Après la cautérisation, nous attendons trois jours entiers, ce qui, avec le jour de l'opération, en fait quatre. Lorsque 4 à 5 cautérisations ont eu lieu, nous attendons plusieurs jours, afin de bien saisir l'instant de la guérison.

Effets thérapeutiques. — Nous jugerons les effets thérapeutiques d'après les résultats obte nus dans les expériences faites à l'hôpital de Lourcine par M. Rodier et par moi; nous y joindrons un certain nombre de faits recueillis à l'hôpital Lariboisière et de la Pitié.

21 femmes ont été traitées par le nitrate d'argent solide, 16 sont sorties complétement guéries; le traitement a duré en moyenne 25 à 30 jours. On a trouvé, comme termes extrêmes, 9 jours dans un cas, 50 dans un autre.

La moyenne des cautérisations a été de 5 à 7; le chiffre le plus fort a été de 13. Sur les 16 vaginites guéries, toutes étaient aiguës, 10 étaient très intenses et 6 de médiocre intensité. Les 10 vaginites intenses ont duré de 10 à 50 jours; les 6 autres de 9 à 34 jours; et il a fallu 2 à 7 cautérisations.

Sur ces 16 vaginites, 2 étaient compliquées d'une inflammation de la membrane muqueuse du col, 2 de plaques muqueuses et 1 de végétations.

Sur les 6 vaginites qui n'ont pas guéri, 2 n'ont eu que trois applications de caustique et les malades ont voulu partir; 2 étaient compliquées de catarrhe du col, et, après 25 à 37 jours de traitement, on y a renoncé pour les soumettre à une autre médication.

Dans ces expériences nous avons remarqué que les applications de caustique, quoique parfois très douloureuses, ne l'étaient pas assez pour fatiguer les malades. Dans quelques cas, cependant, l'exacerbation momentanée de la vaginite, produite par l'application du caustique, a été quelquefois assez forte pour qu'on fût obligé de mettre un plus long intervalle entre chaque cautérisation.

Pendant les années 1855, 1856, 1857, 1858, j'ai continué ces cautérisations dans la vaginite aiguë, soit à l'hôpital Lariboisière, soit à l'hôpital de la Pitié.

24 femmes y ont été somises; quelques-unes présentaient des végétations; 15 ont été guéries complétement, 9 ont quitté l'hôpital avant la fin du traitement.

Sur les 15 filles guéries, on a fait de 3 à 9 cautérisations, et il a fallu de 12 à 40 jours. Ces résultats, plus beaux qu'à Lourcine, doivent être attribués à des femmes plus jeunes, plus saines, moins fatiguées par des maladies antérieures, et surtout moins vénériennes. J'ai toujours eu le soin, du reste, toutes les fois que des signes de vérole existaient, d'administrer simultanément la liqueur de Van Swieten et l'iodure de potassium.

Un grand nombre de vaginites chroniques ont été traitées par moi avec des cautérisations au nitrate d'argent solide; je n'en ai pas malheureusement dressé la statistique. Je puis dire seulement que toutes celles qui ont voulu subir complétement le traitement, ont guéri avec une moyenne de 5 à 10 cautérisations.

Pour bien faire ressortir les avantages que l'on obtient avec les applications de nitrate d'argent solide, il est important de montrer les résultats beaucoup moins avantageux que donnent les applications de solutions plus ou moins concentrées de ce même nitrate d'argent. Nous avons également fait avec M. Rodier une série d'expériences à cet égard. En voici la statistique.

2° *Solution concentrée de nitrate d'argent.* — Elle est composée de : nitrate d'argent, 100 grammes; eau distillée, 100 grammes. Ce mode d'application de la solution caustique est fort douloureux; il arrive souvent que des femmes, chez lesquelles on l'a tenté une fois ou deux, ne consentent pas à en laisser continuer l'usage.

L'application en est faite à l'aide d'un petit spéculum en porcelaine introduit très doucement et d'un pinceau de charpie imbibée de la solution, et qu'on promène successivement sur tous les points du vagin enflammé. Nous signalerons les inconvénients suivants comme étant la conséquence de cette méthode.

D'abord, elle est souvent fort douloureuse, ainsi que nous

l'avons dit; ensuite, elle amène constamment une exagération momentanée de la maladie, qu'il faut presque toujours combattre par des bains, le repos et des injections d'eau froide.

De plus, cette exagération momentanée exige quelquefois un intervalle assez long entre chaque application.

Enfin il arrive qu'après plusieurs applications, alors qu'on vient à cesser l'emploi de la solution caustique et à attendre quelques jours pour constater l'état de la membrane muqueuse du vagin, la blennorrhagie n'est en aucune manière guérie.

Voici, du reste, des résultats statistiques devant lesquels tous les raisonnements sont superflus :

13 femmes ont été traitées par la solution de nitrate d'argent concentrée.

Toutes ces femmes étaient atteintes d'une vaginite aiguë ou subaiguë, à l'exception d'une malade qui offrait une affection chronique paraissant remonter à une époque assez éloignée.

Sur ces 13 femmes, le traitement a exigé une durée de 12 jours à trois mois, et il a fallu de 3 à 15 applications; c'est-à-dire en moyenne 48 jours de traitement et 9 applications. Nous attachons, du reste, peu d'importance à ces moyennes, nous constatons seulement les extrêmes.

Sur ces 13 malades, 6 ont guéri, et le traitement a exigé les durées suivantes : 6 jours, 12 jours, 31 jours, 45 jours, 60 jours. Il a fallu 3, 4, 5, 8, 10, 11 applications de la solution.

Voici maintenant ce qui est arrivé aux 7 malades non guéries : le traitement a duré chez elles de 22 à 90 jours.

Une a été traitée sans succès par la solution; on l'a laissée un certain temps sans rien faire, puis elle a été guérie par 5 applications de teinture d'iode faites en 21 jours.

Deux ont été traitées pendant 16 jours et 26 jours par la solution; elles ont supplié qu'on changeât le traitement; après un repos de plusieurs jours, elles ont été guéries par des applications de nitrate d'argent solide faites, l'une 2 fois en 6 jours, et l'autre 5 fois en 18 jours.

Quant aux dernières, elle n'ont pu ou bien elles ont refusé de rester à l'hôpital, préférant garder une aussi fâcheuse affection, que d'endurer les souffrances attachées à ce mode de traitement.

Nous conclurons de ces résultats que, si la solution concentrée de nitrate d'argent solide appliquée sur la muqueuse vaginale enflammée peut la guérir, il n'en est pas toujours ainsi, et que les inconvénients signalés, c'est-à-dire la douleur, l'exagération momentanée de l'inflammation, le temps qu'il faut mettre entre les applications, la longueur du traitement dans quelques cas, son insuccès à peu près complet dans d'autres, doivent y faire renoncer.

Ces résultats sont probablement la conséquence de la cautérisation trop énergique que détermine la solution concentrée, avec quelque légèreté, du reste, qu'elle soit pratiquée.

Tous ces chiffres sont incontestables; ils ont été relevés par l'un de nous (M. Rodier) sur des observations recueillies jour par jour; il nous importe donc peu qu'on cherche à en atténuer la signification et la valeur, comme on est dans l'usage de le faire.

3° *Solution étendue de nitrate d'argent.* — Elle se compose de : nitrate d'argent, 16 grammes; eau distillée, 120 grammes. Deux enfants âgées, l'une de huit, l'autre de onze ans, y ont été seules soumises, et toutes deux ont guéri.

Chez l'une, il a fallu 9 cautérisations en 45 jours; chez l'autre, 11 cautérisations en 52 jours.

Une femme atteinte d'une vaginite intense a été traitée par cette solution, absolument sans aucun succès, pendant 37 jours; on l'a soumise plus tard à une autre médication.

J'ai peut-être été un peu long en traçant l'histoire de l'influence du nitrate d'argent sur la vaginite, mais je tenais à démontrer deux choses : 1° les avantages et les succès réels que l'on obtient des cautérisations faites avec le nitrate d'argent solide; 2° la prééminence de cette méthode sur l'emploi des solutions plus ou moins concentrées de ce même agent.

Je résumerai mon opinion en disant : une bonne méthode

abortive pour guérir le plus rapidement une vaginite aiguë, virulente ou non, consiste à la traiter par le nitrate d'argent solide, avec un nombre de cautérisations dont la moyenne est de 5 à 7 ; chacune de ces cautérisations étant séparée au moins par un intervalle de trois jours entiers.

4° *Teinture d'iode.* — La teinture d'iode a été essayée par nous à l'hôpital de Lourcine, à une époque où l'on s'occupait beaucoup plus de cet agent thérapeutique qu'on ne le fait aujourd'hui. Voici quel a été le procédé que nous avons suivi et les résultats que nous avons obtenus.

Après avoir introduit le spéculum, la muqueuse vaginale enflammée était badigeonnée avec soin et à deux reprises avec une solution de teinture d'iode au douzième.

A part un peu de cuisson (que l'on négligeait et que, dans deux cas, on combattit dans la journée par quelques injections d'eau froide), la teinture d'iode n'est pas, en général, un moyen douloureux. Elle modifie assez rapidement les sécrétions, mais nous ne pouvons nous empêcher de lui reconnaître un inconvénient ; c'est qu'après une guérison apparente la maladie récidive facilement, et sans que les femmes se soient exposées à un nouveau coït impur.

De plus, quand la teinture d'iode réussit, il faut un grand nombre d'applications.

Onze femmes atteintes de vaginite de médiocre intensité ont été traitées par la teinture d'iode ; 6 ont guéri. Il a fallu 21, 23, 27, 32, 36 et 57 jours de traitement ; et 5, 8, 9, 14, 16 et 19 applications de la teinture ; c'est-à-dire, en moyenne, 32 à 33 jours de traitement, et 11 à 12 cautérisations ; cinq n'ont pas guéri ; une, traitée pendant 17 jours, a voulu sortir avant la guérison ; une, traitée pendant 18 jours sans succès, a été soumise aux cautérisations avec le crayon solide de nitrate d'argent, et a guéri par quelques applications ; une, traitée pendant 24 jours sans modification et laissée en repos pendant quelques jours, a été soumise à une autre médication (solution liquide de nitrate d'argent) ; une, après un traitement de 31 jours, a été aussi abandonnée pour être soumise au traitement par le tannin ; enfin la dernière présentait une complication de tubercules plats, et elle était simultanément traitée par les mercuriaux. Après 37 jours de l'emploi de la teinture d'iode et un certain temps de repos, elle a guéri par trois applications de tannin en dissolution.

De ce qui précède nous concluons que, si la teinture d'iode présente quelques avantages, tels que la bénignité du traitement, la marche progressive, quoique fort lente, vers une amélioration, et si enfin elle ne produit pas les exacerbations parfois assez violentes qui suivent les applications caustiques, on ne peut s'empêcher de signaler la longueur du traitement chez quelques malades, l'insuccès absolu dans une bonne partie des cas.

Si nous ne préférons pas ce mode de traitement pour la vaginite, nous lui accordons certes la préférence pour combattre la leucorrhée vaginale simple et sans trace d'inflammation de la membrane muqueuse.

Cinq leucorrhées ainsi caractérisées ont été traitées par nous, et elles ont guéri en un temps qui a varié de 3 à 22 jours, et il a fallu de 2 à 7 applications.

Le traitement, à part la cuisson parfois assez vive que nous avons signalée, a été, en général, assez doux, et la guérison a été progressive et sans repasser par un état aigu bien caractérisé ; c'est un résultat sur lequel, du reste, nous reviendrons en faisant l'histoire de la leucorrhée.

5° *Solution concentrée de tannin.* — Voici sa composition : tannin, 100 grammes ; eau distillée, 100 grammes. Le liquide, produit de cette solution, est visqueux, gluant et d'un vert sale ; son application ne produit absolument aucune douleur, aucune cuisson, on peut la répéter plus fréquemment que les solutions précédentes.

Sans doute chaque application est suivie d'une exacerbation momentanée de la maladie, mais cette exacerbation est toujours modérée et sans aucune importance.

Voici, du reste, nos chiffres :

40 femmes ont été traitées par la solution de tannin, appliquée à l'aide d'un pinceau chargé de ce liquide ; 12 étaient encore en traitement quand nous avons quitté l'hôpital de Lourcine.

Les huit jours qui ont précédé notre départ nous nous étions borné à des injections d'eau froide, afin de les laisser sans traitement à notre successeur, et qu'il pût adopter celui qui lui conviendrait.

28 sont sorties guéries. Leur traitement a duré de 13 jours à 40 jours, et il a fallu de 4 à 11 applications ; c'est-à-dire, en moyenne, 26 à 27 jours et de 7 à 8 applications.

Sur ces 28 femmes, 22 n'avaient subi antérieurement aucun traitement ; 6, au contraire, sont consignées dans les relevés précédents, et elles avaient été traitées sans succès.

On avait eu le soin, ainsi que nous l'avons déjà répété plusieurs fois, de les laisser plusieurs jours sans traitement, afin de constater que la médication antérieure ne les avait certainement pas améliorées.

Toutes ces vaginites étaient très aiguës, et, sur les 28 qui ont guéri, 5 étaient compliquées de tubercules plats ; on leur a administré l'iodure de potassium et la liqueur de Van Swieten.

En présence de ces résultats, nous avouons que nous ne saurions nous empêcher d'admettre que ce mode de traitement est le plus bénin, le plus inoffensif, et qu'il guérit parfaitement la blennorrhagie, dans un espace de temps et avec un nombre d'applications tout au plus égal au traitement considéré par nous comme le meilleur, c'est-à-dire le nitrate d'argent solide. Si maintenant nous conseillons de le préférer quelquefois à ce dernier, c'est qu'il est moins pénible, moins douloureux pour les femmes, et qu'il ne s'accompagne pas de ces exacerbations aiguës qui, parfois, viennent momentanément entraver le traitement à l'aide du nitrate d'argent solide ou de la solution. Enfin, et ce qui est peut-être plus important que tout le reste, il n'y a eu aucun insuccès. Il est bien évident que nous ne pouvons considérer comme tels les 12 cas que nous avons laissés non guéris à Lourcine, après une moyenne de traitement de 16 jours.

6° *Alun.* — Il faut l'employer en poudre ou en pommade, car si on voulait faire usage d'une solution de cet agent, elle ne serait pas assez concentrée.

Mon collègue et mon ami, M. Gueneau de Mussy, m'ayant parlé d'heureux résultats qu'il avait obtenus de l'alun combiné avec l'axonge et sous forme de pommade, nous songeâmes avec M. Rodier à faire quelques essais dans cette voie. Voici de quelle manière nous avons procédé : nous avons fait confectionner une pommade composée de : axonge, 100 grammes ; alun parfaitement pulvérisé, 50 grammes, recommandant de triturer avec le plus grand soin. On enduisait de cette pommade une mèche de la longueur présumée du vagin ; on introduisait cette mèche, soit à l'aide d'un petit spéculum, soit quelquefois directement, et on la laissait vingt-quatre heures, au bout desquelles on la retirait, on attendait trois jours entiers, puis on recommençait l'opération. Voici les résultats que nous avons obtenus à l'aide de cette médication : 8 femmes ont été soumises à l'emploi de ces mèches ; aucune n'a guéri, et, dans un espace de temps qui a varié de 7 à 17 jours, nous avons dû y renoncer pour toutes les malades et par les raisons suivantes :

D'abord on avait beaucoup de peine à décider les malades à les conserver ; il leur fallait garder le lit vingt-quatre heures pour que la mèche séjournât au moins ce temps dans le vagin.

Ce séjour était fatigant, pénible, douloureux ; puis, si on voulait examiner le lendemain le vagin, on le trouvait rétréci et les petits spéculums y entraient avec beaucoup de peine. Enfin, cet examen démontrait que toute la muqueuse vaginale était tapissée d'une fausse membrane blanchâtre, caséeuse, très analogue, pour les caractères physiques, aux fausses membranes de la diphthérite ; toute autre sécrétion était suppprimée. La muqueuse vaginale était rouge et sèche, et, pendant quarante-huit heures environ après qu'on avait enlevé les mèches, elle produisait des pseudo-membranes de moins en moins épaisses, de moins en moins abondantes, et enfin, au bout de ce temps, elle cessait d'en produire ; mais la muqueuse avait repris son aspect habituel, et la même sécrétion reparaissait ; nous avons dû renoncer rapidement à ce moyen.

7° *Benzine.* — A l'époque où ces expériences étaient faites, il fut question dans un journal de médecine de la guérison de la blennorrhagie chez l'homme et chez la femme, au moyen de la benzine, que l'on était occupé à charlataniser ; c'est ce qui nous donna la pensée d'expérimenter cet agent. Nous avons fait usage de la benzine chez quatre femmes. Ce liquide était appliqué tous les matins avec le spéculum et au moyen d'un pinceau de charpie qui en était imbibé.

Chez ces quatre femmes, l'application continuée, un espace de temps variant de huit à onze jours, fut absolument sans aucune efficacité et n'eut d'autre effet que de déterminer une forte cuisson pendant vingt minutes environ.

Résumé du traitement. — Les expériences nombreuses que j'ai faites avec M. Rodier relativement au traitement de la vaginite, me permettant d'avoir une opinion personnelle à cet égard, je vais résumer, sous forme de propositions, le résultat de ces expériences.

L'emploi d'une solution concentrée de nitrate d'argent (100 grammes nitrate d'argent pour 100 grammes eau distillée) est une méthode douloureuse, qui détermine une exacerbation parfois très vive de la maladie, et qui, par l'intervalle qu'elle nécessite entre chaque application, exige un temps assez long pour amener une guérison parfaite.

Sur 13 malades, 6 guéries après un traitement moyen de 48 jours et un nombre moyen de cautérisations montant à 9 ; 4 sorties, non guéries, après un temps très long ; 3 insuccès complets.

Le traitement par l'application de nitrate d'argent solide sur la muqueuse vaginale enflammée est de beaucoup préférable au précédent; mais, s'il a beaucoup d'avantages, il a aussi quelques légers inconvénients.

Il est parfois douloureux, détermine assez souvent une exacerbation, toujours passagère il est vrai, exige un temps quelquefois assez long entre les applications; mais tout cela à un degré beaucoup moins élevé qu'avec la méthode précédente.

Sur 21 malades, 16 guéries, et avec un nombre moyen d'applications de 6 à 7; 5 insuccès.

La teinture d'iode est peu avantageuse pour combattre la vaginite.

Si son application est médiocrement douloureuse, si elle peut être répétée à des intervalles peu éloignés, si enfin elle ne détermine que de légères exacerbations momentanément et sans importance, il faut reconnaître aussi que son efficacité est souvent très faible.

Sur 11 malades, 6 guérisons obtenues en 32 ou 33 jours en moyenne, et avec un nombre moyen d'applications de 11 à 12; 5 insuccès complets.

La teinture d'iode est un excellent moyen à employer pour combattre et faire disparaître avec certitude et en un temps assez court les leucorrhées vaginales anciennes et nouvelles non accompagnées d'un état inflammatoire de la muqueuse vaginale.

Sur 5 malades, 5 guérisons obtenues, en moyenne de 12 ou 13 jours et avec 4 ou 5 applications.

La plupart de ces malades ont été observées dans la pratique civile, et nous avons pu les revoir après un certain temps.

L'emploi d'une solution concentrée de tannin : tannin, 100 grammes; eau distillée, 100 grammes, appliquée directement sur la membrane muqueuse vaginale enflammée, est le moyen le meilleur, et que nous n'hésitons pas à préférer aux précédents pour les raisons que nous avons données plus haut.

Sur 28 malades, 28 guérisons obtenues après une moyenne de traitement de 26 à 27 jours, et un nombre moyen de 7 à 8 applications faites sans douleur et sans exacerbations notables de la vaginite.

La pommade alunisée et la benzine Collas ne nous ont pas donné des résultats avantageux contre la vaginite aiguë ou la vaginite chronique.

En résumé, je conseille soit la cautérisation avec le nitrate d'argent solide, soit les applications de la solution concentrée de tannin, comme les moyens les meilleurs et les plus sûrs pour guérir les diverses espèces de vaginites chez la femme.

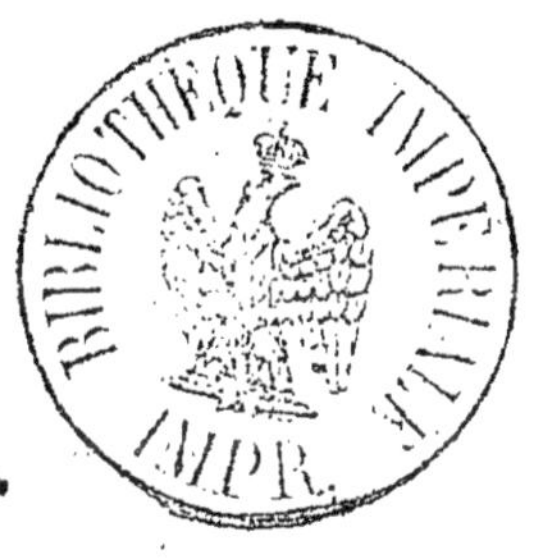

FIN DU PREMIER VOLUME.

TABLE DES MATIÈRES

CONTENUES DANS LE TOME PREMIER.

PREMIÈRE PARTIE.

HISTORIQUE, ANATOMIE ET PHYSIOLOGIE NORMALES, VICES DE CONFORMATION, PATHOLOGIE GÉNÉRALE DE L'UTÉRUS ET DE SES ANNEXES.

DEUXIÈME PARTIE.

MALADIES DE L'UTÉRUS CARACTÉRISÉES ESSENTIELLEMENT PAR UNE LÉSION DE TISSU.

FIN DE LA TABLE DES MATIÈRES DU TOME PREMIER.

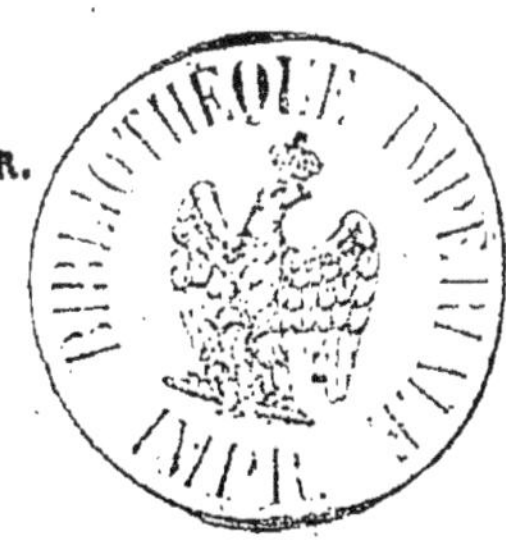

www.ingramcontent.com/pod-product-compliance
Ingram Content Group UK Ltd.
Pitfield, Milton Keynes, MK11 3LW, UK
UKHW021840190726
13855UKWH00001B/64

9 782012 963269